靶器官毒理学丛书
TARGET ORGAN TOXICOLOGY SERIES

消化系统毒理学
Alimentary System Toxicology

主编　王民生　马文军
主审　常元勋　朱宝立

北京大学医学出版社

XIAOHUA XITONG DULIXUE

图书在版编目（CIP）数据

消化系统毒理学/王民生，马文军主编．
—北京：北京大学医学出版社，2011.4
ISBN 978-7-5659-0124-9

Ⅰ．①消⋯　Ⅱ．①王⋯②马⋯　Ⅲ．①消化系统—毒理学　Ⅳ．①R57②R99

中国版本图书馆 CIP 数据核字（2011）第 028403 号

消化系统毒理学

主　　编：王民生　马文军
出版发行：北京大学医学出版社（电话：010-82802230）
地　　址：(100191) 北京市海淀区学院路 38 号　北京大学医学部院内
网　　址：http://www.pumpress.com.cn
E - mail：booksale@bjmu.edu.cn
印　　刷：北京东方圣雅印刷有限公司
经　　销：新华书店
责任编辑：江　宁　　　责任校对：金彤文　　　责任印制：张京生
开　　本：880mm×1230mm　1/32　印张：13.125　字数：397 千字
版　　次：2011 年 5 月第 1 版　2011 年 5 月第 1 次印刷　印数：1-2000 册
书　　号：ISBN 978-7-5659-0124-9
定　　价：41.50 元

版权所有，违者必究

（凡属质量问题请与本社发行部联系退换）

本书由
北京大学医学部科学出版基金
资助出版

编写人员名单

主　　　审	常元勋	北京大学公共卫生学院
	朱宝立	江苏省疾病预防控制中心
主　　　编	王民生	江苏省疾病预防控制中心
	马文军	北京大学公共卫生学院
编　　　委	（以编写章节顺序排列）	
	马文军	北京大学公共卫生学院
	王民生	江苏省疾病预防控制中心
	崔京伟	北京大学公共卫生学院
	李　煜	北京市疾病预防控制中心
	俞　萍	江苏省疾病预防控制中心
	杨明晶	江苏省疾病预防控制中心
	陈新霞	江苏省疾病预防控制中心
	奚清丽	江苏省疾病预防控制中心
	吕中明	江苏省疾病预防控制中心
	石根勇	江苏省疾病预防控制中心
	姜声扬	南通大学公共卫生学院
	胡启之	江苏省疾病预防控制中心
	徐　军	江苏省疾病预防控制中心
作　者　名　单	（以编写章节顺序排列）	
	赵　茜	北京大学公共卫生学院
	丛　泽	北京出入境检验检疫局
	施伟庆	江苏省疾病预防控制中心
	梁　婕	江苏省疾病预防控制中心
秘　　　书	赵　茜	北京大学公共卫生学院
本书编审组成员	常元勋　朱宝立　姜允申　王民生	
	马文军	

《靶器官毒理学丛书》编审委员会

主 任 委 员　常元勋
副主任委员　赵超英　朱宝立　姜允申
委　　　员　（按汉语拼音排序）
　　　　　　曹　毅　贾　光　卢庆生　马文军
　　　　　　茆文革　彭双清　谭壮生　唐　萌
　　　　　　王民生　张恒东　张增利　赵振东
　　　　　　周志俊
秘　　　书　赵　茜　谭壮生

序

《靶器官毒理学丛书》以机体各系统（器官）为"靶器官"，以靶器官损伤与外源化学物的关系为切入点，全面总结和介绍外源化学物对神经、血液、心血管、呼吸、免疫、消化、泌尿和生殖系统，以及眼、皮肤与骨的毒性表现、毒性机制、防治原则。重点介绍近几十年来外源化学物对人和动物致突变、生殖发育（致畸）毒性及致癌性。这将填补我国这一领域的空白。

本丛书是国内第一套全面介绍外源化学物对各系统（器官）损伤的丛书。北京大学医学出版社委托常元勋教授担任本丛书总主编，组织全国部分院校、省（市）疾病预防控制中心的教授、研究员，作为本丛书各分册的主编。

本丛书作为毒理学综合参考书，具有系统性、完整性和先进性。相信本丛书对从事环境卫生、劳动卫生、环境保护和劳动保护等领域的专业人员的工作和研究有所帮助。

中国科学院院士
北京大学教授　王夔

2009 年 4 月 24 日

丛书前言

20世纪人类进步的一个表现是通过使用天然的和合成的化学物质解决迅猛增加的人口的生存问题,并且提高了人类的生活水平。但是经过一百多年的迅猛发展后,人们慢慢觉悟到生存、生活质量和安全是互相关联的,不可忽略其中任何一个方面。因此,环境有害化学因素对人体健康的影响已受到全社会的关注。

人体的生命活动是组成人体的各个系统(器官)功能的综合。因此,健康状态下系统(器官)方能行使正常功能,如血液系统中血液的循环,呼吸系统对气体的吸入和排出,消化系统对食物的消化和吸收,泌尿系统对代谢产物的排出,免疫系统的防御功能,健康的生殖系统关系到出生人口的素质,皮肤是人体重要的保护器官,眼是重要的视觉器官。神经系统在人体各系统(器官)中起着主导作用,它全面地调节着体内各系统(器官)的功能,以适应内外环境的变化。由此可见,环境中任何一种化学因素,如果影响到某一系统(器官)或多种系统(器官)功能,将会引起人体综合功能的改变,导致损伤或死亡。

本丛书分为《神经系统毒理学》、《血液毒理学》、《呼吸系统毒理学》、《心血管系统毒理学》、《免疫毒理学》、《消化系统毒理学》、《泌尿系统毒理学》、《生殖与发育毒理学》、《眼、皮肤与骨毒理学》以及《靶器官肿瘤毒理学》十个分册。以机体各系统(器官)为"靶器官",以靶器官损伤与外源化学物的关系为切入点,全面总结和介绍外源化学物对神经、血液、心血管、呼吸、免疫、消化、泌尿和生殖系统,以及眼、皮肤与骨的毒性表现、毒性机制、防治原则。重点介绍近几十年来外源化学物对人和动物致突变、生殖发育(致畸)毒性及致癌性。这将填补我国这一领域的空白。

由于本丛书是国内第一套全面介绍外源化学物对各系统(器官)损伤的丛书。为此,我们组织全国部分院校、省(市)疾病预防控制中心的教授、研究员，作为本丛书各分册的主编。尤其令人振奋的是，作者群中有相当数量的年轻、学有所长的硕士、博士，显示了我国未来毒理学领域发展的巨大潜力。本丛书的编写得到了北京市疾病预防控制中心和江苏省疾病预防控制中心的资助，以及北京大学医学出版社的出版基金资助，北京大学医学出版社的大力支持。同时还得到各分册主编、编委及编写人员所在单位领导的大力支持，使得本丛书顺利出版发行。

本丛书作为毒理学综合参考书，具有系统性、完整性和先进性。对从事环境卫生、劳动卫生、食品卫生、毒理学、中毒抢救、环境保护和劳动保护等领域的专业人员的工作有所帮助。

由于编写人员较多，文笔水平有差别，以及对编写内容的简繁可能有所不同，难免有些疏漏之处，请读者谅解。

常元勋

2009.3.17

前　言

消化系统是机体含器官最多的系统，而且又是与外界相通的一个开放系统，具有消化、吸收、排泄与生物转化等重要生理功能。消化系统也是易受外源化学物损伤的重要靶器官（系统）之一。因此，消化系统损伤可影响机体的正常生长、发育与代谢功能的正常进行。消化系统是外源化学物进入机体重要途径之一。凡受大气、水与土壤中外源化学物污染的水与食物，口服或误服药物，食品添加剂，以及由各种食品包装材料释放出的外源化学物，均有可能通过消化道进入机体。

外源化学物通过消化系统进入机体，都要先经过肝再进入全身循环，所以肝是对外源化学物进行生物转化的重要器官之一。大多数外源化学物经生物转化后极性增强，形成水溶性更强的化合物，使其易由机体排出，终止或降低外源化学物的毒性。但对有的外源化学物却可使其毒性增强，又称生物活化，如对硫磷经生物转化后生成毒性更强的对氧磷；氯乙烯本身基本无毒，经生物转化后生成氧化氯乙烯，表现肝毒性或致癌性；四氯化碳经生物转化后生成三氯甲基自由基（CCl_3^-）而表现肝毒性。然而，某些外源化学物可经肠道菌群转化，如杏仁苷经肠道菌群催化生成具有强烈毒性的氰化物；硝酸盐经肠道菌群酶催化生成具有致癌性的亚硝酸盐。

外源化学物在由机体排泄过程中，通过肝胆汁的分泌和排泄入肠道，通过肠-肝循环再次进入机体。如金属铅、汞、镉等，可通过肠-肝循环长期蓄积在体内；环境内分泌干扰物——二噁英，可通过胆汁排泄入肠道，经肠-肝循环再次进入机体，半衰期长达数十年之久，造成生殖内分泌功能紊乱，影响生育功能。

20世纪生物学经历了由宏观到微观的发展过程，由形态、表型的描述逐步分解、细化到生物体的各种分子及其功能的研究。近年来，现代分子生物学理论、方法和技术在毒理学中得到广泛的应用，特别是毒物基因组学与环境基因组学、毒物蛋白质组学、毒物代谢组学、毒物表型组学、转基因和基因敲除技术等大规模高通量技术和理论体系的迅猛发展，有力地推动了消化系统毒理学的快速发展。

本分册分总论和各论两部分，总论介绍了消化系统毒理学研究的目的、意义、发展历史、致消化系统损伤外源化学物及毒性表现、外源化学物致消化系统临床表现、毒性机制和研究方法等。各论重点介绍了一些工农业生产和食品安全管理中常见对消化系统损伤外源化学物的理化性质、毒性概述、中毒临床表现、毒性表现、毒性机制与防治原则。

本分册的作者都是国内多年从事毒理学研究和食品安全风险评价方面的专家教授和毒理学硕士、博士，他们的编写过程是利用繁忙的工作之余，尽心竭力，付出了辛勤的劳作。

由于消化系统毒理学涉及众多学科和现代毒理学常用实验室技术，加之各位编著者各有所长，书写风格各异，少数内容可能在部分不同章节均有涉及，本书予以充分尊重，由此给读者带来的不便，尚请见谅。尤其由于主编人员业务水平和经验所限，书中难免存在不妥和疏漏之处，真诚希望各位同仁与读者不吝赐教。

承蒙北京大学公共卫生学院常元勋教授对本书主审、南京医科大学姜允申教授对总论部分内容审校和北京大学医学出版社对本书出版的大力支持，在此谨表衷心感谢！

朱宝立　王民生　马文军

2010.8.30

目 录

第一部分 总 论

第一章 消化系统的结构与生理功能 …… 3
第一节 消化系统的结构 …… 3
一、消化管 …… 3
二、消化腺 …… 8
第二节 消化系统的生理功能 …… 10
一、消化管的生理功能 …… 11
二、肝的主要生理功能 …… 16
三、胰腺的生理功能 …… 19

第二章 肝生物转化功能 … 22
第一节 Ⅰ相反应 …… 22
一、混合功能氧化酶系 …… 23
二、黄素单加氧酶 …… 26
三、非微粒体氧化酶 …… 28
四、环氧化物水解酶 …… 31
五、还原反应与水解反应 …… 33
第二节 Ⅱ相反应 …… 35
一、葡萄糖醛酸转移酶 …… 35
二、谷胱甘肽-S-转移酶 …… 37
三、磺基转移酶 …… 40
四、N-乙酰基转移酶 …… 42
第三节 细胞色素P450酶系 …… 44
一、命名与分布 …… 44
二、性质与结构 …… 45
三、催化反应 …… 46
四、诱导与抑制 …… 48
第四节 与过氧化物小体增生剂代谢有关的酶系 …… 50
一、概述 …… 50
二、PP对细胞色素P450酶系的诱导作用 …… 51
三、PP致癌可能机制 …… 52
第五节 影响生物转化的因素 …… 54
一、遗传因素 …… 54
二、环境因素 …… 56
第六节 胆汁酸与胆色素代谢 …… 58
一、胆汁酸代谢 …… 58
二、胆色素的代谢 …… 61

第三章 致消化系统损伤的外源化学物及毒性表现 …… 63
第一节 致消化系统损伤的外源化学物 …… 63

一、外源化学物的概念 …… 64
二、按性质和用途划分 …… 64
第二节　致消化管损伤的外源
　　　　化学物及毒性表现
　　　　…………………… 70
一、致口、咽损伤 ………… 70
二、致食管损伤 …………… 71
三、致胃损伤 ……………… 72
四、致肠损伤 ……………… 74
第三节　致消化腺损伤的外源
　　　　化学物及毒性表现 …
　　　　…………………… 77
一、致肝损伤 ……………… 77
二、致胰腺损伤 …………… 80
第四章　外源化学物致消化
　　　　系统损伤的临床表现
　　　　…………………… 85
第一节　消化管损伤临床表现
　　　　…………………… 85
一、口腔病变与咽炎 ……… 85
二、食管病变 ……………… 86
三、胃肠病变 ……………… 86
第二节　肝病变 …………… 94
一、急性与亚急性肝损伤 … 94
二、慢性肝损伤 …………… 98
三、肝硬化 ………………… 98
四、肝癌 …………………… 100
五、与肝某些生理功能改变
　　有关的肝损伤 ………… 101
第三节　胰腺病变 ………… 104

一、影响胰腺功能的外源化学物
　　………………………… 104
二、毒性表现 ……………… 105
三、毒性机制 ……………… 107
第五章　外源化学物致消化
　　　　系统损伤机制 …… 112
第一节　自由基与氧化损伤
　　　　…………………… 113
一、自由基生成 …………… 113
二、脂质过氧化作用 ……… 116
第二节　钙稳态失调 ……… 119
一、细胞内钙稳态 ………… 119
二、外源化学物致细胞内钙
　　稳态失调 ……………… 120
第三节　共价结合 ………… 121
第四节　炎症和免疫反应
　　　　…………………… 124
第五节　线粒体功能障碍
　　　　…………………… 125
一、线粒体基因突变 ……… 125
二、线粒体 Ca^{2+} 蓄积与细胞
　　凋亡 …………………… 126
三、线粒体渗透性转变 …… 126
第六节　胆汁淤积 ………… 129
第六章　消化系统毒理学研究
　　　　方法 ………………… 132
第一节　整体动物实验 …… 132
一、实验动物的选择 ……… 132
二、观察指标 ……………… 133
第二节　体外试验 ………… 137

一、离体肝灌流 ……… 137
二、肝组织切片 ……… 139
三、肝细胞培养 ……… 141
四、肝亚细胞结构培养 …… 144
五、基因工程细胞模型 … 145
六、计算机模型（In silico 毒理学）……… 146
第三节 常用检验肝细胞功能试验方法………… 146
一、糖原、白蛋白合成功能
……………………… 146
二、血清转氨酶活性测定
……………………… 147
三、细胞色素 P450 含量测定
……………………… 148
四、甘油脂质的合成功能 … 148
五、腺苷酸环化酶活力测定
……………………… 148
六、细胞成活率的检查 …… 149
第四节 分子生物学方法
……………………… 149
一、单细胞凝胶电泳 …… 149
二、荧光原位杂交 ……… 150
三、mRNA 差异显示的 PCR 技术 ………… 151
第五节 胃肠毒理学研究方法
……………………… 152
一、胃肠道结构完整性的评价
……………………… 152
二、胃酸等细胞分泌活性的测定
……………………… 153
三、胃肠道吸收功能的评价方法
……………………… 154

第二部分 外源化学物的消化系统毒性

第七章 金属与类金属及其化合物 ………… 159
第一节 铊及其化合物 …… 159
一、理化性质 ………… 159
二、来源、存在与接触机会
……………………… 159
三、吸收、分布、代谢和排泄
……………………… 159
四、毒性概述 ………… 160
五、毒性表现 ………… 162
六、毒性机制 ………… 162
第二节 锡及其化合物 …… 163
一、理化性质 ………… 163
二、来源、存在与接触机会
……………………… 163
三、吸收、分布、代谢与排泄
……………………… 163
四、毒性概述 ………… 164
五、毒性表现 ………… 166
六、毒性机制 ………… 166
第三节 锑及其化合物 …… 167
一、理化性质 ………… 167

二、来源、存在与接触机会
.... 168
三、吸收、分布、代谢与排泄
.... 168
四、毒性概述 168
五、毒性表现 170
六、毒性机制 171
第四节　铬及其化合物 171
一、理化性质 171
二、来源、存在与接触机会
.... 171
三、吸收、分布、代谢与排泄
.... 172
四、毒性概述 172
五、毒性表现 175
六、毒性机制 175
第五节　汞及其化合物 176
一、理化性质 176
二、来源、存在与接触机会
.... 176
三、吸收、分布、代谢与排泄
.... 177
四、毒性概述 177
五、毒性表现 181
六、毒性机制 182
第六节　砷及其化合物 184
一、理化性质 184
二、来源、存在与接触机会
.... 184
三、吸收、分布、代谢与排泄
.... 185
四、毒性概述 186
五、毒性表现 190
六、毒性机制 191
第七节　磷及其化合物 193
一、理化性质 193
二、来源、存在与接触机会
.... 193
三、吸收、分布、代谢与排泄
.... 193
四、毒性概述 193
五、毒性表现 196
六、毒性机制 197

第八章　醇类 202
第一节　乙醇 202
一、理化特性 202
二、来源、存在与接触机会
.... 202
三、吸收、分布、代谢与排泄
.... 202
四、毒性概述 204
五、毒性表现 208
六、毒性机制 209
第二节　甲醇 210
一、理化特性 210
二、来源、存在与接触机会
.... 210
三、吸收、分布、代谢与排泄
.... 211
四、毒性概述 211

五、毒性表现 …………… 213
　六、毒性机制 …………… 214
第三节　氯乙醇 …………… 214
　一、理化特性 …………… 214
　二、来源、存在与接触机会
　　　………………………… 215
　三、吸收、分布、代谢与排泄
　　　………………………… 215
　四、毒性概述 …………… 215
　五、毒性表现 …………… 217
　六、毒性机制 …………… 218
第四节　乙二醇 …………… 218
　一、理化性质 …………… 218
　二、来源、存在与接触机会
　　　………………………… 218
　三、吸收、分布、代谢与排泄
　　　………………………… 219
　四、毒性概述 …………… 219
　五、毒性表现 …………… 221
　六、毒性机制 …………… 221

第九章　氯代烯烃类 …… 224
第一节　氯乙烯 …………… 224
　一、理化性质 …………… 224
　二、来源、存在与接触机会
　　　………………………… 224
　三、吸收、分布、代谢与排泄
　　　………………………… 224
　四、毒性概述 …………… 225
　五、毒性表现 …………… 229
　六、毒性机制 …………… 230

第二节　二氯乙烯 ………… 232
　一、理化性质 …………… 232
　二、来源、存在与接触机会
　　　………………………… 232
　三、吸收、分布、代谢与排泄
　　　………………………… 233
　四、毒性概述 …………… 233
　五、毒性表现 …………… 237
　六、毒性机制 …………… 237
第三节　三氯乙烯 ………… 238
　一、理化性质 …………… 238
　二、来源、存在与接触机会
　　　………………………… 238
　三、吸收、分布、代谢与排泄
　　　………………………… 239
　四、毒性概述 …………… 241
　五、毒性表现 …………… 246
　六、毒性机制 …………… 247
第四节　四氯乙烯 ………… 249
　一、理化性质 …………… 249
　二、来源、存在与接触机会
　　　………………………… 249
　三、吸收、分布、代谢与排泄
　　　………………………… 249
　四、毒性概述 …………… 250
　五、毒性表现 …………… 253
　六、毒性机制 …………… 253
第五节　二噁英 …………… 254
　一、理化性质 …………… 254
　二、来源、存在与接触机会

三、吸收、分布、代谢与排泄
　　　　　　　　　　　　　　 256
　　三、吸收、分布、代谢与排泄
　　　　　　　　　　　　　　 258
　　四、毒性概述…………… 258
　　五、毒性表现…………… 264
　　六、毒性机制…………… 265
第十章　氯代烷类………… 274
　第一节　四氯化碳……… 274
　　一、理化性质…………… 274
　　二、来源、存在与接触机会
　　　　　　　　　　　　　　 274
　　三、吸收、分布、代谢与排泄
　　　　　　　　　　　　　　 274
　　四、毒性概述…………… 277
　　五、毒性表现…………… 281
　　六、毒性机制…………… 282
　第二节　三氯甲烷（氯仿）
　　　　　　　　　　　　　　 284
　　一、理化性质…………… 284
　　二、来源、存在与接触机会
　　　　　　　　　　　　　　 284
　　三、吸收、分布、代谢与排泄
　　　　　　　　　　　　　　 284
　　四、毒性概述…………… 285
　　五、毒性表现…………… 286
　　六、毒性机制…………… 287
　第三节　三氯乙烷……… 287
　　一、理化性质…………… 287
　　二、来源、存在与接触机会
　　　　　　　　　　　　　　 287

　　三、吸收、分布、代谢与排泄
　　　　　　　　　　　　　　 288
　　四、毒性概述…………… 288
　　五、毒性表现…………… 290
　　六、毒性机制…………… 291
　第四节　二氯乙烷……… 291
　　一、理化性质…………… 291
　　二、来源、存在与接触机会
　　　　　　　　　　　　　　 291
　　三、吸收、分布、代谢与排泄
　　　　　　　　　　　　　　 292
　　四、毒性概述…………… 292
　　五、毒性表现…………… 295
　　六、毒性机制…………… 296
第十一章　无机氮化合物及
　　　　　脂肪胺………… 298
　第一节　硝酸盐和亚硝酸盐
　　　　　　　　　　　　　　 298
　　一、理化性质…………… 298
　　二、来源、存在与接触机会
　　　　　　　　　　　　　　 298
　　三、吸收、分布、代谢与排泄
　　　　　　　　　　　　　　 299
　　四、毒性概述…………… 301
　　五、毒性表现…………… 304
　　六、毒性机制…………… 306
　第二节　亚硝胺类化合物
　　　　　　　　　　　　　　 307
　　一、理化性质…………… 307
　　二、来源、存在与接触机会

.... 307
三、吸收、分布、代谢与排泄
.... 308
四、毒性概述 309
五、毒性表现 315
六、毒性机制 316
第十二章 芳香族烃类 320
第一节 多氯联苯 320
一、理化性质 320
二、来源、存在与接触机会
.... 320
三、吸收、分布、代谢与排泄
.... 321
四、毒性概述 322
五、毒性表现 325
六、毒性机制 326
第二节 苯乙烯 327
一、理化性质 327
二、来源、存在与接触机会
.... 327
三、吸收、分布、代谢与排泄
.... 327
四、毒性概述 328
五、毒性表现 331
六、毒性机制 332
第十三章 芳香族硝基化合物
（三硝基甲苯）
.... 336
一、理化性质 336
二、来源、存在与接触机会

.... 336
三、吸收、分布、代谢与排泄
.... 337
四、毒性概述 338
五、毒性表现 346
六、毒性机制 347
第十四章 氮杂环化合物
.... 350
第一节 肼 350
一、理化性质 350
二、来源、存在与接触机会
.... 350
三、吸收、分布、代谢与排泄
.... 351
四、毒性概述 351
五、毒性表现 354
六、毒性机制 355
第二节 1,2-二甲基肼
.... 357
一、理化性质 357
二、来源、存在与接触机会
.... 357
三、吸收、分布、代谢与排泄
.... 358
四、毒性概述 360
五、毒性表现 362
六、毒性机制 363
第十五章 毒素与兽药 368
第一节 黄曲霉毒素 368
一、理化性质 368

二、来源、存在与接触机会
　　……………………… 369
三、吸收、分布、代谢与排泄
　　……………………… 369
四、毒性概述 ……………… 370
五、毒性表现 ……………… 376
六、毒性机制 ……………… 376
　第二节　氯霉素…………… 378
一、理化性质 ……………… 378
二、来源、存在与接触机会
　　……………………… 379
三、吸收、分布、代谢与排泄
　　……………………… 379

四、毒性概述 ……………… 380
五、毒性表现 ……………… 384
六、毒性机制 ……………… 385
　第三节　四环素…………… 386
一、理化性质 ……………… 386
二、来源、存在与接触机会
　　……………………… 386
三、吸收、分布、代谢与排泄
　　……………………… 387
四、毒性概述 ……………… 388
五、毒性表现 ……………… 392
六、毒性机制 ……………… 392

第一部分

总　论

第一章

消化系统的结构与生理功能

第一节 消化系统的结构

消化系统是人体含器官最多的系统,是内脏的重要组成部分之一,而且又是与外界相通开放的系统,具有消化和吸收等重要的生理功能,在人体的生长发育和代谢中发挥着举足轻重的作用。消化系统包括消化管和消化腺两大部分。消化管是指从口腔到肛门的管道,分为口腔、咽、食管、胃、小肠(十二指肠、空肠和回肠)和大肠(盲肠、阑尾、结肠、直肠和肛管)。临床上通常把从口腔到十二指肠的这部分管道称上消化道,空肠以下的部分称下消化道。

消化腺按体积的大小和位置不同,可分为大消化腺和小消化腺两种。大消化腺位于消化管壁外,成为一个独立的器官,所分泌的消化液经导管流入消化管腔内,如大唾液腺、肝和胰腺。小消化腺分布于消化管壁内,位于黏膜层或黏膜下层,如唇腺、颊腺、舌腺、食管腺、胃腺和肠腺等。它们分泌消化液进入消化管腔内,对食物进行消化。

一、消化管

消化管由口腔、咽、食管、胃、小肠和大肠等组成。消化管的功能是消化食物、吸收营养、排泄残渣。

消化管为空腔性器官,其管壁(除口腔与咽外)由内向外依次分为黏膜、黏膜下层、肌层和外膜四层。黏膜(tunica mucosa)由上皮、固有层和黏膜肌组成。口腔、咽、食管及肛门为复层扁平上皮,以保护功能为主;其余部分为单层柱状上皮,以消化吸收功能为主。固有层(lamina propria)为疏松结缔组织,含细胞较多、纤维细密,并有丰富的血管和淋巴管;胃、肠固有层内富含腺体和淋巴组织。黏膜肌收缩可促进固有层内的腺体分泌和血液运行，利于消化与吸收。黏膜下层（tela submucosa）为黏膜与肌层间的疏松结缔组织，含较大的血管与淋巴管；食管及十二指肠的黏膜下层内分别有食管腺与十二指肠腺；有黏膜下神经丛，由多极神经元与无髓神经纤维构成，可调节黏膜肌的收缩和腺体的分泌。肌层（tunica muscularis）在食管上段与肛门处的肌层为骨骼肌外，其余均为平滑肌，分为内环、外纵两层；两层间有肌间神经丛，可调节肌层的运动。外膜（tunica adventitia）有两种，薄层结缔组织构成者称纤维膜（fibrosa），主要分布于食管和大肠末段；而由薄层结缔组织与间皮共同构成者称浆膜（serosa），分布于胃、大部分小肠与大肠。

（一）口腔

口腔中黏膜分上皮和固有层，无黏膜肌，固有层结缔组织突向上皮突出形成乳头，其内富含毛细血管，故新鲜黏膜呈红色。乳头及上皮内感觉神经末梢丰富；固有层内有黏液性和浆液性的小唾液腺；固有层下连骨骼肌（在唇、颊等处）或骨（在硬腭）。

舌由表面的黏膜和深部的舌肌组成。舌背部黏膜形成许多乳头状隆起为舌乳头，味觉感受器味蕾（taste bud）主要分布于菌状乳头和轮廓乳头。舌不同部位的味蕾对不同味道的物质的感受性不同，舌尖主要感受甜与咸味物质，舌的侧面主要感受酸味物质，轮廓乳头处则主要感受苦味物质。具有协助咀嚼和吞咽食物、感受味觉和辅助发音等功能。

牙是口腔重要组成部分，是人体内最坚硬的器官，具有咀嚼食物和辅助发音等作用。牙由三部分组成，露在外面的称牙冠，埋在牙槽骨内的称牙根，两者交界部为牙颈。牙中央有牙髓腔，开口于牙根底部的牙根孔，腔内充满牙髓。牙由牙本质、釉质及牙骨质构成。牙根周围的牙周膜、牙槽骨骨膜及牙龈统称牙周组织。牙龈是由复层扁平上皮及固有层组成的黏膜。牙龈包绕着牙颈。老年人的牙龈常萎缩，牙颈外露。

（二）咽

咽分口咽、鼻咽和喉咽。鼻咽主要为假复层纤毛柱状上皮。固有层结缔组织内有丰富的淋巴组织及黏液腺或混合腺，深部有一层弹性纤维。咽肌层由内纵行与外斜或环行的骨骼肌组成，其间可见黏液腺。咽外膜为富含血管及神经纤维的结缔组织（纤维膜）。

（三）食管

食管壁具有消化管典型的四层结构。黏膜层表面为未角化的复层扁平上皮，固有层为细密的结缔组织，并形成乳头突向上皮。内含黏液性食管贲门腺。黏膜肌层为纵行平滑肌。黏膜下层为疏松结缔组织，有黏液性食管腺，其导管穿过黏膜开口于食管腔。肌层分内环与外纵两层。食管上 1/4 段为骨骼肌，下 1/2 段为平滑肌，中 1/4 段为骨骼肌和平滑肌。外膜为纤维膜。

食管有 3 处生理性狭窄。第一狭窄为食管的起始处，第二狭窄为食管在左主支气管的后方与其交叉处，第三狭窄为食管通过膈的食管裂孔处，三个狭窄处是食管内异物容易滞留及食管癌的好发部位。

（四）胃

胃是消化管各部中最膨大的部分，上连食管，下续十二指肠。成人胃的容量约 1500ml。胃可以受纳食物和分泌胃液，还有内分泌功能。

胃的形态可受体位、体型、年龄、性别和胃的充盈状态等多种因素的影响。胃在完全排空时略呈管状，高度充盈时可呈球囊形。胃小弯凹向右上方，其最低点称角切迹。胃大弯大部分凸向左下方。胃的近端与食管连接处是胃的入口贲门。胃的远端接续十二指肠处为幽门。

胃黏膜表面有许多浅沟，将黏膜分成许多胃小区（gastric area）。每个小区表面有不规则胃小凹（gastric pit）。每个胃小凹底与 3～5 条胃腺通连。胃壁由四层结构组成，功能不一。

1. 黏膜上皮为单层柱状上皮，主要由表面黏液细胞组成，分泌中性不溶性黏液，对胃有重要保护作用。表面黏液细胞 3 天更新一次。胃黏膜固有层内有紧密排列的大量胃腺，还有丰富的毛细血管以及由黏膜肌伸入而散在的平滑肌纤维。黏膜内有大量胃底腺、贲门腺和幽门腺。胃底腺分布于胃底和胃体部，是胃内数量最多、功能最重要的腺体。胃底腺由分泌胃蛋白酶原的主细胞（胃酶细胞）、合成分泌盐酸的壁细胞（泌酸细胞）、颈黏液细胞、内分泌细胞及未分化细胞组成。值得注意的是，人的胃壁细胞还分泌内因子（intrinsic factor），在胃腔内与食物中的维生素 B_{12} 结合成复合物，使维生素 B_{12} 在肠管内不被酶分解，以供红细胞生成所需要。

2. 黏膜下层为疏松结缔组织，内含较粗的血管、淋巴管、神经和脂肪细胞。当胃扩张和蠕动时起缓冲作用。

3. 肌层由内斜、中环及外纵三层平滑肌构成。环行肌在贲门和幽门部增厚，分别形成贲门括约肌和幽门括约肌。有延缓胃内容物排空和防止肠内容物逆流至胃的作用。

4. 外膜为浆膜层。

（五）小肠

小肠是消化管中最长的一段，成人的长 5~7m，是消化和吸收的主要部位，分为十二指肠、空肠和回肠。小肠还有内分泌功能。下面主要介绍其结构的特点。

1. 小肠黏膜主要由上皮、固有层和黏膜肌层组成。小肠黏膜上皮由吸收细胞、分泌黏液的杯状细胞和少量内分泌细胞组成；肠腺上皮还有潘氏细胞（或称帕内特细胞）和未分化细胞。小肠黏膜固有层为含有丰富的有孔毛细血管、毛细淋巴管、淋巴细胞、浆细胞、巨噬细胞、嗜酸性粒细胞等。小肠黏膜肌层由内环与外纵两层平滑肌组成。

2. 小肠黏膜下层含较大血管和淋巴管。特别是十二指肠的黏膜下层内有十二指肠腺（duodenal gland），可分泌 pH 8.2~9.3 的碱性黏液，从而保护十二指肠黏膜免受来自胃黏膜腺体分泌的酸性胃液的侵蚀。

3. 小肠环行皱襞增加吸收面积。

4. 小肠绒毛（intestinal villus）由上皮和固有层向肠腔突起而成的细小突起形成，绒毛表面为单柱上皮；中轴固有层内有中央乳糜管（central lacteal），管腔较大，内皮细胞间隙宽，无基膜，通透性大，乳糜微粒可进入中央乳糜管而输出；丰富的有孔毛细血管网，肠上皮吸收的氨基酸、单糖等物质主要经中央乳糜管进入血循环。

5. 纹状缘与微绒毛，小肠上皮的柱状细胞游离面，在光镜下可见的纹状缘，即电镜下密集而排列整齐的微绒毛。小肠皱襞、绒毛、微绒毛结构使小肠黏膜的消化吸收面积扩大了600倍，利于营养物质的吸收。

（六）大肠

大肠是消化管的下段，全长1.5m，全程围绕于空、回肠的周围，可分为盲肠、阑尾、结肠、直肠和肛管5部分。除直肠、肛管和阑尾外，结肠和盲肠具有结肠带、结肠袋和脂肪垂3种特征性结构。大肠的主要功能为吸收水分、维生素和矿物质，并将食物残渣形成粪便，排出体外。

1. 结肠　结肠壁的肌层的外纵肌局部增厚，形成三条纵行的结肠带；无肠绒毛；孤立淋巴小结较多。

2. 阑尾　阑尾固有膜内含发达淋巴组织和淋巴小结。

3. 直肠　直肠管壁结构黏膜层上皮以齿状线为界，以上单层柱状上皮，以下为未角化的复层扁平上皮且肠腺与黏膜肌消失；近肛门处有环肛腺。直肠黏膜下层的结缔组织中静脉丛丰富，易形成痔；肌层增厚形成肛门括约肌。

（七）胃肠道的内分泌腺

胃、肠上皮与腺体中分布有种类繁多的内分泌细胞，这些细胞的总量超过其他内分泌腺细胞的总和。分泌的激素统称胃肠激素（gut hormone），可协调胃肠道自身的运动和分泌功能，参与调节其他器官的活动。

1. EC细胞　主要分布在胃与空肠。EC细胞可分泌5-羟色胺以刺激平滑肌收缩，促进肠壁运动，分泌的5-羟色胺可扩张血管并抑制胃酸分泌。

2. ECL细胞　位于胃底腺，ECL细胞可以释放组胺作用于壁细胞分泌盐酸。

3. G细胞　位于胃幽门部，可分泌胃泌素，并刺激壁细胞分泌盐酸。

4. I 细胞 位于十二指肠和空肠，可以分泌胆囊收缩素—促胰酶素促进胰酶分泌和胆囊收缩。

5. S 细胞 分布于十二指肠和空肠，可分泌促胰液素，使胰液分泌量剧增并抑制胃泌素和胃酸的分泌。

二、消化腺

消化腺（digestive gland）由小唾液腺、大唾液腺、胃腺、肠腺、胰腺和肝等组成。其主要功能是分泌消化液，对食物进行化学性消化。同时有的消化腺还有内分泌等功能。

（一）大唾液腺

大唾液腺包括腮腺、下颌下腺和舌下腺。唾液腺一般由腺泡和导管部分组成。腺泡为唾液腺的分泌部分。腺泡分浆液性、黏液性和混合性三种类型。导管为分泌物的输送管道。

（二）胰腺

胰是人体第二大消化腺，解剖上可分头、颈、体、尾 4 部分，由外分泌部和内分泌部组成。前者即腺细胞，为纯浆液性腺，具有合成蛋白质的细胞结构特点，能分泌含多种消化酶（如蛋白酶、脂肪酶及淀粉酶等）的胰液，以供消化分解蛋白质、脂肪和糖类等大分子物质之需，该种腺细胞在饥饿时分泌颗粒增多；进食后细胞释放分泌物，颗粒减少。后者即胰岛，散布于外分泌部腺泡间呈岛状的内分泌细胞团，胰尾部较多，主要分泌胰岛素，调节血糖浓度。人胰岛主要有 A、B、D、PP 四种细胞。A 细胞即高血糖素细胞，约占胰岛细胞总数的 20%，A 细胞分泌高血糖素，可以促进肝细胞内糖原分解为葡萄糖，抑制糖原合成，最终使血糖升高；B 细胞即胰岛素细胞，约占胰岛细胞总数的 70%，B 细胞分泌胰岛素，促进血液内的葡萄糖进入细胞合成糖原，从而降低血糖；D 细胞约占胰岛细胞总数的 5%，分泌生长抑素，抑制 A 细胞、B 细胞或 PP 细胞的分泌功能；PP 细胞数量很少，可分泌胰多肽，来抑制胃肠运动、胰液分泌和胆囊收缩。

胰管位于胰实质内，偏背侧，其走行与胰的长轴一致，从胰尾经胰体走向胰头，沿途接受许多小叶间导管，最后于十二指肠降部的壁内与胆总管汇合成肝胰壶腹，开口于十二指肠大乳头。在胰头上部常可见一小管，行于胰管上方，称为副胰管，开口于十二指肠小乳头。

（三）肝

肝是人体最大的实质性器官，是生物转化（代谢）的主要场所，无论是经呼吸道、皮肤还是经消化道进入机体的外源化学物多数在肝进行生物转化。肝也是人体最大的消化腺，在机体新陈代谢中参与物质的合成、分解、转化、贮存、解毒、免疫和灭活激素等重要活动。同时，肝可产生胆汁，参与脂类物质的消化吸收。肝还具有吞噬、防御以及在胚胎时期造血等重要功能。肝的血液供应十分丰富。

肝大部分位于右季肋区和腹上区，平静呼吸时，肝的上下移动范围为 2~3cm。肝表面有致密结缔组织组成的被膜，肝门处的结缔组织随门静脉、肝动脉和肝管的分支伸入肝实质，将实质分隔成 50 万~100 万个肝小叶，形成了肝的基本结构和功能单位。肝细胞是构成肝小叶的主要成分，肝细胞以中央静脉为中心单行排列为肝板（hepatic plate）。肝板之间为肝血窦，肝细胞相邻面的质膜局部凹陷，形成胆小管。肝细胞内各种细胞器发达，使得肝细胞成为机体代谢最为旺盛的细胞之一。

肝血窦壁由内皮细胞围成，窦腔内有肝巨噬细胞（又称 Kuffer cell），细胞质内吞饮小泡较多。内皮细胞间有 0.1~0.5μm 的间隙，有利于肝细胞摄取血浆物质和排泌其分泌产物。Kuffer cell 具有活跃的变形运动和较强的吞噬能力，在清除细菌、病毒和异物方面起关键作用，并能吞噬和清除衰老破碎的红细胞和血小板等。此外，它还有处理和传递抗原、调节机体免疫应答等作用。窦周间隙是肝细胞与血液之间进行物质交换的场所。窦周间隙内的贮脂细胞（或称 Ito 细胞）有摄取和贮存维生素 A 及产生胶原的功能，与肝纤维增生性病变的发生有关。

（四）肝外胆道系统

肝外胆道系统包括胆囊和输胆管道（肝左管、肝右管、肝总管和胆总管）。这些管道与肝内胆道一起，将肝分泌的胆汁输送到十二指肠。

1. **胆囊** 胆囊为贮存和浓缩胆汁的囊状器官,分为底、体、颈、管4部分。胆囊体是胆囊的主体,胆囊体向后逐渐变细向下延续为胆囊颈,胆囊管比胆囊颈稍细,胆囊管向肝十二指肠韧带内和左侧的肝总管汇合延续为胆总管。胆囊三角是由胆囊管、肝总管和肝的脏面围成的三角形区域。

2. **肝管与肝总管** 肝左管、肝右管分别由左、右半肝内的毛细胆管逐渐汇合而成,出肝门肝左管、肝右管合成肝总管。肝总管在肝十二指肠韧带内与胆囊管以锐角结合成胆总管。

3. **胆总管** 胆总管由肝总管和胆囊管汇合而成,在十二指肠后与胰管汇合,形成开口于十二指肠大乳头的肝胰壶腹。肝胰壶腹括约肌平时保持收缩状态,由肝分泌的胆汁进入胆囊内贮存。进食尤其进高脂肪食物后,在神经体液因素调节下,胆囊收缩,肝胰壶腹括约肌舒张,使胆汁排入十二指肠腔内,帮助食物进行消化。

(马文军　王民生　常元勋)

第二节　消化系统的生理功能

机体在整个生命的过程中,除了不断呼吸摄取氧气外,还需要不断地通过进食补充能量和营养物质,以满足活动、维持体温、生长发育、生殖和组织的自我更新。

消化系统最主要的功能就是对营养物质的消化和吸收。食物中的营养成分包括碳水化合物、脂肪、蛋白质、维生素、矿物质和水,其中碳水化合物、蛋白质和脂肪为不能直接吸收为人体利用的大分子物质,必须经过消化过程分解为结构简单的小分子物质,才能被人体组织利用。因此,食物在消化管内被分解为可以吸收的小分子物质的过程叫做消化;消化后的小分子物质、水、矿物质、维生素等通过消化管黏膜进入血液、淋巴的过程,叫做吸收。

口腔和消化管的淋巴组织,是人体抵御外源性有害因素的第一道防线，对人体具有独特的保护作用。此外，口腔、咽还参与呼吸、发音和语言活动。

一、消化管的生理功能

(一) 消化

消化的方式有两种：一是机械性消化，即通过消化管肌肉的收缩活动将食物磨碎，使食物与消化液充分混合，同时将食物不断推向消化管末端；二是化学性消化，通过食物与消化液中消化酶作用，将大分子的物质分解为可以吸收的小分子的过程，如胰腺分泌的胰酶，可以将脂肪分解为脂肪酸、甘油等。值得注意的是，机械性消化和化学性消化是同时进行的。不能被消化和吸收的食物残渣，通过肛门以粪便形式排出体外。食物的整个消化过程很复杂。

首先，消化过程由口腔开始。食物在口腔内经过咀嚼被嚼碎，并与唾液混合成食团，然后吞咽经食管入胃。

唾液是由唾液腺分泌的水样物质，内含蛋白质如唾液淀粉酶、溶菌酶等。唾液的主要生理作用是湿润口腔和溶解食物、消化淀粉、清洁和保护口腔，杀灭口腔中部分细菌、保护胃黏膜及某些外源化学物和微生物的排泄。

胃的主要功能是贮存食物，对蛋白质进行初步消化。由于成人胃一般可以容纳 $1 \sim 2$ L 食物，因此一般人们需要一天进食 $2 \sim 3$ 次，在每次餐后食物可以缓慢由胃进入小肠，受到胃壁肌肉收缩的机械作用和胃液的化学消化，食物成为粥样的食糜，进入十二指肠。食物在胃中的消化和胃液有关。成年人每天分泌的胃液量为 $1.5 \sim 2.5$ L，主要成分是盐酸、胃蛋白酶原、黏液和内因子以及钾、钠等离子。胃液中的盐酸可以激活无活性的胃蛋白酶原使其成为有活性的胃蛋白酶，并提供胃蛋白酶产生生物活性的酸性环境。同时还可以杀死进入胃的部分细菌。胃液进入小肠可以帮助食物在小肠的消化和吸收。如果胃液缺乏，人体胃内的细菌容易繁殖生长，胃内食物发酵、腐败而产生大量的气体和有毒物质，刺激胃黏膜使人感到胃痛、腹胀和嗳气，严重者引起腹泻、呕吐等消化不良症状。

食糜由胃进入十二指肠后，即开始了小肠内的消化。食物在小肠开始消化最重要的阶段。食物在小肠内受到胰液、胆汁、小肠液的化学性消化和小肠运动的机械性消化。在此部位，可将大分子的物质分解为简单的可吸收的成分在小肠内吸收。食物在小肠内停留的时间，随食物的性质而有不同，一般为 3~8 h。小肠和大肠分泌的液体对食物的消化起到重要作用。

1. 小肠液的成分和作用 小肠液是一种弱碱性液体，pH 约为 7.6，渗透压与血浆相等。小肠液的分泌量变化范围很大，成年人每天分泌量约 1~3 L。大量的小肠液可以稀释消化产物，使其渗透压下降，有利于吸收。小肠液分泌后又很快地被绒毛重吸收，这种液体的交流为小肠内营养物质的吸收提供了媒介。在各种不同条件下，小肠液的性状变化也很大，有时是较稀的液体，而有时则由于含有大量黏蛋白而很黏稠。小肠液还常混有脱落的肠上皮细胞、白细胞，以及由肠上皮细胞分泌的免疫球蛋白。

2. 大肠液的成分和作用 大肠液是由在肠黏膜表面的柱状上皮细胞及杯状细胞分泌的。大肠的分泌液富含黏液和碳酸氢盐，其 pH 为 8.3~8.4。大肠液中可能含有少量二肽酶和淀粉酶，它们对物质的分解作用不大。大肠液的主要作用在于其中的黏液蛋白，它能保护肠黏膜和润滑粪便。

食物的消化过程在小肠内基本完成，未被消化的食物残渣经小肠以紧张性收缩、分节运动和蠕动运动形式进入大肠。大肠的主要功能在于吸收水分、电解质和肠道微生物产生的维生素，并形成和暂时贮存粪便。

食物残渣在大肠内停留的时间较长，一般在 10 h 以上，在这一过程中，食物残渣中的一部分水分被大肠黏膜吸收。同时，经过大肠中细菌的发酵和腐败作用，形成了粪便。粪便中除食物残渣外，还包括脱落的肠上皮细胞和大量的细菌。此外，机体代谢后的废物，包括由肝排出的胆色素衍生物，以及由血液通过肠壁排至肠腔中的某些金属，如钙、镁、汞等的盐类，也随粪便排出。正常的直肠通常是空的，没有粪便在内。当肠的蠕动将粪便推入直肠时，刺激了直肠壁内的感受器，刺激初级排便中枢，同时上传到大脑皮层，引起便意和排便反射。正常人的直肠对粪便的压力刺激具有一定的阈值，当达到此阈值时即可引起便意。排便运动受大脑皮层的影响，意识可以加强或抑制排便。人们对便意经常予以制止，就使直肠渐渐地对粪便压力刺激失去正常的敏感性，加之粪便在大肠内停留过久，水分吸收过多而变得干硬，引起排便困难，这是产生便秘的最常见的原因之一。大肠内有许多细菌。细菌主要来自食物和空气，它们由口腔入胃，最后到达大肠。大肠内的酸碱度和温度对一般细菌的繁殖极为适宜，细菌便在这里大量繁殖。细菌中含有能分解食物残渣的酶，分解糖、脂肪、蛋白质，产生乳酸、醋酸、二氧化碳、甲烷、脂肪酸、甘油、胆碱、氨、硫化氢、组胺、吲哚等，其中有的成分由肠壁吸收后到肝进行解毒。大肠内的细菌能利用肠内较为简单的物质合成维生素B复合物和维生素K，它们由肠内吸收后，对人体有营养作用。食物中纤维素对胃肠功能的影响主要有以下方面：①大部分多糖纤维能与水结合而形成凝胶，从而限制了水的吸收，并使肠内容物容积膨胀加大；②纤维素多能刺激肠运动，缩短粪便在肠内停留时间和增加粪便容积；③纤维素可降低食物中热量的比率，减少能量摄取。适当增加纤维素的摄取有增进健康、预防便秘、痔疮、结肠癌等疾病的作用。

（二）吸收

消化管的不同部位对食物的吸收能力和吸收速度不同。在口腔和食管内，食物实际上是不被吸收的。胃可吸收乙醇和少量水分。小肠是吸收的主要部位，一般认为，糖类、蛋白质和脂肪的消化产物大部分是在十二指肠和空肠吸收的。人的小肠长约4m，它的黏膜具有环形皱褶，并拥有大量的绒毛，面积增加了约600倍，达到200m^2左右。小肠除了具有巨大的吸收面积外，食物在小肠内停留的时间为3~8 h，同时食物在小肠内已被消化到适于吸收的小分子物质，都使物质容易在小肠中吸收。

营养物质通过扩散、主动转运及胞饮等方式进入血液或淋巴。营养物质和水可以两条途径进入：一为跨细胞途径，即通过绒毛柱状上皮细胞的腔面膜进入细胞，再通过细胞底侧面膜进入血液或淋巴；另一为旁细胞途径,即物质或水通过细胞间的紧密连接,进入细胞间隙,然后再转入血液或淋巴。

除由口腔摄入的物质外,还有各种消化腺分泌入消化管内的水分、矿物质和某些有机成分也在小肠中吸收。主要营养物质在小肠的吸收,在正常情况下,小肠每天吸收几百克糖,100g或更多的脂肪,50~100 g氨基酸,50~100 g离子等。例如,人每天分泌入消化管内的各种消化液总量可达6~7 L之多,每天还从口腔摄入1L多的水分,而每天由粪便中丢失的水分只有150ml左右。因此,重吸收回体内的液体量每日可过8L。这样大量的水分如果不被重吸收,势必严重影响内环境的相对稳定而危及生命,急性呕吐和腹泻时,在短时间内损失大量液体的严重性就在于此。

1. 水分的吸收　人体每天由胃肠吸收回体内的液体量有8 L之多。在十二指肠和空肠上部,水分由肠腔进入血液的量和水分由血液进入肠腔的量都很大,因此肠腔内液体的量减少得并不多。在回肠,离开肠腔的液体比进入的多,从而使肠内容大为减少。如果发生急性呕吐、腹泻,造成大量水分丢失,引起严重脱水。

2. 矿物质的吸收　一般地,单价碱性盐类如钠、钾、铵盐的吸收很快,多价碱性盐类则吸收很慢。凡能与钙结合而形成沉淀的盐,如硫酸盐、磷酸盐、草酸盐等,则不能被吸收。

(1) 钠的吸收:成人每天摄入约250~300 mmol的钠,消化腺大致分泌相同数量的钠,95%~99%的钠都被吸收了。

(2) 铁的吸收:铁主要在小肠上部被吸收。人每天吸收的铁约为1mg,仅为每天膳食中含铁量的1/10。肠黏膜吸收铁的能力决定于黏膜细胞内的含铁量。铁的吸收与机体对铁的需要有关,当服用相同剂量的铁后,缺铁的患者可比正常人的铁吸收量大1~4倍。食物中的铁绝大部分是三价的高铁(Fe^{3+})形式,但有机铁和Fe^{3+}都不易被吸收,必须还原为二价铁(Fe^{2+})后方被吸收。Fe^{2+}吸收的速度比相同量的Fe^{3+}要快2~5倍。维生素C能将Fe^{3+}还原为Fe^{2+}而促进铁的吸收。由于铁在酸性环境中易溶解而便于被吸收,所以胃液中的盐酸有促进铁吸收的作用,因此在胃大部切除的患者会伴以缺铁性贫血的发生。但是食物中的草酸、磷酸等易于铁形成不溶性化合物，会影响食物中铁的吸收。

（3）钙的吸收：食物中钙吸收的部位在小肠，其中以十二指肠对钙的吸收能力最大。食物中的钙仅有一小部分被吸收，大部分随粪便排出。主要影响钙吸收的因素是维生素D和机体对钙的需要。维生素D_3有促进小肠对钙吸收的作用，可使儿童和乳母对钙的吸收增加。此外，钙盐只有在水溶液状态（如氯化钙、葡萄糖酸钙溶液），而且在不被肠腔中任何其他物质沉淀的情况下，才能被吸收。肠内容物的酸度对钙的吸收有重要影响，在pH约为3时，钙呈离子化状态，吸收最好。肠内容物中磷酸过多，会形成不溶解的磷酸钙，使钙不能被吸收。此外，脂肪食物对钙的吸收有促进作用，脂肪分解释放的脂肪酸，可与钙结合形成钙皂，后者可和胆汁酸结合，形成水溶性复合物而被吸收。

（4）负离子的吸收：在小肠内吸收的负离子主要是Cl^-和HCO_3^-。由钠泵产生的电位差可促进小肠腔的负离子向细胞内的移动。

3. **糖类的吸收** 消化管内的糖类只有分解为单糖时才能被小肠上皮细胞所吸收。各种单糖的吸收速率差别很大，己糖的吸收很快，而戊糖则很慢。在己糖中，又以半乳糖和葡萄糖的吸收为最快，果糖次之，甘露糖最慢。

单糖的吸收是消耗能量的主动转运过程，它可逆浓度差进行，能量来自钠泵。在肠黏膜上皮细胞的纹状缘上存在着一种载体蛋白，可与两个Na^+和一个葡萄糖分子结合形成Na^+-载体-葡萄糖复合体，选择性地把葡萄糖和半乳糖从纹状缘的肠腔面运入细胞内，然后再扩散入血液。

4. **蛋白质的吸收** 食物中的大分子蛋白质是不能直接吸收的，无论是食入的蛋白质（100g/d）或内源性蛋白质（25～35g/d），必须经消化分解为氨基酸后，几乎全部被小肠吸收。由于煮过的蛋白质发生了变性而易于消化，在十二指肠和近端空肠就被迅速吸收，而未经煮过的蛋白质和内源性蛋白质较难消化，需进入回肠后才被吸收。

氨基酸的吸收是主动性的。氨基酸吸收的路径几乎完全是经血液的，当小肠吸收蛋白质后，门静脉血液中的氨基酸含量即增加。但近年来的实验发现，许多二肽和三肽也可完整地被小肠上皮细胞吸收，而且肽的转运系统吸收效率可能比氨基酸更高。进入细胞内的二肽和三肽，可被细胞内的二肽酶和三肽酶进一步分解为氨基酸，再进入血液循环。实验还证明，小量的食物蛋白可完整地进入血液，它们常可作为抗原而引起过敏反应或中毒反应，对人体健康产生不利影响。

5. **脂肪的吸收** 在小肠内，脂肪以甘油、甘油一酯和脂肪酸的形式被吸收。水溶性的中、短链甘油三酯水解产生的脂肪酸和甘油一酯，直接进入门脉循环。长链脂肪酸及甘油酯被吸收后，在肠上皮细胞的内质网中大部分重新合成为甘油三酯，并与细胞中生成的载脂蛋白合成乳糜微粒。乳糜微粒一旦形成即进入高尔基复合体中，乳糜微粒被包裹在一个囊泡内。囊泡移行到细胞底侧膜时，便与细胞膜融合，释出乳糜微粒进入细胞间隙，再扩散入淋巴。由于膳食的动、植物油中含有 15 个以上碳原子的长链脂肪酸很多，所以脂肪的吸收途径主要是淋巴。

6. **胆固醇的吸收** 胆固醇主要在小肠上部被吸收。胆固醇的吸收受很多因素的影响。食物中胆固醇含量越高，其吸收也越多。食物中的脂肪和脂肪酸有提高胆固醇吸收的作用，胆盐可与胆固醇形成混合微胶粒而有助于胆固醇的吸收，而各种植物固醇（如豆固醇、β-谷固醇）则抑制其吸收，食物中不能被利用的纤维素、果胶、琼脂等容易和胆盐结合形成复合物，妨碍微胶粒的形成，从而能降低胆固醇的吸收，同时抑制肠黏膜载脂蛋白合成的物质，可因妨碍乳糜微粒的形成，也可以减少胆固醇的吸收。

二、肝的主要生理功能

由于肝具有双重血液供应，血窦极为丰富，因而肝动脉的供氧十分充分。机体消化吸收的物质，经门静脉进入肝，在肝细胞内进行合成、分解、转化、贮存，是机体新陈代谢的重要场所。此外，在胚胎期间肝有造血功能。

1. 肝的主要生理功能 肝是人体内最大的腺体，也是最大的消化腺，有分解糖类、贮存糖原、解毒、分泌胆汁和吞噬防御的功能。肝在物质代谢中起到枢纽的作用。首先，肝是葡萄糖的重要贮存器官，小肠吸收的葡萄糖进入肝后，迅速转化为葡萄糖-6-磷酸，来合成糖原和氧化供能。肝具有调节血糖的功能，在饥饿状态下贮存在肝细胞内的糖原分解形成葡萄糖-6-磷酸，在葡萄糖-6-磷酸酶作用下时放出游离的葡萄糖进入血液，起到提高血糖浓度的作用。其次，肝是机体脂肪代谢的中心。肝能合成和贮存脂质，是脂类代谢的主要场所。肝脂类一部分供应自身需要，一部分来满足全身其他器官对脂类的需求。长链脂肪酸主要在肝细胞和脂肪细胞内合成与更新。肝利用甘油三酯、磷脂、胆固醇和载脂蛋白合成极低密度脂蛋白、高密度脂蛋白，并将它们分泌入血液，参与血浆甘油三酯和胆固醇的运输和代谢。肝细胞表面又可以识别脂蛋白的受体，使脂蛋白进入肝细胞降解，成为人体清除胆固醇的重要途径。肝是脂肪酸 β-氧化与酮体生成向大脑、心等重要器官提供酮体补充供能的唯一部位。第三，肝是机体蛋白质代谢的主要场所。肝合成大部分的血浆蛋白质，每天的合成量 10 克，如白蛋白、血浆铜蓝蛋白、纤维蛋白原、转铁蛋白、C 反应蛋白等。体内大部分代谢酶也是在肝合成的。肝内酶蛋白含量约占肝蛋白量的 2/3，如碱性磷酸酶、乳酸脱氢酶、谷草转氨酶等。第四，肝是许多激素如甲状腺素、雌激素、雄激素、催乳素、胰岛素、胰高血糖素、生长激素、肾上腺皮质激素和儿茶酚胺的生物转化、灭活、排泄的主要场所。第五，肝是维生素代谢的场所。如维生素 A、维生素 B_1、维生素 D、维生素 E 和维生素 K 的代谢都在肝进行。

肝还是利用胆固醇合成胆汁的唯一器官。胆盐的合成及胆汁酸的肠-肝循环。肝细胞合成的胆酸及鹅脱氧胆酸的甘氨酸、牛磺胆酸的结合物，称初级胆汁酸。流入肠道的初级胆汁酸在协助消化的同时，又在小肠下端及大肠受到肠道细菌作用发生变化，主要是水解、脱羟而成脱氧胆酸，此乃最主要的次级胆汁酸。次级胆汁酸连同未变化的初级胆汁酸一起重吸收至肝；肝细胞将游离型的再合成为结合型，并同重吸收的以及新合成的结合胆汁酸一道，再排入肠腔。上述过程即胆汁酸的肠-肝循环。肠-肝循环使有限的胆汁酸能发挥最大限度的乳化作用。以保证脂类食物消化吸收的正常进行。肝在胆红素代谢中起重要作用。肝细胞对非结合胆红素及其他有机阴离子如磺溴酞钠等有摄取、结合、排泄和载体作用。胆红素葡萄糖醛酸转移酶能将非结合的胆红素变成水溶性结合胆红素排泄至毛细胆管。近年发现苯巴比妥类等药物有诱导胆红素葡萄糖醛酸转移酶活性作用，使结合胆红素排泄增加，血清胆红素浓度下降，起到利胆作用。

2. 胆汁的性质和成分 随着现代分析技术、色谱和光谱等技术的应用，使人们得以了解胆汁的成分。胆汁呈金黄色，经胆囊浓缩后呈深绿色。胆汁的成分很复杂，除水分和钠、钾、钙、碳酸氢盐等矿物质成分外，其有机成分有胆汁酸、胆盐、胆红素、脂肪酸、胆固醇、卵磷脂和黏蛋白等。胆汁中没有消化酶。胆汁味道极苦，其中水分约占97%，而固体成分仅占3%，其中胆汁酸是其主要成分，胆盐是肝细胞分泌的胆汁酸与甘氨酸或牛磺酸结合形成的钠盐或钾盐，它是胆汁参与消化和吸收的主要成分。胆汁中的胆色素是血红蛋白的分解产物，胆色素的种类和浓度决定了胆汁的颜色，肝能合成胆固醇，其中约一半转化成胆汁酸。其余的一半则随胆汁进入胆囊或排入小肠。成年人每天分泌胆汁800~1000ml，胆汁的生成量和蛋白质的摄入量有关，高蛋白食物可生成较多的胆汁。胆汁对于脂肪的消化和吸收具有重要意义。

在正常情况下，胆汁酸与胆固醇之间的适当比例是维持胆固醇溶解状态的必要条件。胆汁对脂肪的消化和吸收具有重要意义。首先，胆汁中的胆汁酸、胆固醇和磷脂等都可作为乳化剂，减少脂肪表面张力，使脂肪乳化，从而增加了胰脂肪酶的作用面积。其次是胆汁酸的分子结构特点。当达到一定浓度后可形成微胶粒，肠腔中脂肪的分解产物如脂肪酸等，均可与之形成水溶性混合微胶粒。它是这些不溶于水的脂肪分解产物到达肠黏膜的必不可少的运载工具，因而促进了脂肪消化产物的吸收。胆汁对脂溶性维生素，如维生素A、D、E、K的吸收也有促进作用。胆汁呈弱碱性（pH 7.4），因此，它在十二指肠中可中和一部分胃酸，并且还是促进胆汁自身分泌的一个因素，是最有效的利胆剂。胆汁进入肠道后,胆盐被吸收,经血液带到肝,刺激肝细胞产生新的胆盐,促进了胆汁的分泌。胆汁的排泄作用也很重要,如胆红素、胆固醇、固醇类激素和某些药物通过胆汁排出体外。此外,胆汁还有抗菌作用,可抑制肠道里腐败细菌的生长繁殖,并可刺激小肠及大肠的蠕动,而具有轻度的缓泻作用。

三、胰腺的生理功能

胰腺是人体第二大消化腺,胰腺是兼有外分泌和内分泌功能的腺体。胰腺的外分泌功能是分泌胰液,胰液由胰腺的腺泡细胞和小的导管管壁细胞所分泌,具有很强的消化能力。胰腺的内分泌功能主要与糖代谢的调节有关。

(一)胰液的成分和作用

胰液是无色无嗅的碱性液体,pH 为 7.8~8.4,渗透压约与血浆相等。人体每天分泌的胰液量为 1~2L。胰液中含有矿物质和有机物。在矿物质成分中,碳酸氢盐(HCO_3^-)的含量很高,其主要作用是中和进入十二指肠的胃酸,使肠黏膜免受强酸的侵蚀;同时也提供了小肠内多种消化酶活动的最适宜的 pH 环境(pH 7~8)。除 HCO_3^- 外,占第二位的主要负离子是 Cl^-。Cl^- 的浓度随 HCO_3^- 的浓度的变化而有变化,当 HCO_3^- 浓度升高时,Cl^- 的浓度就下降。胰液中的正离子有 Na^+、K^+、Ca^{2+} 等,它们在胰液中的浓度与血浆中的浓度非常接近,不依赖于分泌的速度。胰液中的有机物主要是蛋白质,含量由 0.1%~10%不等,随分泌的速度不同而有不同。胰液中的蛋白质主要由多种消化酶组成,它们是由腺泡细胞分泌的。胰液中的消化酶主要有:①淀粉酶是一种 α 淀粉酶,它对生的或熟的淀粉水解效率都很高,消化产物为糊精、麦芽糖。胰淀粉酶作用的最适 pH 为 6.7~7.0。②胰脂肪酶可分解甘油三酯为脂肪酸、甘油一酯和甘油。它的最适 pH 为 7.5~8.5。胰液中还含有一定量的胆固醇和磷脂酶 A_2,它们分别水解胆固醇酯和卵磷脂。③胰蛋白酶和糜蛋白酶是以不具有活性的酶原形式存在于胰液中。肠液中的肠激活酶可以激活蛋白酶原,使之变为具有活性的胰蛋白酶。此外,酸、胰蛋白酶本身以及组织液也能使胰蛋白酶原活化。糜蛋白酶原是在胰蛋白酶作用下转化为有活性的糜蛋白酶的。胰蛋白酶和糜蛋白酶的作用极相似，都能分解蛋白质为胨，当两者一同作用于蛋白质时，则可消化蛋白质为小分子的多肽和氨基酸。正常胰液中还含有羧基肽酶、核糖核酸酶、脱氧核糖核酸酶等水解酶。羧基肽酶可作用于多肽末端的肽键，释放出具有自由羧基的氨基酸，后两种酶则可使相应的核酸部分地水解为单核苷酸。由于胰液中含有水解三种主要食物的消化酶，因而是所有消化液中最重要的一种。临床和实验均证明，当胰液分泌障碍时，即使其他消化腺的分泌都正常，食物中的脂肪和蛋白质仍不能完全消化，从而也影响吸收，但糖的消化和吸收一般不受影响。

（二）胰岛素及胰高血糖素

1. 胰岛素 胰岛素由胰腺 B 细胞合成分泌，入血后迅速被肝降解。胰岛素可以调节机体糖、脂肪和蛋白质代谢。胰岛素可促进肝糖原和肌糖原的合成，促进组织对葡萄糖的摄取利用；抑制肝糖原异生及分解，降低血糖调节糖代谢，通过促进脂肪合成并抑制其分解对脂肪代谢进行调节；通过促进蛋白质合成减少组织蛋白质分解对蛋白质代谢进行调节。

胰岛素分泌的调节。在正常状况下，机体血糖浓度、机体氨基酸与脂肪水平改变以及胃肠激素、胰高血糖素等调节胰岛素分泌量。

（1）血糖：是调节胰岛素分泌的重要因素，血糖升高，B 细胞分泌胰岛素增加；当血糖下降到正常水平，胰岛素的分泌也迅速回到基础水平。

（2）氨基酸和脂肪：氨基酸可促进胰岛素的分泌。脂肪酸和酮体大量增加时也可促进胰岛素分泌。

（3）其他激素：如胃肠道激素中抑胃肽、胆囊收缩素、促胰液素都能促进胰岛素分泌。胰高血糖素可通过对 B 细胞的直接作用和升高血糖的间接作用刺激胰岛素分泌。

（4）神经系统可调节胰岛素分泌量：迷走神经可通过 M 受体直接刺激胰岛素分泌，也可通过刺激胃肠道激素释放间接促进胰岛素分泌。交感神经兴奋时则通过 α 受体抑制胰岛素分泌。

2. **胰高血糖素** 胰高血糖素由胰岛 A 细胞分泌的一种由 29 个氨基酸组成的直链多肽。与胰岛素的作用相拮抗,通过刺激糖原分解提高血糖水平。胰高血糖素可促进糖原分解和葡萄糖异生,使血糖升高。促进氨基酸转运入肝细胞,为葡萄糖异生提供材料。促进脂肪的动用和分解,使脂肪酸释放入血并进行氧化。胰高血糖素的分泌调节主要受血糖影响,血糖降低时胰高血糖素分泌增加。同时,迷走神经可通过 M 受体抑制胰高血糖素分泌,交感神经兴奋时则通过 β 受体促进其分泌。

(马文军　王民生　常元勋)

主要参考文献

1. 顾晓松主编. 人体解剖学. 北京:科学出版社,2006.
2. 韩群颖主编. 人体结构学. 北京:人民卫生出版社,2004.
3. 朱大年,郑黎明主编. 人体解剖生理学. 上海:复旦大学出版社,2002.
4. 常元勋主编. 靶器官与环境有害因素. 北京:化学工业出版社,2008.
5. 范少光,汤浩主编. 人体生理学. 3 版. 北京:北京大学医学出版社,2006.

第二章

肝生物转化功能

进入消化系统的外源化学物主要经肝进行生物转化。催化外源化学物生物转化的酶和酶系主要定位于肝内质网。肝可对500种以上的外源化学物和药物进行生物转化。

非营养物质，进入体内代谢生成的终产物氨、胆色素，肠道重吸收的腐败产物，生物活性物质、激素等，以及进入机体的药物，外源化学物等，在肝经生物转化为极性强的水溶性物质，以利于经胆汁和尿液排出，这一过程叫做生物转化。

肝生物转化具有多样性和连续性的特点，某些外源化学物可以进行多种生物转化反应。有些生物转化反应经常需要连续进行。生物转化具有解毒和增加毒性的双重性，大多数外源化学物经肝生物转化后水溶性增加，毒性降低利于排出体外。部分外源化学物经生物转化后毒性反而增强，由原来无毒物质变为有毒的或毒性大的物质，表现为增毒效应。

在肝进行的生物转化反应可分为Ⅰ相反应和Ⅱ相反应。

第一节　Ⅰ相反应

生物转化的Ⅰ相反应主要包括氧化反应、还原反应和水解反应。外源化学物经过Ⅰ相反应，非极性的外源化学物可产生带氧的极性基团，或改变原有的功能基团，或增加新的功能基团如羟基（-OH）、巯基（-SH）、氨基（-NH$_2$）、羧基（-COOH）等以增加其水溶性，同时成为Ⅱ相反应的底物。表2-1显示了外源化学物生物转化Ⅰ相反应途径及主要的亚细胞分布。

表 2-1 外源化学物生物转化 I 相反应途径及主要的亚细胞分布

反应类型	参与酶类	反应部位
氧化反应	醇脱氢酶	胞液
	醛脱氢酶	线粒体、胞液
	醛氧化酶	胞液
	黄嘌呤氧化酶	胞液
	单胺氧化酶	线粒体
	双胺氧化酶	胞液
	前列腺素 H 合成酶	微粒体
	黄素单加氧酶	微粒体
	细胞色素 P450	微粒体
还原反应	偶氮和硝基还原	微粒体、胞液
	羰基还原	胞液、微粒体
	二硫还原	胞液
	硫氧化物还原	胞液
	醌还原	胞液、微粒体
	还原性脱卤	微粒体
水解反应	酯酶	微粒体、胞液、溶酶体
	肽酶	溶酶体
	环氧化物水解酶	微粒体、胞液

资料来源：黄吉武，周宗灿主译. 毒理学 毒物的基础科学. 北京：人民卫生出版社. 2005.

一、混合功能氧化酶系

(一) 基本组成及相关特性

混合功能氧化酶系（mixed function oxidases，MFOs）。该酶系主要有三个组成部分，即血红素蛋白类包括细胞色素 P450 和细胞色素 b5，黄素蛋白类如 NADPH-细胞色素 P450 还原酶和 NADH-细胞色素 b5 还原酶，磷脂类。该酶系主要存在于肝细胞内质网（微粒体）中。MFOs 催化的氧化反应的类型很多。

（二）MFOs 催化反应类型

1. 脂肪族和芳香族羟化反应 脂肪族羟化和芳香族羟化，细胞色素 P450 对脂肪族和芳香族羟化反应又称为碳的羟化反应。一般为脂肪类末端的或倒数第二个碳原子被氧化为羟基，如有机磷农药八甲磷末位甲基羟化生成 N-羟基八甲磷（图 2-1）。而芳香族化合物被羟化为酚类，如苯胺被羟化为对氨基酚、邻氨基酚或羟基苯胺等（图2-2）。

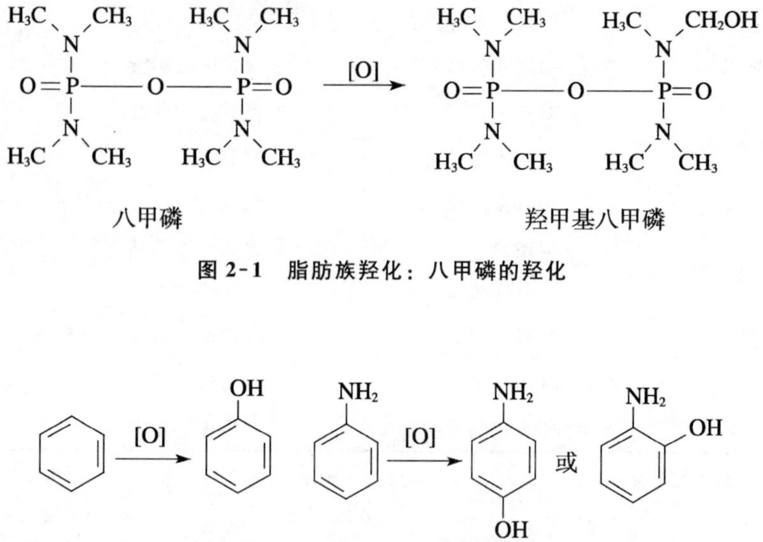

图 2-1 脂肪族羟化：八甲磷的羟化

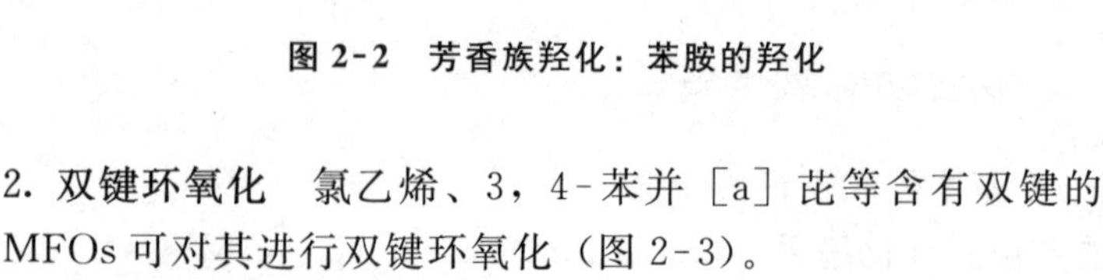

图 2-2 芳香族羟化：苯胺的羟化

2. 双键环氧化 氯乙烯、3，4-苯并[a]芘等含有双键的化学物，MFOs 可对其进行双键环氧化（图 2-3）。

吸入高浓度氯乙烯时，可经 MFOs 催化形成氧化氯乙烯，进一步转化为氯乙醛，氧化氯乙烯和氯乙醛均有烷化作用，可以与 DNA 等大分子物质结合形成多种加合物，诱导 DNA 或 RNA 合成错误，是氯乙烯导致肿瘤发生的原因之一。

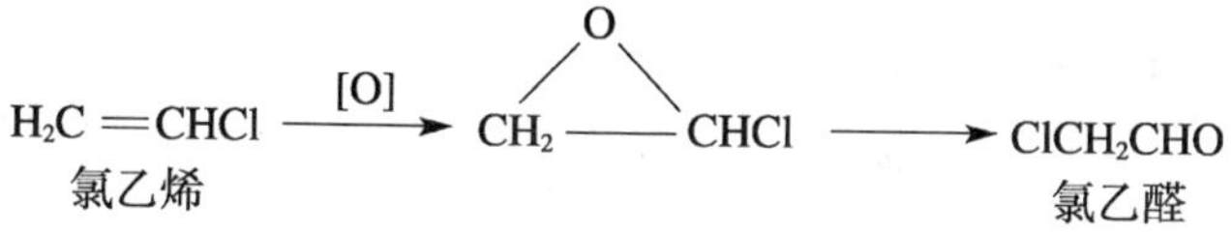

$$H_2C=CHCl \xrightarrow{[O]} \overset{O}{\overset{\diagup \diagdown}{CH_2-CHCl}} \longrightarrow ClCH_2CHO$$

氯乙烯　　　　　　　　　　　　　　氯乙醛

图 2-3　氯乙烯经 MFOs 代谢双键环氧化为氧化氯乙烯

3. N-、O-或-S 原子脱烷基反应　原子（N-、O-或-S）脱烷基反应，氧、硫和氮原子上带有烷基的外源化学物，可以发生脱烷基反应。

二甲基亚硝胺经 N-脱烷基反应形成重氮羟化物（羟化重氮甲烷）（图 2-4），羟化重氮甲烷可分解产生游离甲基，与细胞核酸的嘌呤碱基烷化反应，可改变核酸结构和功能诱发突变和肿瘤发生。

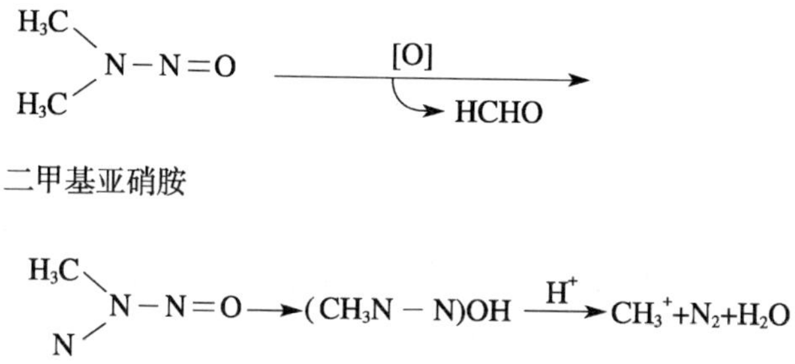

$$\begin{array}{c}H_3C \\ \diagdown \\ N-N=O \\ H_3C \diagup \end{array} \xrightarrow{[O]} HCHO$$

二甲基亚硝胺

$$\begin{array}{c}H_3C \\ \diagdown \\ N-N=O \\ N \diagup \end{array} \longrightarrow (CH_3N-N)OH \xrightarrow{H^+} CH_3^+ + N_2 + H_2O$$

图 2-4　二甲基亚硝胺经 N-脱烷基反应形成重氮羟化物

硫醚类化学物如甲硫巴比妥酸，反应中从 S 原子脱去甲基，形成含巯基代谢产物和甲醛。甲基对硫磷、杀虫畏等可发生脱烷基反应。

烷基金属脱烷基反应：如四乙基铅在 MFOs 作用下，可脱去甲基形成三乙基铅，三乙基铅毒性增强；三乙基铅继续脱烷基形成二乙基铅。

4. 脱氨基反应　如苯丙胺，可形成苯基丙酮。邻近氮原子的碳原子经 MFOs 氧化，脱去氨基形成丙酮类化学物。

5. **S-氧化反应** 如对硫磷、内吸磷等在 MFOs 作用下形成硫氧化合物，进一步代谢形成亚砜或砜，该类氧化产物毒性大于其本身毒性。

6. **脱硫反应** 含硫化学物可被氧化为硫代化学物，含硫化学物中硫继续被氧化为硫酸根并脱离原化学物。如对硫磷等，脱硫后形成对氧磷毒性增强。

7. **氧化脱卤反应** 如 DDT 脱卤素形成 1,1-双-对氯苯基二氯乙烯（DDE）；氯仿经 MFOs 途径脱卤素代谢后的终产物主要为水合氯醛。后者可进一步被氧化成三氯乙酸（TCA），或被还原成三氯乙醇。另外，氯仿还可在此代谢途径中经过分子重排后，脱氯生成少量的二氯乙酸（DCA）。

8. **N-羟化反应** 外源化学物氨基（-NH_2）上一个氢与氧结合的过程，也称之为 N-氧化反应。不同底物反应形成不同羟化产物，如苯胺经 MFOs 催化，经 N-羟化产生 N-羟氨基苯胺，该产物可促进高铁血红蛋白生成。N-羟化产物不稳定，经脱水反应生成具有亲电子的亚胺或亚胺基醌。

二、黄素单加氧酶

（一）基本组成和相关特性

黄素单加氧酶属于微粒体酶催化氧化反应酶的一类，是一种高度亲脂蛋白。目前，已经将兔和猪肝中 FMOs 蛋白进行纯化。FMOs 存在于动物肝、肺，其氨基酸序列 56% 相同。FMOs 活性在人和猪中较高，大鼠最低。FMOs 在催化外源化学物氧化反应中，需要 NADPH 和氧分子，FMOs 催化氧化反应是由 FAD 进行电子传递的。

FMOs 具有多种同工酶。研究发现，大鼠、小鼠、猫、犬等的肝存在不同形式的 FMOs 亚型如 FMO1、FMO2、FMO3、FMO4、FMO5。人类肝含有 FMO1、FMO3、FMO4 等亚型，大鼠肝主要为 FMO1 亚型。

FMOs 活性不易受到外源化学物的诱导和抑制。但是，由于细胞色素 P450 活性易受到某些外源化学物诱导和抑制，影响到 FMOs 对一些外源化学物代谢。某些外源化学物可同时通过细胞色素 P450 和 FMOs 氧化代谢途径代谢，如经苯巴比妥钠处理小鼠，杀虫剂甲拌磷毒性增强，由于其中细胞色素 P450 活性被诱导而增加，则甲拌磷通过 MFOs 代谢的比例增加，实际上通过 FMOs 代谢的甲拌磷以及其代谢产物量降低。因此，对于一些可通细胞色素 P450 和 FMOs 氧化代谢的外源化学物安全性评价来讲，一定要注意不同代谢途径产物的毒性。

FMOs 活性与机体营养状况、生物节律、性别、生理状态等相关。研究报道，性激素如睾酮可以降低 FMOs 活性，孕酮则可升高 FMOs 活性。

（二）催化机制　FMOs 催化循环示意图（图 2-5）。

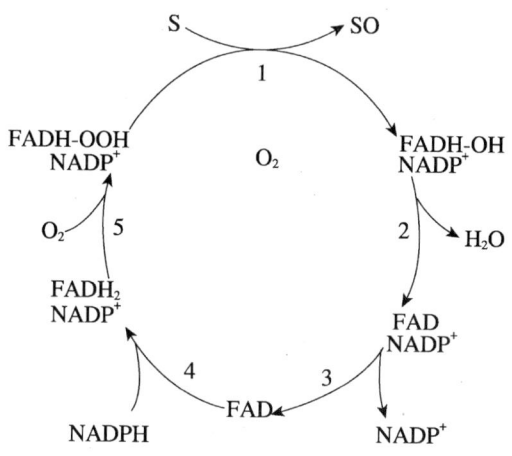

图 2-5　FMOs 催化循环示意图

资料来源：夏世钧，吴中亮主编，分子毒理学基础．武汉：湖北科学技术出版社，2001.

FMOs 催化循环机制的特点：与细胞色素 P450 氧化代谢不同，FMOs 催化反应式与 NADPH 中黄素结合和 O_2 依赖性有关的。即黄素通过 NADPH 的还原反应发生在与 O_2 结合之前，NADPH 氧化形成 $NADP^+$ 和过氧化物，然后与底物结合。由于 FMOs 催化反应中，黄素氢过氧化物中间是一个稳定的氧合核素，因此几乎所有的亲核物质都可能为 FMOs 反应底物。由于亲核物质和含有 S、N、P 原子有机物的结合具有高度选择性，因此，除半胱氨酸外的绝大部分生理性含硫化合物，都不是 FMOs 的底物。

  FMOs 不同于细胞色素 P450 的另一特点是：底物专一性较为广泛。不同亚型 FMOs 可催化同一外源化学物；同时其催化的氧化反应与细胞色素 P450 有交叉或重叠。如烟碱，可以被细胞色素 P450 氧化为去甲烟碱，也可以被 FMOs 氧化为烟碱-N-氧化物，此刻 FMOs 与细胞色素 P450 单加氧酶是相互竞争的关系。底物与细胞色素 P450 结合还是与 FMOs 结合取决于底物的 pKa 值，低 pKa 值底物有利于通过细胞色素 P450 催化氧化，高 pKa 值底物通过 FMOs 氧化。目前，可以采用微粒体加热失活 FMOs 或抑制细胞色素 P450 活性的方法鉴别一种底物氧化反应中 FMOs 和细胞色素 P450 单氧化酶所占比例。

（三）催化反应类型

  作为 I 相反应酶，FMOs 主要定位于肝内质网，主要催化含氮、硫和磷原子的外源化学物氧化反应。如仲胺类、叔胺类、硫醇类、硫醚类、硫化物、硫代氨基甲酸酯类、有机磷类化学物（表 2-2）。

表 2-2 MFOs 催化反应底物

化学物类型	底物
无机物	HS^-、S、I^-、CNS^-、I_2
有机氮化学物	直链和环状胺类、N-烷基胺、联胺
有机硫化学物	直链和环状硫化学物、硫醇、硫醚、巯基嘌呤、巯基咪唑、硫脲、二硫脲、硫酰胺、硫代化学物
有机磷化学物	磷化氢、膦酸盐
其他化学物	硼酸、硒化物、硒脲

资料来源：夏世钧，吴中亮主编. 分子毒理学基础. 武汉：湖北科学技术出版社，2001.

三、非微粒体氧化酶

  除微粒体（内质网）外，在肝细胞浆和线粒体中存在一些非特异性氧化酶，包括单胺氧化酶、醇脱氢酶、醛脱氢酶、过氧化氢酶等可催化氧化反应。

（一）醇脱氢酶

醇脱氢酶可将醇氧化为醛或酮。醇脱氢酶是一种可溶性酶，存在于肝、肾、肺可溶性组分中，反应辅基为 NAD^+ 或 NADH。醇脱氢酶是外源性醇或羰基化学物代谢中具有重要作用的一类酶。其反应式：

$$RCH_2OH + NAD^+ \longrightarrow RCHO + NADH + H^+$$

正常机体可将醇代谢为醛，再进一步氧化为酸，最后一般代谢为二氧化碳和水排出体外。一般来讲，醇类化学物经醇脱氢酶代谢后，其毒性降低。醇脱氢酶可催化甲醇、乙醇、丁醇等伯醇类外，还可催化仲醇反应形成酮类，但仲醇反应速率较慢。同时，当氧化反应达到平衡时，该反应还可逆向反应将醛类或酮类还原为相应的醇类。

例如，醇脱氢酶在氧化型辅酶Ⅰ（NAD^+）受氢条件下，可使醇易于脱氢氧化而最后生成 CO_2 和水，人饮酒后主要按此过程而转化、解毒。

$$C_2H_5OH \longrightarrow CH_3CHO \longrightarrow CH_3COOH \longrightarrow CO_2 + H_2O$$
乙醇　　　　乙醛　　　　乙酸

但也有醇类化学物经醇脱氢酶代谢后毒性增强，如乙二醇经醇脱氢酶氧化代谢为乙酸，其毒性大于乙二醇。文献报告，吡唑及其衍生物等可抑制醇脱氢酶活性。

（二）醛脱氢酶

醛脱氢酶在 NAD^+ 存在情况下，将脂肪族和芳香族的醛氧化成酸，醛脱氢酶可以氧化多数外源性醛类化学物。其反应式为：

$$RCHO + NAD^+ \longrightarrow RCOOH + NADH + H^+$$

哺乳动物肝中存在两种类型的醛脱氢酶，一种为特异性氧化甲醛的甲醛脱氢酶，另一类为可氧化多种游离醛的醛脱氢酶。研究发现，肝细胞胞液、线粒体、微粒体内存在多种醛脱氢酶的同工酶。如微粒体内的醛脱氢酶主要氧化乙醛，胞液和线粒体的醛脱氢酶主要氧化外来醛。

（三）醛或酮还原酶

醛或酮还原酶以 NADPH 为辅基，存在肝与组织胞液中，可将醛或酮还原为醇。该类酶氧化能力较高，由于醛或酮还原酶选择性与 NADPH 结合，则 NAD^+ 量相对增加，在有氧环境条件下脂溶性羰基化合物转化下降，即此类酶可以降低可溶性醇的含量。

（四）胺氧化酶

胺氧化酶参与外源性胺类和生物体合成胺类的氧化代谢，表现为氧化脱氨基作用。胺氧化酶存在于细胞线粒体，可将单胺类化学物和二元胺类化学物氧化为醛类。胺氧化酶根据其反应底物不同，分为单胺氧化酶和二元胺氧化酶。

单胺氧化酶（monoamine oxidase，MAO），存在部位为肝线粒体。其他器官如肾、脑、小肠、血小板均有 MAO 存在。MAO 反应底物有伯胺、仲胺、叔胺类化学物，可将此类化学物氧化脱胺基形成相应醛并释放 NH_3，其中伯胺反应速率最快。具有芳香环结构的胺类化学物如对氯次苄基胺可被单胺氧化酶氧化。反应式为：

$$RCH_2NH_2 + 1/2O_2 + H_2O \longrightarrow RCHO + NH_3 + H_2O$$

二元胺氧化酶（diamine oxidase，DAO）是一种可溶性酶类，存在于肝细胞浆中。DAO 催化二元胺类化学物氧化为相应的醛。此外，组胺经二元胺催化生成相应醛，最后成为 4-咪唑乙酸，随尿排出体外。二元胺氧化酶氧化速度与底物链的长度和环烷烃二胺有关，N 为 4 或 5 是反应速率最快，当 N 为 9 时，反应速率下降。

（五）钼羟化酶

含钼的酶种类繁多，最常见的是醛氧化酶和黄嘌呤氧化酶，此类酶参与醛类和 N-杂环类化学物氧化代谢，其中对于杂环芳香烃氧化更为明显。

钼羟化酶通过催化外源化学物不饱和碳上的亲核加合物发生催化

作用。钼羟化酶可催化嘌呤和嘧啶的氧化。

钼羟化酶主要存在于肝细胞胞液与组织中,在芳香族氮化合物、偶氮基染料、亚硝胺、N-氧化物、硫氧化物代谢中发挥作用。

四、环氧化物水解酶

(一) 基本性质

环氧化物水解酶(epoxide hydrolase,EH)反应底物为环氧化物和水,其水解产物是反式构型的邻位二醇。

EH 存在于内质网和胞液中,是一个蛋白酶家族,化学性质较为稳定。环氧化物水解酶还被称为环氧化物水合酶、环氧化物水化酶,目前多用环氧化物水解酶。

环氧化物水解酶是肝微粒体中可以被诱导的酶类之一,多种细胞色素 P450 诱导剂如苯巴比妥、乙醇等可诱导 EH 活性。EH 活性在小鼠和兔较高,大鼠较低。EH 分布于全身各组织中,肝、肾、脑、睾丸、卵巢、子宫、心、肠、脾、胸腺、皮肤均有存在,其活性在不同组织差异极大,可有 1000 倍差异。而且,不同组织部位分布不同。

环氧化物水解酶在哺乳动物中有五种不同形式,包括微粒体环氧化物水解酶、胞液环氧化物水解酶、胆固醇环氧水解酶、LTA4 水解酶、Hepoxilin 水解酶。其中微粒体环氧化物水解酶和可溶性环氧化物水解酶可以水解大部分环氧化物,但其结构不同,蛋白氨基酸组成也不同。后三种主要水解内源性环氧化物。

EH 主要催化底物为芳香烃和脂肪烃类化学物在体内的环氧化中间产物,生成相应的二氢二醇,降低化学活性解毒。一般认为 EH 是解毒酶类。EH 催化 3,4-苯并 [a] 芘-7,8-环氧化物代谢为 3,4-苯并 [a] 芘-7,8-二氢二醇。苯乙烯经 EH 作用生成中间代谢产物氧化苯乙烯。氧化苯乙烯是亲电子剂,能与 DNA、蛋白质等活性分子共价结合,具有致突变、致畸和致癌作用。氧化苯乙烯经 EH 进一步转化成两种主要代谢产物,苯乙醇酸(MA)和苯乙醛酸(PGA)(图 2-6)。

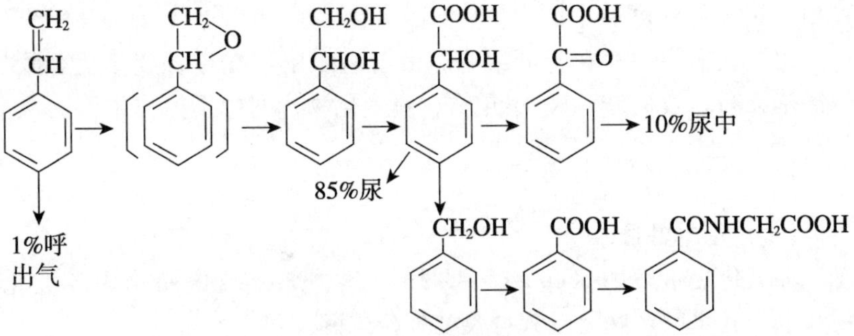

图 2-6 苯乙烯代谢图

资料来源：沈惠麒，顾祖维，吴宜群主编．生物监测与生物标志物理论基础及应用．北京：北京大学医学出版社．2006．

（二）微粒体环氧化物水解酶

微粒体环氧化物水解酶可使芳烃类和链烯氧化物转化为二氢二醇，代谢产物毒性小于原始化学物，该反应过程可以将高反应性的亲电子的环氧乙烷转化为低亲电子的二氢二醇。

微粒体环氧化物水解酶分布广泛，大鼠各个组织器官中都可检出，主要存在于肝内质网、血浆、核膜等部位。

多种化学物可抑制微粒体环氧化物水解酶活性，如三氯丙烯氧化物、Hg^{2+}、Zn^{2+}、Cd^{2+}等；微粒体环氧化物水解酶诱导剂有苯巴妥（PB）、氯化三联苯、2（3）-t-丁基-羟基茴香醚（BHA）、3，5-二-t-丁基-羟基甲苯（BHT）等。

（三）胞液环氧化物水解酶

胞液环氧化物水解酶存在于细胞胞液中，对多种底物具有水解作用。此酶分布广泛，多种组织均存在。该水解酶和微粒体环氧化物水解酶具有同样的抑制剂，但是抑制的程度不同，胞液环氧化物水解酶抑制剂包括其代谢产物，如查耳酮氧化物及其类似物。同时值得注意的是，所有的胞液环氧化物水解酶诱导剂都是过氧化物小体的增生剂，如某些药物、氯苯丁酯、2-邻苯二甲酸酯及其类似物。

实验动物中，小鼠肝胞液环氧化物水解酶活性最高，而大鼠活性较低。

五、还原反应与水解反应

(一) 还原反应

体内还原反应所需要的电子由 NADH 和 NADPH 供给。一些功能基团如硝基、羰基、二硫化物、重氮基、硫氧化物等的还原反应很敏感。体内主要的还原反应有硝基还原、偶氮基还原、二硫化合物还原等。

通过还原反应进行生物转化的外源化学物不多,主要有氯代烷类与硝基化合物,例如四氯化碳、三硝基甲苯与氟烷等。通过肝细胞微粒体细胞色素 P450 催化还原反应而形成自由基对机体产生毒性作用。

$$CCl_4 + NADPH \xrightarrow{\text{NADP 细胞色素 P450 还原酶}} CCl_3^- + NADP^+ + HCl$$

1. 硝基还原 硝基还原酶存在于肝匀浆和可溶性组织液中。体内的芳香族胺可经细菌和硝基还原酶还原。在厌氧条件下,利用 NADH 和 NADPH 提供电子进行还原。由于黄素可为非酶的电子供体,黄素腺嘌呤二核苷酸(FAD)和黄素单核苷酸(FMN)可以刺激还原反应。

硝基还原酶定位于肝、肾、肺细胞的内质网。

硝基还原酶可催化硝基苯、对硝基苯甲酸的硝基还原为氨基,反应在厌氧条件下进行,由 NADPH 供氢。如 2,4,6-三硝基甲苯(TNT)在体内还原活化主要途径即为硝基还原。三硝基甲苯的硝基基团在不同酶的参与下经过逐步还原,最终形成氨基。一部分还原为 2,6-二硝基-4-氨基苯甲醇;另一部分则还原为 2,6-二硝基-4-羟氨甲苯和 2,6-二硝基-4-氨基甲苯(4-A);其中代谢物 2,6-二硝基-4-氨基甲苯(4-A)最多,约占 50%,在大鼠和猴的多种器官与组织以及肝细胞多种亚细胞器中,TNT 可通过还原活化形成硝基自由基,从而诱发活性氧形成,活性氧自由基在体内显著增加,其在体内发生结合反应后,启动了生物膜的脂质过氧化过程。最终损伤了细胞膜,影响到离子交换,造成细胞代谢的紊乱,引起肝等多器官损伤，出现了一系列相关的临床表现和症状。

芳香族硝基化学物还原反应具有重要的毒理学意义。芳香族硝基化学物在硝基还原酶作用下，经单电子还原为硝基阴离子自由基，可启动自由基并引起生物膜脂质过氧化，导致生物膜损伤和细胞钙稳态失调，与生物大分子结合导致细胞结构和功能损伤以及细胞遗传性状的改变，最终可导致细胞的死亡。

2. 偶氮基还原　偶氮基还原与硝基还原条件和过程相似，都是在厌氧条件下，由 NADPH 提供氢，黄素腺嘌呤二核苷酸（FAD）和黄素单核苷酸（FMN）可以刺激还原反应。

偶氮还原酶定位于肝内质网（微粒体），有氧条件下，由NADPH提供氢生成胺。大鼠和小鼠等哺乳类实验动物组织还原偶氮基能力很弱，偶氮还原主要由肠道细菌进行硝基和偶氮基团的还原反应。如治疗链球菌和肺炎球菌感染药物百浪多息，其活性代谢产物对氨苯磺酰氨基，是偶氮还原产物之一。

3. 二硫化学物还原　二硫化学物可还原为巯基化合物。如治疗酒精中毒的药物双硫仑，在体内代谢为含巯基化合物而发挥作用。

4. 其他还原反应　体内还原反应还包括五价砷还原为三价砷，即抗寄生虫药物五价砷化合物锥虫砷胺还原为活性较高的三价砷才能发挥其抗虫作用。在厌氧条件下，硫氧化学物和磺基化学物还原为硫醚或硫化物。还有双键还原，酮类和醛类化学物的还原等。

（二）水解反应

水解反应，即外源化学物与水反应引起其分解的过程。外源化学物分解后，一部分与 H^+ 结合，另一部分与 OH^- 结合。

脂类、酰胺类和磷酸酯在体内可被广泛存在的水解酶所水解。血浆、肝、肾、肠黏膜、肌肉和神经组织中均含有水解酶。水解酶定位于细胞胞浆和内质网。酰胺酶和酯酶是重要的两种水解酶。水解酶以酯酶（esterase）最为广泛，另一种为酰胺酶（amidase）。酯类化学毒物被酯酶催化水解生成醇和酸，酰胺酶催化水解生成酸和胺。许多有机磷农药主要由这类酶水解解毒，例如，敌敌畏、对硫磷、马拉硫磷、乐果等在体内水解后毒性下降。

第二节　Ⅱ相反应

外源化学物进入机体后，无论通过氧化、还原反应，还是水解反应，最终大多数与机体内某些化合物或基团结合改变其性质，通常能使外源化学物分子上的某些功能基团失活而失去毒性，还能使大多数外源化学物增加水溶性而有利于排出体外。因此，结合反应对解毒具有重要意义。主要的结合反应见表 2-3。

表 2-3　主要的结合反应

结合物	底物类型	结合基团的来源	酶定位
葡萄糖醛酸	酚、醇、羧酸、芳香胺类、巯基	尿苷二磷酸葡萄糖醛酸（UDPGA）	微粒体
硫酸	酚、醇、芳香胺类	磷酸腺苷磷酰硫酸（PAPS）	胞液
乙酰基	芳香胺、胺类	乙酰辅酶 A	胞液
甲基	酚类、胺类	S-腺苷蛋氨酸（SAM）	胞液
氨基酸	羧酸类	甘氨酸	胞液、线粒体
谷胱甘肽	环氧化物、硝基化合物、芳香卤化物	谷胱甘肽（GSH）	胞液

对于大多数毒物来说，结合反应是解毒反应。但对某些少数毒物来说，结合反应却是增毒反应，例如，氨基乙酰芴与硫酸结合的产物是终末致癌物；溴甲烷与 GSH 结合后大大加强其致突变性。

一、葡萄糖醛酸转移酶

（一）葡萄糖醛酸结合反应

葡萄糖醛酸结合是最重要的一种结合反应，是大部分外源化学物进行生物转化的主要途径，如胆红素、类固醇激素类的代谢。葡萄糖醛酸的来源是尿苷二磷酸葡萄糖醛酸（UDPGA），在葡萄糖苷酸转移酶（GT）的作用下与各种外源化学物的羟基、羧基、胺基、巯基结合，形成葡萄糖醛酸结合物，其水溶性增高，易于排出体外。

GT 是一组分子量为 50～60kD 同工酶，定位于肝内质网和核膜。人类肝 GT 有两个亚族 9 种同工酶，其中第一亚族 4 种同工酶可以催化胆红素和酚与葡萄糖苷酸结合；第二亚族 5 种同工酶催化胆盐、类固醇等与葡萄糖苷酸结合。

（二）葡萄糖醛酸结合部位与类型

葡萄糖醛酸主要结合部位为外源化学物富含电子的杂原子，如 N、O 和 S 上，在此反应中，葡萄糖醛酸化的底物功能基团为脂肪族醇和酚、羧酸、伯仲级芳香胺和脂肪胺、自由巯基等。某些药物如保泰松、苯磺唑酮，其亲核性 C 原子可形成 C-葡萄糖醛酸化合物，内源性的胆红素、类固醇激素、甲状腺素也是葡萄糖醛酸反应底物。

（三）尿苷二磷酸葡萄糖醛酸转移酶

尿苷二磷酸葡萄糖醛酸转移酶活性可被 3-甲基胆蒽、苯巴比妥、氰基孕烯醇酮、氯苯丁酯、胆红素等诱导。

尿苷二磷酸葡萄糖醛酸转移酶具有基因多态性，是一个超基因家族，有多种同工酶。人类尿苷二磷酸葡萄糖醛酸转移酶的 cDNA 已经被克隆，相关基因产物已经被表达出来。根据其 cDNA 的相似性，将尿苷二磷酸葡萄糖醛酸转移酶超基因家族分为两大家族，每个家族由四个成员组成。

（四）葡萄糖醛酸结合的毒副作用

一般来讲，外源化学物经过葡萄糖醛酸结合反应，增加水溶性利于代谢产物从尿中排出，可以降低外源化学物对机体的毒性。但是，某些外源化学物代谢产物与葡萄糖醛酸结合，可导致毒性增强，对机体毒性增大。如类固醇激素在 D 环上与葡萄糖醛酸结合，可引起胆汁淤积；啮齿类动物甲状腺肿瘤形成与尿苷二磷酸葡萄糖醛酸转移酶活性诱导有关，原因为尿苷二磷酸葡萄糖醛酸转移酶诱导剂可使啮齿类动物血清甲状腺激素水平下降，促甲状腺激素代偿性增加，连续 6 个月会导致甲状腺滤泡癌发生。但在人类不会发生类似肿瘤。

某些外源化学物代谢产物与葡萄糖醛酸结合后毒作用增强。如芳香羟胺和芳基羟氨与葡萄糖醛酸结合形成 O-葡萄糖醛酸结合物以及和芳香胺及酰胺类反应形成的 N-葡萄糖醛酸结合物，为具有电子活性代谢产物，在芳香胺致癌以及酰胺类生物活化中发挥重要作用。4-氨基联苯可导致膀胱癌发生，与其代谢产物 N-羟基芳香胺发生 N-葡萄糖醛酸化，蓄积于膀胱后水解为不稳定的亲电子 N-羟基芳香胺有关。芳香胺类化学物还可导致直肠癌，机制与膀胱癌形成机制类似。

此外，药物如非类固醇抗炎药双氯芬酸、二氟苯水杨酸、丙酮、苯丙酸、舒洛芬、托美丁钠等含有羧基部分与葡萄糖醛酸结合，可形成酰基葡萄糖醛酸化物。可与蛋白结合形成抗原，可导致免疫性肝炎发生。同时，该类抗原也是非类固醇类抗炎药发生变态反应的原因之一。

二、谷胱甘肽-S-转移酶

谷胱甘肽-S-转移酶（GST）催化谷胱甘肽（GSH）与亲电子剂和自由基结合，是体内亲电子剂和自由基的主要解毒方式，其结合集团来源于体内谷胱甘肽。GSH 是体内重要的解毒物质，在 GST 作用下，能与许多外源化学物及代谢产物结合，例如，环氧化物、硝基化合物等结合，形成亲水性产物而易于排出。如体内 GSH 耗竭，则会导致明显毒性效应。例如，溴苯的环氧化物同细胞大分子结合后，可引起肝细胞坏死，当其与 GSH 结合，即被解毒而排出体外（图 2-7）。

GST 广泛存在于哺乳动物体内，在人类肝，GST 为细胞浆蛋白的 5%，大鼠则为 10% 以上。GST 分为两类，可溶性胞浆酶和微粒体结合酶。其中胞浆酶占 95% 以上，微粒体结合酶不到 5%，主要定位于内质网和线粒体外膜。

（一）概述

早在 1961 年，就有报道，GST 可明显增加 3,4-二氯-1-硝基苯反应速度，后被纯化，且具有多种同工酶。1980 年，发现 GST 的四级结构，GST 由两个亚单位组成，包括纯二聚体和杂二聚体。并据

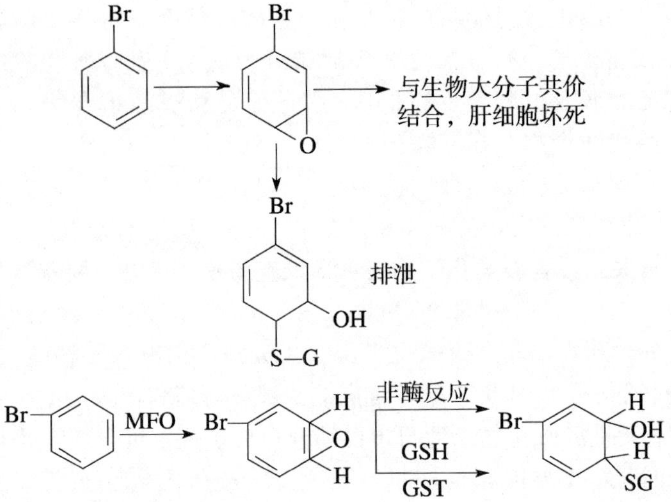

图 2-7 溴苯代谢途径：环氧化溴苯在 GST 作用下与 GSH 结合而解毒

此进行科学命名，如人 GST A1-1 表示纯二聚体同工酶，人 GST A1-2表示杂二聚体同工酶。氨基酸序列分析表明，50％以上的序列完全相同。同时还发现，GST 具有基因多态性。

微粒体结合 GST 是三个亚基组成的蛋白质，与胞液 GST 结构明显不同。

GST 催化反应主要与其中硫原子具有亲电子性有关。GST 的巯基与 GSH 结合增加底物的水溶性。与 GST 结合的 GSH 一般处于离子状态，酶活性中心酪氨酸残基酚式羟基的氢键使硫醇盐阴离子稳定，有利于酶的催化作用进行。不同的 GST 同工酶，其 N-末端酪氨酸残基种类不同。

GST 有多种诱导剂。多种药物代谢酶诱导剂可诱导 GST 活性，如苯巴比妥、3-甲基胆蒽、TCDD 等。GST 酶活性诱导，对于机体具有保护积极意义。多种亲电子剂为 GST 活性诱导剂，亲电子剂可增加 GST 合成，加速催化亲电子剂从体内排出。值得注意的是，对 GST 酶诱导作用是可逆的，诱导剂去除时则被诱导增加的酶活性降至诱导前水平。

(二) GST 的毒理学意义

1. 降低外源化学物及其代谢产物毒性 GST 催化反应底物主要为亲电子基团的环氧化物、活性烯烃和过氧化氢基团。GSH 作为机体解毒基团的重要组成部分，可与破坏细胞膜结构的脂溶性亲电子底物结合而减低亲电子外源化学物及其代谢产物毒性。

微粒体 GST 所占比例虽小，但其毒理学意义重大。多数外源化学物生物转化在微粒体（内质网）进行，并为细胞色素 P450 氧化酶催化反应进行场所；微粒体 GST 位于内质网膜上，可催化 GSH 与脂溶性亲电子化学物结合，与胞浆 GST 比较，更易催化 GSH 与底物结合而发挥解毒功能。

GSH 结合反应，发生在大部分外源化学物代谢解毒中。如苯乙烯，经细胞色素 P450 氧化酶环氧化形成具有致突变性和致癌性 7,8-环氧苯乙烯，在 GST 作用下，GSH 与 7,8-环氧苯乙烯结合，形成 4 种不同的 GSH 结合产物，增加水溶性排出体外。3,4-苯并[a]芘代谢终致癌物 3,4-苯并[a]芘-7,8-二氢二醇-9,10-环氧化物可与 DNA 的鸟苷酸结合具有高度致癌性，3,4-苯并[a]芘-7,8-二氢二醇-9,10-环氧化物在 GST 催化下，与 GSH 结合而解毒。肝致癌物黄曲霉毒素 B1 经细胞色素 P450 氧化酶代谢为具有致癌活性的 8,9-环氧化物，a 族的 GST 可催化 8,9-环氧化物与 GSH 结合，使其失去致癌活性而解毒。

还有大多数止痛药和退热药物在体内代谢解毒也经过 GSH 结合反应。如 4-乙酰氨基酚，过量使用导致肝毒性。4-乙酰氨基酚代谢产物 N-乙酰-对苯醌亚胺，可与 GSH 形成复合物，GSH 耗竭后，则 4-乙酰氨基酚与肝细胞膜半胱氨酸残基上巯基结合，损伤肝细胞。给予实验动物 N-乙酰-半胱氨酸，补充 GSH，就可保护机体免受 4-乙酰氨基酚肝损伤。

2. 增加外源化学物及其代谢产物毒性 与一般结合反应降低外源化学物及其代谢产物毒性不同，某些外源化学物经 GSH 结合反应后毒性增强。

二氯甲烷是一种常见的化工原料，在体内经 GSH 结合形成中间产物 S-氯甲基-谷胱甘肽后，产生甲醛，中间产物和甲醛均有潜在致癌活性。

三氯乙烯也是一种常见的化工原料，作为溶剂在抽提大豆油脂中使用量巨大。在其使用过程中发现，用抽提后的豆渣喂牛可导致牛再生障碍性贫血发生，原因在于 GST 催化三氯乙烯与蛋白质半胱氨酸残基结合形成 S-(1,2-二氯乙烯基)半胱氨酸有关。

半醌是氢醌和氨基苯醌在 GST 催化下与 GSH 结合后代谢产物，可启动自由基脂质过氧化反应，导致机体氧化损伤。

3. GST 抑制剂 由于 GST 与药物耐受关系密切，寻找 GST 活性抑制剂成为肿瘤治疗药物耐受研究的重点。研究发现，GST 抑制剂主要为 GSH 类似物，原理是针对 GST 的 G-部位与 GSH 竞争而产生对 GST 酶活性的抑制。S-烷化 GSH 衍生物是 GST 活性抑制剂。

三、磺基转移酶

Ⅱ相反应中，硫酸结合反应为重要的结合反应之一。代谢产物与硫酸结合反应由磺基转移酶催化。内源性硫酸来自含硫氨基酸代谢。

(一) 概述

硫酸结合反应一般与葡萄糖结合反应同时进行，但是与硫酸结合反应的量较与葡萄糖结合反应的量和化学物种类少（表 2-4）。

硫酸结合基团的来源是磷酸腺苷磷酰硫酸（PAPS），在磺基转移酶作用下，生成硫酸酯。其反应式为：

$$ROH + PAPS \longrightarrow ROSO_3H + PAP$$

酚、醇、芳香胺类化合物代谢产物可通过硫酸结合途径排出体外。硫酸结合产物主要经过尿液排泄，部分从胆汁排泄。某些从尿液排出的代谢产物可以作为外源性化学物接触水平的生物标志物。

表 2-4　经硫酸结合反应的外源化学物和内源化合物

功能基团	化学物名称
伯醇	氯霉素、乙醇、羟甲基多环芳烃、聚乙二醇
仲醇	胆汁酸、2-丁醇、胆固醇、脱氢表雄酮
苯酚	乙酰氨基酚、雌醇、炔雌醇、萘酚、五氯苯酚、苯酚、水杨酰胺
儿茶酚胺	多巴胺、鞣花酸
脂肪胺	2-氨基-3,8-二甲基咪唑【4,5】喹喔啉、2-氰乙基-N-羟基硫代乙酰胺
芳香胺	2-萘胺、苯胺
芳香羟胺	N-羟基-2-氨基萘
芳香羟氨基酰胺	N-羟基-2-乙酰氨基芴

资料来源：黄吉武，周宗灿主译. 毒理学　毒物的基础科学. 北京：人民卫生出版社. 2005.

目前，研究发现，磺基转移酶几乎分布于所有动物种类，包括细菌。人体几乎所有组织器官均有磺基转移酶存在，主要分布于肝、肾、肺。磺基转移酶有基因多态性，表现为较大的个体差异和人种差异。

（二）生物学功能

1. 内源性化合物合成与转运　磺基转移酶在机体内源化合物与类固醇激素和胆红素代谢中，发挥重要作用。

类固醇激素硫酸化反应一般发生在肝和类固醇激素所在靶器官如睾丸和卵巢等部位。类固醇激素与硫酸和葡萄糖醛酸结合，经尿液从体内排出。已知类固醇结构含有多个羟基，是硫酸结合的靶点。如二羟基类固醇经磺基转移酶催化形成二硫酸酯，经硫酸酯酶水解，释放未结合的类固醇与配位基蛋白结合，转运至血清，再与血清蛋白结合或特殊的类固醇结合蛋白结合，通过尿液排出体外。一些外源性类固醇激素如避孕药在体内代谢也要经硫酸反应。口服避孕药乙炔雌二醇，经细胞色素 P450 羟化，再与硫酸和葡萄糖醛酸结合，排出体外。

胆固醇、胆汁盐代谢中，胆酸 α-羟基经磺基转移酶硫酸化，是胆酸解毒的补充和后备途径。

2. 外源化学物解毒 外源化学物及其代谢产物与硫酸结合后，水溶性增加，利于排出体外，是一种解毒过程。与硫酸结合外源化学物种类较多，有醇类、酚类、胺类、酮类等。

3. 外源化学物代谢活化 磺基转移酶在某些外源化学物代谢中，其代谢产物毒性较其本身增强。如啮齿类动物肝致癌物黄樟素，其硫酸酯结合产物模型化合物 1-乙酸基酯体外试验观察可与 DNA 碱基作用，形成加合物，导致细胞遗传物质损伤，引发肿瘤。

四、N-乙酰基转移酶

N-乙酰基转移酶（NAT），可催化外源化学物与乙酰基结合反应。N-乙酰化是多种外源化学物主要代谢途径，例如联苯胺、β-萘胺、杂环胺、咖啡因以及药物异烟肼、磺胺二甲嘧啶、氨基普鲁卡因等，在 NAT 催化下，与乙酰基结合排出体外。

NAT 广泛分布于机体多种细胞、组织、器官。NAT 主要定位于哺乳动物肝、肠道等部位。NAT 在细胞定位于胞浆。NAT 发挥催化功能主要与其活性基团即活性巯基化半胱氨酸残基有关。

NAT 具有多态性。基因多态性是指一群生物体内某一形状的个体差异，称这一性状具有多态性现象，即有多态性（polymorphism），或为变异（variation）。如生化特征、抗原特性在个体间的差异与遗传有关，称为遗传多态性（genetic polymorphism），当一个基因座位的最常见的等位基因频率不超过 0.95 时，这个基因座位即是多态性。而环境基因组计划使用的标准是：某一人群中至少有 1% 个体 DNA 上某一位点的基因发生变异（出现等位基因），才称该基因具有多态性。

临床观察和实验研究均发现，异烟肼、磺胺二甲嘧啶疗效在治疗疾病存在明显个体差异和地区、人种差异（表 2-5）、（表 2-6）（表 2-7）。

表 2-5　某些药物乙酰化代谢速度与毒性表现

外源化学物名称	毒性表现	乙酰化反应
异烟肼	周围神经炎	慢型
异烟肼	肝损害	快代谢型
普鲁卡因	红斑性狼疮	慢代谢型
肼苯达嗪	红斑性狼疮	慢代谢型
苯乙烯	恶心	慢代谢型

资料来源：夏世钧，吴中亮主编，分子毒理学基础. 武汉：湖北科学技术出版社，2001.

异烟肼在体内以 N-乙酰异烟肼的形式排出，在慢代谢者中，乙酰基转移酶活性低，异烟肼的乙酰化速度慢。但用常规剂量治疗结核病时，可能造成异烟肼蓄积发生毒害，这是造成慢代谢型患者外周神经炎的原因。

NAT 代谢型与接触芳香胺类化学物人群膀胱癌发生关系密切。苯胺、萘胺、4-氨基联苯是确认可以诱发膀胱癌的化学物，乙酰化过程在芳香胺类化学物致癌过程中起了重要作用。因为芳香胺本身是一种前致癌物，必须经乙酰化为乙酰化活性代谢产物才具有致癌作用。病例对照研究发现，NAT 慢代谢型是膀胱癌发病的危险因素。

表 2-6　兔肝乙酰转移酶活性与遗传特征关系

表现型	乙酰转移酶活性 [nmol/(min·mg pro)]
慢代谢型（rr）	0.075
快代谢型（RR）	3.20
杂合子（Rr）	3.62

注：rr 为慢代谢乙酰化的隐性等位基因纯合子；RR 为快代谢乙酰化的显性等位基因纯合子；Rr 为快代谢乙酰化的杂合子。

资料来源：夏世钧，吴中亮主编，分子毒理学基础. 武汉：湖北科学技术出版社，2001.

表 2-7　人群 N-乙酰化转移酶多态性在不同地区的分布

地区名称	慢代谢型（%）	快代谢型（%）
欧洲	51	49
非洲	46	64
以色列	37	63
印度	41	59
中国，日本	15	85

资料来源：夏世钧，吴中亮主编，分子毒理学基础．武汉：湖北科学技术出版社，2001．

第三节　细胞色素 P450 酶系

一、命名与分布

1. 命名　细胞色素 P450 由于其分离纯化的蛋白在波长 450nm 处有最大吸收峰而命名为细胞色素 P450。

在命名上，Nelson 在 1996 年总结了细胞色素 P450 命名的具体规则。将全部细胞色素 P450 基因统称为"细胞色素 P450 超家族"。除小鼠和果蝇外，人类和其他物种均采用大写斜体词根 CYP 来代表细胞色素 P450 的基因和 cDNA，词根后的阿拉伯数字代表基因族，大写英文字母代表基因亚族，小鼠和果蝇细胞色素 P450 表示为 CYP，而所有的 P450 相关 mRNA 和酶都用大写字母表示。

如 CYP1A1 表示 P450 的 1 基因族 A 亚族第一基因。CYP 2E1 不仅存在于肝及血细胞内，消化管如胃、小肠及直肠中也发现有细胞色素 P450 的存在。

2. 分布　细胞色素 P450 在 I 相生物转化酶中，在外源化学物解毒和中间代谢产物生成过程数量和种类来讲，都是排在首位。已知细胞色素 P450 存在于肝细胞内和肝外组织如肺和皮肤等，其中位于肺和皮肤等的称为细胞色素 P448，细胞色素 P448 在体内催化反应的底物和性质与细胞色素 P450 差异较大。

细胞色素 P450 酶系广泛分布于各种组织细胞中，不仅参与药物的代谢，而且还催化许多致癌物和前毒物的活化过程，在肿瘤的发生中起着一定的作用，其活性存在明显的个体差异。细胞色素 P450 在哺乳动物肝最丰富，其他器官也有不同数量分布，但数量较少。如肺、肾、小肠、脑、心、皮肤、肾上腺、睾丸、卵巢、胎盘、血小板都含有少量细胞色素 P450。

在细胞内，细胞色素 P450 主要分布于不同的亚细胞成分上（表2-8）。内质网高于线粒体，滑面内质网高于粗面内质网。线粒体细胞色素 P450 含量最丰富的组织为肾上腺、睾丸等，主要参与类固醇激素和胆酸的生物合成、维生素 D 代谢。肝、肺和脑组织中线粒体也含有细胞色素 P450，催化某些外源化学物代谢。

有人报道，细胞核内含有细胞色素 P450，研究发现分离的细胞核可催化苯并[a]芘，使核的成分烷基化，肝免疫组化技术证实细胞核内存在细胞色素 P450，且活性依赖于 NADPH；溶酶体和高尔基体内也有少量细胞色素 P450 存在。

表 2-8　大鼠肝亚细胞组分细胞色素 P450 含量 (nmol/mgpro)

部位	细胞核	重线粒体	轻线粒体	微粒体	胞浆
含量	0.30	0.55	0.24	1.82	0

资料来源：夏世钧，吴中亮主编，分子毒理学基础．武汉：湖北科学技术出版社，2001．

二、性质与结构

细胞色素 P450 属于 b 类细胞色素，是一种含铁的卟啉蛋白，有典型的可见光吸收光谱。氧化型细胞色素 P450 与不同底物结合后，其可见光光谱谱线会发生特异性改变。根据光谱图，即可确定反应底物类型和细胞色素 P450 活性大小。氧化型细胞色素 P450 与苯巴比妥、DDT 结合，形成光谱为 Ⅰ 型示差光谱，其最大吸收峰在 390nm 附近，最低位于 420nm；与有机物如烟碱、烷基咪唑结合，则最大吸收峰在430nm，最低吸收谷在395nm，为Ⅱ型示差谱；还原型细胞色素P450与胡椒基丁醚、乙基肼结合，最大吸收峰在430nm，最低吸收谷位于390nm，为Ⅲ型示差谱。

光谱分析的毒理学意义在于当检测试样为微粒体，则实际上最大吸收峰代表微粒体细胞色素P450活性大小；当试样为纯化的细胞色素P450，则可对各个细胞色素P450活性进行比较；与不同反应底物结合后，根据光谱特异性及其变化，则可鉴定细胞色素P450的诱导剂、抑制剂等。

细胞色素P450分子结构及其氨基酸序列测定目前进展迅速。一系列细胞色素P450基因和分子结构被明确，如人的CYP1A1基因位于染色体15q22-qter处，编码的CYP1A1是一种肝外如肺、乳腺组织酶，CYP1A1基因有7个等位基因，均有氨基酸变化。

了解细胞色素P450基因的一级结构意义重大，由于细胞色素P450酶系底物的特异性由少数几个氨基酸残基的类型决定，如小鼠CYP2A5由496个氨基酸构成，由于第209个氨基酸由苯丙氨酸突变为亮氨酸，则可以对脱氧皮质酮发生羟化作用；如果小鼠CYP2A5第209氨基酸由苯丙氨酸突变为天冬氨酸，则对皮质酮由原来没有羟化作用变为具有很强的羟化作用。

三、催化反应

细胞色素P450催化内源性化合物（类固醇激素、胆固醇、维生素D_3等）和外源化学物（苯巴比妥、多环芳烃、苯并芘、药物等）氧化还原反应，一般采用不同器官微粒体和线粒体以及纯化细胞色素P450进行研究。细胞核中，细胞色素P450催化反应酶类有芳烃羟化酶、O-脱乙基酶、苯乙烯单加氧酶、苯胺羟化酶。同时，值得注意的是，在细胞核中进行的生物转化可使前致癌物活化为亲电子产物，与DNA共价结合成为致癌物加合物。

细胞色素P450催化氧化的总的反应式：

$$RH + O_2 + NADPH + H^+ \longrightarrow ROH + H_2O + NADP^+$$

底物　　　　　　　　　　　产物

细胞色素 P450 的氧化代谢模式图（图 2-8）如下：

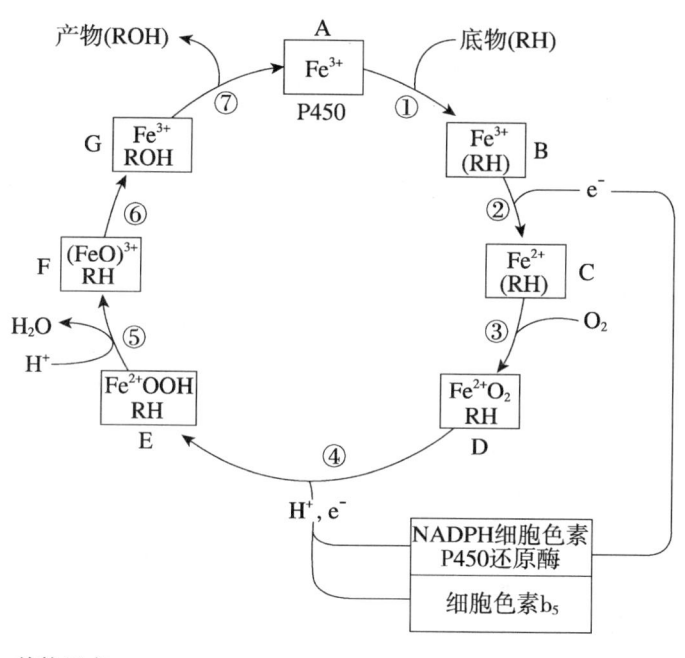

图 2-8 细胞色素 P450 的催化循环

资料来源：周宗灿编著. 毒理学教程. 3 版. 北京：北京大学医学出版社，2006.

细胞色素 P450 氧化反应共有 7 步：首先氧化型细胞色素 P450（Fe^{3+}）与底物结合形成复合物；然后在细胞色素 P450 还原酶作用下，接受 NADPH 提供一个电子形成还原型细胞色素 P450（Fe^{2+}）复合物，再与一个氧分子结合形成含氧复合物；该含氧复合物接受一个质子和由 NADPH-细胞色素 P450 还原酶或细胞色素 b5 提供的电子形成复合物，将氧原子转移到底物，生成 ROH，释放一分子

H_2O，最后释放 ROH，而 P450（Fe^{2+}）恢复为 P450（Fe^{3+}），再次参与氧化反应过程。

四、诱导与抑制

细胞色素 P450 蛋白超家族有上百种分子型，具有如下特性：细胞色素 P450 局限于微粒体内和核膜上；在肝内活性最高，其他脏器如肾细胞色素 P450 生物活性仅为肝的 1/30～1/5；只氧化脂溶性物质；底物的特异性不强，可以氧化药物、类固醇激素、胆汁酸及脂溶性维生素；可被多种毒物诱导；其活性易被抑制（表 2-9）。

表 2-9 人肝主要细胞色素 P450 底物、抑制剂和诱导剂举例

细胞色素 P450 酶系	底物	抑制剂	诱导剂
CYP1A2	乙酰苯胺	α-萘黄酮	焦牛肉、吸烟
CYP2A6	香豆素、丁二烯	二乙二硫氨甲酯	苯巴比妥（PB）
CYP2B6	环磷酰胺	邻甲基苯海拉明	未知
CYP2C8	酰胺咪嗪	槲皮素	未知
CYP2C9	苯妥英	苯磺唑酮	利福平
CYP2E1	乙醇、亚硝胺	氨基三唑	乙醇，异烟肼

（一）诱导作用

外源化学物诱导的细胞色素 P450 酶系及其底物（表 2-10）。

表 2-10 外源化学物诱导的细胞色素 P450 酶系及其底物

外源化学物	细胞色素 P450 酶系	特异性底物
多环芳烃、卤代芳烃、多氯联苯	CYP1A1	多环芳烃
	CYP1A2	多环芳烃、类固醇
	CYP1B2	药物、类固醇
苯巴比妥酸盐、DDT、狄氏剂、多氯联苯	CYP2A3	类固醇
	CYP2A1	类固醇
	CYP2B1/2	类固醇、多环芳烃

续表

外源化学物	细胞色素 P450 酶系	特异性底物
	CYP2H1/2	药物、类固醇、多环芳烃
	CYP2C1/6/7/11	类固醇、脂肪酸、药物
	CYP3A1/2	类固醇、农药
	CYP6A1	农药
	CYP102/106	脂肪酸
过氧化物小体增生剂（安妥明）	CYP2B1	药物、类固醇、多环芳烃
	CYP4A1/3/6/7	脂肪酸
	CYP102	脂肪酸
地塞米松、多氯联苯、抗糖皮质激素	CYP3A1	类固醇、药物、抗生素
	CYP2B1/2	药物、类固醇、多环芳烃
	CYP2C6	类固醇、脂肪酸、药物

细胞色素 P450 酶系的诱导机制如表 2-11 所示。

表 2-11 细胞色素 P450 酶系的诱导机制

细胞色素 P450 种类	诱导类型	诱导机制
CYP1A1	多环芳烃	转录活化
CYP1A2	多环芳烃	转录活化、mRNA 稳定作用
CYP2B1，CYP2B2	苯巴比妥	转录活化
CYP2E1	乙醇、丙酮	蛋白质稳定作用、mRNA 稳定作用
CYP3A	地塞米松	转录活化、蛋白质稳定作用
CYP4A	氯贝丁酯	转录活化

(二) 抑制作用

多种药物和外源化学物可以抑制细胞色素 P450 活性。临床上常见药物对细胞色素 P450 酶活性抑制，使药物清除速度降低和药物作用时间延长。这种抑制与药物及其代谢产物是否与细胞色素 P450 发生共价结合有关,如果没有发生共价结合,则该抑制作用是可逆的,如发生共价结合,则抑制作用不可逆,如 2-乙酰萘通过与细胞色素 P450 蛋白共价结合使细胞色素 P450 变性,是细胞色素 P450 活性的不可逆抑制剂。

细胞色素 P450 活性被抑制的根本原因为:细胞色素 P450 循环过程中某个步骤或某几个步骤障碍,如在底物与 Fe^{2+} 的结合、氧分子的结合,底物的氧化等过程损害导致的。

表 2-12 细胞色素 P450 抑制剂

细胞色素 P450 种类	抑制剂
CYP1A1	7,8-苯黄酮,三羟黄酮
CYP1A2	7,8-苯黄酮,三羟黄酮,异黄酮
CYP1B1	香豆素
CYP2B6	甲吡酮,萘黄酮
CYP2C8	硫代非那宗
CYP2C9	杀鼠灵,1,3-对苯磺酰基脲
CYP2E1	二硫代四乙基秋兰姆
CYP3A4	三乙酰竹桃霉素、红霉素、三羟黄烷酮
CYP3A5	红霉素
CYP4A9/11	邻苯二甲酸酯,2,3-二氯苯氧基乙酸

细胞核细胞色素 P450 的抑制剂有 CO、苯甲基咪唑、二乙酰马来酸、萘黄酮等(表 2-12)。

第四节 与过氧化物小体增生剂代谢有关的酶系

一、概述

过氧化物小体增生剂(peroxisome proliferator,PP),可致过氧

化物小体增生。已有研究表明，PP 包括降脂类药、邻苯甲酸酯类增塑剂、有机溶剂、杀虫剂、激素与某些食物因素等。

四氯乙烯为一种过氧化物小体增生剂，文献报道，雄雌性 Fisher 344 大鼠和 B6C3F1 小鼠，在四氯乙烯 296.13 mg/m^3 浓度下吸入染毒，每天 6 h，连续 14、21 和 28 天，以及在 148.06mg/m^3 浓度下吸入染毒，每天 6 h，连续 28 天。在电镜下可见四氯乙烯染毒组小鼠肝过氧化物小体数量增加，极显著高于对照组（$P<0.01$）。

已知过氧化物小体存在于红细胞以外的所有哺乳动物细胞中，属胞浆细胞器，具有单层质膜，含颗粒状基质。过氧化物小体的数量和大小以及所含酶种类因所在组织的不同而异。过氧化物小体的功能之一是通过氧化酶代谢长链脂肪酸。过氧化物小体增生剂的靶器官除肝外，还有睾丸、甲状腺、肾、肾上腺、小肠、脂肪组织及心等。过氧化物小体增生剂的致癌作用，除肝癌外还可引起啮齿类动物睾丸和胰腺癌。

过氧化物小体酶系统由三种蛋白质组成。①酯酰 CoA 氧化酶，为黄素蛋白质。它是过氧化物小体 β-氧化系统限速酶；仅此一步反应与线粒体 β-氧化系统不同。在催化酯酰 CoA 反应时，脂酰 CoA 还原为反式-2-烯酰 CoA，将电子转移给氧生成过氧化氢。②脂酰 CoA 水合酶或 3-羟脂酰 CoA 脱氢酶，为双功能酶，可催化 β-氧化的第二和第三步反应，由反式-2-烯酰 CoA 产生 3-酮脂酰 CoA。③3-酮脂酰 CoA 硫解酶，可催化 β-氧化的最后一步反应生成乙酸。最后由过氧化物酶将生成的过氧化氢转变为水。

过氧化氢酶是过氧化物小体的标志酶，可以将过氧化物小体内的 H_2O_2 转化为 H_2O。过氧化物小体增生剂可以诱导过氧化氢酶活性，也可诱导过氧化物小体 β-氧化限速酶脂酰 CoA 氧化酶活性，实验表明，PP 诱导脂酰 CoA 氧化酶活性强度大于对过氧化氢酶活性的诱导，因而 PP 可导致 H_2O_2 在过氧化物小体内的蓄积。

二、PP 对细胞色素 P450 酶系的诱导作用

PP 对细胞色素 P450 酶系具有诱导作用。由于过氧化物小体的

生物起源为内质网，因此，PP 在致过氧化物小体增生的同时，往往伴有滑面内质网的增生，表现为某些微粒体酶活性升高，尤其是细胞色素 P450 酶系。安妥明钠和 DEHP 可诱导与十二烷-ω-羟化作用有关的同工酶即 CYP 4A 活性。

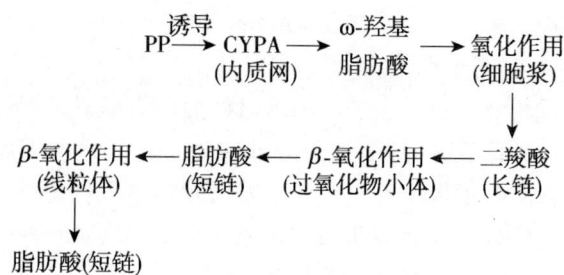

图 2-9 PP 对内质网和过氧化物小体脂肪酸氧化的诱导作用

资料来源：Sharma R, Brian G, John Foster, et al. Microsomal cytochrome P-452 induction and peroxisome proliferation by hypolipidemic agents in rat liver: A mechanistic inter-relationship. Biochemical Pharmacology. 1988, 37 (7): 1193-1201.

三、PP 致癌可能机制

1. PP 增加细胞氧化应激水平 由图 2-9 可见，PP 首先诱导 CYPA 活性，促进了对脂肪酸的 ω-羟化作用，从而生成大量 ω-羟基脂肪酸，ω-羟基脂肪酸在细胞浆内进一步氧化生成长链二羧酸，并进入过氧化物小体进行 β-氧化，从而使得过氧化物小体的 β-氧化作用加强。

已知脂酰 CoA 氧化酶是过氧化物小体 β-氧化系统的起始和限速酶。因此，脂酰 CoA 氧化酶在催化脂酰 CoA 反应时，通过还原脂酰 CoA 为反式-2-烯酰 CoA 时，将电子转移给氧生成 H_2O_2。从而导致 H_2O_2 在过氧化物小体内的蓄积并处于氧化应激状态。推测从过氧化物小体漏出的 H_2O_2 可能引起细胞核 DNA 氧化损伤。已有研究表明，大鼠长期经口给予 DEHP，大鼠肝细胞 8-OHdG 水平升高。

由于 PP 诱导脂酰 CoA 氧化酶活性升高，使得过氧化物小体 β-氧化作用加强并产生大量 H_2O_2，导致对 DNA 的氧化损伤。这可能与 PP 的致癌性有关。

2. **细胞增生** PP 致肝过氧化物小体增生的特点之一是肝增大。PP 可诱发大、小鼠肝肿大。表现以过氧化物小体数量增加和体积增大为特征的肝增生性和肥大性肿大。肝肿大多发生在染毒后几天之内，达到稳定状态通常在染毒后一天。肝肿大可维持在整个染毒期间，并且具有明显的剂量-反应关系。油镜检查结果表明，降脂类药物 Clofibrate 比邻苯二甲醋酸类和卤代烃类化合物诱发的肝肿大和过氧化物小体增生作用强。表现在过氧化物小体增生的数量和体积方面具有明显的差异。推测可能与不同 PP 具有不同的致过氧化物小体增生作用，以及所用的剂量不同有关。

除肝肿大外，通常在染毒后一周内肝细胞复制速率迅速增加，并在很短时间内降至基础复制速率。这种早期细胞增生反应机制可能是促有丝分裂反应。

PP 诱发肝癌的潜伏期范围在 50～120 周。已有研究表明，啮齿类动物用 PP 染毒后，在腺瘤出现之后，肝细胞癌发生之前，停止 PP 染毒，发现肿瘤消退。说明 PP 可能为癌促进剂或增进剂。由此可见，人短期接触 PP 可能无致癌危险性。某些学者认为，肝肿大和相关的肿瘤促进活动可以作为非遗传毒性致癌物的预测指标，但是，PP 与致癌间关系仍存在许多争论。

3. **PP 活化受体理论** 过氧化物小体增生剂活化受体（peroxisome proliferator activated receptor，PPAR）属类固醇激素受体家族之一。目前已分离、克隆出该受体，并已测出其序列。PPAR 含有 DNA 结合区与配体结合区。PPAR 被 PP 激活后，可调控基因表达。体外实验表明，PPAR 可调节各氧化系统和某些微粒体酶类的基因表达。研究还表明，PP 可直接与 PPAR 结合，作用强度的大小取决于 PP 激活 PPAR 的能力大小。但亦有相反报道，具体机制有待进一步研究。

三氯乙烯（TCE）致肝癌作用被认为是通过其代谢物三氯乙酸（TCA）和二氯乙酸（DCA）引起的，TCA 和 DCA 均具有 PP 的特性，PP通过活化PPARα受体使细胞增殖诱发肿瘤。Klaung等利用野生型鼠和PPARα受体敲除鼠进行实验，发现TCE活化PPARα受体增加野生型鼠的肝重量及脂肪代谢酶的活性，而PPARα受体敲除鼠这种作用部分或全部消失，TCE的这种作用与PP相似。这说明TCE是在肝等器官内引起过氧化物小体增生，引起细胞过度增殖，进而引起肝癌。四氯乙烯（PCE）的主要代谢产物三氯乙酸可能为过氧化物小体增生剂，推测PCE致作业工人血糖、胆固醇、胆酸含量升高与PCE及其代谢产物诱发肝过氧化物小体增生有关。

Ashley R等实验发现：TCA和DCA可使CYP4a表达增加，而TCA还能增加酯酰CoA氧化酶表达，这些改变均需PPARα受体参与，进一步证实PPARα受体在TCE诱发肝癌中起作用。

目前，虽然有证据表明，过氧化物小体标志酶活性升高、癌基因和细胞增生的快速诱导可能通过受体模式起作用。但这类研究主要只涉及与脂类代谢有关的PPAR，因此尚不能用PPAR理论来解释全部PP作用机制。如果能证实某些基因表达与致癌过程有关，并且这种作用又在PPAR控制下进行，则可望在致癌危险性评价方面有重大突破。

第五节　影响生物转化的因素

影响外源化学物在体内生物转化的因素包括遗传因素和环境因素。年龄、性别、健康状况、诱导剂和抑制剂等各种因素均可以影响生物转化。各种环境因素通过影响代谢酶、辅酶的合成以及催化反应过程来影响外源化学物的生物转化过程。

一、遗传因素

遗传因素包括动物的物种、性别、年龄等。遗传因素对生物转化的影响体现在代谢酶种类、数量和活性的差异，代谢酶的基因多态性也是影响外源化学物毒性反应个体差异的主要因素。年龄、性别、健康状况、诱导剂和抑制剂等各种因素均可以影响生物转化。例如新生儿生物转化酶发育不全，对药物及外源化学物的转化能力不足，易发生中毒等。老年人因器官退化，对氨基比林、保泰松等的药物转化能力降低，用药后药效较强，副作用较大。

1. **不同物种对外源化学物的生物转化过程不同**　表 2-13 可见，外源化学物环己巴比妥对实验动物睡眠时间差异明显。

表 2-13　环己巴比妥处理不同种动物睡眠时间和代谢酶差异

动物种类	环己巴比妥血浆浓度 (μg/ml)	环己巴比妥血浆半衰期 (min)	睡眠时间 (min)
小鼠	89	19	12
大鼠	64	140	90
兔	57	60	49
犬	19	260	315

外源化学物乙二醇对不同动物毒性大小不同，猫＞大鼠＞兔，与乙二醇在动物体内转化为草酸的量一致。

2. **不同性别对外源化学物生物转化过程不同**　同种同系的雌、雄动物对外源化学物的反应基本相同，但在敏感性方面有差异。性激素的性质和水平与外源化学物性别差异关系密切，具体表现为不同性别差异往往在性成熟开始，到老年期结束。研究报道，雄激素可促进细胞色素 P450 活力，所以经细胞色素 P450 代谢活化的外源化学物对雄性动物的毒性较雌性大，但也有例外。如雌性大鼠对有机磷农药对硫磷等的毒性反应比雄性大鼠敏感，原因是对硫磷在雌鼠体内代谢快，其活性产物对氧磷浓度高于雄鼠，因而对硫磷毒性大于雄鼠。外源化学物艾氏剂和七氯毒作用同对硫磷。尼古丁对雄性小鼠毒性大于雌性小鼠，氯仿对雄性小鼠具有急性肾毒性作用，对雌性小鼠则无此种作用。

3. **不同年龄对外源化学物生物转化不同**　研究表明（表2-14），马拉硫磷对幼年动物的毒性高于成年动物，主要原因在于幼年动物对许多毒物缺乏各种解毒酶。给予小鼠 10mg/kg 环己巴比妥，1 日龄小鼠睡眠时间大于 360min，而 21 日龄小鼠睡眠时间仅为 27min。

表 2-14　马拉硫磷对不同年龄大鼠 LD_{50} 影响

年龄	LD_{50}（mg/kg）	95%可信限范围（mg/kg）
新生	134.4	>94.0～190.8
离乳前	925.5	679.0～1261.0
成年	3697.0	3179.0～4251.0

但是，老人对许多药物较为敏感，如中枢神经系统抑制剂、某些抗生素、强心苷、降血压药等，可能与老年人对药物生物转化能力降低和肾排泄功能减弱有关。

4. 代谢酶基因多态性　细胞色素 P450 为具有遗传多态性的药物代谢酶。其基因多态性对外源化学物体内代谢影响显著（表 2-15）。

表 2-15　不同基因多态性对细胞色素 P450 酶活性影响

细胞色素 P450 酶	主要突变类型	突变的后果
CYP1A1	Lie462-Val	无
CYP1B1	多种	酶活性改变
CYP2C9	Arg144-Cys	底物特异性发生改变
CYP2D9	外显子上有隐藏的剪接点	酶缺失
CYP2E1	Arg76-His	酶量减少

二、环境因素

1. 生理状况和营养状况对生物转化影响（表 2-16）。

表 2-16　生理状况和营养状况对代谢酶活性的影响

条件	细胞色素 P450 活性变化
高蛋白饮食	升高或不变
低蛋白饮食	降低
高龄	下降
怀孕	下降
甲状腺功能低下	下降
吸烟	升高
肝硬化	降低

对于母体具有毒性的外源化学物，低蛋白饮食可显著增加其毒性。但是需要经生物转化显示毒性的外源化学物，低蛋白膳食可降低其毒性。同时，食物中蛋白质含量对药物药效有一定影响。低蛋白膳食可显著降低 CCl_4 染毒小鼠的死亡率，可能与酶的本质是一种蛋白质，酶含量减少，活性低，对 CCl_4 的代谢速度慢，自由基生成量减少有关。

高碳水化合物饮食抑制肝对外源化学物的生物转化能力。口服或注射葡萄糖可以减弱肝对外源化学物的生物转化，如可以延长苯巴妥致睡眠时间。

2. 外源化学物联合作用　某些药物或外源化学物可诱导生物转化酶的合成，使肝的生物转化能力增强，称为药物代谢酶的诱导（表2-17）。例如，长期服用苯巴比妥，可诱导肝微粒体单加氧酶系的合成，从而使机体对苯巴比妥类催眠药产生耐药性。另一方面由于多种外源化学物在体内转化代谢常由同一酶系催化，同时服用多种药物时，可出现竞争同一酶系而相互抑制其生物转化作用。临床用药时应加以注意，如保泰松可抑制双香豆素的代谢，同时服用时双香豆素的抗凝作用加强，易发生出血现象。肝实质性病变时，微粒体中单加氧酶系和尿苷二磷酸葡萄糖醛酸转移酶活性显著降低，加上肝血流量的减少，患者对许多药物及毒物的摄取、转化发生障碍，易蓄积中毒，故在肝病患者用药要特别慎重。

表 2-17　乙醇预处理对肝毒物毒性的影响

外源化学物	肝毒性变化
氯仿	增加
四氯化碳	增加
三氯乙烯	增加
三氯乙烷	增加
巯乙胺	增加
二甲基亚硝胺	增加
对乙基酚	增加
黄曲霉毒素	增加
溴苯	增加

3. 其他环境因素　环境中气温、气湿、气压、昼夜节律、噪声和振动等因素也会影响外源化学物生物转化。气温增加，机体毛细血管扩张，机体血液循环和呼吸加快，加速外源化学物经皮肤和呼吸道吸收，增加氮氧化物、硫化物的毒性，而低温时有机磷农药沙林毒性增加。昼夜节律会影响大鼠和小鼠细胞色素 P450 含量，如大鼠在同等剂量的苯巴比妥作用下睡眠时间春季最长，秋季最短。

第六节　胆汁酸与胆色素代谢

一、胆汁酸代谢

(一) 胆汁的成分

胆汁中主要有胆汁酸、胆盐、卵磷脂及胆固醇，胆汁酸盐含量最多。而胆汁所含的胆汁酸是结合的胆酸。正常人胆汁酸有两类，即游离型和结合型胆汁酸。游离型胆汁酸包括胆酸、脱氧胆酸、鹅脱氧胆酸和少量的石胆酸。结合型胆酸包括游离型胆酸和甘氨酸或牛磺酸结合的产物。人类胆汁中的主要胆酸是 3，7，12 - 三羟基胆酸和 3，7 - 二羟基胆酸即鹅脱氧胆酸，它们在肝中以胆固醇为原料合成后，即与甘氨酸或牛磺酸结合而成甘氨胆酸和牛磺胆酸后进入胆汁中。此两类结合胆酸总称胆汁酸。

在胆汁中，胆汁酸部分以自由酸形式存在，部分以钠盐形式存在（即胆汁酸盐）。胆汁酸和胆汁酸盐绝大部分在回肠末端被吸收，重新回到肝，由肝分泌到胆汁中，这就是胆汁酸的肠-肝循环。肠-肝循环中胆汁酸和胆汁酸盐的总量称为胆汁酸池，正常人的胆汁酸池是稳定的，共有 3～5 克。随大便排出的少量胆汁酸和胆盐，可由肝不断合成来补充。研究表明，溶解 10 个分子的胆固醇，需要 60～70 个分子的胆汁酸或胆盐和 20～30 个分子的卵磷脂。因此胆固醇在胆汁中的溶解度与胆固醇的绝对浓度关系较小，而取决于胆固醇、胆盐和卵磷脂三者含量的比例。正常胆汁在胆囊内因水分吸收而浓缩 4～17 倍，胆固醇并不析出，这是因为三者浓度同时增高而仍然保持正常含量比例的缘故。一般认为，胆汁中胆固醇与胆盐及卵磷脂的分子比值在 1∶11±2.5 时，才能保持胆固醇在胆汁中以可溶性的胶粒状态存在。凡使胆汁中胆固醇浓度增高或者胆盐、卵磷脂浓度降低的因素，均能使分子比值上升，降低了胆固醇以胶粒状态溶存于胆汁的可能性，并易于在胆汁中析出沉淀而形成结石。

（二）胆酸的代谢

1. **初级胆酸的形成** 胆固醇通过 7α - 羟化酶催化生成 7α - 羟胆固醇，7α - 羟化酶为胆汁酸形成的限速酶即关键酶。胆固醇的 3β - 羟基差向异构化，然后再经过羟化、加氢还原加水，水解下辅酶 A 分别形成胆酸与鹅脱氧胆酸。胆酰 CoA 和鹅脱氧胆酰 CoA 也可与甘氨酸或牛磺酸结合，生成结合型胆汁酸。如口服阴离子交换树脂消胆胺减少肠道胆汁酸的重吸收，则可促进胆汁酸的生成，从而降低血清胆固醇。此外，维生素 C 对此羟化反应有促进作用。

2. **次级胆汁酸的生成及胆汁酸的肠-肝循环** 随胆汁流入肠腔的初级胆汁酸在协助脂类物质消化吸收的同时，在小肠下段及大肠受肠道细菌作用，一部分被水解、脱去 7α - 羟基，转变为次级胆汁酸。在合成次级胆汁酸的过程中，可产生少量熊脱氧胆酸，它和鹅脱氧胆酸均具有溶解胆结石的作用。肠道中的各种胆汁酸平均有95%被肠壁重吸收，其余的随粪便排出。胆汁酸的重吸收主要有两种方式：结合型胆汁酸在回肠部位主动重吸收，游离型胆汁酸在小肠各部及大肠被动重吸收。胆汁酸的重吸收主要依靠主动重吸收方式。正常人每天从粪便排出的胆汁酸0.4～0.6g。由肠道重吸收的胆汁酸（包括初级和次级胆汁酸；结合型和游离型胆汁酸）均由门静脉进入肝，在肝中游离型胆汁酸再转变为结合型胆汁酸，再随胆汁排入肠腔。此过程称为"胆汁酸的肠-肝循环"。胆汁酸肠-肝循环的生理意义在于使有限的胆汁酸重复利用，促进脂类的消化与吸收。正常人体肝内胆汁酸池不过3～5g，而维持脂类物质消化吸收，需要肝每天合成16～32g，依靠胆汁酸的肠-肝循环可弥补胆汁酸的合成不足。每次饭后可以进行2～4次肠-肝循环，以维持脂类食物消化吸收的正常进行。若肠-肝循环被破坏，如腹泻或回肠大部切除，则胆汁酸不能重复利用。此时，一方面影响脂类的消化吸收；另一方面胆汁中胆固醇含量相对增高，处于饱和状态，极易形成胆固醇结石。

（三）胆汁酸代谢的调节

胆汁的分泌是受神经和体液因素的调节的。①神经因素的作用 进食的动作或食物对胃、小肠的刺激，都可通过神经反射而引起肝胆汁分泌的少量增加，并可加强胆囊收缩。②体液因素的作用 这些因素包括胃泌素、促胰液素、胆囊收缩素以及胆盐的作用。胃泌素可通过血液循环直接作用于肝细胞，刺激肝胆汁分泌。促胰液素也有一定刺激肝胆汁分泌的作用。胆囊收缩素可通过血循环兴奋胆囊平滑肌，而引起胆囊强烈收缩和肝胰壶腹（Oddi）括约肌舒张从而调节胆汁排出。胆汁中的胆盐排入小肠后，通过胆盐的肠-肝循环，返回肝并再刺激肝胆汁的分泌。因此减少胆汁酸在肠道的吸收可以促进肝胆汁酸的生成，可以降低血胆固醇。此外，维生素C可以促进7α-羟化酶的作用而促进胆汁酸的形成。

二、胆色素的代谢

胆色素（bile pigment）是含铁卟啉化合物在体内分解代谢的产物，包括胆红素（bilirubin）、胆绿素（biliverdin）、胆素原（bilinogen）和胆素（bilin）等化合物。其中，除胆素原族化合物无色外，其余均有一定颜色，故统称胆色素。胆红素是胆汁中的主要色素，胆色素代谢以胆红素代谢为中心。肝在胆色素代谢中起着重要作用。正常状况下，胆色素随胆汁排出。

（一）胆红素的生成及转运

1. 胆红素的来源 体内含卟啉的化合物如血红蛋白、肌红蛋白、过氧化物酶、过氧化氢酶及细胞色素等的代谢产物是胆色素的来源。胆红素来源主要有：80%左右胆红素来源于衰老红细胞中血红蛋白的分解，小部分来自造血过程中红细胞的过早破坏，部分来自非血红蛋白血红素的分解。

2. 胆红素的生成 体内红细胞不断更新，衰老的红细胞由于细胞膜的变化被网状内皮细胞识别并吞噬，在肝、脾及骨髓等网状内皮细胞中，血红蛋白被分解为珠蛋白和血红素。血红素在微粒体中血红素加氧酶（heme oxygenase）催化下形成胆绿素，在胆绿素还原酶的催化下，迅速被还原为胆红素。胆红素在血液中主要与血浆白蛋白或 α_1 球蛋白结合成复合物进行运输。

（二）胆红素在肝中的代谢

血中胆红素以"胆红素-白蛋白"的形式送输到肝，很快被肝细胞摄取。肝细胞摄取血中胆红素的能力很强。肝能迅速从血浆中摄取胆红素，胆红素被载体蛋白结合后，即以"胆红素-Y蛋白"形式送至内质网。这是一个耗能的过程，而且是可逆的。如果肝细胞处理胆红素的能力下降，或者生成胆红素过多，超过了肝细胞处理胆红素的能力，则已进入肝细胞的胆红素还可返流入血，使血中胆红素水平增高。

肝细胞内质网中有胆红素-尿苷二磷酸葡萄糖醛酸转移酶，它可催化胆红素与葡萄糖醛酸以酯键结合，生成胆红素葡萄糖醛酸酯。由胆红素在内质网经结合转化后，在细胞浆内经过高尔基复合体、溶酶体等作用，运输并排入毛细胆管随胆汁排出。

生理情况下，肠道中约有10%的胆素原可被重吸收入血，经门静脉进入肝。其中大部分（约90%）由肝摄取并以原形经胆汁分泌排入肠腔。此过程称为胆色素的肠-肝循环。在此过程中，少量（10%）胆素原可进入体循环，可通过肾小球滤出，由尿排出，即为尿胆素原。正常成人每天从尿排出的尿胆素原0.5~4.0mg，尿胆素原在空气中被氧化成尿胆素，是尿液中的主要色素，尿胆素原、尿胆素及尿胆红素临床上称为尿三胆。

胆红素是金黄色色素，当血清中浓度高时，则可扩散入组织，组织被染黄，称为黄疸（jaundice）。特别是巩膜或皮肤，因含有较多弹性蛋白，后者与胆红素有较强亲和力，故易被染黄。黏膜中含有能与胆红素结合的血浆白蛋白，因此也能被染黄。黄疸程度与血清胆红素的浓度密切相关。一般血清中胆红素浓度超过2mg/dL时，肉眼可见组织黄染。根据引起黄疸的原因，黄疸可以分为溶血性黄疸或肝前性黄疸、肝细胞性或肝原性黄疸和梗阻性黄疸或肝后性黄疸三种。

（马文军　王民生　常元勋）

主要参考文献

1. 黄吉武，周宗灿主译. 毒理学　毒物的基础科学. 北京：人民卫生出版社. 2005.
2. 周宗灿编著. 毒理学教程. 3版. 北京：北京大学医学出版社，2006.
3. 沈惠麒，顾祖维，吴宜群主编. 生物监测与生物标志物理论基础及应用. 北京：北京大学医学出版社. 2006.
4. 夏世钧，吴中亮主编. 分子毒理学基础. 武汉：湖北科学技术出版社，2001.
5. 常元勋. 过氧化物小体增殖剂致肝细胞癌分子机理研究进展. 卫生毒理学杂志，1995，9（4）：260-262.
6. 常元勋. 化学毒物致肝过氧化物小体增生及分子机理研究进展. 卫生毒理学杂志，1994，8（4）：245-248.
7. Sharma R, Brian G, John Foster, et al. Microsomal cytochrome P-452 induction and peroxisome proliferation by hypolipidemic agents in rat liver: A mechanistic inter-relationship. Biochemical Pharmacology. 1988，37（7）：1193-1201.

第三章

致消化系统损伤的外源化学物及毒性表现

消化系统的胃肠道是外源化学物的主要吸收途径之一，凡是由大气、水和土壤进入食物链的外源性化学物均可经胃肠道吸收，口服或误服的药物、毒物等也经该途径吸收。食物中的有害物质主要是通过胃肠道吸收。外源化学物胃肠道吸收主要通过被动扩散、膜孔过滤、载体中介、吞噬或胞饮等机制进行。外源性化学物的吸收主要取决于外源化学物的分子量的大小、水溶性、脂溶性和 pKa，胃肠道腔内 pH、特殊转运系统等。其他因素诸如胃肠道的内容物的数量和性质、胃肠蠕动和排空速度减缓以及肠道菌群等均可对外源化学物的吸收产生一定影响。肠黏膜细胞上多药耐受（multidrug resistance，mdr）蛋白，可将其底物（如环胞霉素、紫杉醇、秋水仙碱、长春新碱）由细胞内排回到肠腔，使它们难以被吸收。某些外源化学物受胃肠道中的消化酶或菌群的作用后，可形成新的外源化学物而影响其吸收或改变其毒性。如饮用含有高浓度硝酸盐的井水，易引起婴儿高铁血红蛋白血症，因新生儿胃肠道的 pH 较高并存在某些细菌，可使硝酸盐还原成亚硝酸盐，使血中高铁血红蛋白增高。小肠内的菌群还能还原芳香族硝基化学物成芳香胺，后者是可疑致甲状腺肿物和致癌物。

经胃肠道吸收的外源化学物通过门静脉系统首先到达肝，进行生物转化后再进入体循环，这种现象称为首过消除，可使到达靶器官的外源化学物原型数量减少，明显影响其致毒效应的性质和强度。肝是人体最大的实质性器官，是外源化学物生物转化的主要场所。

第一节 致消化系统损伤的外源化学物

随着我国社会工业化步伐的加快，环境污染也随之日趋严重，各种工业废水、废气和废料对大气、土壤和水源的污染日渐加剧，各种供食用的植物和动物在生长过程中，以及食品加工、储运、包装等各个环节也可能受到工业"三废"的污染,各种农药的大量使用和食品添加剂的滥用,以及食品中的违法添加药物等加剧了食品污染物的状况,它们主要是通过污染食品后,形成在食品中的残留,或通过食物链对人类造成危害。另外,随着检测技术的发展和改进、检测水平的不断提高,依据外源化学物的构-效关系(structure-activity relationship,SAR)和定量构-效关系(quantitative structure-activity relationship,QSAR),外源化学物对消化系统毒性的机制研究的逐步深入,越来越多的外源化学物对消化系统的损伤被人们所认识,即导致消化系统损伤的外源性化学物也变得越来越多。

一、外源化学物的概念

外源化学物(xenobiotic)是人类生活的外界环境中存在、可能与机体接触并进入机体,在体内呈现一定生物学作用的化学物质,又称"外源生物活性物质"。

二、按性质和用途划分

(一)工业(环境)化学物

1. 金属与类金属及其化合物
(1)铅及其化合物。
(2)汞及其化合物。
(3)铬及其化合物。
(4)镉及其化合物。
(5)铊及其化合物。
(6)锡及其化合物。
(7)锑及其化合物。
(8)砷及其化合物,如三氧化二砷和五氧化二砷、亚砷酸钠、砷化氢等。
(9)磷及无机磷化合物,如磷化氢、五氧化二磷等。
(10)硒及其化合物,如硒酸及亚硒酸、硒酸钠及亚硒酸钠等。
(11)碲及无机碲化合物。

2. 氮及无机氮化合物，如硝酸及亚硝酸等。

3. 氯代烷类，如四氯化碳、三氯甲烷、二氯乙烷、三氯乙烷等。

4. 氯代烯烃类，如氯乙烯、二氯乙烯、三氯乙烯、四氯乙烯、氯丁二烯、二噁英等。

5. 芳香族烃类，如氯化联苯、多氯联苯、苯并[a]芘、苯乙烯、甲基异丙基苯、对三丁基甲苯、苯、甲苯、二甲苯等。

6. 芳香族氨基与硝基化合物，如甲苯胺、联苯胺、硝基苯、二硝基苯、三硝基甲苯、氯苯胺、甲氧基苯胺、乙氧基苯胺、硝基氯苯、三硝基氯苯、硝基苯胺、2,4,6-三硝基甲酰胺、亚甲基三苯胺等。

7. 醇类，如甲醇、乙醇、乙二醇、氯乙醇等。

8. 酮类，如甲基异戊基甲酮、环己酮等。

9. 醛类，如甲醛、丙烯醛等。

10. 氮杂环化合物，如肼、甲基肼、1,2-二甲基肼等。

(二) 药物

很多药物特别是口服药物大多数经胃肠道吸收和肝代谢的，因而一般都具有消化系统的毒副作用，药源性消化系统疾病（Drug induced digestive diseases，DIDD）是用药引起的消化系统器官功能异常或组织结构的损害并有相应的临床经过的疾病。主要有以下几类：

1. **抗生素** 如大环内酯类（四环素、土霉素）、磺胺类、头孢菌素、氨苄西林等可致假膜性肠炎。

2. **抗结核药** 已知抗结核药中除链霉素外其他大部分抗结核药均对肝有不同程度的毒性，其中异烟肼、吡嗪酰胺对肝损害较大，在联合应用药时更易发生。异烟肼、利福平、吡嗪酰胺均可引起大鼠的脂质过氧化及肝细胞的病理损害，多种药物联用比单用改变明显，抗结核药物肝毒性与脂质过氧化反应程度关系密切，吡嗪酰胺比其他单用药肝毒性大。利福平可有明显肝药酶诱导活性。

3. **激素类药物** 如肾上腺皮质激素、口服避孕药等可致胃肠道和肝损害。

4. **抗真菌药** 如氟康唑、酮康唑等常致肝损害。

5. 抗肿瘤药 如烷化剂（环磷酰胺，氮芥）；抗代谢药［氨甲蝶呤（MTX），阿糖胞苷］；紫杉醇；硫鸟嘌呤等可致药源性消化系统损伤。

6. 中药 如大黄、雷公藤、决明子、苦参、牡蛎、何首乌、鱼胆、乌头、黄药子、生物碱等也可致消化系统损伤。

目前，中医药界普遍认同的对肝有毒性作用的中药，如大黄、雷公藤、决明子、苦参、牡蛎、何首乌、鱼胆、乌头等可致肝损害。一些生物碱具有典型的肝毒性，如主要存在于千里光及千里光属植物中的吡咯里西啶生物碱（pyrrolizidine alkaloids，PA），有研究表明，1,2-不饱和吡咯里西啶生物碱具有肝毒性和致突变性。PA 是目前已知的最主要的对肝有毒性的植物成分，尽管 PA 本身对肝没有毒性，但其体内代谢产物——代谢吡咯（metabolic pyrroles）对肝有较强毒性。PA 的肝毒性机制是使肝细胞 RNA 酶活性下降，RNA、DNA 的合成减少，DNA 横向断裂，具有迟发性肝毒性，可导致肝静脉闭塞，肝出血、瘀血、变性坏死，肝小静脉周围纤维组织增生而出现黄疸、腹水等症状。

（三）农药

1. 有机磷农药 如对硫磷、对氧磷、马拉硫磷、乐果、双硫磷、内吸磷、辛硫磷、敌百虫等。

2. 有机氯农药 如二氯二苯三氯乙烷（DDT）、氯丹、七氯化茚、艾氏剂等。

3. 氨基甲酸酯类农药 如呋喃丹等。

4. 除草剂 如膦酸类除草剂草铵膦，二苯醚类除草剂乙羧氟草醚等。

（四）食品添加剂

联合国粮农组织（FAO）和世界卫生组织（WHO）联合食品法规委员会对食品添加剂定义为：食品添加剂是有意识地一般以少量添加于食品，以改善食品的外观、风味、组织结构或贮存性质的非营养物质。按照这一定义，以增强食品营养成分为目的的食品强化剂不应该包括在食品添加剂范围内。我国对食品添加剂的定义为：食品添剂是指为改善食品品质和色、香、味以及为防腐和加工工艺的需要而加入食品中的化学合成或天然物质。食品强化剂是指为增强营养成分而加入食品中的天然或者人工合成物质，属于天然营养素范围的食品添加剂。

什么物质可以作为食品添加剂，以及食品添加剂的使用量，国家卫生行政部门都有严格的规定。虽然在规定范围内使用食品添加剂一般对人体无害，但如果违反规定，将违禁物质当作食品添加剂，或者超量使用食品添加剂，均会损害人体健康。如人工合成色素大多以煤焦油为原料制成，其化学结构属偶氮类化合物，可在体内代谢生成 β-萘胺和 α-氨基-1,1萘酚，这两种物质具有潜在的致癌性。因此，人工合成色素的用量须严格控制。又如，着色剂硝酸钠和亚硝酸钠主要用于腌制或熏制肉类食品，不仅对肉类食品有着优良的着色作用，还具有增强肉制品风味和抑菌作用，特别对肉梭菌抑菌效果更好，但不能用于加工熟食肉制品，更不能直接用于肉制品的烧制，超量使用毒性反应相当明显。吊白块主要应用于印染工业作拔染剂、拔色剂、还原剂及用作丁苯橡胶和合成树脂活化剂，但绝不允许用于食品的熏蒸或直接添加于食品中；甲醛用于加工、保存水发制品，甲醛虽然可使海产品、水发制品色泽鲜艳，但它是国家明文规定的禁止在食品中使用的添加剂。

防腐剂亚硫酸盐摄入过多，轻则引发流口水、腹泻、腹痛、心跳加快等，重则对胃、肝、肾造成严重危害。早在1989年的动物实验中人们就发现亚硫酸盐经口摄入可引起明显的胃部损伤。用350mg/kg $Na_2S_2O_5$ 给大鼠经口喂饲3周，接着继续以175 mg/kg连续经口喂饲5周后发现胃、肝点状坏死、肝细胞脂肪变、嗜酸颗粒变、坏死等明显的病理组织学改变。可以致消化系统损伤的食品添加剂主要有：

1. **甜味剂**　如糖精钠等。
2. **发色剂**　如硝酸盐和亚硝酸盐等。
3. **防腐剂**　如亚硫酸盐、山梨酸、苯甲酸等。
4. **抗氧化剂**　如2,6-二叔丁基对甲酚、叔丁基-4-羟基茴香醚等。

(五) 生物毒素

1. 动物类天然毒素 如河豚毒素、腹泻性贝类毒素、雪卡毒素、微囊藻毒素和组胺等。

动物类食品是人类最主要的食物来源之一,但是某些动物性食品中含有天然毒素,会引起食用者中毒。如河豚、加州蝾螈产生的河豚毒素;梭鱼、黑鲈、鳗鱼等产生的雪卡毒素;青花鱼、金枪鱼、蓝鱼产生的组胺,组胺对人胃肠道和支气管的平滑肌有兴奋作用,从而导致人呼吸急促、疼痛、恶心、呕吐和腹泻。腹泻性贝类毒素,淡水蓝藻产生的微囊藻毒素具有明显的肝毒性。

2. 植物类天然毒素 如胰蛋白酶抑制剂、α-淀粉酶抑制剂、生物碱等。

植物性毒素是人类食源性中毒的重要因素之一,如许多植物的种子和荚果中存在动物消化酶的抑制剂(胰蛋白酶抑制剂、α-淀粉酶抑制剂)。研究表明,蛋白酶抑制剂的毒性作用有两方面:一方面抑制蛋白酶的活性,降低了食物蛋白质的水解和吸收,从而导致胃肠道不良反应和症状产生;另一方面,它可负反馈作用来刺激胰腺分泌增加,使得内源性蛋白质、氨基酸的损失增加。生物碱是一类含氮的有机化合物,存在于食用植物中的主要是龙葵碱、秋水仙碱及吡咯烷生物碱。龙葵碱(又名马铃薯毒素)具有较强的毒性,对胃肠道黏膜有较强的刺激性和腐蚀性。

3. 霉菌和细菌毒素 目前已知的霉菌毒素约有200多种,可致消化系统损害的有黄曲霉毒素、赭曲霉素、杂色曲霉素、T-2毒素等;细菌毒素,如蜡样芽胞杆菌肠毒素、金黄色葡萄球菌性肠毒素、大肠埃希菌肠毒素等。

4. 毒蘑菇 如毒伞和白毒伞因为其尺寸大小与其他可食的蘑菇种类相似,而经常误食中毒。毒伞的主要毒性物质是几个环状化合物,即毒伞素和α-鹅膏蕈碱,后者可专一抑制细胞RNA聚合酶的活性,终止了核糖体和蛋白质的合成,从而可导致严重的肝损伤。

(六) 放射性核素

1. 铀及铀系核素 如铀、镭和钋等。铀中毒时,肝细胞可出现变性坏死，并伴有不同程度的肝功能变化。铀中毒时的肝损伤往往出现在肾明显损伤之后，而且损伤程度低于肾。因此有人认为，肝损伤主要不是铀直接作用，而是肾损伤的继发性反应，肝损伤是由于肾功能障碍所造成的机体酸中毒，氮质血症等的后果。镭可引起肝呈现小叶中心性坏死，中央静脉玻璃样变性，或有严重肝细胞坏死和肝萎缩。钋可引起实验动物（犬）肝良性肿瘤和胆管细胞癌。

2. **钚及超钚核素** 如钚和锎等。钚中毒时可引起肝损伤，另外就 ^{239}钚诱发癌肿而言，肝对 ^{239}钚的敏感性比骨骼低，肝癌的潜伏期也比骨肉瘤的长。在高剂量条件下，动物由于过早的死于骨肉瘤，从而掩盖了肝癌的发生；但在低剂量条件下，骨肉瘤发生率低，动物存活时间长，肝癌就有可能被显现出来。

3. **裂变产物** 如铈等。由放射性铈所致的肝急性损伤，可见到肝功能障碍，黄疸和腹水，铈可引起实验动物肝细胞肿瘤和胃肠道的肿瘤。

（七）稀土元素

稀土家族是来自镧系的15个元素，加上与镧系相关密切的钪和钇共17种元素。它们是：镧、铈、镨、钕、钷、钐、铕、钆、铽、镝、钬、铒、铥、镱、镥、钪、钇。

稀土在农业、工业、畜牧业及医药等领域的广泛应用，特别是稀土微肥在农业上的大量推广，越来越多的稀土将进入环境，并不可避免地通过食物链进入人体，稀土进入环境及食物链后，对环境、生态及人的健康所造成的短期和远期影响如何，成为人们普遍关心的问题。

稀土元素可通过胃肠道、呼吸道和皮肤进入机体，通过胃肠道吸收很少，一般小于0.05%，且剂量愈大吸收愈小，已有实验表明，一般进入组织的轻稀土主要蓄积在肝，特别是经消化道摄入的稀土首先在肝中蓄积，然后经血液向其他脏器转移，稀土元素主要分布在肝、脾之中，其次是肺、骨。

稀土元素及其化合物属于低毒至中毒类，一般重稀土元素的毒性比轻稀土元素的毒性大。对消化系统产生毒性的有镧、铈、镱、钐、铕、钆、铽等，如稀土进入肝细胞后最初富集在细胞质中，然后进入细胞器，在内质网（微粒体）和线粒体中具有最大浓度，细胞核稀土含量最低。稀土元素能诱发肝毒性，当给小鼠注射 1.2mg/kg $LaCl_3$ 可诱导肝中心小叶区的细胞产生短暂的逆向退化，同时伴随糖原消失，水解酶、磷酸化酶及多种氧化酶活性下降。镨、铈、铕、铽均可进入肝细胞与枯否细胞，镧可进入枯否细胞。稀土对动物内脏器官的影响中，以对肝组织的影响为甚。以小鼠为研究对象，分别经尾静脉注射 $LaCl_3$，当剂量为 5 mg/kg 以上时，均能引起肝损伤，肝细胞内脂滴增多、线粒体固缩髓样变、糖原颗粒减少、滑面内质网扩张、次级溶酶体增加；随给药剂量的减少，对肝细胞的损伤作用逐渐减轻、直至消失。稀土能引起鼠肝细胞核和内质网形态学的变化，稀土对线粒体有很大的亲和力，如鼠肝中的线粒体即使在不需要能量的情况下也能吸收镧，引起线粒体肿胀，当镧的浓度增加时，线粒体膜受到损伤。稀土可以引起肝中糖、脂代谢异常。轻稀土引起的主要毒理和生化效应是形成脂肪肝。稀土有时表现出类似重金属的效应，例如镧、铈、镨、钕、镝、钬、铽、镥和钇的氯化物均对乳酸脱氢酶、谷氨酸脱氢酶、葡萄糖-6-磷酸脱氢酶和醛缩酶的活性有显著抑制作用，进而干扰糖、脂类和蛋白质的代谢。

第二节 致消化管损伤的外源化学物及毒性表现

外源化学物可致口腔、咽、食管、胃、肠损伤，其病理变化具有多样性。

多种外源化学物引起胃肠道急性损伤。被损伤胃肠道除了影响其吸收功能，还可引起呕吐等。外源化学物可通过直接损伤胃肠黏膜、与胃肠道细胞受体结合、减少胃肠蠕动、慢性毒性作用等导致胃肠损伤。

一、致口、咽损伤

外源化学物对口、咽的损伤作用表现为牙龈损伤、口腔黏膜损伤、流涎、舌变色等（表 3-1）。与临床症状比较，对于外源化学物导致动物口咽损伤作用观察较少。

表 3-1 致口、咽损伤外源化学物及损伤表现

外源化学物名称	损伤部位	损伤表现
三氧化二砷、氯化汞、铅、铊、氧化锌、草酸盐类、酚、磷、酸、碱	口	牙龈损伤
有机磷农药、氨基吡啶	口	流涎
氟、镉、四环素	口	牙齿变色
有色化学物（亚甲蓝、钒等）	舌	变色
百草枯、金属、酸、碱	咽	炎症

（一）氟

动物摄入小剂量氟，牙齿出现白色、黄色或黑色的斑纹、牙釉质黄染。畜禽的氟病主要由于长期使用未经脱氟处理的磷酸钙作为畜禽的矿物质补剂引起。

动物急性氟毒性多在食入过量氟化物半小时后出现。一般表现为厌食、流涎、恶心、呕吐、胃肠炎、腹泻、呼吸困难、肌肉震颤、阵发性强直痉挛、虚脱而死。文献报道，1995 年 6 月在广东省河源市、南海市、惠州市等 23 个养鸭场都先后发生了蛋鸭氟中毒，表现为 5%～10% 蛋鸭出现软脚、死亡现象，尸检发现病鸭小肠黏膜有轻度出血。

（二）有机磷农药

有机磷农药可用作杀虫剂、杀菌剂、除草剂、杀鼠剂以及植物生长调节剂，应用极其广泛。有机磷酸酯农药如敌敌畏属于中等毒类，经口大鼠 LD_{50} 为 50～110mg/kg。敌敌畏可直接抑制胆碱酯酶活性，乙酰胆碱蓄积引起毒蕈碱样作用，如腹痛、腹泻、流涎、多汗等。

二、致食管损伤

外源化学物对食管损害主要表现为对食管的刺激作用（表 3-2）。

外源化学物对食管轻度损伤主要表现为食管黏膜上皮增生，上皮坏死、间质炎症反应。如果外源化学物对食管刺激作用持续存在，则食管上皮可能发生变性增殖，引发肿瘤。

表 3-2 致食管损伤外源化学物及损伤表现

外源化学物名称	损伤表现
肉毒毒素、铊、河豚毒素、碘、酸、碱、百草枯	进食困难
乙醇、酸、碱、腐蚀剂	食管痉挛

（一）肉毒毒素

肉毒毒素进入动物体内，导致吞咽、咀嚼困难、共济失调等，最终导致死亡。给予狗肌肉注射肉毒毒素 30mg/kg，可降低其下食管括约肌压力。肉毒毒素是肉毒杆菌产生的含有高分子蛋白的神经毒素，是目前已知在天然毒素和合成毒剂中毒性最强烈的生物毒素，它主要抑制神经末梢释放乙酰胆碱，引起肌肉松弛麻痹，特别是呼吸肌麻痹是动物致死的主要原因。

（二）铊

动物经口摄入铊盐可迅速经胃肠道吸收，大鼠经口摄入 45~60min 后血铊浓度达最高值，24h 后血铊浓度明显降低。硫酸铊大鼠经口 LD_{50} 为 18mg/kg，主要表现进食困难。

三、致胃损伤

大部分外源化学物经口染毒实验动物，引起胃损伤。主要表现为胃上皮急性炎症反应、上皮糜烂、胃黏膜损伤；慢性实验可观察到外源化学物导致胃肿瘤发生（表 3-3）。

表 3-3　致胃损伤外源化学物及损伤表现

外源化学物名称	损伤表现
水杨酸盐、非甾体类消炎药	胃黏膜损伤
红霉素	刺激、黏膜损伤
尿氟嘧啶、替加氟、顺铂、紫杉醇	黏膜损伤
氟化物、秋水仙素、乙醇、异丙醇	刺激、黏膜损伤
铁、汞、铊、砷	刺激
亚硝胺	肿瘤

（一）乙醇

乙醇是引起大鼠、小鼠等实验动物胃黏膜损伤的重要原因之一。乙醇导致胃黏膜损伤包括急性及慢性损伤两方面，8ml/kg 乙醇灌胃可导致大鼠胃黏膜急性炎症，后者表现为黏膜糜烂伴上皮代偿性增生，并可能引起恶变。急性损伤主要表现为急性糜烂性胃炎。75％及 95％乙醇 1ml/kg 灌胃染毒小鼠，导致小鼠急性胃黏膜损伤。病理检查可见小鼠胃黏膜上皮细胞空泡变性，电镜观察可见胃下壁细胞线粒体嵴肿胀、内质网扩张；上皮细胞明显变性、坏死脱落，部分膜性结构溶解破裂。

目前研究认为酒精性胃黏膜损害可能与下列因素有关：①乙醇对胃黏膜上皮细胞的直接损伤，从而使胃黏膜屏障破坏，引起 H^+ 逆扩散，进而加重胃黏膜损伤；②乙醇可引起黏膜下血管内皮损伤，使血管扩张，小血管破裂、黏膜下出血等改变，进一步破坏黏膜屏障；③由于黏膜上皮和血管内皮损伤产生大量炎症介质，引起中性粒细胞浸润，进一步加重黏膜损害；④乙醇可刺激胃酸分泌。

（二）阿司匹林

阿司匹林可引起大鼠胃黏膜糜烂、出血及溃疡等。阿司匹林能透过胃黏膜上皮脂蛋白膜层，破坏脂蛋白膜的保护作用，胃酸可逆地弥散到组织中损伤细胞，致毛细血管破损而出血。

局部作用：经口摄入 100mg/kg 阿司匹林可直接接触黏膜而损害

胃肠道。用 5.021mg/kg 小剂量阿司匹林灌胃染毒大鼠，连续 3 天，可见胃黏膜损伤。胃黏膜损伤程度随染毒时间延长加重。阿司匹林的吸收与胃内 pH 值有关，当胃内 pH 值较低时，阿司匹林以非离子型存在，容易渗透进入上皮细胞，而在该细胞内 pH 值较高，药物变为离子型而滞留在细胞内，改变细胞的渗透性，并促进 H^+ 逆扩散从而破坏胃黏膜。

全身作用：阿司匹林进入大鼠体循环后，由于抑制环氧化酶活性，胃内前列腺素分泌减少，而导致黏膜保护因素的损失，同时上皮生长因子等在组织修复和溃疡愈合中有关的物质减少。阿司匹林还可能增加脂氧化酶的活性从而增加有细胞毒性的血管收缩剂，如白三烯的产生，局部缺血和有毒自由基的过量形成，也导致内皮细胞中性粒细胞的浸润，从而进一步损害胃黏膜。

（三）亚硝酸盐

给予大鼠的饮用水中硝酸盐和亚硝酸盐含量分别达到 111.22 mg/L 和 0.150mg/L，可诱发大鼠前胃乳头状瘤。机体摄入硝酸盐后，在口腔和胃内经细菌作用将其还原为亚硝酸盐，亚硝酸盐在一定条件下与胺类进一步发生亚硝化反应形成 N-亚硝基化合物。

亚硝胺具有强烈的致癌作用，能引起大鼠食管癌等胃肠道癌症。其致癌过程机制可能是亚硝胺在体内经酶的激活在组织和器官内产生烷化剂——重氮烷，使核酸和蛋白质甲基化，尤其是 RNA 和 DNA 的鸟嘌呤的 N^7 位发生甲基化，因而产生细胞癌变和突变。

（四）氧化锌

氧化锌致鸡消化道病变明显，表现为胃腺黏膜脱落，砂囊角质层粗糙变脆，出现裂缝并见糜烂及溃疡形成。

四、致肠损伤

一般地，外源化学物可导致大鼠等实验动物急性肠炎发生（表 3-4）。表现为腹泻、排便困难等，肠炎可分为小肠炎、大肠炎。肠功能紊乱包括电解质的过度丢失、吸收障碍、呕吐和腹泻。肠-肝循环可使外源化学物长久暴露于肠道，导致肠黏膜溃疡和坏死。肠暴露于腐蚀性物质强碱、氨水等、金属汞、砷后发生弥漫性肠炎。

外源化学物对大鼠小肠的损害病理表现为隐窝萎缩、泡沫细胞等。隐窝萎缩目前研究认为有三种表现形式，外源化学物抑制肠隐窝前体细胞有丝分裂活动阻止了肠绒毛的生长；乙醇和碘乙胺阻碍绒毛生长，肠绒毛顶部细胞死亡率增加，没有新的细胞替换使隐窝表现为萎缩；外源化学物如氨甲蝶呤抑制二氢叶酸还原酶活性使DNA合成受阻，导致肠上皮急性损伤。去污剂、红霉素酯可被小肠巨噬细胞吞噬干扰微粒体酶系统并蓄积，在小肠绒毛固有层中形成"泡沫细胞"，从而产生炎症。

外源化学物对大鼠、小鼠等实验动物大肠的损害病理表现与小肠相似。较为特殊的是，伪膜性肠炎是结肠的一种炎症，其病理特征是在充血水肿的结肠黏膜上有一层以纤维素为主的假膜，主要形成原因是大量抗生素应用导致肠道菌群紊乱所致。

表 3-4 致肠损伤的外源化学物及损伤表现

外源化学物名称	表现
细菌毒素、龙葵素、肉毒毒素	腹泻、排便困难
5-氟尿嘧啶类、氨甲蝶呤、阿霉素、阿糖胞苷、顺铂	腹泻
泻药、秋水仙素、腐蚀剂、胆碱酯能抑制剂、尼古丁、中枢神经镇定剂、阿托品	腹泻、排便困难
亚硝胺、2-乙酰氨基芴、多氯联苯、二甲基肼	肿瘤

（一）抗肿瘤药物

给予大鼠 5-氟尿嘧啶 150mg/kg 腹腔注射，可见其小肠黏膜对荧光异硫氰酸盐-葡聚糖4000的通透性增加，谷胱甘肽过氧化物酶活性、髓过氧化物酶活性增强，而乳糖酶、蔗糖酶活性下降，损害大鼠小肠功能。当药物剂量提高时，更容易发生严重腹泻；5-氟尿嘧啶的毒副作用与二氢嘧啶脱氢酶基因多态性关系密切，研究发现，85％以上的 5-氟尿嘧啶通过二氢嘧啶脱氢酶（dihydro pyrimidine dehydrogenase，DPD）代谢而失去活性，DPD对5-氟尿嘧啶的代谢将影响5-氟尿嘧啶的作用。5-氟尿嘧啶类（包括优福啶，嘧福啶，氟铁龙和希罗达），氨甲蝶呤，阿霉素，阿糖胞苷和顺铂等抗肿瘤药物可导致动物腹泻发生。氟脲嘧啶大剂量或连续用药可导致严重腹泻甚至血性腹泻。5-氟尿嘧啶本身无抗肿瘤活性，需在体内转化为一磷酸脱氧核糖氟尿嘧啶核苷才能发挥作用，影响RNA及蛋白质的合成及功能，最终使细胞死亡。

（二）二甲基肼

研究发现给7周龄雄性BALB/C小鼠20mg/kg二甲肼腹腔注射，联合葡聚糖硫酸钠（二甲肼腹腔注射后1周，给予3%葡聚糖硫酸钠7天，继以普通饮用水14天自由饮用）共三个循环，90.9%（10/11）小鼠结肠至少发生一处不典型增生和（或）癌变。11只小鼠10周内共诱发4处结肠原位癌，36处不典型增生。

二甲基肼是目前公认的较为特异的结直肠致癌剂。二甲基肼本身无致癌作用，需要在宿主体内代谢活化成具有致癌活性的物质，二甲基肼在肝被氧化成甲基偶氮甲醇，与β-葡萄糖醛酸结合，部分随胆汁进入肠腔。在肠道细菌和肠黏膜上皮的β-葡萄糖醛酸酶作用下，甲基偶氮甲醇又重新游离出来，代谢成终致癌物，导致结直肠黏膜上皮癌变，其致癌作用可能与结肠上皮细胞DNA的甲基化有关。1，2-二甲基肼经过一系列代谢后产生甲基，使结肠上皮细胞的DNA和RNA分子中的鸟嘌呤甲基化，形成7-甲基鸟嘌呤，从而改变DNA和RNA分子结构，导致基因结构和表达过程的异常，引起细胞发生癌变。

（三）氧化锌

罗治彬等研究观察了锌染毒小鼠小肠黏膜的超微结构变化。结果显示染毒后第4周开始出现病变，小肠黏膜上皮细胞内高尔基复合体和粗面内质网扩张，第7周上皮细胞高度水肿，线粒体明显肿胀，嵴断裂、数量减少或消失。

第三节 致消化腺损伤的外源化学物及毒性表现

一、致肝损伤

肝是外源化学物代谢和解毒的主要场所,也是外源化学物损伤的主要靶器官。当外源化学物对肝损伤超过其代偿功能时,导致一系列代谢障碍。严重损伤将引起肝功能衰竭而死亡。

外源化学物对肝损伤包括肝结构变化和肝功能损害。外源化学物急性染毒动物引起肝细胞脂肪变、变性、坏死以及胆汁淤积;慢性结构损害包括脂肪变和纤维变、慢性肝炎、肝硬化、慢性胆汁肝硬变、静脉闭塞性疾病和肝门静脉硬化以及肝腺癌、胆管癌、血管肉瘤(表3-5)。

表 3-5 致肝损伤外源化学物及损伤表现

外源化学物名称	损伤部位	损伤表现
四氯化碳、乙醇、丙戊酸、非阿尿苷	肝细胞	脂肪变
乙醇、铜、二甲基甲酰胺、对乙酰氨基酚、摇头丸	肝细胞	炎症、坏死
双氯芬酸、乙醇、氟烷	肝非实质细胞	炎症
氯丙嗪、环孢菌素 A、二氯乙烯、雌激素、锰、鬼笔环肽	胆小管	胆汁淤积
阿莫西林,二苯胺基甲烷,二氯乙烷、雌激素	胆管	炎症
砷、乙醇、氯乙烯、维生素 A	肝细胞	肝硬化
黄曲霉素、雄激素、二氧化钍、氯乙烯	肝细胞	肝癌、肝血管肉瘤
类固醇、环磷酰胺、微囊藻素、吡咯烷类生物碱	肝血窦	肝充血、炎症

(一) 四氯化碳

四氯化碳为一种有机溶剂,属低毒类化学物。四氯化碳毒性靶器官为肝,外源化学物肝毒性研究中常用四氯化碳作为阳性对照。给予大鼠、豚鼠、兔和猴吸入四氯化碳 $0.032g/m^3$,7 天,豚鼠肝重量增加;吸入四氯化碳 $0.064g/m^3$ 时,大鼠和豚鼠肝重量增加,伴有脂肪变性。病理检查可见肝小叶中心性细胞坏死和脂肪浸润。生化指标改变表现为转氨酶活性升高,肝细胞内 ATP 含量降低和钙水平升高。

目前研究结果表明,四氯化碳肝毒性与其在肝经混合功能氧化酶作用生成三氯甲基自由基导致脂质过氧化,使肝细胞膜完整性破坏和通透性改变有关。四氯化碳活性代谢产物还与细胞大分子如细胞内脂蛋白、核蛋白和 DNA 结合干扰细胞代谢,导致肝细胞损伤。还有人认为,四氯化碳活性代谢产物引起细胞钙稳态失调,抑制细胞氧化磷酸化,线粒体发生肿胀导致肝细胞死亡。

(二) 氯乙烯

氯乙烯(VC)属于低毒类化学物。小鼠吸入 $199.7\sim286.7\ g/m^3$ 氯乙烯,狗和兔吸入 $437.8\ g/m^3$ 氯乙烯引起麻醉,病理检查可见肝充血。大鼠每天吸入 VC $1280\ g/m^3$,每天 7h,每周 5 天,共 4 个半月,表现为肝重增加,肝小叶中央变性。1970 年 Viola 首次发现大鼠长期吸入氯乙烯诱发肝血管肉瘤:大鼠吸入氯乙烯 $5000mg/m^3$,6h/d,共一年,发现大鼠肿瘤的发病率为 54.1%,其中 43.5% 为肝血管肉瘤;小鼠吸入 $10mg/m^3$ 氯乙烯 8 个月,有肝血管肉瘤出现。

氯乙烯致肝血管肉瘤可能机制,研究发现氯乙烯在 CYP2E1 作用下,被代谢活化为活性环氧化中间代谢物氧化氯乙烯及氯乙醛。氧化氯乙烯及氯乙醛具有强烈的烷化作用,与 DNA 等大分子物质结合形成多种加合物,诱导 DNA 或 RNA 合成错误,导致肿瘤发生。

(三) 二甲基甲酰胺

以往研究认为,二甲基甲酰胺(dimethylformamide,DMF)为低毒类化学物。大鼠和小鼠在 $69mg/m^3$ 的 DMF 浓度下每天吸入 5.5h,共 58 天,肝有不同程度的损害。雌性小鼠自由饮用含 1.0、0.1、0.001mg/ml DMF 的水,染毒时间为 1、2 和 6 个月,可见小鼠肝变性，且变性程度与染毒剂量呈正相关。病理检查可见肝细胞局灶坏死、炎症细胞浸润，肝血窦扩张、淤血，部分肝细胞索断裂，线粒体水肿、嵴减少，肝细胞内胆汁淤积。还有研究发现，给予大、小鼠 DMF 13 周吸入染毒，肝重增加；800mg/m^3 可以导致大鼠血清 ALT 水平升高，400～800mg/m^3 可使其肝细胞坏死。

DMF 引起肝损伤机制可能与 DMF 通过各种途径进入机体，生成活性中间产物异氰酸甲酯有关，异氰酸甲酯具有很强的亲电子活性，可产生自由基，引起脂质过氧化，造成肝损伤。

（四）乙醇

动物一次大剂量摄入乙醇后可出现中毒性肝炎和急性肝坏死，慢性染毒可致酒精性肝纤维化和肝硬化。乙醇对肝的损害主要经过干扰肝细胞正常代谢，直接刺激造成肝细胞基本结构破坏，加重其他药物的毒性，影响体内脂代谢，使脂肪氧化降低，脂肪堆积。

乙醇引起肝细胞周围纤维增生，引起乙醇性肝纤维化和肝硬化。以 40%～60% 的乙醇灌胃染毒大鼠，剂量为 9.6g/(kg·d)，每天 2 次，共 20 周，病理检查可见肝间质反应性增生、坏死及胶原纤维增生，大鼠肝纤维化包括窦周纤维化，肝终末静脉周围纤维化，汇管区及汇管区周围纤维化。检测发现肝细胞内 ATP 含量明显降低，肝细胞氧化利用和转运脂质等功能降低，引起脂肪在肝细胞内沉积增加，致肝细胞发生炎症、坏死及增生，诱导乙醇性肝纤维化的发生。

经口给予大鼠乙醇 12 周，可见肝脂肪变。给予大鼠乙醇 10ml/kg 灌胃，每日 2 次，共 8 周，可见肝细胞脂肪变性。具体表现为大泡性脂变和小泡性脂变。小泡性脂变围绕中央静脉分布；以及散在大泡性脂变。电镜可见肝细胞线粒体肿胀变形，线粒体嵴排列紊乱，肝小叶内偶见点状或小灶状坏死。肝 CYP2E1 在中央静脉周围肝细胞内呈高表达，此处氧应激反应最活跃，为酒精性肝损伤的好发部位。乙醇引起脂肪肝的机制可能是乙醇代谢亢进，NADH/NAD$^+$ 比值上升，则细胞液中的磷酸二羟丙酮向磷酸甘油的转变增加。磷酸甘油是合成甘油三酯的重要原料，这样就利于肝甘油三酯的大量合成。另一方面，发生乙酰辅酶 A 供给过剩的状态，使脂肪酸的合成增加。此外，氢向线粒体的转运亢进,因而线粒体内 NAD$^+$-NADH 氧化还原系统发生障碍,三羧酸循环上的氧化性脱羧反应 NADH 的增加被抑制,脂肪酸的氧化也可同样被抑制。因此,乙醇代谢进而伴发的代谢混乱是脂肪增加和脂肪氧化减少,这可能是慢性乙醇摄取所引起的脂肪肝的原因。

二、致胰腺损伤

目前,对于外源化学物致胰腺损伤毒理学研究较少。一般认为,可引起胰腺损伤的外源化学物有乙醇、大豆蛋白及某些药物。外源化学物导致胰腺损伤主要表现为胰腺肥大、胰腺肿瘤以及高血糖症(表3-6)。

表 3-6 致胰腺损伤的外源化学物及损伤表现

外源化学物名称	损伤部位	损伤表现
甲醇、乙醇	胰外分泌腺	炎症、脂肪变
大豆蛋白	胰外分泌腺	胰腺增生、肥大
锰、对乙酰氨基酚、水杨酸盐、阿片类物质	胰外分泌腺	炎症
四环素、磺胺类、利福平、丙戊酸、二氮嗪、硫唑嘌呤、巯基嘌呤、噻嗪类、雌激素、皮质甾类、有机磷酸酯类	胰外分泌腺	炎症
联苯胺、β-萘胺、煤焦油、二甲基苯并蒽	胰腺导管	肿瘤
四氧嘧啶、雄激素、链脲佐菌素、肾上腺素、糖皮质激素、磺胺类、生长激素、赛克力嗪	胰内分泌腺	诱发糖尿病
钴盐	胰内分泌腺	诱发糖尿病

(一) 乙醇

动物实验显示,经静脉一次给予 Wistar 大鼠 50％乙醇 (5mg/kg),大鼠胰腺局部血氧饱和度显著下降,病理检查发现,大鼠胰腺组织可见局部毛细血管充血扩张、炎性细胞浸润,细胞轻度肿胀等缺血性病理改变;可见乙醇可以选择性损伤胰腺微循环结构和功能,导致胰腺发生缺血性病变,进而引起急性胰腺炎。

静脉一次给予雄性 Wistar 大鼠 50％乙醇 5ml/kg,胰腺局部血氧饱和度显著下降,出现缺血性坏死。原因可能与乙醇与胰腺表面结合位点结合,损伤了胰腺微循环形态结构和灌注功能,影响了胰腺细胞与红细胞的氧交换作用,同时还增加胰腺细胞的代谢负荷和氧耗有关。大鼠经灌胃乙醇 4 周,可见胰腺水肿、腺泡坏死与炎细胞浸润。

动物实验显示给予大鼠 50mmol/L 乙醇,可见胰腺分泌管中有蛋白质沉淀物,胰腺腺泡细胞萎缩和纤维化。胰腺星状细胞参与乙醇代谢,在体外乙醇激活胰腺星状细胞产生胶原,促纤维生成因子以及促炎症细胞因子如血小板源性生长因子 (platelet derived growth factor, PDGF)、TGF-β 等上调,引起胰腺纤维化 (图 3-1)。

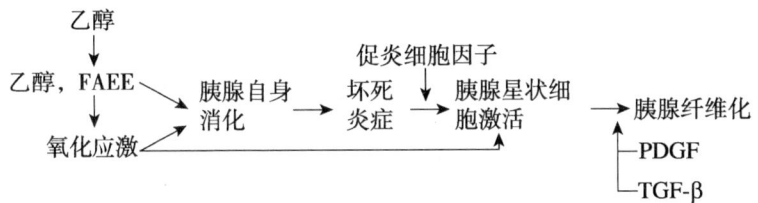

图 3-1 乙醇损伤胰腺的可能机制

FAEE:脂肪酸乙酯;PDGF:血小板源性生长因子;TGF-β:转化生长因子-β

资料来源:巫协宁. 酒精性胰腺炎的乙醇代谢和胰腺纤维化的关系. 胰腺病学. 2005,5 (1):58-59

(二) 锰

锰是精氨酸酶、脯氨酸酶、丙酮酸羧化酶、超氧化物歧化酶等的组成成分。是碱性磷酸酶和黄素激酶的激动剂,还可激活 DNA 聚合酶、RNA 聚合酶活性。

缺锰是糖尿病发病的原因之一。动物锰缺乏可使胰腺发育不全，胰岛 β 细胞减少，胰岛素合成和分泌量减少，以及葡萄糖利用率降低，锰缺乏损害葡萄糖的异生能力，还可使胰岛素同受体的结合减弱，使机体对胰岛素的敏感性降低。实验可见锰缺乏大鼠可诱发糖尿病。新生豚鼠有严重锰缺乏时，表现胰腺所有细胞组成先天发育不全或显著形成不全。

（三）二甲基苯并蒽

二甲基苯并蒽（dimethylbenzanthracene，DMBA）可以用来制备大鼠胰腺癌模型。具体方法是切开 SD 大鼠胰腺被膜及部分胰腺实质，深 1 mm，置入 9 mg 的 DMBA，缝合胰腺被膜。3~5 个月后大鼠胰腺癌发生率为 65 %，大部分为胰腺导管上皮腺癌。镜下癌细胞呈腺管样分布，并可见癌细胞巢；小部分为胰腺纤维肉瘤。病理检查可见胰腺完全消失，被弥漫分布的纤维肉瘤细胞取代。

（四）链脲佐菌素

链脲佐菌素又称为 2-脱氧-2-｛［（甲基亚硝基氨基）-羰基］-氨基｝-D-吡喃葡萄糖，能通过葡萄糖转运蛋白（glucose trasport protein）进入细胞，特异损伤胰岛的 β 细胞。常用于大鼠和小鼠糖尿病动物模型制作。静脉注射一次给予大鼠链脲佐菌素 65mg/kg，血糖明显升高。给予大鼠、小鼠、豚鼠等动物一次静脉注射链脲佐菌素，1h 后可见胰岛 β 细胞脱颗粒和核固缩，8h 后 β 细胞弥漫性坏死，而动物出现胰岛素缺乏、高血糖和尿糖。

（马文军　王民生　常元勋）

主要参考文献

1. 罗治彬，吴嘉惠，史景泉，等. 中毒剂量锌对大鼠小肠黏膜超微结构的影响. 营养学报，1999，21（1）：34-37.
2. 王晓云，文思远，胡小电，等. 5-氟尿嘧啶的毒副作用与二氢嘧啶脱氢酶基因多态性关系的研究进展. 国外医学药学分册，2003，30（3）：178-181.

3. 闫行占. 药源性胃黏膜损伤. 药学实践杂志, 1997, 15 (1): 42-43.
4. 王仁云, 楼亚敏. 小剂量阿司匹林对胃肠道的毒性作用及预防对策. 药物流行病学杂志, 1999, 8 (3): 153-155.
5. 杨克敌综述, 赵美英审校. 铊的毒理学研究进展. 国外医学卫生学分册, 1995, 22 (4): 201-204.
6. 陈冬利, 王俊义, 王为忠. 5-氟尿嘧啶导致大鼠小肠功能损害. 第四军医大学学报, 1998, 19 (5): 574-576.
7. 张伟, 吴本俨. 小剂量阿司匹林所致大鼠胃黏膜损伤 ICAM-1 表达的研究. 世界华人消化杂志, 2002, 10 (12): 1399-1403.
8. 口苏红, 曹之宪, 林兆鑫. 乙醇对大鼠胃黏膜的影响, 世界华人消化杂志, 2000, 8 (3): 355-356.
9. 宫媛, 吴本俨, 朱鸣. 阿司匹林和奥美拉唑对大鼠胃黏膜损伤及血液 NO、TNF 的影响. 军医进修学院学报, 2009, 30 (6): 885-887.
10. 朱孔锡, 刘莉, 张喜红, 等. 线粒体 DNA 突变与大鼠乙醇性肝纤维化的关系. 毒理学杂志, 2008, 22 (2): 114-116.
11. 房龙, 杜时雨, 赵洪川, 等. 氧应激在大鼠乙醇及四氯化碳致慢性肝损伤中的作用. 世界华人消化杂志, 2010, 18 (3): 234-239.
12. 文习刚, 史海安. 酒精性胰腺炎致病机理的实验研究. 腹部外科, 2000, 13 (3): 149-150.
13. 巫协宁. 酒精性胰腺炎的乙醇代谢和胰腺纤维化的关系. 胰腺病学, 2005, 5 (1): 58-59.
14. 周宗灿编著. 毒理学教程. 3 版. 北京: 北京大学医学出版社, 2006.
15. 庄志雄主编. 靶器官毒理学. 北京: 化学工业出版社, 2006.
16. 黄吉武, 周宗灿主译. 毒理学 毒物的基础科学. 北京: 人民卫生出版社, 2005.
17. 秦仁义, 爱德, 邹声泉, 等. 一种新型大鼠胰腺癌模型的制备. 中华实验外科杂志, 2000, 17 (5): 462-463.
18. 江泉观, 纪云晶, 常元勋主编. 环境化学毒物防治手册. 北京: 化学工业出版社, 2004. 1125-1191.
19. 常元勋主编. 靶器官与环境有害因素. 北京: 化学工业出版社, 2008. 197-268.
20. 查月芳, 曾文, 胡建军, 等. 主要抗结核药物肝毒性的动物实验研究. 中国防痨杂志, 2006, 28 (3): 174-177.

21. 陈勇,程明,刘春霞,等. 肝毒性中药的研究现状与展望. 中草药,2004, 35 (11):1315-1317.
22. 刘宁,沈明浩主编. 食品毒理学. 北京:中国轻工业出版社,2005. 211-294.
23. 于春光,程美枫. 食品添加剂的分类及其使用. 职业与健康,2007,23 (4):303-304.
24. 白剑英. 食品添加剂亚硫酸盐的研究进展. 环境与职业医学,2007,24 (4):431-434.

第四章

外源化学物致消化系统损伤的临床表现

人们在职业环境和生活环境中,通过呼吸道吸入、饮水、饮食甚至服用药物,都可接触某些工业(环境)毒物、金属与类金属及其化合物、农药、食品添加剂和某些生物毒素等。消化系统是外源化学物吸收、生物转化、排出和肠-肝循环再吸收的最主要场所,外源化学物接触可致消化系统损伤。

第一节 消化管损伤临床表现

一、口腔病变与咽炎

1. **口腔炎** 汞中毒时,常见口腔黏膜充血、齿龈肿胀,口腔黏膜、舌、牙龈常有小溃疡,流涎多且有时有臭味;抗生素引起的口腔黏膜过敏、口腔炎;急性有机磷农药中毒时唾液分泌增加,出现流涎现象;而抗胆碱能药物如阿托品使唾液分泌减少,出现口干症状。长期大量服用抗癫痫药物苯妥英钠导致牙龈增生;药物引起的口腔损害,如四环素牙。慢性磷中毒导致牙龈红肿、出血及口腔大蒜味,严重者出现下颌骨溶解吸收和下颌骨坏疽。

报道1:某院2003年8月12日收治了1例因口服偏方而引起的急性汞中毒伴汞毒性皮炎及口腔炎的女患者,17岁,初中文化。因银屑病服用含有朱砂(HgS)的民间秘方《轻槐散》,服用第2剂后出现高热不退、乏力、头痛、头晕,2日后面部及全身出现红色斑丘疹,就诊。入院检查时神志清,面部、四肢及躯干出现高起皮肤的红色斑丘疹,伴大小不等的水泡有破溃。口腔有大片溃疡,齿龈红肿酸痛,糜烂出血、流涎带腥臭味,口周可见黄绿色分泌物,张口困难眼睑水肿,结膜充血,眼畏光。经过周密细致的治疗与护理,7日后破溃处结痂,10日后开始脱落,19日后治愈出院。

引自：于江红，黄晓霞，潘燕燕. 一例急性汞中毒伴汞毒性皮炎及口腔炎的护理. 职业与健康，2004，20（30）：154-155

2. 牙酸蚀病 经常接触酸雾者门牙、犬齿硬组织矿物质缺损，牙齿表面粗糙、无光泽，牙齿成锯齿状，且对冷、热、酸、甜等较敏感，可有牙龈炎，严重者有牙髓腔暴露。

铅、汞慢性中毒时，齿龈边缘可呈现暗蓝色线。慢性镉中毒时，牙釉质出现黄色镉环；慢性氟中毒，出现氟斑牙。"三酸"作业人员长期吸入酸雾，可见牙釉质破坏、脱落；出现牙齿酸蚀现象。

服用有色素的药物如黄连素等可以使舌变色；亚甲蓝使舌头变蓝。

3. 咽炎 强酸酸雾吸入刺激咽喉，导致急、慢性咽炎。

二、食管病变

乙醇引起胸骨后疼痛。强酸、强碱、重铬酸钾、酚类、漂白粉等含氯消毒剂，过氧乙酸、汞盐、百草枯等引起食管痉挛。轻度损伤引起食管上皮轻度增生，重度损伤引起上皮坏死和炎症（表4-1）。

表 4-1 作用于食管的药物和外源化学物

作用类型	机制	外源化学物
胸骨后疼痛	刺激疼痛纤维	乙醇、氢氧化钠
	增加肌肉张力	药物
	肌肉痉挛	氢氧化钠
	食管穿孔	氢氧化钠、催吐剂
吞咽困难	神经肌肉性	肉毒毒素、铊、河豚毒素
	机械性刺激和损伤	氢氧化钠、碘、氯化汞、百草枯、杀草快

资料来源：周宗灿编著. 毒理学教程. 3版. 北京：北京大学医学出版社. 2006.

三、胃肠病变

外源化学物摄入所致胃肠道损伤，一般表现为急、慢性胃肠炎，腹部绞痛、胃溃疡、消化道肿瘤等（表4-2）。

表4-2 作用于胃肠的药物和外源化学物

作用类型	机制	外源化学物
疼痛	刺激上腹部疼痛纤维	乙醇、抗代谢药、砷、腐蚀剂、秋水仙素、氯化汞、水杨酸盐
	穿孔	腐蚀剂、水杨酸盐
	阻塞	非甾体抗炎药、水杨酸盐
呕吐	局部刺激	腐蚀剂、秋水仙素、去污剂、氟化物、金属、水杨酸盐、氯化锌
	中枢神经感受器激发	强心苷、尼古丁、阿片样物质
	外源化学物引起出血	安非他命、可卡因、N-去甲麻黄碱
	水肿	维生素 A
呕血	直接黏膜损伤	乙醇、腐蚀剂、金属、植物、氯化锌

资料来源：周宗灿编著. 毒理学教程. 3版. 北京：北京大学医学出版社. 2006.

（一）急性化学性胃肠炎

急性化学性胃肠炎是指胃黏膜的急性、弥漫性炎症，病程一般较短，是可逆性的病变。如酸、碱、汞盐、三氧化二砷、苯酚、过氧乙酸、烈酒、咖啡、浓茶、香料及某些药品均可损伤胃黏膜，引起炎症性改变。病理检查可见胃黏膜呈急性炎症改变，黏膜显著充血、水肿，黏液分泌过多，白色或黄色渗出物附着于表面，可伴点状出血和黏膜糜烂，黏膜中有中性粒细胞浸润。患者表现为发病急，常于进食污染食物后数小时至24h发病。主要症状为上腹部不适、腹痛、恶心、呕吐，呕吐物为酸臭的食物，呕吐剧烈时可吐出胆汁，甚至血性液体。如同时合并肠炎，可出现脐周绞痛，腹泻大便呈糊状或黄色水样便，不带脓血，一天数次至十数次。可伴有发冷、发热、脱水、电解质紊乱，酸中毒，甚至休克，体征可有上腹或脐周轻压痛，肠鸣音亢进。一般患者病程短，3~5天即可治愈。

报道2：有作者对就诊152例急性胃黏膜病变（AGML）进行分析发现其中饮酒所致者75例（居首位）。75例中男71例，女4例。年龄分组为15～20岁11例，21～40岁55例，40岁以上9例。饮酒类型：饮白酒68例，饮啤酒7例。发病前有9例偶有上腹痛史，1周内均无用药史。临床表现：全部病例均有不同程度的上腹疼痛不适，多数为隐痛及胀痛。单纯呕血者35例，呕血伴黑便者36例，非显性出血4例。血红蛋白低于70g/L者2例，饮酒后出现症状的时间为0.5～24h。胃镜检查所见：胃黏膜呈散在性或多发性糜烂灶，局部或广泛密集的点、片状出血，其中有的伴弥漫性渗血或呈大小不等的瘀点、瘀斑及血痂；浅表糜烂溃疡出血者33例；余者以上表现混合存在；未见独立性深溃疡和小血管暴露性出血病例。病灶分布部位：病变单独位于胃体11例，位于胃底和胃体22例，胃体和胃窦14例，病变波及全胃28例（其中食管下段、十二指肠球部受累各2例）。病理诊断为：①轻度急性浅表性胃炎22例，表现为黏膜浅表有1/3为分叶核细胞浸润，血管扩张，部分瘀血、出血；②糜烂性胃炎32例，黏膜浅层部分上皮坏死、脱落、水肿，血管扩张出血，浅层少量分叶核及淋巴细胞浸润；③急性浅表溃疡7例，镜下见黏膜层大部分坏死、缺失、局部炎性坏死及分叶核细胞渗出、出血，无炎性增生纤维组织，可与消化性溃疡鉴别。

引自：郑宝轩，万友华，赵东海. 酒精致急性胃黏膜病变的临床观察. 解放军医学杂志，2003，28（4）：378

（二）腹绞痛

急性或慢性重度铅中毒、二甲基甲酰胺中毒、铊中毒、砷化合物中毒导致腹绞痛发生。患者经常出现脐周或全腹剧烈的持续性或阵发性绞痛，阵发性加剧，伴有冷汗、面色苍白、恶心、呕吐。铅中毒患者在铅性绞痛发作时，腹部无明显定位，伴有顽固性便秘和轻度贫血、肝酶活性轻度增高等。

报道3：有学者总结了25例职业性铅中毒患者，临床表现除腹绞痛外，还有恶心、呕吐、腹胀、便秘等（表4-3），其中5例遭误诊。25例患者均为男性，年龄在17～47岁；工龄15天～27年，其中 80% 小于 10 年。除 1 例为焊工外，其余均为铅冶炼、电解工。其中 14 例由饮酒诱发，6 例由腹隐痛加重至腹绞痛，余 5 例无明显诱因。

表 4-3　25 例铅绞痛患者临床症状、体征

症状	例数	%	体征	例数	%
恶心	19	76	铅容	20	80
呕吐	8	32	齿龈铅线	13	52
便秘	22	88	辗转体位	19	76
腹胀	21	84	血压升高（一过性）	12	48
腹绞痛	25	100	脐周压痛	9	36
腰痛	5	20	全腹压痛	7	28
			双肾区叩击痛	3	12

资料来源：李晓凤. 25 例职业性铅绞痛临床分析. 中国工业医学杂志，2002，15 (4)：214-215.

典型病例：陈某，男，28 岁，焊工，在直径 4 米，高 5 米的金属罐内从事焊割工作，每日 12h。15 天后渐感周身不适，四肢酸痛，饮酒后出现腹绞痛。经抗炎、对症等内科治疗无效后剖腹探查，术中未见明显异常，术后腹痛略有缓解。5 日后出现持续性腹痛，阵发性加剧伴恶心、呕吐，不能进食，停止排便、排气，疼痛向腰骶部及会阴部放射。曾给予度冷丁肌注无效，后给予亚冬眠治疗疼痛亦无缓解，患者烦躁，蜷曲捧腹，两次腹部透视均见肠腔明显积气。B 超示胆囊壁增厚，少量腹腔积液。经普外、泌尿等联合会诊排除内、外科疾病所致急腹症后，查尿铅，为 $0.550\mu mol/L$，血铅为 $1.052\mu mol/L$。因患者有铅作业史 15 日，尿铅高于正常值，故进行驱铅试验。予以依地酸二钠钙 1.0g 静脉滴注，尿铅达 $17.6\mu mol/L$，再查齿龈可见铅线，血 ZPP $2.91\mu mol/L$，Hb 120 g/L，RBC $3.85\times 10^{12}/L$；尿 CP (＋)，δ-ALA $58\mu mol/L$。经用依地酸二钠钙 1.0g 静脉滴注 1 次/日，3 日后腹痛开始缓解，一周后腹痛消失，二周后尿铅降至 $0.36\mu mol/L$

(共驱铅 7 次）。痊愈出院。出院诊断：亚急性铅中毒，铅绞痛。

（三）慢性胃炎

慢性胃炎系指不同病因引起的各种慢性胃黏膜炎性病变，是一种常见病，其发病率在各种胃病中居首位。慢性胃炎分为：①浅表性胃炎，炎症仅侵犯胃黏膜的表层上皮，包括糜烂、出血。②萎缩性胃炎，炎症已累及黏膜深处的腺体并引起萎缩，如伴有局部增生，称萎缩性胃炎伴过度形成。③肥厚性胃炎。慢性胃炎的发病可能与下列因素有关，长期服用对胃黏膜有强烈刺激的饮食及药物，如浓茶、烈酒、辛辣或水杨酸盐类药物，长期高浓度饮食镉暴露，可以导致萎缩性胃炎和黏膜萎缩。过度吸烟使菸草酸直接作用于胃黏膜导致慢性胃炎的发生。

（四）溃疡病

多数胃肠道溃疡患者具有典型临床表现。症状主要特点是：慢性、周期性、节律性上腹痛是典型症状，体征不明显。节律性表现的溃疡疼痛与胃酸刺激有关，当疼痛节律性发生变化时，应考虑病情发展加剧，或出现并发症。其他胃肠道症状及全身症状如嗳气、反酸、胸骨后烧灼感、流涎、恶心、呕吐、便秘等可单独或伴疼痛出现。部分患者有失眠、多汗等植物神经功能紊乱症状。

腐蚀性外源化学物直接作用于胃肠道，引起溃疡病发生。小肠近端局部溃疡出现于绒毛顶端，导致小肠绒毛丧失。氢氧化钠、氢氧化钾、氨水等腐蚀性化学物可破坏黏膜层，甲醛和乙烯醛与肠道蛋白结合损伤其黏膜层，导致肠壁的出血和穿孔。酚类、乙醇、烷烃类和一些芳香族化学物和化学溶剂也可导致胃肠道溃疡。高浓度铁离子损伤黏膜时有恶心、胃灼热和腹痛表现，铁中毒患者可见胃肠道上部出现严重溃疡和坏死。

研究发现，胃酸-胃蛋白酶的侵袭作用增强和或胃黏膜防护机制的削弱是导致消化性溃疡发生的根本原因。胃溃疡的发生主要是防护机制的削弱，如幽门功能的失调、胆汁及肠液的反流，胃黏液及黏膜屏障破坏等。阿司匹林、消炎痛、利血平、肾上腺皮质激素等，药物因素，吸烟，以及过热、粗糙等食物或过酸、辛辣、乙醇等和某些饮料对胃黏膜及其屏障可以有损害作用,咖啡则刺激胃酸分泌,这些都通过削弱黏膜屏障,或增加胃酸分泌等可促进溃疡发生。

在吸烟的人群中,消化性溃疡发病率显著高于不吸烟者,其溃疡愈合过程延缓,复发率显著增高。可能与吸烟(尼古丁)引起胃黏膜血管收缩,降低幽门括约肌张力,使胆汁及胰液反流增加,从而削弱胃黏液及黏膜屏障,并抑制胰腺分泌碱性胰液,减少十二指肠内中和胃酸能力等有关。

(五)消化道肿瘤

1. 食管癌 是由食管黏膜上皮或腺体发生的恶性肿瘤。目前尚无一项被普遍接受的因素能说明食管癌发病的原因,其发生于多种危险因素有关,目前认为有某些化学因素如亚硝胺类化合物的摄入与食管癌的发生有关,食管癌高发区河南林县居民食用的酸菜量与食管癌发病率成正比。另外某些微量元素,如钼、维生素 C、维生素 A 的缺乏可以促进食管癌的发生。同时有些不良的生活习惯如过量饮酒和食入过热的粗糙饭食也会促进食管癌的发生。

食管癌常发生在食管中部,根据病理变化和临床症状分为早期、中期和晚期。早期食管癌无明显的临床症状,主要症状为胸骨后不适或咽下痛与烧灼感。约 3%~8% 的病例无任何感觉,早期发现手术治疗后 5 年的存活率达 90% 以上,但是由于早期食管癌临床表现轻微,易于被人们忽视,所以其发现率较低。中期食管癌临床症状明显,主要表现为进行性咽下困难、胸骨后或肩胛间疼痛、烧灼感和噎哽感、吐黏液样痰。晚期食管癌临床症状多因压迫和并发症引起,如压迫喉返神经,出现声音嘶哑;压迫气管,可出现咳嗽及呼吸困难,晚期,因咽下困难出现高度消瘦、脱水等恶病质。食管癌根据病理表现分为鳞状细胞癌(占食管癌的 90% 以上)、腺癌、小细胞未分化癌和肉瘤。

中国河南林县是食管癌高发区,据统计林县食管癌发病率 1959—1987 年男女分别为 129.76/10 万和 102.65/10 万,1988—1992 年男女分别为 135.49/10 万和 101.12/10 万。无论男性和女性,在各种恶性肿瘤死亡中,食管癌都居第一位,分别占全部恶性肿瘤死亡的

64.58%和63.18%,占居民全死因的16.98%和13.60%。1959—1992林县共发生食管癌29705人,其中男16690人,女13015人。食管癌发病率与居民食用的酸菜量成正比。

2. 胃癌 是消化系统最常见的肿瘤。也是我国最常见的肿瘤之一(在男性排在肺癌和肝癌之后,女性排在乳腺癌和肺癌之后)。患者男性多于女性,好发年龄为40~60岁,我国胃癌人口调整死亡率(男性:40.8/10万,女性:18.6/10万)分别是欧美发达国家的4.2~7.9倍和3.8~8.0倍,并有明显的地区差异和城乡差别。

目前尚无证据表明任何一种单一的因素是胃癌发病的直接原因,胃癌发病除与遗传因素有关外,胃癌发生与环境因素如食物、土壤、水源等密切相关,胃癌的危险因素包括幽门螺旋杆菌感染、吸烟、高盐饮食。首先,胃癌发生与食物的配制、食用方式及其组成成分有关。如某些食物加工储藏、烹饪不当时可产生致癌物质,其中较为肯定的是亚硝胺类化合物。食品在加工过程中的污染及熏、烤、烘炸等工序可使致癌物3,4-苯并[a]芘的含量增加,日本的流行病学调查显示,烤鱼的食用量与胃癌死亡率成正相关,相对危险度(RR)为1.7,而烤鱼中可检出3,4-苯并[a]芘。高盐及腌食品可破坏胃黏膜屏障,利于致癌物质直接作用胃黏膜。另外,食物中也存在有抗癌物质,如维生素C可抑制亚硝酸盐形成亚硝胺;大蒜可抑制胃内硝酸盐还原菌进而减少亚硝胺的产生等。土壤、水源中的有机物或微量元素缺乏或过多与肿瘤发生可能有一定关系,如泥炭土壤、煤矿或石棉矿区居民胃癌发生率高于沙地或黏土地带居民。还有研究表明吸烟者胃癌发生率明显高于不吸烟者。

早期胃癌一般无明显症状发生,或只有轻微的上腹不适(83.8%),纳差(39.5%),疲倦等,局部可无体征,常误诊为慢性胃炎,直至肿瘤发展至中晚期,出现下述表现:上腹疼痛,进展期胃癌上腹疼痛的发生率为81.3%、食欲减退、消瘦和乏力的发生率为60%,恶心和呕吐发生率为48.5%,上消化道出血多见小量出血,进行性贫血和急性大出血。约10%的进展期胃癌患者因胃酸缺乏,胃排空加快,可出现腹泻。如果发生转移,出现转移部位相应症状,如肺转移出现咳嗽、呼吸困难；肝转移出现肝痛、黄疸；骨转移出现骨痛等。中晚期胃癌病理上可分为隆起型、溃疡型、溃疡浸润型和浸润型四种。

目前认为可采用以下措施来预防胃癌的发生：改变食物贮藏方法，少进腌、熏食品，防止高盐饮食，戒烟酒，多吃新鲜水果、蔬菜，多吃肉类乳品；积极治疗与胃癌发病有关的疾病，尤对高危人群需定期随访；在胃癌高发区建立防治网以利早期发现及时防治。

3. **大肠癌** 又称结直肠癌。根据病理检查结果，大肠癌可以分为隆起型、溃疡型、侵袭型和胶样型。组织分型可分为腺上皮癌、鳞状细胞癌和类癌。结肠癌临床表现常见血便或黏液脓血便，大便形状或习惯发生改变，贫血、腹痛，腹部包块和消瘦等。根据其发生部位不同，临床表现常各有特殊性。

全球结直肠癌发病人数在不断增加，2007 年大约为 120 万，比 1980 年增加 109.8%，1990—2007 年，死亡率增加 44%。我国原属于大肠癌发病较低的国家，但近年来随着人们生活方式的改变，我国大陆地区结直肠癌也由低发趋向于高发，结直肠癌的发病率呈现上升趋势，资料显示，我国大陆地区结直肠癌的死亡率 2005 年比 1991 年增加 70.7%，年均增加 4.71%，2005 年结直肠癌的发病数和死亡数已超过美国，结直肠癌成为我国常见的恶性肿瘤之一，目前在上海、北京等地区的发病率已经超过 20/10 万，发病年龄多在 30~50 岁，近 20 年来，我国结直肠癌男女比例发生明显变化，由 20 世纪 80 年代的 1.50：1 到 20 世纪 90 年代的 1.26：1。女性比例增加明显，女性结肠癌多见，而直肠癌多见于男性。2003 年，中国 33 市（县）近 5000 万人口的恶性肿瘤死亡年度报告中，有 1/3 市（县）结肠癌死亡率女性等同或超过男性。

大肠癌的发病目前认为与饮食因素和遗传因素有关。在西方人中，饮食因素可能与大约 50% 的结肠癌有因果关系。动物蛋白和动物脂肪摄入过高，食物纤维、维生素 A 及微量元素缺乏等是结直肠癌尤其是结肠癌的主要高危因素。高脂肪饮食、低纤维饮食、动物蛋白、食物中亚硝胺及其衍生物含量高，摄入乙醇、维生素 A 及微量元素缺乏等可能是上述食物不利于有规律的排便，延长了肠黏膜与食物中所含致癌物质的接触时间而引起大肠癌的发生。同时大肠的某些良性病变如慢性溃疡性结肠炎、大肠腺瘤与家族性结肠腺瘤病、血吸虫病等与大肠癌的发生有关。此外如家族性腺瘤性息肉、遗传性非息肉病性结直肠癌的发生与遗传因素有关。

肼和偶氮甲烷可以诱发实验动物结肠癌发生。杂环芳香胺（heterocyclic aromatic amine，HAA）可诱发小鼠、大鼠结肠癌，研究表明，HAA 在大鼠和小鼠肝 CYP1A2 氧化和结肠 N-乙酰转移酶代谢后毒性增强，成为终致癌物，在结肠黏膜层 N-乙酰转移酶 2（NAT2）介导下，诱发结肠癌。

第二节 肝病变

肝是物质代谢的重要场所，参与营养物质的消化吸收。肝通过调节肝糖原的合成与分解及糖原异生作用，维持正常血糖水平；肝合成多种蛋白质及胆汁，参与脂类代谢；肝对外源化学物代谢解毒。此外，肝还参与药物的生物转化及机体免疫调节过程。因此肝细胞受损可导致多种肝功能障碍，物质代谢障碍可表现为低糖血症、低蛋白血症、低钾血症和低钠血症以及机体凝血障碍、肠源性内毒素血症和肝性腹水；而肝免疫功能障碍可引起细菌感染的菌血症；肝生物转化功能障碍时发生药物代谢障碍、毒物的解毒障碍和激素的灭活减弱等。

一、急性与亚急性肝损伤

急性与亚急性肝损伤主要为短期内接触大量具有肝毒性外源化学物所致，潜伏期为 1～15 天，一般表现为黄疸和消化系统非特异性症状。

急性肝损伤为肝实质细胞损伤，临床上以黄疸、急性消化不良和出现神经症状为特征。急性中毒性肝损伤主要由外源化学物中毒和传染性因素引起。中毒性原因多因食用了腐败变质的食物、腐烂的鱼肉和加工副产品中有肝毒性的物质所致。或由于长期服用某些抗生素和磺胺类药物，使正常菌群功能紊乱所致，或者由于误服了某些有急性肝毒性的刺激性或腐蚀性的物质如磷、汞、砷、氟化物等所致。某些外源化学物接触后可先出现神经系统、肾损伤后再出现肝损伤，如苯胺、硝基苯类化学物中毒先出现高铁血红蛋白血症，几天后再出现肝损伤，硫酸铜、砷化氢中毒先发生急性溶血，再出现肝损伤。

有文献报道在接触三氯乙烯（TCE）1个月后，发生了急性重度中毒性肝病，最终导致该病例死亡的职业性中毒事件（见报道4）。

报道4：患者朱某，女性，19岁，在一民营电子企业DIP车间从事清洗主板工作，工作时间为每天8h，因生产任务需要时，日加班2h左右，该工人在从事上述工种工作25天后，出现乏力、纳差、畏寒、发热等症状，在区医院门诊对症治疗，9天后病情加重，市级医院收住入院治疗，患者卧床不起，意识不清，轻度谵妄，皮肤巩膜中度黄染，腹水症阳性，双侧病理征阳性。入院当天，患者处于中度昏迷状态。生化检验示总胆红素219.3 μmol/L，直接胆红素171.9 μmol/L，间接胆红素47.4 μmol/L，总蛋白59.8 g/L，白蛋白30.5 g/L，天冬氨酸转氨酶（AST）525 U/L，丙氨酸转氨酶（ALT）1 255 U/L，γ-谷氨酰转肽酶214 U/L，碱性磷酸酶158U/L，肌酸激酶1 264 U/L；凝血酶时间23.6 s；血氨45.31 μmol/L；甲型肝炎、乙型肝炎、丙型肝炎、戊型肝炎、艾滋病（AIDS）、梅毒免疫学指标全部阴性；B超显示肝区回声欠均匀，脾轻度肿大，中等腹腔、盆腔积液。入院第5天，患者因急性重症肝炎、肝衰死亡。经职业流行病学调查，患者所接触的清洗剂主要成分为三氯乙烯。该车间主要采用自然通风，无局部通风排毒装置，员工配备防护眼镜、口罩个人防护用品，但在操作过程中并不配戴。该患者有明确的三氯乙烯职业接触史，有肝损害体征和实验室检查结果，根据《职业性急性三氯乙烯中毒诊断标准》（GBZ 38-2002）、《职业性中毒性肝病诊断标准》（GBZ 59-2002），经过5位省、市职业病诊断医师集体讨论，诊断结论为"职业性急性重度中毒性肝病"。

引自：张耘. 三氯乙烯引起急性重度中毒性肝病的病例报告. 职

业与健康，2007，23（8）：599-600

报道 5：患者，男，46 岁，农民建筑工。在某氯乙烯厂区内挖槽施工时，因于邻近上风向的氯乙烯生产设备维修中操作不慎致使管道内大量的氯乙烯泄漏，而吸入高浓度的氯乙烯。患者意识模糊、四肢无力继而昏迷，事故发生后约 10 min，被救援人员在距其施工位置顺风向 12 m 处发现，患者俯卧地面，身后有明显的爬行痕迹，紧急送往医院。据现场救援人员介绍，事故发生时泄漏的氯乙烯气化后形成浓雾状，距地面约 1.2 m 以下能见度很低。患者在事故发生后 25 min 急诊入院。查体：BP 180/105 mmHg（24/14 kPa），P110 次/分，R32 次/分，呈昏迷状态，时而出现躁动，呼吸急促表浅，口腔粉红色泡沫状分泌物溢出，口唇发绀，双侧瞳孔等大等圆，径 5 mm，对光反应减弱，颈软，两肺可闻湿性啰音，心率 110 次/分，腹软，肝、脾未触及。立即除去被污染的衣服，用清水擦拭全身。同时，清除口腔内分泌物，面罩给氧辅助呼吸，该病例出现中毒性肺水肿及脑水肿症状。经 70 min 的紧张抢救，患者意识转清能正确回答问题，呼吸较平稳，双肺底可闻及湿音和散在干啰音，心电图显示心肌供血不足。病情稍有缓解后送入内科 ICU 继续抗肺水肿、降颅内压和保肝治疗。自入院第 2 天至出院后共检查肝功能 5 次，结果显示（表 4-4），肝损害呈进行性加重，结合乙肝两对半血清学检查小三阳结果：HBsAg（+），HBsAb（-），HBeAg（-），HBeAb（+），HBcAb（+），考虑为急性重度氯乙烯中毒所致肝脏损害。虽然单从检验结果看可以认为是慢性乙肝急性发作，但是，以患者急性重度氯乙烯中毒的病因为前提，结合《职业性氯乙烯中毒诊断标准》（GBZ90-2002）中关于鉴别诊断的提示进行综合分析，判断患者肝功能损伤的主要原因应为氯乙烯中毒所致。当然，也不能排除氯乙烯中毒与慢性乙肝这两种病因交叉作用的可能性。

表 4-4 患者肝功能检查结果

时间	ALT (U/L)	TBiL (μmol/L)	AST (U/L)	γ-GT (U/L)
7月23日	40	24.98	43	88
7月26日	42	16.84	21	76
7月30日	50	18.46	24	91
8月1日	63	18.50	67	112
8月19日	126	16.50	—	—
正常参考值	0~40	1.7~17.1	5~35	7~50

资料来源：张芃，韩伟，于书云. 急性重度氯乙烯中毒1例分析. 中国工业医学杂志，2003，6(3)：159-160.

报道6：有学者总结了2002—2007年某市77例三氯乙烯（TCE）职业损害的发病和死亡情况，其中职业性TCE中毒9人；职业性TCE药疹样皮炎67人；TCE致猝死1人。在职业性TCE中毒9人中，2人死亡，病死率为22.2%。其中职业性急性轻度TCE中毒7例，职业性急性重度TCE中毒2例；女8例，男1例；平均年龄25.9岁（17~35岁）；其中8人为清洗工种，1人为"打枪水"工种；临床表现：9人（100%）均出现头晕、乏力、意识模糊等症状，2人（22.2%）出现肝损害，1人（11.1%）出现发热，无皮肤损害病例；67例职业性TCE药疹样皮炎患者中，63例出现肝损害（94.0%），肝损害患者主要表现是血清转氨酶升高，其中91.2%乙型肝炎表面抗原检测阴性，只有8.8%乙型肝炎表面抗原阳性。

引自：钟逸菲、熊俊. 东莞市2002—2007年三氯乙烯职业损害分析. 中国职业医学，2008，35(3)：261-262.

报道7：2001年某市一家生产毛衣的港商独资企业，后整车间查补工序，发生36名用喷枪对毛衣进行喷射去污女工集体职业性急性四氯化碳中毒事件，所用"枪水"主要含有四氯化碳（占72%），其他为二氯甲烷、1,2-二氯乙烷、正己烷、甲基戊烷、甲基环戊烷及三氯乙烯等。36名患者均为女性，年龄25~47岁，入院时均有不同程度的头晕、头痛、乏力、咽干、恶心、呕吐等症状；12 名患者除上述症状外，尚有嗜睡、失眠、胸闷、咽部异物感、咳嗽、食欲减退、腹痛、腹泻、心率增快、肺闻干啰音、肝肿大等症状。12 名患者进行血、尿常规、肝功能、胸透、心电图和 B 超检查，有 WBC 减少 1 例（3.8×10^9/L），肝功能异常 12 例（丙氨酸转氨酶 100～200 U/L 的 5 例、200～300 U/L 的 7 例，其中 9 例入院时已升高，3 例入院 1 周后才升高），总胆红素升高 1 例（74μmol/L）；心电图示 I 度房室传导阻滞 1 例；X 线胸透，两肺纹理增粗 3 例。12 例肝功能异常者经对症治疗 3 周后全部恢复正常。

引自：李玲．一起职业性急性四氯化碳中毒的调查报告．中国职业医学，2007，29（5）：67

二、慢性肝损伤

慢性肝损伤由于长期或反复接触较低剂量肝毒物所致，起病隐匿，症状较轻，进展缓慢。或者由急性中毒性肝病迁延而来。如长期接触 TNT 作业人员，有慢性肝损伤表现。

报道 8：某工厂工人，男性，34 岁，接触三硝基甲苯生产 8 年，不吸烟和饮酒。近一年来患者自感疲乏、胃纳差，右上腹不适并有饱胀感，因肝功能异常而入院。入院后经各项检查，可见肝右侧肿大、轻度压痛，血清 ALT、AST 水平明显升高，但乙肝两对半检查阴性，末梢血内白细胞及红细胞总数均中度下降，骨髓穿刺结果示轻度再生障碍性贫血。肝穿刺病理检查显示：肝小叶结构不清、肝索明显零乱，肝细胞重度变性，少部分肝细胞点状坏死，部分肝细胞出现明显脂肪变性，未见炎细胞反应，枯否细胞增生亦不明显。诊断为 TNT 致中毒性肝病。

引自：王炳森，董长安．亚急性三硝基甲苯中毒性肝病．中华劳动卫生职业病杂志，2002，20（3）：225

三、肝硬化

肝硬化（liver cirrhosis，LC）是一种常见的慢性肝病，是由一种或多种病因长期或反复作用，引起肝弥漫性损害。在病理组织学上有广泛的肝细胞变性、坏死、再生及再生结节形成，结缔组织增生及纤维隔形成，导致肝小叶结构破坏和假小叶形成，肝逐渐变形、变硬而发展成为肝硬化。临床上早期由于肝功能代偿较强，可无明显症状；后期则有多系统受累，以肝功能损害和门脉高压为主要表现，并常出现消化道出血、肝性脑病、继发感染、癌变等严重并发症。已知三硝基甲苯、三氯乙烯、乙醇、肼接触导致人体肝硬化。在西方国家，以酒精性肝硬化（alcoholic liver cirrhosis，ALC）为主，英国ALC占各类肝硬化的80%，美国占40%～90%。根据文献报道在我国，多数地区酒精性肝硬化占同期住院肝硬化总数10%左右，而部分少数民族地区有长期过量饮酒的习惯，发病率高达85.3%。近年在我国随着人民生活水平的提高，饮酒人群和饮酒量显著增高，酒精性肝硬化发病率呈逐渐上升趋势，应当引起高度重视。资料表明，酒精性肝病的发生与连续饮酒时间和数量有密切关系。平均每日饮乙醇80～160 g，连续5年以上可造成肝损害。酒精成瘾即酒精中毒可造成不同程度的肝损害，但间断小量饮酒者不会造成肝损害。

报道9：有研究者对某院住院的ALC 59例和同期住院的乙型肝炎后LC 684例的临床资料进行回顾性对照分析。ALC组59例。男性57例，女性2例，发病年龄35～78岁，平均（51.7±15.4）岁；日平均饮酒折合乙醇量100～540g，持续8～40年。乙肝后LC组684例，男462例，女222例，年龄35～73岁，平均（50.6±13.2）岁。两组病例在child-pugh分级、性别、年龄、职业方面差异均无统计学意义（$P>0.05$），具有可比性。酒精性肝硬化占同期住院肝硬化总数的7.9%，仅次于乙型肝炎后肝硬化。酒精性肝硬化早期无特异性临床表现，易忽略漏诊。从临床症状看，两组患者都有疲乏、纳差、腹胀、浮肿、消瘦、黑便、呕血等症状，但无显著性差异，ALC合并脂肪肝、胆结石患者明显多于乙肝后LC，这与乙醇改变肝线粒体及微管结构和功能、致脂肪代谢紊乱有关。ALC合并症有酒精性脑病、酒精性心肌炎、慢性胰腺炎，戒酒综合征仅见于酒精性肝硬化者，是较特异的临床表现。ALC中肝肿大的比例为73%，与乙型肝炎后 LC 比较，差异显著($P<0.05$)。ALC 患者血清总胆红素、血清蛋白、肝纤维化三项、凝血酶原、门静脉主干内径、脾厚等检查结果与乙型肝炎后 LC 组比较，差异无统计学意义（$P>0.05$）。但 γ-谷氨酰转肽酶（γ-GT）活性、AST/ALT 比值、平均红细胞容积（MCV）与乙型肝炎后肝硬化比较，两组间差异有统计学意义（$P<0.01$），γ-GT、AST/ALT 比值异常可能是由于酒精主要损伤肝细胞微粒体、线粒体而致肝细胞 ALT 减少，提示 γ-GT 是反映 ALC 的特征性指标。而乙肝后 LC 组的肝癌 136 例（19.9%），发病率高于 ALC 组（6.8%）（$P<0.05$）。其中 46 例 ALC 进行胃镜检查的患者中，有消化性溃疡者 15 例（32.6%），而 513 例乙型肝炎后 LC 进行胃镜检查的患者，有消化性溃疡者 77 例（15%），两组比较差异有显著性（$P<0.01$），可能是乙醇对胃肠黏膜的损伤和刺激，使叶酸、维生素 B_1、维生素 B_{12} 等营养素吸收障碍，胃酸、胃泌素分泌增多，引起消化性溃疡和平均红细胞容积升高。

引自：柳娟，吴清时，唐志平. 酒精性肝硬化的临床特点分析. 现代消化及介入诊疗，2009，14，（2）：100-102

四、肝癌

原发性肝癌是我国最常见的恶性肿瘤之一，有"癌中之王"之称。世界上肝癌主要高发区是非洲东南部和中国的东南地区，而在西欧国家和美国，肝癌的发生率很低。据 WHO 等估计，肝癌占恶性肿瘤的比例在高发区国家为 30%，低发区国家为 2%。全世界每年新发肝癌中 42% 出现在我国大陆，已占我国肿瘤死因的第 2 位。从病理组织学上可分为肝细胞性肝癌（占 90%），胆管细胞性肝癌和两者混合型肝癌。临床上肝癌的病理类型分为早期肝癌和晚期肝癌。根据肿瘤形态分为巨块型、结节型和弥漫型。

我国不同地区肝癌的发病率也不同，东南沿海地区是肝癌高发区之一。肝癌以 40~49 岁发病率最高，男性的肝癌发病率明显高于女性，男：女之比约为 2：1。我国男女性肝癌粗死亡率分别为 29.01/10 万和 11.21/10 万。我国城市中男女肝癌发病率分别为 28.26/10

万和10.11/10万,而在农村肝癌的发病率略高,分别为29.28/10万和11.59/10万。男女发病率的差异在高发区尤其明显。

原发性肝癌病因至今仍未完全清楚,肝癌的发生除了与自身遗传因素、免疫功能有关外,可能与吸烟、嚼烟草、进食霉菌污染的食物(黄曲霉毒素)、某些植物(如生物碱)、腌制食物、高酒精含量的饮料、职业暴露(如接触氯乙烯、无机砷、二甲基亚硝胺、氧化钍胶体)、药源性因素(如口服避孕药偶尔会发生)等环境因素可能更为密切。

肝癌的早期症状不明显,仅有食欲不振、纳差、乏力、体重下降等。由于肝癌早期症状不明显,诊断较困难,病人出现症状就医时,多属中、晚期。血液甲胎蛋白持续升高是诊断肝癌的重要依据之一。中、晚期出现肝区痛,伴牵涉右肩部、胸痛,肝区肿块。部分患者可有发热、胃肠功能紊乱、消化道出血,肝癌破裂引起腹腔内出血,表现为急腹症。晚期可出现腹水、明显消瘦、黄疸,或出现某些全身性综合征。死亡原因有全身广泛转移、肝衰竭、癌结节破裂引起的大出血等。

五、与肝某些生理功能改变有关的肝损伤

外源化学物阻碍肝正常功能时,可以在肝细胞无明显损伤时产生肝功能障碍。如物质代谢紊乱。如影响肝对胆固醇摄取,就可导致机体高胆固醇血症。严重时,导致肝功能衰竭,出现多种代谢障碍,如影响肝葡萄糖贮存和合成,导致低血糖症使人体意识模糊、丧失等。黄磷、砷、四氯化碳、氯仿、氯乙烯和三硝基甲苯及苯的氨基、硝基化合物等,均可引起急性或慢性肝损伤,症状和体征与病毒性肝炎相似。

1. **与物质代谢障碍有关的肝损伤** 肝是物质代谢的中心,因此,当外源化学物损伤肝功能时,可出现多种代谢紊乱。

(1) 低糖血症。肝是合成和贮存糖原、氧化葡萄糖和产生能量的场所,肝糖原在调节血糖浓度,以及维持其稳定中起重要作用。当肝功能衰竭时,因大量肝细胞坏死可导致肝内糖原储备锐减;肝内残存

的肝糖原在肝细胞内质网上的葡萄糖-6-磷酸酶受到破坏后难以分解为葡萄糖；胰岛素在肝严重受损时灭活减弱，形成高胰岛素血症（hyperinsulinemia）。严重肝功能衰竭患者常因低糖血症而出现肝性脑病。急性二甲基甲酰胺中毒导致肝坏死，可引起低糖血症。

（2）脂肪肝。肝内脂肪酸是在线粒体内进行分解的。通过β氧化反应，脂肪酸被氧化为乙酸辅酶A，并产生大量能量；肝还能合成甘油三酯和脂蛋白，参与磷脂和胆固醇的代谢等。因此，当肝功能受损时，肝内脂肪氧化障碍或脂肪合成增多，而又不能有效地运出，中性脂肪在肝细胞内堆积导致脂肪肝。此外，当肝细胞受损时，血浆胆固醇的酯化作用减弱，血浆胆固醇酯浓度下降。乙醇代谢过程中消耗NADPH，使得β氧化减弱，脂肪在肝堆积形成脂肪肝。氯苯、三硝基甲苯、三氯乙烯、多氯联苯也可导致脂肪肝。

（3）肝硬化。肝是蛋白质代谢的主要场所，是血浆白蛋白、凝血因子以及多种酶类合成的主要器官。肝硬化发生时，整个肝的有效肝细胞总数减少，同时肝细胞代谢发生障碍，导致其合成白蛋白能力降低，机体出现低白蛋白血症。此外，肝受损时，某些氨基酸在肝内的分解代谢障碍，导致其在血浆中的含量升高，出现血浆氨基酸失衡。长期慢性三硝基甲苯、三氯乙烯、乙醇、肼接触可导致肝硬化发生。

2. 胆汁淤积　肝的分泌和排泄功能，主要表现为肝细胞对胆汁酸的分泌、胆红素的排泄以及对药物和毒物的排泄作用。因此当肝功能受损时，常因肝对胆红素的排泄障碍，导致高胆红素血症和肝内胆汁淤积，临床表现为黄疸。如二氯乙烯、二甲基甲酰胺、百草枯、环孢菌素A、二苯氨基甲烷等可导致胆汁淤积。

3. 凝血功能障碍　正常情况下，肝通过合成纤溶酶原并清除多种活化凝血因子，使机体凝血与抗凝血保持着动态平衡，若凝血与抗凝血平衡失调则会发生出血或形成血栓。肝在这一动态平衡的调节中起着重要作用。肝损伤时，凝血因子合成减少，引起凝血和（或）纤维蛋白溶解异常，易发生出血倾向或出血。失代偿性肝硬化、急性肝功能衰竭时，凝血因子消耗增多，出现出血倾向；易发生原发性纤维蛋白溶解。肝损伤时血小板功能异常，一般表现为血小板释放障碍、聚集性缺陷和收缩不良，加剧了凝血功能障碍。铅、氯化高汞、砷化氢以及某些杀鼠剂如敌鼠、杀鼠灵导致机体凝血功能障碍。

4. 免疫功能障碍 肝枯否细胞吞噬能力极强，可吞噬血中的异物、细菌、内毒素及其他颗粒物质。这种吞噬能力在纤维黏连蛋白协助下会变得更加强大。门静脉中的细菌约有99%在经过肝窦时被枯否细胞吞噬。枯否细胞能产生超氧阴离子以杀灭细菌，产生干扰素以抗病毒，还能合成补体成分和其他细胞毒性物质。补体系统和循环中的吞噬细胞是防御机体感染的关键。在严重肝功能障碍时，由于补体不足以及血浆纤维黏连蛋白减少、枯否细胞的吞噬功能受损，使机体被外源性病毒和细菌感染的几率增加。肠道革兰阴性细菌释放内毒素，在正常情况下可以小量间歇地进入门静脉，或漏入肠道淋巴并转移至腹腔，但是这些内毒素在进入肝后可以迅速被枯否细胞吞噬而清除，不进入体循环。外源化学物吡咯双烷类、生物碱、避孕药等导致肝血窦内皮细胞损伤，肝血窦阻塞，肝充血，使得枯否细胞受损，导致肝抵抗细菌、病毒感染能力降低，均可导致感染、菌血症、毒血症发生。

5. 生物转化功能障碍 肝一个很重要的功能就是生物转化。通过对于体内物质代谢中产生的各种生物活性物质、代谢终末产物，特别是来自肠道的毒性分解产物（如氨、胺类等），以及由外界进入体内的各种异物（各种药物、外源化学物等），机体或将它们直接排出体外，或先经生物转化作用将其转变成水溶性物质再排出。因此，当肝功能衰竭时，外源化学物、药物及各种生物活性物质的生物转化效率降低。

（1）药物代谢障碍。多数药物的Ⅰ相反应在肝细胞的滑面内质网上由混合功能氧化酶所催化，进行各种类型的氧化作用。严重肝病时，肝代谢药物的能力下降，改变药物在体内的代谢过程，延长多种药物的生物半衰期，导致药物蓄积，因而增强某些药物尤其是镇静药、催眠药等的毒性作用，而易发生药物中毒。此外，严重肝疾患还可通过改变血液灌注而影响药物的代谢。肝硬化时，肝血流量明显减少，同时又由于侧支循环形成，门脉血中的药物和外源化学物绕过肝进入体循环。血液中只有未与血浆蛋白结合的游离型药物可被组织利用，但肝病时蛋白质合成障碍，导致血清白蛋白减少，药物同血清白蛋白结合率降低，从而使药物在体内的分布、代谢与排泄也发生改变。长期摄入乙醇导致慢性肝硬化，可影响其他药物在肝的代谢。

（2）毒物解毒障碍。发生肝病时，从肠道吸收的蛋白质代谢终末产物（如氨、胺类等物质）不能通过肝进行生物氧化作用，因而在体内蓄积引起中枢神经系统发生严重功能障碍，以至发生肝性脑病。抗结核药、中草药、激素、化疗药、非甾体类抗炎药、免疫抑制剂以及降压药、抗真菌药、抗生素和抑制甲状腺功能药均可导致肝性脑病。

（3）激素灭活减弱。肝是许多激素作用的靶器官，也是激素降解、排泄、转化和贮存的主要场所。激素降解涉及许多特异酶主要由肝合成。因此，肝功能衰竭时可见胰岛素、醛固酮与抗利尿激素等的灭活减弱。

第三节 胰腺病变

一、影响胰腺功能的外源化学物

1. **大豆蛋白** 大豆蛋白中含有胰蛋白酶抑制剂，但是加热后可以灭活。生大豆可刺激胰酶分泌，促进胰蛋白酶合成，引起胰腺肥大。

2. **乙醇** 乙醇大量摄入可诱发急、慢性胰腺炎。在美国，大约有50%的急性胰腺炎由乙醇引起。长期乙醇摄入导致慢性胰腺炎。目前认为乙醇摄入量和饮酒时间与慢性胰腺炎的发病率密切相关，一般每日摄入量在150克以上，饮酒时间15年以上者易发生。

3. **有机磷农药** 国内外均有有机磷引起急性胰腺炎的报道。有报道有机磷农药中毒合并急性胰腺炎的发生率达3.1%～19.9%。急性胰腺炎在急性有机磷中毒中并不罕见。推测口服有机磷杀虫剂后，经过反复多次洗胃，使胃酸和胰液分泌增加，同时使十二指肠黏膜和乳头水肿，Oddi括约肌痉挛，胆汁和胰液排出受阻，胰管及其分支内压力增高，使胰腺腺泡破裂，胰液进入间质，胰酶溢出，引起胰腺组织的自体溶化所致。另外，有机磷也可直接损伤胰腺血管，使胰血流量下降，导致胰腺组织出血、坏死。

4. **药物** 约 2% 的成人胰腺炎由药物引起。随着药物的大量应用，药物致胰腺炎有增加趋势。有 85 种药物可引起或可能引起药物性胰腺炎，如避孕药（雌激素类）、磺胺类、硫唑嘌呤、苯噻嗪类利尿剂、四环素、丙戊酸等可引起胰腺炎。

(1) 与胰腺炎相关的药物，即由用药继发的胰腺分泌功能或胰腺组织器官损害，并有相应临床表现的胰腺炎。如排除了其他原因，再次使用该药期间又发生胰腺炎，停药后恢复，如再次使用该药又可发生胰腺炎，并有动物实验证明其因果关系者，为与胰腺炎明确相关药物，如硫唑嘌呤、钙剂、2，3-双脱氧肌苷、雌激素、呋噻米、水杨酸盐、磺胺、四环素、噻嗪类利尿药、丙戊酸、长春生物碱、左旋门冬酰胺酶、利福平等。

(2) 与胰腺炎可能相关的药物，指的是病例数较少或动物实验证据不充分等的药物。如氯噻酮、6-巯基嘌呤、环孢菌素 A、扑热息痛、依他尼酸、苯乙福明、FK-506、甲硝唑、甾体类化合物等。

(3) 也许与胰腺炎发生相关的药物，是指那些只有 1 例或几例病例报告，还须进一步研究证实的药物。如全反式视黄酸、青霉素、甲氨蝶呤、氨基水杨酸、士的宁等。

二、毒性表现

1. **胰腺炎** 锰、乙醇和某些药物如抗癌药，可导致急、慢性胰腺炎发生。胰腺炎主要是由于胰酶消化自身胰腺及其周围组织所引起的化学性炎症。临床症状轻重不一，轻者有胰腺水肿，表现为腹痛、恶心、呕吐等；重者胰腺发生坏死或出血，可出现休克和腹膜炎，病情严重，病死率高。

2. **胰腺癌** 与胰腺癌发生相关的外源性化学物有 β-萘胺、联苯胺和煤焦油类。大鼠、小鼠和豚鼠诱癌实验发现，二甲基胆蒽和二丙基亚硝胺实验阳性，一般为外分泌腺导管腺癌。吸烟、高脂膳食可以增加胰腺癌发生危险。

3. 糖尿病 胰岛是多种药物的靶器官，某些药物可引起糖尿病发生。大部分药物可能选择性作用于胰岛 β 细胞，导致胰岛素分泌障碍，从而引发糖尿病。如四氧嘧啶、链脲佐菌素、六甲密胺、赛庚啶等。

报道 10：有学者研究收集了某地区 5 家大中型医院 1999 年 1 月至 2001 年 12 月的 3073 例急性胰腺炎（AP）病例，选择非复合致病危险因素的 AP 病例共 2492 例，分析其致病危险因素分布情况及其与患者的性别、年龄及重症急性胰腺炎（SAP）之间的相关性。结果发现 3073 例 AP 患者中，胆道疾病为最常见致病危险因素（占 34.01%）；其次为过度进食及酒精（分别占 30.91%、12.07%）；2492 例单一致病因素的 AP 患者中，酒精性 AP 患者男女之比值为 21.71，明显高于其他组（$P<0.05$），胆道疾病及致病因素不明组则以女性多见，男女之比值分别为 0.61、0.76；40~64 岁为 AP 高发年龄段（占 49.36%，$P<0.05$）；与酒精相关的 AP 发生 SAP 的比率为 33.96%，明显高于其他各组（$P<0.05$）。作者认为胆道疾病仍为急性胰腺炎的首要致病危险因素，饮食不当（包括过度进食和酒精）是 AP 的另一重要致病危险因素；与酒精相关的 AP 可能更易发展为 SAP。

引自：黄丽彬，唐承薇，谢咏梅，等. 成都地区 3073 例急性胰腺炎致病危险因素分析. 四川大学学报（医学版），2005，36（1）：138-139

报道 11：有学者分析了急性有机磷农药中毒患者 382 例，其中 76 例并发急性胰腺炎，发生率为 19.9%。均为口服农药中毒，其中氧乐果中毒 26 例、1605 中毒 21 例、3911 中毒 13 例、敌敌畏中毒 10 例、甲胺磷中毒 6 例。服药量 50~300 ml。既往有酗酒史者 12 例，有胆结石、胆囊炎等胆道疾病史 5 例。76 例急性有机磷农药中毒合并胰腺炎患者中轻度中毒 12 例、中度 36 例、重度 28 例；男 26 例、女 50 例。轻度中毒均为并发轻症胰腺炎；中度中毒有 33 例并发轻症胰腺炎，3 例并发重症胰腺炎；重度中毒者中 12 例并发轻症胰腺炎,16例并发重症胰腺炎。其主要临床表现为恶心、呕吐69例(90.8%),腹胀60例(78.9%),腹痛52例(68.4%,表现为隐痛不适40例,剧烈痛或绞痛12例),呼吸衰竭21例。较少见的还有血压下降、黄疸等。腹部体征有腹部压痛、腹肌紧张、肠鸣音减弱等。腹部超声检查胰腺大小正常者12例,胰腺弥漫性肿大32例,胰头肿大17例,胰体、胰尾肿大15例,其中19例可见胰腺实质及周围炎症改变,胰周渗出显著、脂肪坏死及胰腺脓肿。早期诊治急性胰腺炎,有助于延缓疾病进程,改善预后。

引自:刘玉元,陈伟. 有机磷农药中毒合并急性胰腺炎76例分析. 中国工业医学杂志,2007,20(6):382-383

报道12:有学者探讨酒精相关性急性胰腺炎的临床特点,回顾分析酒精相关性急性胰腺炎(酒精相关组)63例的临床资料,并与非酒精相关性急性胰腺炎288例比较。酒精相关组中男52例,女11例;年龄13~76(45.2±12.3)岁;非酒精相关组中男124例,女164例;年龄10~78(47.8±12.2)岁,酒精组男性构成比显著高于非酒精相关组($P<0.01$),提示与男性喜欢豪饮有关。在并发症中,酒精相关组其胰性脑病、肝功能不全、急性肾功能衰竭的发生率高于非酒精相关组($P<0.05$),说明酒精相关性急性胰腺炎并发症多,可能与酒精同时损伤多个器官有关;酒精相关组死亡率高于非酒精相关组($P<0.05$),提示酒精相关性急性胰腺炎因同时多器官受损,易致死亡。心功能衰竭、ARDS、上消化道出血两组差异无统计学意义($P>0.05$)。可见酒精相关性急性胰腺炎以男性多发,其重症发生率高,而且并发症多、死亡率高。

引自:曾甫东,陈基东,刘丽清. 酒精相关性急性胰腺炎63例的临床分析. 广西医学,2007,29(3):357-358.

三、毒性机制

急性胰腺炎发病机制有"自身消化"和"二次打击"学说。在胆道梗阻、胆汁反流、高脂高蛋白饮食、酒精、高脂血症或缺血、低灌注等致病因素作用下,胰腺自身防御机制遭受破坏,同时胰蛋白酶原激活，并使糜蛋白酶、弹力蛋白酶和磷酯酶 A2（PLA2）等激活，进而导致胰腺自身消化。这是急性胰腺炎的基本发病机制。而 PLA2 通过调节一些前炎症介质，如血小板活化因子（PAF）、前列腺素（PG）、白三烯（LT）等，在急性胰腺炎早期炎症联级反应中起重要作用。胰腺组织损伤的过程中，产生一系列炎性介质，如肿瘤坏死因子-α（TNF-α）、白细胞介素（IL）等，使胰腺血液循环障碍进一步恶化，促使重症急性胰腺炎的发生和发展。急性胰腺炎时细胞免疫功能减退，同时炎性介质使黏膜屏障作用丧失，血管通透性增加，肠道菌群紊乱，以致肠道细菌移位至肠系膜淋巴结、腹腔和血循环，进而导致胰腺感染。感染再次激活单核巨噬细胞和中性粒细胞释放更多的细胞因子、炎性介质和氧自由基等，加重了血循环障碍，对胰腺及其他脏器造成二次打击，即"二次打击"理论（second attack theory），使胰腺炎症和坏死加重，进而发展至多器官功能衰竭（multiple organ failure，MOF）。但是具体到某一外源化学物所致胰腺炎可能机制又各有特点。

1. 乙醇致胰腺炎可能机制　动物实验显示，经静脉一次给予 Wistar 大鼠 50% 乙醇（5mg/kg），大鼠胰腺局部血氧饱和度显著下降，病理检查发现，大鼠胰腺组织可见局部毛细血管充血扩张、炎性细胞浸润，细胞轻度肿胀等缺血性病理改变；可见乙醇可以选择性损伤胰腺微循环结构和功能，导致胰腺发生缺血性病变，进而引起急性胰腺炎。胰腺是乙醇除肝外的第二大代谢场所，乙醇与胰腺组织细胞具有较高亲和力，在血胰屏障上具有高竞争性的结合位点。当乙醇与结合位点结合后，立即产生一系列反应：①损伤胰腺微循环形态结构和灌注功能；②影响胰腺细胞与红细胞的氧交换作用；③增加胰腺细胞的代谢负荷和氧耗。

乙醇引起慢性胰腺炎的确切机制尚不十分清楚，众多研究表明，胰腺能通过氧化和非氧化两个途径代谢乙醇。氧化途径主要依赖乙醛还原酶，可能还有细胞色素 P4502E1（CYP2E1）的参与生成乙醛；非氧化途径主要依靠脂肪酸乙酯合成酶催化途径，生成脂肪酸乙酯（FAEE）。氧化代谢产物乙醛对胰腺腺泡细胞具有直接毒性作用，在氧化代谢过程中细胞内氧化还原状态的改变及氧化应激也对细胞产生损害。乙醛对狗及鼠的胰腺形态学具有直接损害作用，能抑制胰腺腺泡分泌，这可能与促分泌剂受体结合而继发产生作用，也有可能是微导管功能不全导致腺泡细胞胞吐作用障碍。乙醛能激活胰腺星状细胞，使胶原合成增加，是导致胰腺纤维化的重要因素。体内外实验均显示 FAEE 对胰腺有损伤作用。

FAEE 可以引起胰腺水肿、腺泡空泡变性、胰蛋白酶原激活及增加腺泡细胞溶酶体不稳定性。FAEE 的毒性作用主要由以下几点介导：①可以直接损伤细胞膜；②由 FAEE 合成酶水解作用释放出游离脂肪酸（与 FAEE 所致线粒体损伤有关）；③使胆固醇酯合成增加，从而导致溶酶体膜不稳定。

动物实验表明，单独给予乙醇，仅产生轻微的胰腺损害。小剂量胆囊收缩素（CCK）及其类似物蛙皮素不诱发产生急性胰腺炎，而超大剂量 CCK 及蛙皮素能诱发急性胰腺炎；同时给予乙醇及低剂量的 CCK 或蛙皮素较易诱发急性胰腺炎，提示乙醇对 CCK 及其类似物刺激产生的炎症反应、细胞死亡及其纤维化具有促进作用。酒精并非是酒精性慢性胰腺炎发病的唯一因素，其中遗传易感性即某些基因的缺陷可能参与了酒精性慢性胰腺炎的发病机制。目前与酒精性慢性胰腺炎相关、研究较多的基因有囊性纤维化跨膜通道调节因子（CFTR）基因、阳离子胰蛋白酶（PRSS1）基因、Kazal1 型丝氨酸蛋白酶抑制剂（SPINK1）基因及酒精代谢酶基因等。

2. 药物引起胰腺炎的可能机制

（1）直接毒性作用：某些药物如利尿剂、非甾体类抗炎药、抗癌药、血管紧张素转换酶抑制剂可直接作用于胰腺细胞而导致胰腺炎发生。

（2）免疫反应：磺胺类药、肠道抗炎药、甲硝唑及硫唑嘌呤可导致胰腺充血、水肿，释放激活胰酶的组胺、炎症渗出物等而引发药物性胰腺炎。

（3）特异体质反应：如西咪替丁、法莫替丁、甲基多巴、胺碘酮及干扰素等用于某些特异体质的患者可发生药物性胰腺炎，较为少见。

(4) 产生高血脂、高血钙：药物如苯噻嗪、异丙酚及雌激素可致机体血脂或血钙增高，导致胰腺导管的渗透性增加，胰腺分泌增加，阻塞小胰管而发生胰腺炎。

(5) 胰管阻塞或胰液排泄不畅：一些药物如血管紧张素转换酶抑制剂（argiotensin converting enzyme inhibitor，ACEI）可使胰腺内压增高，腺泡破裂，胰酶进入间质后被激活而发生胰腺炎，如利尿剂引起胰液排泄不畅发生胰腺炎。

(6) 胰腺血管水肿或血栓形成：一些药物如雌激素致血栓形成使胰腺缺血，腺泡坏死，胰酶被激活而发生胰腺炎。

(7) Oddis 括约肌收缩或胆管阻塞：药物如可待因、奥曲肽可收缩 Oddis 括约肌；而利福平结晶可以阻塞胆管，胆管内压力超过胰管内压后，胆汁反流至胰管，激活胰酶引发胰腺炎。

3. 药物引起糖尿病的可能机制 β-阻滞剂、二氮嗪、利尿剂等药物可降低胰岛素分泌，β-拟交感神经药物、二氮嗪、皮质甾类药物通过降低对胰岛素的敏感性，二氮嗪、生长激素以及皮质甾类等药物通过增强胰岛素分泌的负反馈调节功能，导致机体高血糖，从而引发糖尿病。

4. 急性有机磷农药中毒合并急性胰腺炎的发病机制 急性有机磷农药中毒合并急性胰腺炎的发病机制可能为以下几方面：①急性有机磷农药中毒时，胆碱酯酶活性受抑制，致乙酰胆碱积聚，副交感神经末梢兴奋，胰液分泌增多。②口服农药及洗胃、导泻等因素可刺激十二指肠乳头水肿，Oddis 括约肌痉挛，使胰液排出受阻。③抢救农药中毒时所应用的一些药物如肾上腺糖皮质激素、抗胆碱能药物、利尿剂等也可加重胰腺损害，特别是既往有酗酒史或胆道疾患者，更易并发急性胰腺炎。④重度有机磷农药中毒时出现血流动力学改变，脏器微循环障碍，而胰腺小叶内动脉为终末小动脉，一旦局部微循环发生障碍，短期内很难产生侧支循环，故而发生胰腺缺血，诱发急性胰腺炎。

（马文军　王民生　常元勋）

主要参考文献

1. 王兴鹏，李磊. 药物性胰腺炎的发病机制及诊治. 中国实用内科杂志，2007，27（11）：839-840.
2. 周钰范，宏吕宾. 26例急性重症药物性肝损伤临床分析. 浙江医学，2008，30（12）：1392-1393.
3. 周宗灿编著. 毒理学教程. 3版. 北京：北京大学医学出版社. 2006.
4. 庄志雄主编. 靶器官毒理学. 北京：化学工业出版社，2006.
5. 黄吉武，周宗灿主译. 毒理学 毒物的基础科学. 北京：人民卫生出版社，2005.
6. 中华医学会肝脏病学分会脂肪肝和酒精性肝病学组. 酒精性肝病诊疗指南. 实用肝脏病杂志，2007，10：4-5.
7. Mann RE，Smart RG，Govoni R. The epidemiology of alcoholic liver disease. Alcohol Res Health，2003，27：209-219.
8. 王家马. 重症急性胰腺炎研究的若干进展. 临床内科杂志，2004，21（1）：38-40.
9. 文习刚，史海安. 酒精性胰腺炎致病机理的实验研究. 腹部外科，2000，13（3）：149~150.
10. Panieri E，Krige JE，Bornman PC，et al. Severe necrotic pancreatitis caused by organophosphate poisoning. J Clin Gastroenterol，1997，25：463-464.
11. 徐欣萍，李爱芳，樊君. 急性有机磷中毒消化系统临床表现129例分析. 中国急救医学，2006，26（2）：150-151.
12. 蔡振寨，李兆申. 酒精性慢性胰腺炎发病机制研究进展. 国外医学消化分册，2005，25（6）：391-394.
13. ApteMV，PhillipsPA，Fahmy RG，et al. Does alcohol directly stimulate pancreatic fibrogenesis? studies with rat pancreatic stellate cells. Gastroenterology，2000，118：780-794.
14. PandolSJ，Gukovsky I，Satoh A，et al. Animal and in vitro models of alcoholic pancreatitis. role of cholecystokinin. Pancreas，2003，27：297-300.
15. 张中兴，李变云，郭成仓，等. 林县食管癌流行趋势的对比分析. 河南医学研究. 1994，3（3）：251-257.

第五章

外源化学物致消化系统损伤机制

外源化学物致消化系统损伤机制研究进展迅速，但确切机制不能确定。一般来讲，从细胞、细胞器、分子水平对外源化学物毒性机制进行研究。作为消化系统最重要的器官，肝毒性作用机制与肝结构和功能密切相关，尤其是对于特异损伤部位的外源化学物，其损伤机制与该部位位功能有关。

肝位于来自胃肠道的门脉血流的下游，易"首过性"摄取有害外源化学物。和肝小叶的结构有关，经消化道进入机体外源化学物首先接触外周带的肝细胞，而缺氧时则对中央静脉附近的肝细胞影响最大。有些外源化学物或其代谢产物进入肠道后又可被肠壁重吸收，经门静脉返回肝，形成肠-肝循环。

肝对外源化学物的摄取及胆汁分泌的位置及其特殊过程，使某些肝细胞比体内其他组织暴露于外源化学物的几率和水平高于其他器官。肝主动摄取和贮存功能可使外源化学物在肝蓄积，因而是鬼笔环肽、微囊藻素、维生素 A 和几种金属（如铜、铁等）肝毒性的决定因素，此外肝丰富的代谢活化反应可影响原外源化学物的吸收速率。随后的病理发生过程可能更易受血窦细胞反应和免疫系统的影响。

肝作为机体生物转化的主要场所，对于外源化学物的代谢活化反应也影响着外源化学物的吸收和毒性作用。肝丰富的吞噬细胞系统和血窦细胞，使肝可通过免疫系统反应使外源化学物及其代谢产物产生毒性；肝细胞作为机体代谢尤其是物质和能量代谢的主要场所，某些外源化学物对肝细胞线粒体损伤而导致全身毒性反应。

第一节 自由基与氧化损伤

一、自由基生成

在正常生理生化反应过程中,细胞可以通过多种途径产生自由基(图 5-1)。自由基是含有一个或几个未配对电子的任何分子或离子。自由基的共同特点是具有顺磁性、化学反应性极强、作用半径小、生物半衰期极短。

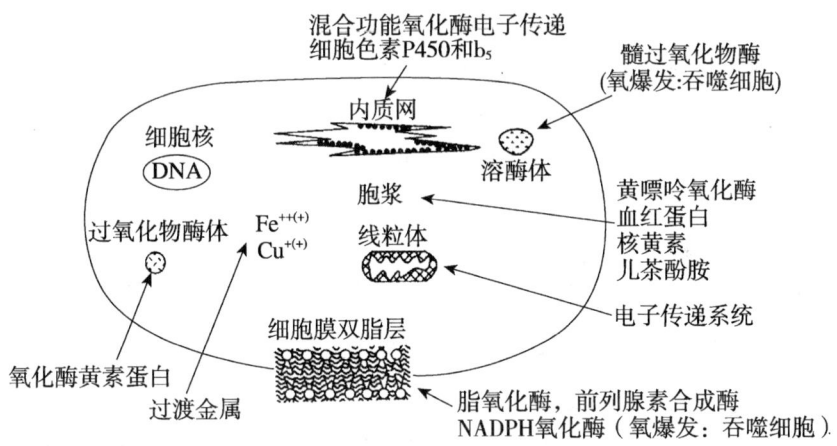

图 5-1 细胞内自由基来源

资料来源:夏世钧,吴中亮主编. 分子毒理学基础. 武汉:湖北科学技术出版社,2001.

自由基的形成可以继发于疾病的初始阶段。如组织损伤之后,细胞破裂,其内容物如铁离子可以迅速催化增加自由基介导的组织损伤。各类吞噬细胞在被激活开始吞噬作用时,其氧消耗量显著增加,称为氧爆发(oxygen burst),将氧迅速还原为超氧阴离子自由基(O_2^-),该反应在与细胞膜结合的 NADPH 氧化酶的催化下进行,使细胞外生成大量的活性氧(reactive oxygen species,ROS)。在反应期间生成的过氧化氢被髓过氧化物酶代谢,产生的次氯酸也有很强的活性。ROS 包括超氧阴离子自由基(O_2^-)、羟自由基($OH\cdot$)与过氧化氢。此外,自由基还包括生成的次氯酸、单线态氧以及内源性脂质与外源性化学物的环氧化代谢产物等。体内自由基来源见图 5-1。

线粒体是 ROS 的一个重要来源,ROS 如 O_2^-、H_2O_2、$OH\cdot$ 和单线态氧都是正常有氧代谢的副产物。大多数细胞中 90% 以上的氧是在线粒体内消耗的,由于线粒体电子传递链上的电子流动过程并非十分完善,2% 的氧在线粒体内膜和基质中被转化为氧自由基。但在生理条件下,线粒体内的 O_2^- 被超氧化物歧化酶(SOD)清除。如果线粒体内 SOD,以及过氧化氢酶等酶活性降低时,增多的 H_2O_2 可以形成更多 $OH\cdot$,导致脂质过氧化增强,细胞组织的损伤会进一步扩大。研究发现,大鼠肝线粒体一天可产生的 O_2^- 可达 3×10^7 个,H_2O_2 达纳摩尔级水平。

内质网膜含有混合功能氧化酶系,在组织损伤或外源化学物作用下可生成大量自由基。

胞浆内多种可溶性酶如黄嘌呤氧化酶,可氧化多种内源性和外源性底物,可将分子氧还原为过氧化氢,同时生成 $OH\cdot$。胞浆内过氧化物小体含有过氧化氢酶,在代谢底物时产生大量过氧化氢。胞浆内溶酶体内含有髓过氧化物酶,在吞噬细胞被激活时产生大量 ROS。胞浆内存在的过渡金属离子铁和铜,启动 Fenton 反应,使 H_2O_2 产生大量 $OH\cdot$。在铁催化 Fenton 反应中,过渡金属铁和铜可促使电子转移到脂质、蛋白质和 DNA 等大分子上,导致组织细胞损伤。具体 Fenton 反应过程如下:

$$Fe^{3+} + O_2^- \longrightarrow Fe^{2+} + O_2$$
$$Fe^{2+} + H_2O_2 \longrightarrow Fe^{3+} + OH\cdot + OH^-$$

研究表明,自由基可以通过与蛋白结合、DNA 结合、巯基氧化、脂质过氧化产生毒性作用。表 5-1 列出与生物体系相关的自由基类型。自由基种类较多,可以分为以氢为中心自由基、以碳为中心的自由基、以氧为中心的自由基、以硫为中心自由基、以氮为中心的自由基、过渡金属自由基等（表 5-1）。

表 5-1　与生物体系相关的自由基类型

自由基类型	实例	评价
以氢为中心	H 原子（一个质子，一个电子）	从含碳化合物抽取 H 原子常启动自由基链式反应，例如 OH·能通过从膜脂肪酸侧链抽出 H 而启动脂质过氧化： $LH + OH· \longrightarrow L· + H_2O$
以碳为中心	三氯甲基自由基（$CCl_3·$）	通过 H 抽取反应形成的膜脂质中的碳中心自由基（L·），为 CCl_4 毒性的主要动因。
以硫为中心	烷硫自由基 R-S·	巯基化合物氧化时产生的活性自由基（由过渡金属促发）
以氮为中心	苯基二肼自由基 $C_6H_5N=N·$	参与苯肼的红细胞毒性
以氧为中心	无机：超氧阴离子（O_2^-） 羟基自由基（OH·） 有机：烷氧自由（LO·） 烷过氧自由基（$LO_2·$）	氧化应激的主要动因：OH·活跃，O_2^- 较弱 由 L·与 O_2 反应产生（$LO_2·$），或由金属依赖的脂质过氧化产物破坏产生 LO·和 $LO_2·$，任何碳中心自由基通常迅速与 O_2 反应产生过氧自由基，如： $CCl_3· + O_2 \rightarrow CCl_3O_2·$ （三氯甲基过氧自由基）
过渡金属离子	Cu^+/Cu^{2+}，Fe^{2+}/Fe^{3+} Ti^{3+}/Ti^{4+}	接受和供给电子的能力使它们成为自由基反应的重要催化剂

注：O_2 本身是自由基，双原子氧分子有 2 个不同配对电子，所以氧经单电子还原为 O_2^-（一个不配对电子）和双电子还原为 H_2O_2（没有不配对电子），故 H_2O_2 不是合格的自由基，虽然它能形成 OH·而成为重要的氧化剂。

资料来源：张铣，刘毓谷主编．毒理学．北京：北京医科大学中国协和医科大学中国联合出版社．1998．

二、脂质过氧化作用

脂质过氧化作用是指多不饱和脂肪酸与自由基反应，形成中间体脂质自由基（L·），再与分子氧反应形成过氧化脂质自由基（LOO·）。多种毒性反应都可以用脂质过氧化理论来解释。有自由基启动的脂质过氧化过程可分为启动、发展和终止三个阶段（图5-2）。

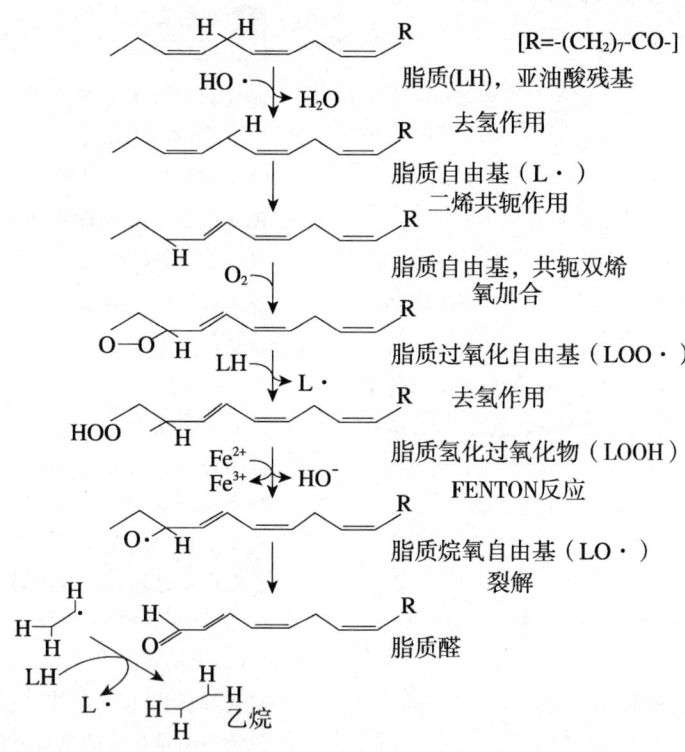

图5-2　由羟基自由基启动的脂质过氧化反应

资料来源：夏世钧，吴中亮，主编. 分子毒理学基础. 武汉：湖北科学技术出版社. 2001.

启动阶段：脂质自由基形成。多不饱和脂肪酸中"烯丙基氢"被夺取而形成。

发展阶段：自由基形成过程是一连锁反应，已经形成的自由基作为启动子产生新的自由基。通过原子转移、β-断裂、电子转移、重排步骤形成自由基。

终止阶段：两个自由基相互作用使自由基消失，反应链终止。

由羟基自由基（OH·）启动的脂质过氧化作用过程中，脂质自由基经过双烯共轭、加氧形成过氧化脂质自由基（LOO·）、去氢后形成脂质氢过氧化物（LOOH），再通过 Fenton 反应转化为脂质烷氧自由基（LO·），LO·裂解后形成脂质醛和乙烷。

外源化学物代谢活化后转变成自由基，引发脂质过氧化反应。自由基及脂质过氧化的某些降解产物对生物大分子产生系列影响，损害膜的结构与功能，为脂质过氧化的病理和生理基础。

自由基可直接损伤肝细胞膜：试验表明，四氯化碳、甲醛醌和丁基过氧化氢等，可消耗破坏饱和脂肪酸，引起膜上的蛋白/脂质比例失调，膜通透性改变，胞浆内钙浓度增高，电镜下肝细胞表面微绒毛融合成大小不一的小泡。

1. 四氯化碳 四氯化碳是经典肝毒物，无论生化毒理还是病理研究均表明四氯化碳经细胞色素 P450 代谢产生三氯甲基自由基（CCl_3·）引发脂质过氧化为其肝毒性机制。CCl_4 在细胞色素 P450 作用下，形成 CCl_3·，引发自由基链式反应，机体处于氧化应激状态。CCl_3·与分子氧反应产生三氯甲基过氧化物自由基（CCl_3OO·），CCl_3OO·脂质反应引起脂质过氧化并产生 4-羟基烯醛（4-hydroxyalkenals），CCl_3OO·可进一步反应生成碳酰氯（phosgene），与组织大分子或水反应最终生成氯化氢和二氧化碳（图 5-3）。

参与催化反应的细胞色素 P450 亚型以 CYP2E1 和 CYP2B1/2B2 为主。CCl_4 毒性依赖于肝细胞滑面内质网上细胞色素 P450 单加氧酶，CCl_3·的毒性可能与微粒体类脂的过氧化作用导致的结构损伤有关；后者主要扰乱特异性代谢途径，而后继发结构损害。

向大鼠肝微粒体膜悬液中加入 CCl_4（$0.05 \sim 1 \mu l/ml$），可致膜脂质过氧化和膜脂流动性降低。二巯基苏糖醇（DTT）和普鲁卡因能拮抗上述效应。

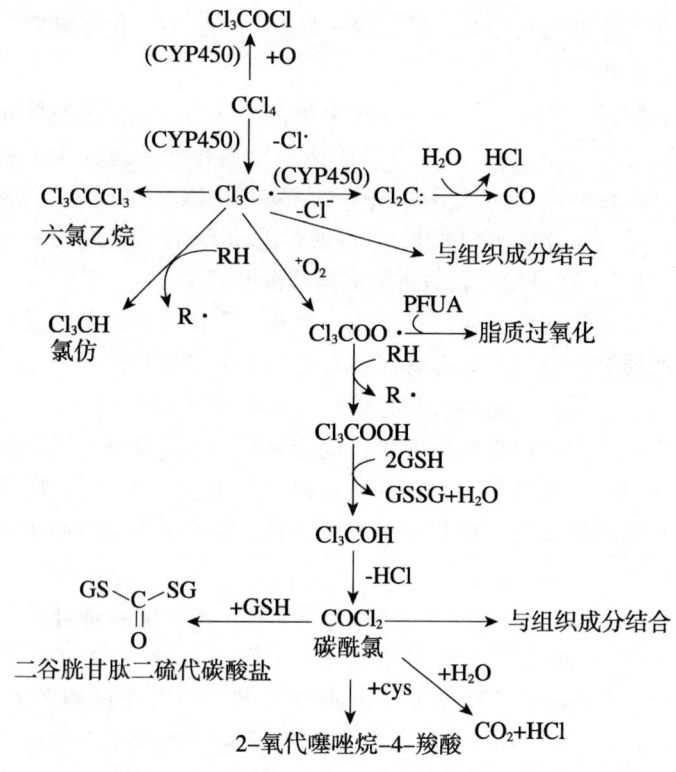

图 5-3 四氯化碳代谢及其活性代谢产物

资料来源：Harris & Anders, 1981; Anders & Jakobson, 1985; MacGregor & Lang, 1996.

2. 三硝基甲苯 三硝基甲苯（trinitrotoluene, TNT）为氧化性应激毒物，TNT 可在大鼠和猴肝细胞多种亚细胞器中，通过还原活化形成硝基自由基并从而诱发活性氧形成，活性氧自由基在体内显著增加，其在体内发生结合反应后，启动了生物膜的脂质过氧化过程。最终损伤细胞膜，影响到离子交换，造成细胞代谢的紊乱，引起肝等多器官损伤。TNT 可能通过还原活化诱发超氧阴离子生成，进而通过超氧化物歧化酶（SOD）转化为 H_2O_2。

研究表明，在无氧条件下，TNT 与大鼠肝微粒体或线粒体以及 NADPH 共同孵育时，在电子自选共振仪上可见硝基自由基信号；硝基还原酶如 NADPH-细胞色素 P450 还原酶、NADPH 硝基还原酶、NADH 脱氢酶可催化硝基还原。在有氧条件下，TNT 硝基阴离子自由基回复为 TNT，使分子氧成为超氧阴离子自由基。同时，整体条件下，TNT 与 TNT 硝基阴离子自由基是穿梭反应，在此过程产生大量活性氧。

活性氧是 TNT 诱发脂质过氧化的主要原因。5mmol/L TNT 与大鼠肝细胞共同孵育，肝细胞孵育液戊烷含量明显增加。TNT 染毒大鼠，红细胞超氧化物歧化酶（SOD）活性明显高，血清铜蓝蛋白（CP）和全血谷胱甘肽过氧化物酶（GSH-PX）活性下降。

第二节 钙稳态失调

一、细胞内钙稳态

细胞内的钙有两种存在形式：结合钙和离子钙，只有离子钙具有生物活性。细胞内 Ca^{2+} 浓度严格保持在一定的水平。细胞外 Ca^{2+} 浓度约为 $10^{-3}mol/L$，细胞内的 Ca^{2+} 浓度为 $10^{-7}mol/L$，细胞外和胞浆 Ca^{2+} 水平相差 10 000 倍，当细胞处于兴奋状态时，细胞内 Ca^{2+} 浓度迅速增加到 $10^{-5}mol/L$，随后迅速降低为 $10^{-7}mol/L$。一般地，细胞通过质膜对 Ca^{2+} 的不渗透和 Ca^{2+} 从胞浆的清除机制来实现细胞内外钙 Ca^{2+} 平衡。细胞内 Ca^{2+} 浓度保持稳定状态，称之为细胞内钙稳态。

Ca^{2+} 可以进入胞浆有以下途径，由于质膜内外的电位差使 Ca^{2+} 从胞外流向胞内，通过质膜上 Ca^{2+} 受体转移进入胞内，通过细胞膜的钙漏流进入细胞，还可通过细胞内外 Ca^{2+} 交换进入细胞胞浆。

细胞内 Ca^{2+} 流出途径为：通过细胞质膜两个 Ca^{2+} 转运系统将其排出到细胞外；细胞膜上依赖 ATP 的 Ca^{2+} 泵，即 Ca^{2+}-Mg^{2+}-ATP

酶，消耗 1～2 个 ATP 分子转移 1～2 个 Ca^{2+} 到胞外，还有 Na^{+}-Ca^{2+} 交换器将 Ca^{2+} 转移出细胞。内质网也有类似细胞质膜类似转运系统，将胞浆 Ca^{2+} 转运进入内质网，以氧化钙、磷酸钙或集钙蛋白的形式存在，内质网含有较高浓度的 Ca^{2+}；线粒体膜上有一种膜蛋白，特异性转运 Ca^{2+} 进入线粒体，与其中的 HPO_4^{2-} 结合形成磷酸钙沉淀于线粒体。

保持细胞内钙稳态在许多细胞生理功能调节中如神经传导、肌肉收缩、细胞增殖和分化、细胞衰老和维持细胞形态中起重要作用，如果细胞内钙稳态失调，导致细胞功能异常，甚至导致细胞死亡。

二、外源化学物致细胞内钙稳态失调

外源化学物通过促进 Ca^{2+} 向细胞内流或抑制向细胞质外流，诱导 Ca^{2+} 水平的升高。四氯化碳、鬼笔环肽、对乙酰氨基酚等多种外源化学物导致细胞内钙离子浓度增高。

持续性的胞浆 Ca^{2+} 水平升高可导致能量贮备的耗竭、微丝功能障碍、降解蛋白质、磷脂和核酸的水解酶活化、活性氧和活性氮的生成，使细胞变性甚至死亡。

1. 四氯化碳　四氯化碳明显抑制肝细胞线粒体 Ca^{2+}-Mg^{2+}-ATP 酶活性和肝细胞浆内钙调蛋白活性，线粒体钙含量增加。四氯化碳与肝微粒体孵育，可导致蛋白质巯基减少，Ca^{2+}-Mg^{2+}-ATP 酶活性下降，表明四氯化碳作用于钙调蛋白，通过 Ca^{2+}-Mg^{2+}-ATP 酶调节进入肝细胞 Ca^{2+} 水平；在孵育液中给予二硫苏糖醇和过氧化物清除剂时，蛋白质巯基含量升高，四氯化碳对 Ca^{2+}-Mg^{2+}-ATP 酶活性抑制作用减弱。牛磺酸可干预四氯化碳致细胞内钙稳态失调，可使四氯化碳对 Ca^{2+}-Mg^{2+}-ATP 酶活性抑制程度降低，抑制胞液钙调蛋白活性降低和线粒体钙含量升高程度。

2. 2，3，7，8-四氯二苯-p-二噁英（TCDD）　TCDD 为环境内分泌干扰物，可导致肝细胞钙稳态失调。给予豚鼠 TCDD $40\mu g/kg$ 5 天，肝微粒体 Ca^{2+} 水平明显升高，有剂量-反应关系和时间-反应关系。表明 TCDD 可使肝细胞内 Ca^{2+} 重新分布或肝细胞膜通透性增加，导致肝细胞损伤。

有研究表明，TCDD 可通过芳香烃受体使细胞内的 cAMP 依赖的蛋白激酶激活，从而使细胞内 Ca^{2+} 水平增高。

第三节 共价结合

多种外源化学物及其活性代谢产物与生物大分子的亲核部位如蛋白质巯基等不可逆结合，从而对细胞产生毒性作用。尤其是与细胞内重要的大分子如核酸、蛋白质、脂质等共价结合，发生烷基化或芳基化，会导致蛋白质结构和正常功能变化、细胞 DNA 损伤，最终导致细胞损伤甚至死亡。

外源化学物及其活性代谢产物与生物大分子蛋白质、DNA 和 RNA、GSH 亲核部位共价结合，形成加合物，可永久改变内源性大分子结构。自由基如 OH·、CCl_3· 可与生物分子共价结合，如 OH· 可与 DNA 碱基结合形成 8-羟基嘌呤、5-羟甲基嘧啶、胞嘧啶二羟基醇，CCl_3· 与脂质结合形成含氯甲基化脂肪酸。

肝是外源化学物最主要的代谢器官。某些遗传因素或后天因素可促进代谢活化过程或阻碍解毒过程，从而引起肝损伤。外源化学物的Ⅰ相酶诱导效应和（或）抗氧化剂耗竭效应在肝损伤发生过程中也发挥重要作用。如黄曲霉毒素 B1、二乙基亚硝胺经肝细胞色素 P450 代谢活化成为亲电子剂，与生物大分子结合，引起肝毒性及肝癌。

此外，细胞色素 P450 同工酶在生物转化反应中可产生活性氧等自由基，介导肝损伤。

1. **溴苯** 溴苯是一种重要的肝毒物。溴苯进入机体后经细胞色素 P450 作用形成 3,4-环氧溴苯，接着进行重排为 4-溴酚，或经环氧化物水解酶催化形成 3,4-二羟基溴苯。3,4-环氧溴苯与蛋白质等共价结合（图 5-4）。另外，溴苯可被代谢为氢醌类和邻苯二酚类化学物，醌类代谢产物与蛋白质中半胱氨酸和甲硫氨酸中含硫集团共价结合，产生肝毒性。

溴苯肝毒性主要是由于溴苯可消耗大量 GSH，同时溴苯活性代谢产物与蛋白质共价结合，以及醌类-半醌代谢产物，诱发氧化应激，产生自由基和脂质过氧化作用而引起的。

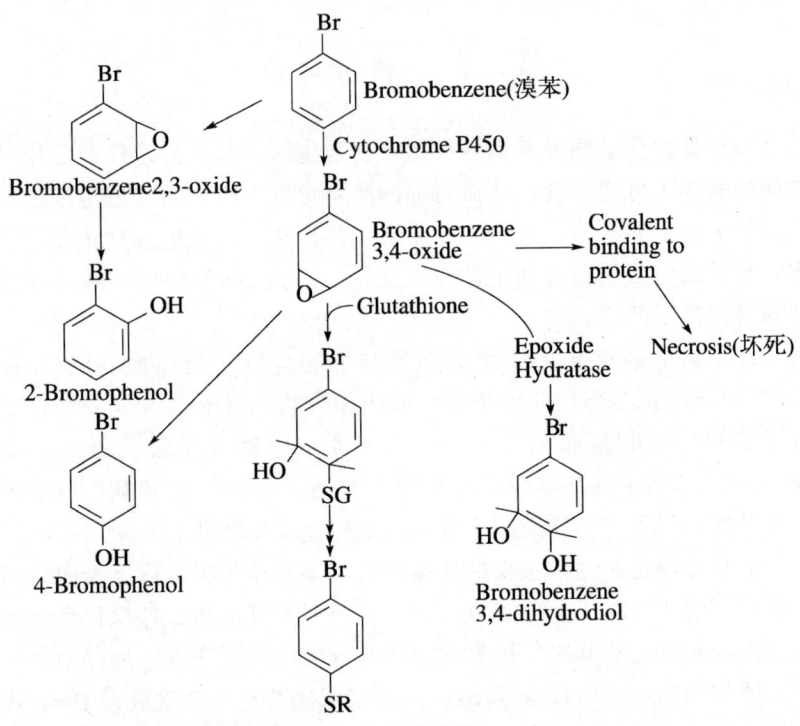

图 5-4　溴苯代谢图

资料来源：Timbrell JA. Second ed. Principles of Biochemical Toxicology. 1991.

2. 黄曲霉毒素 B1　肝是黄曲霉毒素 B1（AFB 1）急、慢性中毒的靶器官。黄曲霉毒素 B1 需经过体内代谢活化（图 5-5）才表现出毒性，黄曲霉毒素 B1 首先由肝微粒体细胞色素 P450 氧化酶催化，形成一种具有高反应活性的、亲电性的环氧化物。该环氧化物一部分可由于形成生物大分子结合物，如与谷胱甘肽-S-转移酶（GST）、尿苷二磷酸葡糖醛酸基转移酶（UDPGT）或磺基转移酶的结合，由环氧化物水解酶（EH）催化水解而被解毒；另一部分则与生物大分子的亲核中心反应，生成 DNA、RNA 以及蛋白质和类脂的结合物，与蛋白质（包括酶）、类脂的结合可引起细胞的死亡而表现为急性毒性；与核酸的结合可引起突变而表现为慢性毒性。

AFB1 与 tRNA 结合形成 AFB1-tRNA 加合物，AFB1-tRNA 加合物可抑制 tRNA 与某些氨基酸结合的活性，对蛋白质生物合成中的必需氨基酸（如赖氨酸、亮氨酸、精氨酸和甘氨酸）与 tRNA 的结合均有不同的抑制作用，从而在翻译水平上干扰了蛋白质生物合成，影响细胞代谢。

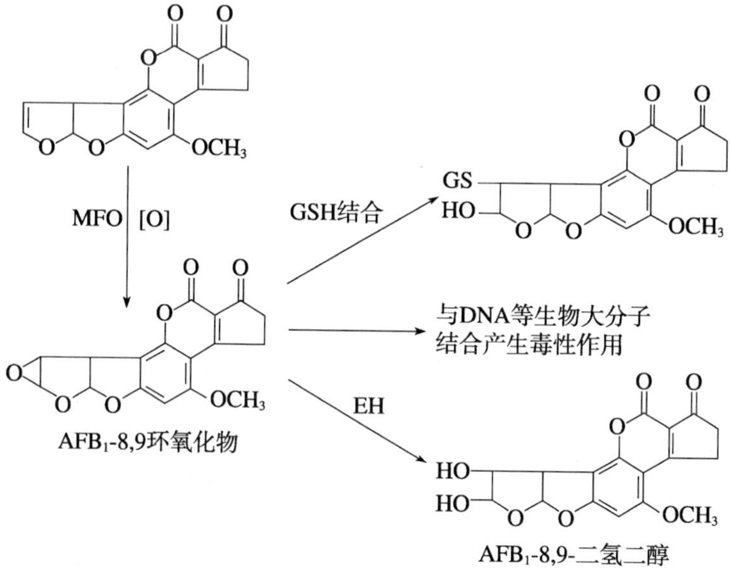

图 5-5 黄曲霉毒素 B1 代谢图

资料来源：Timbrell JA. Second ed. Principles of Biochemical Toxicology. 1991.

研究表明，动物摄入 AFB1 后，AFB1-8,9-环氧化物与 DNA 形成稳定加合物。AFB1-DNA 加合物与动物肝癌发生之间存在剂量-反应关系。AFB1-8,9-环氧化物具有氧化活性，与 DNA 分子中的鸟嘌呤 N-7 位点结合，形成鸟嘌呤 AFB1 加合物，诱导 G：C→T：A 的互换，使 p53 肿瘤抑制基因发生突变，导致肝癌发生。

第四节　炎症和免疫反应

　　病理检查发现，多种外源化学物肝组织损伤的共同特征是受损肝组织出现炎症反应，中性粒细胞、淋巴细胞及其他炎症细胞聚集于肝受损部位。

　　已知，中性粒细胞活化后所释放的蛋白酶和活性氧具有细胞毒性。用具有消炎作用药物和前列腺素预处理，可以降低四氯化碳急性肝损伤。Hill 等将分离的原代肝细胞、胆管细胞和中性粒细胞共同培养，发现耗竭中性粒细胞可降低异硫氰酸-α-萘酯的肝毒性和胆汁淤积效应。

　　多种能导致免疫介导型肝损伤药物的共同特征是经代谢活化产物形成蛋白质加合物，如双氯芬酸的代谢活化导致形成多种加合物，酒精型肝病发现有抗乙醛-加合物抗体。

　　文献报道，乙醇诱发肝损伤与免疫介导反应有关。已知，乙醇在肝内氧化代谢为乙醛和乙酸，丙二醛是乙醇诱导的脂质过氧化产物，丙二醛和乙醛能形成杂合蛋白加合物称为丙二醛-乙醛加合物（malondialdehyde-acetaldehyde adducts，MAA）。在酒精性肝病患者体内，可检测到抗乙醛-蛋白加合物抗体。

　　酒精性肝病早期即产生乙醛和脂质过氧化诱导的加合物。动物实验表明，长期饲以乙醇的大鼠肝中可检测到 MAA 加合物，该加合物的形成与特异性识别这些加合物的循环抗体的产生有关。有研究选择 40 例酒精性肝硬化或酒精性肝炎患者，采用酶联免疫法测定血清 MAA 含量。可见酒精性肝病患者血清抗 MAA IgG 滴度明显增加，抗 MAA 抗体滴度越高，酒精性肝病的严重程度也越高。

　　MAA 还具有启动前期纤维形成的作用。Ito 细胞是肝纤维化的主要效应细胞，乙醛可扩散进 Ito 细胞，刺激胶原合成并与前胶原形成加合物。已在人类和鼠 Ito 细胞内检出乙醛-蛋白加合物。

MAA 加合物可增加化学趋化物和黏附分子趋化免疫细胞进入肝细胞，造成肝损害。长期饮酒会使肝创伤-愈合过程反复出现，最终形成肝纤维化。肝纤维化反复出现，形成瘢痕组织，最后发展成为肝硬化。

研究证实乙醇及其代谢产物可在天然蛋白上诱导产生新的抗原，这种抗原可激发免疫反应而引起肝损伤，免疫机制在酒精性肝病发病中的作用已成为目前国内外酒精性肝病研究的热点。

第五节 线粒体功能障碍

一、线粒体基因突变

线粒体最重要的作用就是通过三羧酸循环和氧化磷酸化（oxidative phosphorylation，OXPHOS）产生三磷酸腺苷（ATP），同时也伴随着活性氧（reactive oxygen species，ROS）的产生。线粒体既是细胞内 ROS 的主要来源，也是 ROS 攻击的主要靶标。ROS 生成增加可抑制线粒体呼吸链复合物酶活性，降低线粒体效能而使细胞内 ATP 水平降低。ROS 还可攻击线粒体内膜脂质和蛋白，迫使线粒体通透性转运孔开放，进而引起线粒体膜电位丧失。线粒体膜电位丧失可引起线粒体肿胀，细胞色素 C、凋亡诱导因子（apoptosis inducing factor，AIF）等线粒体内容物释放。ROS 长期暴露还可引起线粒体 DNA（mitochondrial DNA，mtDNA）发生突变。

线粒体 DNA（mitochondrial DNA，mtDNA）没有天然的组蛋白保护机制，可直接暴露在 ROS 中，使 mtDNA 比核 DNA（nuclear DNA，nDNA）有着更高的突变率。线粒体基因突变与多种疾病发生发展有关。

线粒体内电子传递链复合物包含了 45 个蛋白，其中有 7 个是 mtDNA 编码的。腺苷酸转运体（adenine nucleotide translocater，ANT）是位于线粒体内膜在 ADP 转运中起主要作用的一个蛋白，是维持细胞内各种腺嘌呤平衡的主要调节者，也是线粒体通透性转运孔

(mitochondrial permeability transition pore，PTP）的组成部分。PTP完全开放是细胞程序性死亡机制的一部分，可诱导细胞凋亡反应。ANT1基因敲除后引起PTP开放，致使线粒体蛋白氧化损伤和线粒体蛋白失活，或增加线粒体内的氧化应激，致使线粒体能量代谢障碍并触发细胞凋亡。线粒体内突变的ANT1影响了dATP蓄池，ANT1转运功能的缺陷使得ATP/ADP失衡，导致不能供应足够的ADP用于ATP的合成和足够的ATP用于能量供应，从而使得线粒体内的能量代谢发生紊乱。

二、线粒体Ca^{2+}蓄积与细胞凋亡

线粒体是细胞内Ca^{2+}的主要蓄积池之一，对细胞内Ca^{2+}浓度调节发挥着重要作用。细胞受到损伤后，胞内Ca^{2+}超负载，线粒体大量摄取Ca^{2+}后可能会导致线粒体内膜上的PTP激活开放，同时伴随大量ROS产生。可见，线粒体功能发生障碍后，线粒体内Ca^{2+}失调，使PTP打开引发细胞凋亡的发生。

位于线粒体外膜的Bcl-2蛋白家族如抗凋亡蛋白Bcl-2、Bcl-x等在抑制细胞凋亡中起到重要作用。抗凋亡蛋白最常见的作用就是减少ROS产生，预防PTP开放和线粒体膜电位去极化。Bcl-2过量表达不仅能增强线粒体摄取Ca^{2+}的能力，提高了细胞对胞内Ca^{2+}升高引起破坏性影响的抵抗能力，而且能在胞内Ca^{2+}超负载诱导的细胞凋亡中起到缓冲胞内Ca^{2+}浓度的作用。

三、线粒体渗透性转变

线粒体摄取Ca^{2+}、线粒体内膜负电位下降、活性氧和活性氮生成、ATP耗竭等可导致线粒体内膜渗透性突然升高。由于线粒体膜上蛋白孔道开放，小于1500D溶质进入线粒体，使线粒体肿胀，Ca^{2+}进入胞浆，使线粒体合成ATP受阻，细胞本身活化糖酵解酶所需ATP不足等。如果外源化学物引起代谢紊乱使大部分或全部细胞线粒体都发生线粒体通透性转变（mitochondrial permeability transition，MPT），引起ATP耗竭时，细胞结构与功能丧失，溶酶体肿胀

破裂和大量溶酶体酶释出，进而导致细胞及其周围组织的溶解和坏死。

较多线粒体发生渗透性转变，线粒体内膜表面的细胞色素 C 进入胞质，与 ATP 一起于连接蛋白 Apaf-1 结合时，活化半胱天冬酶原-9 为活性半胱天冬酶-9，激活天冬氨酸特异性半胱氨酸蛋白酶，催化某些与细胞结构功能相关蛋白质水解，使细胞凋亡。如 DNA 断裂因子水解活化诱导 DNA 的断裂，α-胞影蛋白、肌动蛋白、核纤层蛋白修剪利于细胞的解组装。

少数线粒体发生渗透性转变，则这些线粒体及其促凋亡信号可通过溶酶体自吞噬而被清除，细胞存活。

1. 对乙酰氨基酚 对乙酰氨基酚（acetaminophen）是常用的解热镇痛药。大剂量、长期服用或联合用药可导致严重的不良反应，尤其以肝坏死为常见。研究报道，25% 暴发性肝衰竭患者和近 50% 肝功能异常患者与用药有关，其中对乙酰氨基酚是引起急性肝衰竭并需肝移植的首要药物。对乙酰氨基酚所引起的原发性肝细胞毒性与其生物转化过程中产生自由基代谢产物 N-乙酰-对苯醌亚胺（NAPQI）有关。

线粒体功能障碍是对乙酰氨基酚肝毒性最重要机制之一。中毒剂量对乙酰氨基酚或其代谢产物 NAPQI 可选择性地失活 ATP 酶复合体中高亲和力位点，抑制线粒体 ATP 酶活性，使 ATP 合成速率下降 20%～63%；电镜检查可见肝线粒体大部分出现肿胀、体积显著扩大，线粒体嵴排列紊乱，许多嵴断裂甚至溶解，严重者整个线粒体空泡化，线粒体结构基本丧失。

对乙酰氨基酚可降低肝线粒体膜流动性，诱发线粒体功能损害。给予雄性 CD-1 大鼠腹腔注射对乙酰氨基酚 350 mg/kg，另一组同时注射细胞膜流动性特异性抑制剂环胞菌素 A 50mg/kg，可见环胞菌素 A 抑制了对乙酰氨基酚引起的血清 ALT 增高，同时阻止线粒体内 GSH 和 ATP 含量下降和细胞色素 C 胞浆的渗出。钙离子加重对乙酰氨基酚暴露小鼠线粒体肿胀，完整线粒体暴露于含钙的 NAPQI 中，引起线粒体肿胀。可见，线粒体膜流动性降低是对乙酰氨基酚肝毒性的主要机制，而生物转化中所产生的 NAPQI 是引起钙流通池开放的一种重要必备因素。影响细胞色素 P450 活性的药物或物质则可显著影响对乙酰氨基酚的肝毒性,细胞色素 P450 的诱导剂乙醇可增加 CYP2E 和 CYP3A 活性,从而增加对乙酰氨基酚的肝毒性。研究表明。线粒体膜稳定剂环胞菌素 A、Trifluoperazine,dithiothreitol 和 N-乙酰半胱氨酸可降低对乙酰氨基酚的肝毒性。

2. 乙醇 乙醇滥用可导致肝线粒体结构和功能改变,其基本作用机制为优先损伤线粒体 DNA,而不是核 DNA。

给予成年雄性 Wistar 大鼠 40%~60%乙醇,9.6ml/kg,每天 2 次,共 20 周。测定肝细胞 ATP 含量,提取肝细胞 mtDNA,以 PCR 扩增 mtDNA ATPase 6 基因纯化后并测序。可见肝间质反应性增生、坏死及胶原纤维增生,肝纤维化。细胞内 ATP 含量减少,mtDNA ATPase6 亚基基因突变检出率为 14/18(78 %)。随染毒时间延长,mtDNA ATPase6 基因突变检出率逐渐增高,肝细胞内 ATP 含量明

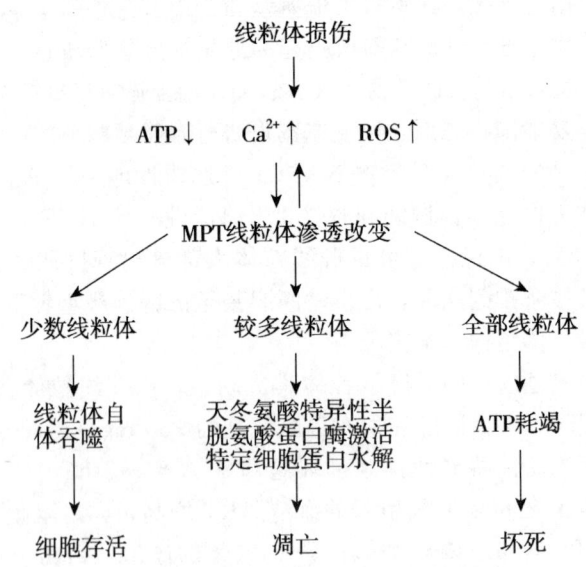

图 5-6 线粒体功能障碍与细胞损伤结局模式图

资料来源:黄吉武,周宗灿主译. 毒理学 毒物的基础科学. 北京:人民卫生出版社. 2005.

显下降。

过量乙醇摄入可使肝细胞线粒体的呼吸链功能亢进而促使活性氧的产生，活性氧又可损伤线粒体 DNA 而引起碱基序列改变。mtDNA损伤后可引起呼吸链有关蛋白质亚单位的合成障碍，形成有缺陷的呼吸链，使具有正常功能的线粒体数减少，ATP 合成量下降，细胞所需能量不足导致肝细胞发生炎症、坏死及增生，诱导乙醇性肝纤维化的发生。

第六节 胆汁淤积

正常胆汁流动取决于胆汁形成、分泌及排泄等过程中的所有结构、形态和功能的完整性。肝内胆汁形成的过程为肝窦首先将血液内的胆汁酸、胆红素、卵磷脂等有机物质摄入肝细胞，并在肝细胞内转运形成胆汁；接着胆汁通过毛细胆管、小胆管、叶间胆管和间隔胆管排出。胆汁的摄取主要由肝细胞窦膜上的两种转运蛋白介导，一种是钠离子-牛磺胆汁酸协同转运蛋白，为钠依赖性转运器；另一种是有机阴离子转运多肽，为钠非依赖性转运器。胆汁排泄依靠细胞支架的功能完整。在胆汁形成过程中，血窦转运体、胆小管输出体、细胞骨架依赖性胞吞过程及胆小管收缩性闭合的功能完整性易受到外源化学物影响。外源化学物影响胆汁形成和排泄过程时，出现胆汁淤积。胆汁淤积的生化特征是某些正常情况下在胆汁中浓缩的化合物（胆盐和胆红素）的血清水平升高。当胆红素分泌过程发生障碍时，胆红素可蓄积于皮肤，机体表现为黄疸和巩膜黄染。

外源化学物导致胆汁淤积的可能机制主要包括以下几个方面：①抑制摄取：转运蛋白的表达减少和消失，导致肝细胞摄取和毛细胆管分泌胆盐、胆红素受损；②肝细胞膜结构、物理特性与酶活性的变化，胆汁分泌障碍。钠离子-牛磺胆汁酸协同转运蛋白的能量来自肝细胞窦膜上的 Na^+-K^+-ATP 酶所维持的穿膜钠梯度，如 Na^+-K^+-ATP 酶活性的抑制，肝细胞膜的液态流动性的改变，肝细胞线粒体的损伤等；③细胞骨架损伤，包括微管和微丝的损伤和功能抑制，以及毛细胆管膜及连接复合体通透性改变均可引起胆汁淤积；④胆小管收缩能力下降，胆小管闭合能力下降，使胆汁漏出；⑤封闭胆小管腔与血液的细胞连接泄漏；⑥近胆小管部位外源化学物及其代谢产物浓度高，损伤该处组织细胞所致。

多种外源化学物导致胆汁淤积，如氯丙嗪、红霉素、环孢霉素 A，以及雌激素、乙醇等。

1. 某些药物 药物可直接损伤肝细胞以及干扰肝细胞正常代谢引起胆汁淤积。研究表明，某些药物在肝内经细胞色素 P450 代谢为活性代谢产物如亲电子剂、自由基等，与蛋白质、核酸、脂质等大分子物质发生共价结合或造成脂质过氧化，最终导致肝细胞坏死。药物及其代谢产物可影响肝细胞膜运载胆盐的受体、细胞膜的流动性、Na^+-K^+-ATP 酶活性、离子交换、细胞骨架和细胞质膜的完整性等。

蛋白合成激素引起胆汁淤积与其抑制肝细胞膜的 Na^+-K^+-ATP 酶活性，降低肝细胞基底面和顶面膜的流动性，增大肝细胞间紧密连接的通透性有关。氯丙嗪所致胆汁淤积与其活性代谢产物损伤肝细胞膜，降低 Na^+-K^+-ATP 酶的活性，损伤毛细胆管周围的微丝，抑制胆汁酸排泄导管有关。红霉素则主要通过抑制肝细胞膜的 Na^+-K^+-ATP 酶活性和毛细胆管膜的 Mg^{2+}-ATP 酶活性引起胆汁淤积。

2. 雌激素 已知，肝细胞膜和胆管上皮细胞膜上的特殊转运蛋白可以影响肝对胆汁酸盐及其他一些有机阴离子的摄取和分泌，研究发现，雌激素可以诱发孕鼠妊娠期肝内胆汁淤积症，雌激素可以与肝细胞表面的雌激素受体结合，影响了胆酸转运蛋白质的合成。同时，雌激素导致与胆酸代谢相关的蛋白质表达降低，使胆汁酸的分泌降低而最终导致胆汁淤积。雌激素还可通过减少肝内胆盐结合蛋白数量，胆汁酸盐逆向流入肝窦状隙，减少胆汁分泌。

雌激素可降低胆管系统的通透性。雌激素使胆管系统的通透性降低，增加肝细胞紧密连接的通透性，窦状隙胞膜流动性下降。电镜下可见肝毛细胆管扩张、毛细胆管内充满黑色的胆盐结晶、线粒体嵴肿胀，胆汁分泌障碍，出现胆汁淤积。

雌激素可降低肝血窦膜 Na^+-K^+-ATP 酶的活性。雌激素水平增高,肝血窦膜 Na^+-K^+-ATP 酶活性降低,引起 Na 依赖性胆盐转运至胆小管能力下降,导致胆酸排出受限,出现胆汁淤积。

(马文军　常元勋)

主要参考文献

1. 杨永红,骆岚,夏培君. 酒精性肝病患者抗丙二醛-乙醛加合物循环抗体滴度的测定. 胃肠病学和肝病学杂志,2009,18 (2):117-120.
2. 金宝艳,邱秀霞综述,刘兆江审校. 乙醛蛋白加合物在酒精性肝病中的研究进展. 国外医学,消化系疾病分册,2002,22 (2):105-107.
3. Masubuchi Y, Suda C, Horie T. Involvement of mitochondrial permeability transition in acetaminophen induced liver injury in mice. J Hepatol, 2005, 42 (1):110-116.
4. Meyers LL, Beierschmitt WP, Khairallah EA, et al. Acetaminophen induced inhibition of hepatic mitochondrial respiration in mice. Toxicol App Pharamcol, 1988, 93:378-388.
5. Reid AB, Kurten RC, McCullough S, et al. Mechanisms of acetaminophen induced hepatotoxicity: role of oxidative stress and mitochondrial permeability transition in freshly isolated mouse hepatocytes. J Pharmacol Exp Ther, 2005, 312 (2):509-516.
6. 朱孔锡,刘莉,张喜红,等. 线粒体 DNA 突变与大鼠乙醇性肝纤维化的关系. 毒理学杂志,2008,22 (2):114-116.
7. 夏世钧,吴中亮主编. 分子毒理学基础. 武汉:湖北科学技术出版社,2001.
8. 周宗灿编著. 毒理学教程. 3 版. 北京:北京大学医学出版社,2006.
9. 庄志雄主编. 靶器官毒理学. 北京:化学工业出版社,2006.
10. 黄吉武,周宗灿主译. 毒理学 毒物的基础科学. 北京:人民卫生出版社,2005.
11. 赵红,谢雯,欧蔚妮,等. 胆汁淤积的病因及发病机制研究进展. 中国医学前沿网 http://www.chinesefms.com/doc/gb/doc_gb_zjft/200909/t20090929_38449.html.
12. Ernest Hodgson ed. A Textbook of Modern Toxicology. 3rd ed. Hoboken, NewJersey: John Wiley&Sons Inc, 2004. 269.

第六章

消化系统毒理学研究方法

一般地，消化系统毒理研究采用整体动物试验和体外试验相结合方法。实验动物模型是研究消化系统病理、生理和生化改变的必要工具。急性肝损伤模型一般采用四氯化碳、半乳糖诱导产生，硫代乙酰胺、二甲基亚硝胺也是导致急性和慢性肝损伤的外源化学物。对乙酰氨基酚诱导慢性肝损伤，溴苯和丙烯醇可导致肝腺泡3区和1区坏死。胃肠道毒性研究方法也有其特殊性。

实际工作中，在检测外源化学物诱导消化系统损伤的程度及其严重程度时，应用整体动物实验和体外试验，并根据其结构和功能特点对外源化学物损伤进行全面评价。

第一节 整体动物实验

实验动物通过不同途径染毒，如灌胃最为常见。利用整体动物研究外源化学物肝毒性具有体外试验不能替代的优点。首先整体动物保持了正常完整的生理功能，从外源化学物的摄取、吸收、分布、代谢直到排泄等过程可以完全模拟人类，尤其是对于一些能在肠道吸收并进行生物活化的外源化学物来讲，整体动物实验是必不可少的肝毒性评价体系。对于导致肝肿瘤和肝硬化外源化学物毒性评价，整体动物实验是必须的。

一、实验动物的选择

原则上根据受试外源化学物对肝敏感性确定。敏感动物的选择可以根据文献报道和预实验确定。

实验动物选择时，尽量选择结构、功能及代谢，年龄，群体基因型和表现型分布，健康状况，疾病特点等与人相似的动物。如检测氯丁二烯肝毒性，选择豚鼠作为实验受试动物。如检测三硝基甲苯肝毒性测定，可选择大鼠为实验动物。小鼠作为实验动物，可以用作多种具有肝毒性外源化学物测定的实验动物，如三氯乙烯、黄曲霉毒素、有机磷农药等。

二、观察指标

1. 形态 动物处死后，要进行肝肉眼观察，是否有充血、水肿、脂肪变等，解剖结构是否完整。将分离的肝用生理盐水清洗，除去肝表面血液及其他物质，用滤纸吸干后称重，计算肝/体重比值，一般成年动物为4%，如有中毒性肝损伤则肝/体比值会发生变化。

2. 组织病理学观察

（1）光镜观察　将部分肝组织用10%甲醛溶液浸泡，经过石蜡包埋、切片和苏木素和伊红染色，在光镜下观察其结构变化，如细胞的完整性，是否有肿胀、脂肪变、坏死、萎缩等，是否有炎性细胞浸润，肝索排列是否整齐等。肝细胞、胆管上皮细胞是常规观察细胞。

（2）电镜观察　动物处死后，取部分动物肝组织，将其在生活状态下固定后，经浸透、包埋、梯度脱水、切片、染色等过程，制备用于电镜观察的切片，观察细胞器如线粒体、内质网的数量和大小变化，进行超微结构检查来评价外源化学物肝毒性，可发现起始损伤部位，为损伤机制探讨提供依据。如四氯化碳大鼠肝损伤模型中，染毒后几分钟之内电镜即可观察到肝细胞形态异常。

3. 血清酶活性测定　肝细胞损伤，肝细胞酶如转氨酶等释放进入血液，导致血清转氨酶活性增高。因此检测血清肝酶活性变化是研究外源化学物肝毒性有用的指标。与组织学检查比较，血清酶学检测方法简单且早期检测不需要处死动物。血清肝酶检测应用很广，根据不同类型肝损伤特异性和敏感性，血清酶学测定的指标大致可以分为以下几类（表6-1，表6-2和表6-3）。

表 6-1 动物实验性肝损伤血清酶活性变化

血清酶	胆汁淤积	肝细胞坏死	慢性损伤	其他器官损伤
ALP、5'-NT、LAP、GGT	++	+	+	
AST、LDH、MDH、ALD	+	++	+	+
ALT、GDH、ICDH	+	++	+	+
OCT、SDH、LDH5、鸟氨酸酶	+	++	+	
CK	正常	正常—	正常—	+
CHE	正常	——	——	不确定

注：+，升高；++，明显升高；—，变化不明显

在测试一种外源化学物是否具有肝毒性时，可将血清谷丙转氨酶（ALT）和谷草转氨酶（AST）作为肝损伤标志酶，如果给予动物外源化学物后，血清 ALT 和 AST 活性明显升高，说明该外源化学物可损伤肝细胞。在已经确定受试化学物为肝毒物时，血清 ALT 作为评价损害程度和发展进程的观察指标。由于 ALT 升高时肝细胞膜通透性改变的结果，对于某些引起肝细胞坏死外源化学物评价有一定局限性，如 AST 来源不仅限于肝，还可来源于心等其他器官，其他脏器损伤血清 AST 会升高。因此，在缺乏明显肝损伤证据时，需要同时进行肝组织病理学检查来明确外源化学物的肝毒性。

表 6-2 几种实验动物血清 ALT 和 AST 正常值

动物种类	体重（g）	测定单位	ALT	AST
大鼠	180~230	μg/ml	22.6	63.4
大鼠	250~300	mmol/(ml·h)	0.24	0.74
兔	2000~2500	mmol/ml	2.70	1.10
豚鼠	400~500	μg/ml	33.50	

资料来源：刘福英，刘天福主编. 实验动物学. 北京：中国科学技术出版社，2005.

几乎所有血清酶测定都可以在自动生化分析仪进行分析测定。

ALT 和 AST：根据测定原理分为速率法、干化学法、赖氏法。一般采用自动生化分析仪器测定。

4. 肝排泄功能测定 经肝排泄的物质分为 3 类。第一类：钠离子、钾离子、氯离子、葡萄糖等。该类物质胆汁/血浆浓度比值大于 1；第二类：胆盐、胆红素、磺溴酚酞（BSP）、外源化学物及其代谢产物，该类物质胆汁/血浆浓度比值大于 1，为 10～1000；第三类：菊粉、磷脂黏蛋白、白蛋白等，该类物质胆汁/血浆浓度比值小于 1。

常用第二类物质磺溴酞钠（BSP）检测肝排泄功能。广泛用于实验动物的评价肝功能。研究发现，静脉注射 BSP 后，从循环系统消失的 BSP 时间取决于肝对其的摄取程度，肝功能障碍则血液清除 BSP 时间延长。

吲哚氰绿（ICG）实验测定肝排泄功能。优点是 ICG 不需代谢，皮下注射无刺激性，可在血浆直接测定，但价格昂贵，水溶液不稳定。如肝功能减退或肝功能衰竭 BSP 和 ICG 从血中消失时间延长。

胆红素为血红蛋白降解产物，血清胆红素升高作为肝实质严重损伤指标，但灵敏度稍差。但血清胆汁酸升高与胆汁分泌减少有关，实验发现，三氯甲烷和四氯化碳染毒大鼠血清胆汁酸在血清酶活性和胆红素没有变化时就有升高。

5. 肝组织匀浆成分测定 通过测定肝组织匀浆某些化学成分可对外源化学物肝损伤进行定量分析，并有助于对毒性机制的探讨。一般肝组织匀浆测定包括蛋白含量、脂质过氧化产物、肝酶活性、肝脂质含量、DNA 合成及损伤标志物、活性代谢产物含量、肝组织羟脯氨酸含量等。

（1）肝酶活性测定：肝酶活性改变是肝细胞损伤的一个标志。葡萄糖-6-磷酸酶活性抑制表示肝微粒体损伤。细胞色素 P450 活性变化来评价外源化学物肝损伤部位和程度。采用比色法测定。

表 6-3　几种实验动物肝 ALT 和 AST 正常值

动物种类	体重（g）	测定单位	ALT	AST
大鼠	180～230	μg/g	10044	7228
大鼠	250～300	mmol/（g·h）	1728	1505
兔	1200	瑞氏单位/克	17.20	32.80
兔	1500～2000	mmol/g	30.70	395
豚鼠	350～400	瑞氏单位/克	50.60	97
豚鼠	400～500	mmol/（g·h）	48.50	369

资料来源：刘福英，刘天福主编. 实验动物学. 北京：中国科学技术出版社，2005.

（2）脂质过氧化产物（MDA）水平测定：四氯化碳染毒大鼠肝匀浆 MDA 水平升高。目前一般采用试剂盒测定。

（3）肝组织羟脯氨酸含量测定：慢性肝损伤导致肝纤维化，肝胶原含量增加是肝纤维化基础，胶原中羟脯氨酸含量很高，因此测定肝组织羟脯氨酸含量作为评价肝纤维化的指标。给予大鼠 CCl_4，发现染毒时间越长，肝胶原含量越高。

（4）肝脂质含量测定：肝匀浆甘油三酯含量是肝脂肪变评价的重要指标。TNT 染毒大鼠肝匀浆甘油三酯含量升高。

（5）肝过氧化氢酶（CAT）活性测定：用于评价肝抗氧化水平常用指标。四氯化碳染毒大鼠肝匀浆 CAT 水平降低，目前采用试剂盒测定。

（6）肝谷胱甘肽过氧化物酶（GSH-Px）活性测定：GSH-Px 是机体抗氧化系统的重要成分，其主要功能基团为-SH，催化 GSH 产生 GSSG，采用 DTNB 比色法测定谷胱甘肽过氧化酶（GSH-Px）活力。四氯化碳染毒小鼠肝 GSH-Px 活力下降；原卟啉钠可拮抗该作用。

（7）肝羟自由基（OH·）水平测定：OH· 是目前所知活性氧自由基中对生物体毒性最强的，可通过电子转移、加成及脱氢等方式与生物体内多种生物分子作用，造成糖类、氨基酸、蛋白质、核酸和脂类等物质氧化损伤，使细胞坏死或突变。目前常用测定方法有电子自旋共振法（ESR）、HPLC法、化学发光法、分光光度法等。二硝基苯染毒大鼠肝OH·水平明显升高。

第二节 体外试验

外源化学物致肝损伤是毒理学研究中很重要的组成部分，传统的整体实验在研究外源化学物致肝损伤时存在一些不足之处，体外试验在一定程度上弥补了整体实验的缺陷。肝毒理学研究中常用的体外试验有离体肝灌流、肝组织切片和离体肝细胞如肝细胞悬液和原代培养肝细胞等。离体肝灌流最接近体内状态，可用于评价肝生理学和形态学改变；肝组织切片保存了肝的组织结构，可将细胞毒性检测和组织形态学结合评价肝损伤情况；离体肝细胞则从细胞水平评价外源化学物代谢和细胞毒性。实际工作中，根据研究目的和具体条件选择适当的试验方法，并与整体实验结果结合综合进行评价。

与整体实验相比较，肝体外试验具有以下优点。①可以减少实验动物数量和受试物用量；②可在短期内进行大量化学物筛选，明显缩短试验周期；③可在细胞水平、分子水平探讨外源化学物作用机制；④进行药物相互作用的早期预测；⑤对外源化学物及其代谢产物毒性在种属间进行质和量的比较，以便选择合适的实验动物种属；⑥对于某些新合成外源化学物来讲，经过体外试验可避免有毒化合物进入人类生存环境导致健康损害。

一、离体肝灌流

1855年Claude首次利用离体肝灌流观察糖原转变成糖的过程，开始了离体肝灌流实验。1951年Miller等改进了灌流方法，并改进灌流介质，使离体肝灌流技术有了显著发展。随着分析手段的不断进步，离体肝灌流技术被广泛应用于外源化学物代谢和肝毒性研究，如脂肪醇、硫代乙酰胺、对乙酰氨基酚和鬼笔环肽（phalloidin）所致肝损伤。杀虫剂、有机溶剂、金属、某些药物致肝损伤研究中也有研究报道使用肝灌流。

(一) 动物选择

一般选择200~250g大鼠作为离体肝灌流实验动物。离体肝灌流不能减少使用的动物数，并且不能用人肝进行试验。

(二) 方法

实验材料包括灌流系统、37°恒温系统和气体交换系统。

具体步骤如下：①麻醉大鼠；②分离胆管并插管固定，分离门静脉，结扎肝脾分支，门静脉插管固定开始灌流；③剪断下腔静脉，冲洗肝内残留血液；④分离肝，转移到灌流仪；⑤37℃灌流液冲洗肝，收集灌流液。

离体肝灌流法需要一定的灌流设备、人员操作难度较大。同时，值得注意的是离体肝功能完整性仅能维持数小时，一个灌流的肝只能用于研究一种特定浓度的外源化学物，不适用于多种外源化学物、多个浓度的研究。

(三) 指标与评价

离体肝灌流法较接近整体试验，离体肝保留了肝细胞结构和功能的完整性，排除整体试验中其他脏器和系统的影响。离体肝保存了完整的脉管系统，细胞间的相互作用及各种代谢酶的活性与体内一致，而且灌流状态下的肝有正常的摄取、转运、代谢、排泄和分泌功能，氧、营养物质和外源化学物可经正常的生理途径进入细胞。灌流过程中，实验者可多次由胆汁和从肝流出的灌流液采样，分析测定其中外源化学物及其代谢产物，在一定时间内动态观察外源化学物进入器官内所发生的变化，进行短期的代谢动力学试验；另外可检查肝的蛋白质、糖、脂肪代谢以及排泄功能，测定来自肝细胞的酶ALT、AST、LDH活性等，了解肝细胞损伤情况；灌流结束后可进行组织学观察。通过灌流液成分和流速调节，控制进入肝的外源化学物量；还可在灌流液中可加入相对大量的受试外源化学物，解决了整体动物实验剂量过高的问题。

1. 分泌功能 灌流过程中间隔固定时间收集胆汁，可评价肝分泌胆汁功能。

2. 代谢功能　收集灌流液和胆汁中外源化学物代谢产物，可评价外源化学物在肝代谢途径和类型。

3. 灌流液生化指标测定　肝酶活性、蛋白含量、ATP/ADP、GSH 含量测定，评价外源化学物致肝损伤状况。

4. 组织病理学检查　灌流结束后对肝组织进行组织病理学检查，了解外源化学物致肝损伤部位和细胞损伤表现。

二、肝组织切片

肝组织切片保留了肝的生化功能及异源性；可直接进行不同种属间外源化学物毒性特点比较；可从冻存组织中获取肝组织。

Otto Warburg 于 1923 年首次建立肝组织切片技术。由于肝切片由手工操作，所切的肝组织厚薄不一，因此肝切片中的肝细胞缺乏再生能力，并对缺氧高度敏感，极易在数小时内死亡，限用于短期试验研究。20 世纪 80 年代，Knmadieck 首次报道用组织切片机进行切片，可以获得厚薄均一的、相对较薄的肝切片，该方法对肝组织损伤非常小。目前常用的肝切片厚度为 $250\sim300\mu m$，湿重 $20\sim30mg$，蛋白含量 $1\sim2mg$。此后随着培养介质的改进和动态孵育系统的建立，解决了肝切片培养过程中氧和营养物质供应不足的缺陷，肝切片存活可达 $3\sim5$ 天。

肝切片保存肝的组织结构，如肝组织内所有类型细胞、细胞基质和细胞间相互作用。肝切片操作较离体肝灌流简单，尽管肝实质细胞在外源化学物代谢中起主要作用，其他非实质细胞如内皮细胞、枯否细胞、成纤维细胞、胆管上皮细胞也通过直接或间接机制参与外源化学物致肝损伤，因此与其他体外试验模型相比，肝切片功能异质性和代谢能力比较接近整体器官。肝切片试验染毒过程中可收集培养液检测肝组织损伤情况，染毒结束后可以进行组织学检查。由于一个实验动物肝可以得到多个小肝切片，用来自同一动物的肝切片，同时进行多种外源化学物和不同浓度外源化学物在不同代谢条件下的研究，大大减少了使用的实验动物数量。

(一) 动物选择

一般选用豚鼠、犬、兔和大鼠为肝切片的肝组织来源。

人肝切片可通过外科手术或针刺活检获得，因此可以用人肝切片进行试验，避免了结果由动物向人外推的过程。

(二) 制备方法

肝切片制备具体步骤如下：①处死动物，无菌条件下取出肝，放置于磷酸缓冲液中；②取 1cm×1cm 肝组织，通氧条件下放进有缓冲液的切片槽；③用组织切片机切成厚度为 200~300μm 的均匀薄片；④将完整的肝切片置于 DMEM 培养瓶，在 37℃ 条件下，持续通氧气/二氧化碳气体，120 次/分水浴振荡培养。

(三) 指标与评价

1. **代谢功能** 测定培养液中外源化学物及其代谢产物含量，评价外源化学物的代谢途径。如通过人肝组织切片试验可知，皮质激素类药物环索萘德（GIC）代谢为脱异丁酰基-GIC，进一步代谢为 2-羟基脱异丁酰基-GIC。

2. **培养液生化指标测定** 测定 ALT、AST、LDH 等活性，了解肝细胞损伤程度。

3. **肝切片生化指标测定** 测定 GSH、ATP、蛋白含量、MDA、甘油三酯水平，评价外源化学物肝损伤机制。

文献报道，用大鼠肝切片试验发现，4-三氟甲基酚（4-TFMP）通过耗竭 GSH 产生肝毒性。有报道用豚鼠肝切片和大鼠肝切片研究对乙酰氨基酚的毒性，发现大鼠肝切片将对乙酰氨基酚代谢为无毒的产物高于毒性产物，豚鼠肝切片 GSH 耗竭的量效关系比大鼠肝切片明显，生成的毒性产物量也明显高于大鼠肝切片。

4. **组织病理学检查** 评价肝细胞损伤部位及程度。由于肝切片破坏胆管系统，无法收集胆汁进行分析；同时因受切片厚度影响，使切片表面肝细胞与内部肝细胞接触的受试外源化学物浓度有一定差异。新鲜的肝切片存活时间相对较短，冷冻保存后肝切片存活率更低，且肝细胞存活率和功能随试验条件不同而有差异。有报道将新鲜的大鼠肝切片进行冷冻保存，复苏后肝切片存活率为新鲜肝切片的

60%~100%,但进一步培养后肝切片存活率却下降。

三、肝细胞培养

(一) 常用细胞

最常用的有大鼠肝细胞和人肝细胞的原代培养模型。大鼠、猴、猪、犬作为常用的肝源分离和培养肝细胞。目前,细胞培养技术成熟,外源化学物种类、接触浓度和接触时间、氧气供应等条件可随意调节,可用人类来源的肝细胞以消除外源化学物毒性种属差异。单细胞培养使细胞结构的完整性和细胞间联系受到破坏,研究发现肝细胞内代谢酶活性随着培养时间的延长下降。

(二) 制备方法

原代肝细胞培养包括肝细胞的分离和原代培养两部分。离体肝细胞进行试验通常有两种:一是将新鲜分离的肝细胞混悬于一定的液体中制成细胞悬液;另一个是进行原代细胞培养。

20 世纪 60 年代人们开始对成年大鼠肝细胞进行分离,20 世纪 70 年代由 Seglen 等改进为胶原酶两步灌流法,是目前国际上公认的肝细胞分离培养方法。该法可分离大鼠肝细胞产量约为 ($4 \times 10^6 \sim 6 \times 10^6$)/g 肝组织,细胞成活率为 85%~95%,非实质肝细胞含量少于 5%。通过离心和灌流可分离出某些特定的肝细胞亚群,如门静脉周和肝静脉周的肝细胞;在胶原酶灌流液中加入胰蛋白酶抑制剂还可分离出肝细胞对 (hepatocyte couplet),经离心处理可获得纯度为 85% 的肝细胞对;以及如枯否细胞、贮脂细胞、胆管上皮细胞等肝非实质细胞。

具体方法简要介绍如下:

1. **肝细胞分离** 麻醉大鼠,使其仰卧于无菌手术台,腹部以 75% 酒精消毒;切开腹部皮肤,将胃肠拨至腹外,钝性分离门静脉,分离下腔静脉;下腔静脉注射 1500U/ml 肝素 0.25ml,结扎门静脉肝外分支;结扎门静脉远端,血管充盈后,在门静脉肝左下叶分支处剪一"V"型切口并插管,同时将灌流液开放灌流;固定门静脉插管,结扎下腔静脉;分离肝;将肝转移到循环灌流装置上,以含有

0.025%~0.05%胶原酶灌流液循环灌流，持续灌流8~15min；从灌流装置上取下肝，剪开肝表面包膜，吹打均匀，移到200目筛子中；将细胞悬液移至离心管，200r/min离心2min，在预冷的细胞洗涤液中吹打均匀，再次离心去上清液，混悬于细胞培养液，制成肝细胞悬液；对细胞进行存活率检测，存活率大于90%可用于试验。

2. **肝细胞培养** 根据研究目的的不同，肝细胞培养主要分为三种：

(1) 单层培养法：目前大部分实验室采用单层培养法培养肝细胞。肝细胞具有上皮细胞特征，可以贴壁生长。在给予分离肝细胞细胞外基质的条件下，肝细胞可形成特定形态，表现肝细胞特有功能。

(2) 胶原凝胶三明治培养法：在肝细胞生长过程中，采取添加基质膜、胶原做成"三明治"模型，即先在培养皿底部铺一层胶原，凝固后加入细胞悬液，细胞贴壁后再加胶原，胶原凝固后上面加培养基。将肝细胞和上皮细胞共同培养，可以使肝细胞维持其特有生物学特征。如可较长时间维持肝细胞正常形态、代谢功能和分泌功能。

如肝细胞培养体系中，加入从小鼠肉瘤中分离出的富含层黏连蛋白（laminin）的凝胶基质，肝细胞可保持最佳形状，分化功能保持较长时间，苯巴比妥对CYP2B1和CYP2B2的诱导作用可保持数天；还有研究报道肝细胞与大鼠胆管上皮细胞共培养时，肝细胞能保持肝的血浆蛋白的生成，Ⅰ相、Ⅱ相代谢酶的表达等功能，且肝细胞可存活数周。

(3) 悬浮培养法：用于长期培养高密度肝细胞。根据肝细胞生长特性，在培养系统中加入中空纤维等高分子材料，使培养环境接近于体内环境，可获得大量特异性好的肝细胞。

(三) 观察指标

1. **细胞形态学指标** 光学显微镜观察肝细胞形态变化、胞浆和胞核改变、是否有脂肪滴和大泡形成；电镜观察细胞器变化；流式细胞仪检测DNA是否完整。

2. **细胞膜完整性检测** 检测培养液上清肝酶活性改变可评价肝细胞膜通透性；细胞色素C含量变化评价细胞凋亡。

3. 细胞存活率 台盼蓝试验（MTT）法检测细胞存活率，大于 90% 可用于下一步试验。

4. 肝细胞功能相关指标 反应肝细胞蛋白合成、分泌功能。如培养体系 ATP 含量、白蛋白含量、GSH 水平、与大分子共价结合产物水平、细胞色素 P450 活性等。

体外培养肝细胞在研究外源化学物生物转化、毒性和毒作用机制方面有许多优势。①肝细胞悬液和肝细胞原代培养在营养水平、激素水平、氧气浓度以及处理的时间和浓度等试验条件较易控制；②免除了整体动物实验时血流、细胞类型异质性、神经、体液因素的影响；③减少动物数量。一个肝分离的肝细胞可以制成几十种不同条件的肝细胞悬液或进行不同条件的细胞培养，可同时对多种外源化学物进行量效关系和时效关系研究；④整个试验过程中随时监测细胞存活情况，可对单个细胞进行形态学观察；⑤快速分离细胞，对代谢产物的收集和含量进行测定，有利于肝对外源化学物的摄取和排泄的动力学研究；⑥培养肝细胞在对外源化学物代谢活化方面与整体动物基本相似，可模拟体内肝损伤，研究外源化学物的代谢过程。

同时，原代培养的肝细胞在生长过程中，①肝细胞在分离过程中受到的创伤在短期培养期间可以得到修复；②单层培养可延长细胞存活时间，从而延长试验和观察时间；③单层培养可用于研究外源化学物对完整细胞功能的影响。

在用培养的离体肝细胞研究外源化学物肝毒性时，可同时观察多组细胞并进行细胞功能检测，如可以观察细胞色素 P450 酶系活性或细胞结构改变，另一组细胞用于测定碘化丙啶摄取和 LDH 泄漏来综合评价外源化学物的肝毒性。

离体肝细胞不能测定肝细胞中代谢产物进入血液或胆汁的排泄情况。离体肝细胞失去肝小叶结构以及细胞原有的微环境，如肝细胞间以及肝细胞与肝窦内血液的接触和交流，无胆管系统。肝细胞悬液存活时间仅 2~4h，且细胞功能与培养液的组成密切相关。

值得注意的是，肝实质细胞表现型在分离及接种时会发生变化，如肝细胞培养 2~3 天后，多药耐受基因（multidrug resistance gene）

产物 P-糖蛋白表达过度，使培养肝细胞对抗肿瘤药物敏感性下降；细胞培养过程中，培养肝细胞的糖、脂、蛋白代谢功能和某些酶活性将逐渐消失，如啮齿类动物肝细胞在培养 24~48h 内细胞色素 P450 活性下降了 50%。有报道将新鲜分离的肝细胞按一定程序进行冷冻，保存数月至数年后复苏，细胞成活率可达 80%，而其代谢酶的活性为新鲜分离肝细胞的 60% 以上。复苏后的肝细胞制成悬液可用于短期代谢研究和作为致突变研究的代谢活化系统，如进行原代培养可用于酶诱导和抑制研究。由于复苏肝细胞某些酶活性降低，进行外源化学物代谢酶活性诱导/抑制效应评价时注意与整体实验的差异，如在原代培养大鼠肝细胞很难观察到苯巴比妥对某些代谢酶的诱导效应。

人类肝细胞培养进展迅速，广泛应用于细胞移植、人工肝和肝特定功能尤其是细胞色素 P450 的表达方面研究。

四、肝亚细胞结构培养

肝亚细胞结构包括肝细胞膜、微粒体、线粒体、细胞核等。肝亚细胞培养常用的为肝微粒体或 S9 组分。肝亚细胞结构可从冻存组织中获取。肝亚细胞结构培养多应用于研究药物代谢，仅适用于短期研究。

利用细胞器进行研究去除了整体动物实验和其他体外试验中药物转运和吸收等影响，评价药物的消耗完全反映酶代谢功能。而整体动物、离体肝灌流和肝细胞则必须设法控制后继阶段。一般细胞器进行研究时可采用对完整细胞具有较高毒性的浓度。

较常用的细胞器为微粒体，应用微粒体可以进行以下研究：①确定酶催化某种反应的活性；②确定一种酶催化两种相关反应的活性；③明确是否形成毒性产物或有致突变性的产物；④作为蛋白表达系统或代谢活化系统。但在代谢过程中形成的代谢产物不能像在完整细胞或整体动物一样被继续代谢解毒，有时会得出错误结论。

目前肝微粒体或 S9，常用于外源化学物致突变实验（如 Ames 试验、微核试验等）。在人类生存环境中，大多数外源化学物以前致突变剂（promutagens）或前致癌剂（procarcinogens）的形式存在，经酶代谢活化后才能与细胞内生物大分子 DNA 结合，造成 DNA 损伤，表现为致突变或致癌作用。所以在进行外源化学物的体外致突变试验时需加入体外代谢活化系统（肝微粒体或 S9 组分）来判断该外源化学物是否具有致突变性。但该系统存在以下问题：①活性代谢产物在靶细胞外，很难转运至细胞内与 DNA 等物质结合。②肝 S9 组分代谢活性会随着时间的延长而下降。上述缺点会降低灵敏度，导致外源化学物漏检，因此只能加大待测外源化学物的浓度、并尽可能在短期内完成，这正与人类低剂量、长期接触外源化学物的特点相反。③不同组织来源的肝分离制品对同一种外源化学物的代谢途径不同，可能会导致检测指标的改变。④体外代谢活化系统包含多种同工酶，不能用于研究某一特定同工酶的代谢特征。

另外，分离纯化的线粒体可用于研究外源化学物对氧化磷酸化、ATP 合成、脂肪酸氧化的影响。细胞核可用于基因转染分析。

五、基因工程细胞模型

细胞和亚细胞培养模型最大的缺点是代谢酶活性会随培养或保存时间的延长而下降。研究表明 cDNA 表达系统不存在酶活性下降的问题。利用分子生物学手段，可将人肝细胞色素 P450 酶系的 cDNA 或其他代谢酶转染到酵母、细菌、其他肝外细胞内，使其稳定表达一种或几种人肝细胞色素 P450 或其他代谢酶。

已知，表达细胞色素 P450 的 cDNA 系统分为暂时性和稳定性两种。暂时性 cDNA 系统是将质粒或病毒转染到宿主细胞中进行复制表达，最后宿主细胞裂解，裂解产物中含有大量细胞色素 P450。稳定性 cDNA 系统是将完整或稳定的质粒转染到细胞系中，在细胞内复制表达，但细胞可长期生长，建立已知代谢表现型的细胞系。

目前，基因重组细胞色素 P450 酶系主要用于研究诱导外源化学物代谢的 P450 酶亚型，还可用于 P450 酶亚型特异抑制剂、外源化学物相互作用以及手性外源化学物代谢差异性研究。

基因工程细胞来源广泛，花费较低，且细胞数量不受限制，在研究参与外源化学物代谢、共价结合、药物抑制的酶等方面有一定作用。

六、计算机模型（In silico 毒理学）

In silico 是生物信息学的名词，它是相对应于 in vivo（体内）与 in vitro（体外），它强调使用计算机来解决生物学上的问题。在组合化学、计算机辅助药物设计、代谢工程、生物技术和化合物库迅速发展的同时，新外源化学物的高通量筛选技术应运而生，毒理学在理论和实践上发生变革，产生了 In silico 毒理学（指用计算机技术处理毒理学问题）。

计算机模型采用大量的公众数据和计算机模型，可在数分钟内在分子水平检测数千种外源化学物的代谢、毒性和一般药理学特征，采用 in silico 技术可以对虚拟物质进行高通量筛选，在新药的实验室设计阶段和候选阶段预测外源化学物有无毒性，进行毒性分类，判断其可否完成临床试验直至最后进入市场，新药开发和评价过程中替代实验动物的应用，避免了实验动物的伦理学影响，最大幅度地降低了成本，从而节省开支和缩短研发周期，加快新药开发速度。

第三节 常用检验肝细胞功能试验方法

一、糖原、白蛋白合成功能

1. 糖原合成功能测定 肝糖原含量测定采用国标法——蒽酮比色法测定。肝糖原贮存于肝细胞内，用研磨方法使肝细胞破碎，低浓度三氯乙酸沉淀蛋白质，糖原稳定存在于其上清液中。将上清液加入 95% 乙醇，使糖原沉淀，再加入热水溶解糖原。

肝糖原可在浓酸条件下形成葡萄糖，浓硫酸进一步使葡萄糖脱水形成糖醛衍生物——5-羟甲基呋喃甲醛，与蒽酮脱水缩合形成蓝色化学物，在 620nm 处有最大吸收峰，以葡萄糖标准品为基准，计算肝细胞内糖原含量。不同体重小鼠的肝糖原含量（表 6-4）。

表 6-4 不同体重小鼠的肝糖原含量

体重（g）	动物数	肝糖原含量（mg/100g 肝）
33.0±1.0	3	1028.1±809.9
38.3±0.8	7	1638.8±1225.7
42.0±0.8	4	1875.0±1421.7

资料来源：阴文娅，曾果，张彩云．小鼠肝糖原测定影响因素分析．现代预防医学，2004，31（3）：359-360.

2. 白蛋白合成功能测定 肝为蛋白质合成的主要器官，肝可将大分子的球蛋白转变为白蛋白。肝功能受损时，出现白蛋白降低和球蛋白的增加。目前常用电泳方法、ELISA 法测定血清白蛋白含量。大鼠和小鼠血清白蛋白含量测定采用醋酸纤维薄膜和聚丙酰胺凝胶电泳法测定。

电泳法操作步骤一般分为点样、通电、染色、比色等，使用仪器一般为电泳仪、电泳槽等。

给予雄性 Wistar 大鼠首次皮下注射 CCl_4 0.5ml 后，每天注射含 40% CCl_4-橄榄油 3ml/kg，每周 3 次，共六周，测得肝细胞培养上清白蛋白含量为 129.73 mg/L，显著低于对照 150.75mg/L。

二、血清转氨酶活性测定

ALT 为肝特异酶，肝细胞损伤时，ALT 活性升高。测定血清 ALT 活性，可了解肝细胞通透性变化以及肝损伤程度。肝脂肪变时，ALT 轻度升高或不变；肝纤维化和肝癌变时，ALT 轻度或中度升高。多种外源化学物如异烟肼、氯丙嗪、苯巴比妥、四氯化碳、砷剂可损伤肝细胞，引发 ALT 升高。

采用双试剂法测定血清 ALT 水平。基本原理为血清与缺乏 α-酮戊酸底物溶液混合，37℃保温 5min，使样品中 α-酮酸消耗完毕，然后再加入 α-酮戊酸启动 ALT 催化反应，在 340nm 连续测定吸光度下降速率。根据线性反应期吸光度下降速率，可计算 ALT 活性或浓度。

三、细胞色素 P450 含量测定

细胞色素 P450 是一组内质网酶,多种外源化学物以及药物等在体内的代谢均与其有关。细胞色素 P450 酶系在药物、外源化学物代谢方面起重要作用。

1. 直接法测定细胞色素 P450 含量 还原型细胞色素 P450 与一氧化碳结合后,在 450nm 处有最大吸收光谱。利用其在 450nm 处吸光度值,可测定样品中细胞色素 P450 含量。实验主要仪器为双光束分光光度计。适用于肝微粒体制备物。

2. 代谢法测定细胞色素 P450 含量 可通过 NADPH 消耗量、氧耗量以及外源化学物代谢产物生成量来测定细胞色素 P450 含量。采用可见紫外分光光度计、荧光光度计、气相色谱仪和液相色谱仪进行测定。

四、甘油脂质的合成功能

甘油三酯(TG)又称中性脂肪,由 3 分子脂肪酸和 1 分子甘油酯化而成,是体内能量的主要来源。TG 处于脂蛋白的核心,在血中以脂蛋白形式运输。肝是机体脂类代谢的主要场所,肝脂肪变时,血清甘油三酯含量升高。

血清 TG 测定方法一般可分为化学法、酶法和色谱法 3 大类。包括 3 个基本步骤,水解 TG 生成甘油和 FFA,甘油磷酸化,有色染料(常为醌亚胺等)。或者紫外吸收物质的形成,再通过分光光度法计算相应的 TG 浓度。

五、腺苷酸环化酶活力测定

肝细胞腺苷酸环化酶(adenylate cyclase;adenylyl cyclase;cAMPase)在 ATP 合成中发挥重要作用。可催化 ATP 裂解去除焦磷酸形成环磷酸腺苷(cAMP),是信号传递途径的重要组分。Ⅰ和Ⅲ型腺苷酸环化酶受钙离子与钙调蛋白的调控。ATP 是细胞内的主要能量物质,同时又是腺苷酸环化酶的底物,ATP 的降低与 cAMP

的变化一致。早期多器官衰竭时肝功能异常突出表现在 ATP 和 cAMP 的明显降低，cAMP 减少是许多因素综合作用的结果，其中腺苷酸环化酶功能紊乱可能是主要原因。

腺苷酸环化酶活力测定：间接法进行，75μl 反应液中含有 ATP 1 mmol/L，$MgCl_2$ 5 mmol/L，Tric-HCl 50mmol/L，pH 7.6；茶碱 20mmol/L，磷酸肌酸 15mmol/L，37.5μg 磷酸肌酸激酶和微量牛血清白蛋白。添加适量的肝细胞膜制备物，激动剂为 15mmol/L 氟化钠，30℃水浴 10min，100℃下 2min 终止反应。

六、细胞成活率的检查

台盼蓝试验来测定细胞成活率。

台盼蓝试验是判断细胞损伤的快速实验，特点是很方便进行细胞计数。具体方法如下：

1. 取少量细胞悬液，加入等量 0.5% 台盼蓝溶液；
2. 放置 1~5min 后，将混合物滴入血细胞计数池内；
3. 显微镜下观察，死亡细胞为蓝色，未死亡细胞无染色，对细胞进行计数后，计算细胞存活率。一般存活率大于 90% 可进行下步试验。

第四节 分子生物学方法

一、单细胞凝胶电泳

单细胞微凝胶电泳（SCGE）技术，是一项测定和研究细胞 DNA 损伤的新技术。其基本原理是，当细胞 DNA 受损伤产生链断裂时，DNA 的超螺旋结构受到破坏；在细胞裂解液作用下，细胞膜、核膜及其他膜结构受到破坏，细胞内的蛋白质、RNA 及其他成分均可进入凝胶而扩散到裂解液中，而核 DNA 分子量很高不能进入凝胶，只能留在原位。在碱处理和碱性电泳液的作用下 DNA 解螺旋，使 DNA 的断链和碱易变性 DNA 片段从严密的超螺旋结构中释放出来，离开核 DNA 在凝胶分子筛中向阳极移动，形成慧星状图像。DNA 受损伤愈严重，产生的断链和碱易变性片段就愈多，断链也愈小；在相同电泳条件下迁移的 DNA 量就愈多，迁移的距离就愈长。

主要步骤为：①单细胞悬液的制备；②胶板的制备；③细胞裂解；④碱解旋；⑤电泳；⑥中和与染色；⑦阅片。24 h 内在荧光显微镜下观察并拍摄照片，CASP 慧星软件分析。该方法具有灵敏、简便、快速及样品用量少、无放射性等优点。

文献报告，给予大鼠肝细胞 75、150、300 mg/kg 正己烷处理，进行 SCGE 实验，可见慧星尾长、尾 DNA（％）、尾矩、Olive 尾矩均明显大于对照组，尾矩值与染毒剂量呈正相关（$r = 0.981$, $P < 0.05$）。

二、荧光原位杂交

荧光原位杂交（fluorescence in situ hybridization，FISH）是在 20 世纪 80 年代末发展起来的一种非放射性分子细胞遗传技术，FISH 的基本原理是将 DNA（或 RNA）探针用特殊的核苷酸分子标记，然后将探针直接杂交到染色体或 DNA 纤维切片上，再用与荧光素分子偶联的单克隆抗体与探针分子特异性结合来检测 DNA 序列在染色体或 DNA 纤维切片上的定性、定位、相对定量分析方法。如果被检测的染色体或 DNA 纤维切片上的靶 DNA 与所用的核酸探针是同源互补的，二者经变性-退火-复性，即可形成靶 DNA 与核酸探针的杂交体。FISH 具有安全、快速、灵敏度高、探针能长期保存、能同时显示多种颜色等优点，从单细胞和单基因水平检测基因水平变化。

实验方法：FISH 样本的制备→探针的制备→探针标记→杂交→染色体显带→荧光显微镜检测→结果分析。自动化检测程序已经扩展到采用多基因转录模型检测特异的 DNA 簇和转录位点以确定功能细胞的状态。

通过间期核荧光原位杂交技术检测 c-myc 基因在肝癌细胞中扩增情况，了解位于 8q24 上的 c-myc 癌基因扩增在肝癌发生中的作用,92%肝癌病例的肝肿瘤组织有 c-myc 基因扩增,表明原发性肝癌的 c-myc 基因检测的结果可成为临床评估患者预后的可靠指标。

因此,在外源化学物肝损伤的研究中,采用原位杂交技术可进行基因水平机制研究。

三、mRNA 差异显示的 PCR 技术

mRNA 差异显示 PCR 技术 (mRNA differential display PCR,DD-PCR) 是一种快速而有效的克隆差异表达基因的方法,又称为差别显示反转录 PCR (differential display reverse transcription PCR, DDRT-PCR)。在寻找肿瘤细胞特有基因中起了极其重要的作用。

DDRT-PCR 基本原理:真核细胞 mRNA 含有 poly (A) 末端,在 poly (A) 前面的第一位碱基有 G、C、A 3 种可能,第二位碱基有 G、C、T、A 4 种可能,这 2 个碱基共有 12 种组合。根据这一特点设计 3'端引物为 oligo-dT12MN。T12MN 作为锚定引物将 mRNA 反转录为 cDNA,对反转录产物采用 5'端的随机引物和 3'端的 T12MN 引物以及含有放射性同位素标记的 dATP 进行 PCR 扩增反应,所得的 PCR 产物用测序胶电泳分离,放射自显影,差异表达的 cDNA 片段。切下差异条带用相同引物进行第 2 次 PCR 扩增,产物经标记制成探针,通过 Norther 杂交来验证其在不同样本中的表达差异。将差异的 cDNA 片段制备克隆并进行核苷酸序列分析,将测出的基因序列与 GeneBank 中的序列做同源比较,即可知分离和克隆到的是已知基因还是未知基因。

DDRT-PCR 步骤:①总 RNA 的提取;②优化引物设计;③选择合适的标记方法进行标记,如荧光标记、银染法标记、化学发光检测法和地高辛标记法;④PCR 扩增;⑤差异条带的回收和再扩增;⑥差异条带的鉴定:经过 Northern 印迹来确定其真实性。进行 cDNA 克隆、测序及 GeneBank 同源性检索。

通过比较肝癌患者的癌组织与正常肝组织中表达基因的差异,发现 1 条呈差异表达的 cDNA 片段,其序列与人甘氨酸-N-甲基转移酶高度同源,它在肝癌组织无表达或表达率很低,被认为机体对肝癌易

感性增强可能与这个基因表达下调有关。

应用 RT-PCR 技术检测正常肝细胞株 L-02，肝癌细胞 SMMC7721、HepG2 和 30 例肝癌及其相应癌旁组织中基因表达的水平，可见 XIAP mRNA 在肝癌组织和肝癌细胞系中表达水平明显升高，提示 XIAP mRNA 可能是促进肝细胞恶变的重要因素之一。

采用 PCR 方法检测 N-乙酰转移酶（NAT）代谢型：有 6 种突变的组合决定 NAG 表现型类型。将突变先用 PCR 扩增 NAT 基因的一段，选择不同的限制性内切酶酶解后进行电泳鉴定。

NAT 存在两个自身调节的基因，编码不同的 NAT。NAT 基因定位于 8 号染色体，编码 NAT1 和 NAT2 两种蛋白质，290 个氨基酸的长链，80％氨基酸序列相同，两者有不同的底物选择性，NAT1 选择性生物转化单态性底物，如氨基苯甲酸；NAT2 选择性代谢多态性底物，如异烟肼。NAT2 是人类乙酰化反应多态性位点，慢性乙酰化代谢型，为 NAT2 功能缺陷者。

第五节　胃肠毒理学研究方法

胃肠道是一个十分复杂的器官，它由许多类型的组织组成并具有多种功能，同时它亦是许多外源化学物毒作用的靶器官。

一、胃肠道结构完整性的评价

（一）组织学评价

组织学检查是检出外源化学物毒作用结果的有效方法，在制备胃和小肠组织切片时，必须与纵轴垂直，以检查到胃凹陷，腺体及肠绒毛的形态。注意取样不当可发生漏检。目前，胃肠道组织学变化采用胃肠道器官的光镜、电镜检查。

临床和实验胃肠学的重要进展是使用纤维内镜直接观察胃肠道腔内表面，并录像，另外还可活检。在进行上述检查或取材时须将动物禁食一夜，次日麻醉后进行。肉眼评价时应查黏膜有无损伤、浆膜有无穿孔或粘连。Snabo 等提出一种半定量方法来评价外源化学物引起的十二指肠溃疡。该方法是以测定半胱氨酸来定溃疡效应的强度。溃疡效应强度分三级，一级为黏膜浅表糜烂，二级为深度溃疡或透壁坏死，三级为溃疡穿孔或有穿透性，进入胰腺或肝。

检查外源化学物对胃壁的损害，处死动物，用一根橡皮管将水性甲醛缓冲液注入胃内，5min后将胃取下，沿胃大弯切开另加甲醛固定，因该固定剂可阻止胃黏膜表面血液流失，可帮助查明胃受损部位，计算受损部位数目，以评价外源化学物的作用强度。还有Snabo提出使用体视显微镜放大投影到面积仪上，可测出每处受损的面积和计算总面积。

吲哚美辛对人胃肠道的损伤作用可用大鼠模型来模拟。外源化学物致溃疡作用，其引起损伤的大小和数量多少受诸多因素如动物的种系、饲料、喂养程序、剂量、给药途径及给药后的时间等影响。

（二）便血检查

用显色法或放射性同位素法来监测粪便中的隐血，不损害胃肠道来估计胃肠道出血情况。

（三）脱落细胞检测

细胞脱落率的定量是测定腔内液体中的含量。一般采用放射免疫法进行。脱落细胞检测是一种无创检查胃肠腔内脱落细胞率，是定量检测胃肠道表面损伤的一种方法。

（四）黏膜细胞增生分析

胃肠组织在正常及病理状态下各细胞增生的特点可评价外源化学物毒性作用特点。如果外源化学物对胃肠道的潜在毒作用是改变细胞增生过程，可使用该方法分析。常用分析方法有组织学检查，组织细胞切片的细胞周期相关蛋白抗体的免疫组化技术，细胞动力学分析技术等，流式细胞仪可分析肠上皮细胞的动力学变化。

二、胃酸等细胞分泌活性的测定

胃肠道分泌活性物质有胃泌素，胆囊收缩素、胃动素、抑胃肽等。胃腺内壁细胞分泌胃酸基本功能为参与食物消化和吸收。胃分泌胃酸成为评价消化功能的一种指标。许多生理因素影响胃酸的分泌量，尤其是神经系统和激素的干扰作用。

胃分泌活动的研究方法分整体实验和离体试验。可以分离胃腺和单细胞进行离体试验研究，如通过胶原酶处理完整黏膜制备胃腺，含有壁细胞和主细胞；根据各类型细胞质量的不同用梯度纯化和离心分析法分离获得不同类型细胞，壁细胞可研究其对氢离子的分泌作用。

三、胃肠道吸收功能的评价方法

通过评价胃肠道的吸收功能实验，可以研究外源化学物在胃肠道的吸收、代谢、排泄及其影响因素，了解外源化学物对日常食物成分或经口服用药物吸收功能的影响。根据研究目的选择整体实验和离体试验。

（一）整体实验

整体实验是根据经口染毒后，测定体液中外源化学物的有效浓度，测量胃肠道对外源化学物吸收总量，是评价外源化学物利用度和评价影响全身吸收的动力学因素，以及研究外源化学物能否引起营养成分吸收障碍的一种筛选方法。

1. **食物中营养物的吸收障碍实验** 碳水化合物吸收障碍实验分单糖实验和双糖实验。单糖实验通过测定 D-木糖的吸收功能来评价近端小肠的吸收功能。D-木糖是一种戊糖，它能通过被动扩散吸收，正常情况下血和尿中不出现 D-木糖，外源化学物经口染毒后，小肠腔表面大范围的损伤时，可通过测定木糖在血和尿中的浓度反映出来。双糖实验通过经口给予双糖后测定血中葡萄糖的浓度来评价双糖的吸收情况，影响内分泌的外源化学物可影响肠对糖的吸收率。

2. **脂肪吸收障碍实验** 粗略筛选脂肪吸收不良，可通过检查粪便脂肪，用苏丹染色后在显微镜下观察有无橘红色小脂滴存在。如某些外源化学物影响消化道对脂肪吸收，利用该实验可以进行检验。

3. **肠灌注技术** 匀速向肠腔内灌注受试液，通过检测所给受试物在胃肠道的减少量来评价吸收功能，可计算吸收率。适用于研究水的转运和研究外源化学物引起的机体代谢紊乱，通过检测肠腔内未吸收溶液的浓度变化来进行定量研究，^{14}C-聚乙烯乙二醇是最常用的标记物。

（二）离体试验

1. **翻囊实验** 利用翻囊技术进行体外试验。翻囊即是将肠腔翻过来，两端结扎使囊内充满受试液，其吸收程度可通过测定囊内受试物量的变化来定量。研究报道，小鼠十二指肠翻转囊在 37℃ 条件下培养 5min 后即可观察到结构异常，试验时间不能很长。

2. **Caco-2 细胞模型** Caco-2 细胞来源于人结肠癌细胞，在多孔渗透性好的聚碳酸酯膜上培养，可形成结构、功能类似于人小肠上皮细胞的细胞模型。可用于测定外源化学物的细胞摄取和跨膜转运，如外源化学物需代谢后或经载体蛋白如糖蛋白转运后经小肠吸收也可采用 Caco-2 细胞模型进行评价。

此外，可以利用无菌动物评价肠道细菌代谢毒素对胃肠道和全身毒性作用，利用体外培养的胃肠道平滑肌收缩性测定评价胃肠道推进功能。

胃肠道毒理学研究方法发展迅速，目前采用肌细胞的分离技术及单个肌细胞收缩能力的测定技术，可直接分析外源化学物对肌细胞细胞膜受体、离子通道和兴奋-收缩耦联机制的影响，而排除了神经因素的影响。采用化学平衡法、中子活化法测定外源化学物在机体吸收时的相互影响。

（马文军　常元勋）

主要参考文献

1. 周宗灿编著. 毒理学教程. 3 版. 北京：北京大学医学出版社，2006.
2. 庄志雄主编. 靶器官毒理学. 北京：化学工业出版社，2006.
3. 黄吉武，周宗灿主译. 毒理学 毒物的基础科学. 北京：人民卫生出版社，2005.
4. Christian Gross, Jeanette Pfeffer, Volker Unger, et al. Isolated hemoperfused slaughterhouse livers as a valid model to study hepatotoxicity. Toxicologic Pathology, 2002, 30 (6)：749-754.
5. 施畅，廖明阳. 肝毒理学研究中的体外试验模型. 癌变·畸变·突变，2004，

16 (2): 121-124.
6. 张呈菊, 钱蓓丽. 肝体外实验模型在毒理学中的应用. 中国医药工业杂志, 2004, 35 (10): 631-634.
7. Davila JC, Rodriguez RJ, Melchert RB, et, al. Predictive value of in vitro model systems in toxicology. Annu Rev Pharmacol Toxicol, 1998, 38: 63-96.
8. Weber LW, Boll M, Stampfl A. Hepatotoxicity and mechanism of action of haloalkanes: carbon tetrachloride as a toxicological model. Crit Rev Toxicol, 2003, 33 (2): 105-136.
9. Sahu SC. Hepatocyte culture as an in vitro model for evaluating the hepatotoxicity of food-borne toxicants and microbial pathogens: a review. Toxicol Mech Methods, 2003, 13 (3): 111-119.
10. Gupta YK, Sharma M, Chaudhary G. Pyrogallol-induced hepatotoxicity in rats: a model to evaluate antioxidant hepatoprotective agents. Methods Find Exp Clin Pharmacol, 2002, 24 (8): 497-500.
11. 刘福英, 刘天福主编. 实验动物学. 北京: 中国科学技术出版社, 2005.
12. 彭双清, 郝卫东, 伍一军主编. 毒理学替代法. 北京: 军事医学科学出版社, 2009.
13. 阴文娅, 曾果, 张彩云. 小鼠肝糖原测定影响因素分析. 现代预防医学, 2004, 31 (3): 359-360.
14. 齐宝宁, 易建华, 唐国慧, 等. 正己烷致大鼠脂质过氧化及肝细胞DNA损伤的实验研究. 西安交通大学学报 (医学版), 2007, 28 (2): 145-148.
15. 陶璐薇, 林菊生, 陈孝平, 等. 肝细胞癌中XIAP mRNA蛋白表达的意义. 世界华人消化杂志, 2004, 12 (12): 2788-2791.
16. 肖怀秋, 李玉珍. 羟基自由基定量检测技术的研究进展. 食品与药品, 2010, 12 (1): 69-71.

第二部分

外源化学物的消化系统毒性

第七章

金属与类金属及其化合物

第一节 铊及其化合物

一、理化性质

铊（Thallium，Tl）为略带浅蓝色的银白色柔软金属，常温下表面易氧化成灰色，能够与卤素发生反应。加热至100℃可氧化成黑色氧化铊，在火焰中能够释放出刺激性或有毒烟雾（或气体）。铊还可与氟产生激烈反应。铊不溶于水及碱溶液，易溶于酸溶液，其熔点和沸点都比较高。铊的化合物主要为Ⅰ、Ⅲ两类价态化合物，主要为氧化物、硫化物、硫酸盐、碳酸盐及醋酸盐等，铊盐一般为无色、无味的结晶体，溶于水后形成亚铊化物。

二、来源、存在与接触机会

铊在自然界中是典型的稀有分散金属。多作为伴生元素，几乎不能单独成矿，以微量存在于黄铁矿及锌、铅、铜等金属的硫化矿中，在冶炼上述金属时，铊作为副产品被回收和提取。铊曾经被用作脱发剂、杀鼠剂及杀虫剂，随着对铊副作用的研究更加深入和了解，自20世纪40年代以后，各国逐渐取消了铊在这些方面的用途。20世纪80年代以后，铊及其化合物被广泛应用于电子、军工、航天、冶金、通讯等各个方面。在现代医学中，铊同位素也被广泛应用于心、肝、甲状腺、黑色素瘤及冠状动脉等疾病的诊断检测。

三、吸收、分布、代谢和排泄

铊及铊化合物可以经由多种途径快速进入体内，主要是经消化道进入，其次是呼吸道和皮肤。可溶性的铊被胃肠道吸收后，以离子形式进入血液,存在于红细胞中,并随血液到达全身的器官和组织。铊主要通过肾由尿和肠道由粪便排出,少量可从乳汁、汗腺、泪液、毛发和唾液排出,但是排泄非常缓慢。铊对哺乳动物的毒性大于铅、汞,属高毒类,具有蓄积性,为强烈的神经毒物。

四、毒性概述

(一) 动物实验资料

1. 急性毒性 实验资料显示,大鼠染毒醋酸亚铊,其 LD_{50} 经口为 30mg/kg,经皮为 117.3mg/kg,腹腔注射为 15mg/kg。可见,铊的同一种化合物因侵入途径不同,其毒性有差异。动物急性中毒时,主要产生神经和消化系统损伤表现,可见躁动不安、共济失调、惊厥,进而出现局限性或上肢性肢体麻痹、震颤、呼吸困难、呕吐及少尿和无尿,血中非蛋白氮急剧升高,最后死于呼吸和循环衰竭。碳酸铊 (0.9%) 对家兔眼结膜有轻度刺激;家兔皮肤斑贴实验证实碘化铊 (0.25%) 和碳酸铊均有轻度刺激。

2. 慢性毒性 大鼠经口给予浓度为 0.45mg/kg 醋酸铊,每日一次,早期体重减轻、食欲不振,6 周后,出现明显的脱毛现象,不同程度的神经系统损害与球后视神经炎、视神经萎缩、睾丸萎缩等,4 个月后全部死亡。碳酸铊 90 天喂养实验显示,0.48mg/kg 剂量组动物,在 30 天时就出现脱毛,受试动物生长速度较对照组慢,血清铊和尿铊明显高于对照组。大鼠经口给予碳酸铊 (0.01mg/L) 6 个月可造成睾丸受损,使精子生成出现障碍。小鼠水迷宫学习实验结果显示,随着碳酸铊染毒剂量的增加,小鼠达到要求所需要进行的学习次数增加,学习时间延长。

3. 致突变 张平等通过蚕豆根尖微核技术研究水体中铊的遗传毒性,发现当铊浓度在 $1.0 \sim 3.0 \mu g/L$ 范围内时,细胞的微核率随铊含量增加而升高,当浓度达到 2.0 及 $3.0 \mu g/L$ 时,微核率极显著高于空白对照组。小鼠骨髓微核率试验中发现,随着碳酸铊染毒剂量的增加 (0、0.5、1.0 及 5.0mg/kg),小鼠骨髓微核率逐渐增加。硝酸铊 $(10^{-3}mol/L)$ 在大肠杆菌 WP_2 try 和 WP_2 hcrtry 菌株回变试验中呈阳性结果。在中国仓鼠肺成纤维细胞（V_{79} 细胞）诱变试验中，铊能使次黄嘌呤鸟嘌呤转磷酸核糖基酶的基因突变，呈现阳性结果。

4. **生殖发育毒性** 动物实验结果显示，碳酸铊能诱使小鼠精子畸变率增加；在大鼠显性致死实验中，碳酸铊能使胚胎死亡率增加。小鼠致畸试验（碳酸铊 2.5mg/kg）为阴性，大鼠致畸试验（硫酸铊 10mg/kg）仅见胎鼠有非骨化锥体，未见明显畸形胎鼠。

5. **致癌** 铊是否致癌尚无定论。但有试验结果显示，碳酸铊（10^{-4} mol/L）在细胞形态学恶性转化试验中能诱导出现明显的恶性转化集落，提示铊可能具有潜在致癌性。

（二）流行病学资料

George Kazantzis 选取铊污染区的 1200 人，进行了问卷调查，并采集了研究对象的发样及尿样。结果发现调查对象出现疲劳、身体虚弱、头痛、失眠及肌肉疼痛等症状，并且这些症状同尿样及发样中的铊含量有相关性。张忠等以贵州铊污染区居民为研究对象，进行了流行病学调查，结果发现，矿区附近汞-铊病患者病情严重程度与他们尿样、发样、指（趾）甲样中铊含量有很大的相关性。

（三）中毒临床表现及防治原则

1. **急性中毒** 铊盐用作脱发剂涂抹皮肤时，剂量达到 8mg/kg 即可引起急性中毒。有研究表明，铊对成人的最小致死剂量约为 12mg/kg，5~7.5mg/kg 即可引起儿童死亡。近年来，因误服导致急性铊中毒的报道逐渐增多。口服含铊化合物，因其潜伏期约为 12~24h，一般不会即刻发病。发病早期为消化道症状。中毒后 3~5 天，出现明显神经系统症状，主要为肢体麻木，伴痛觉过敏，下肢尤为明显。开始双下肢酸、麻、蚁走感，足趾、足底及足跟疼痛，并逐渐向上蔓延。轻触皮肤即感疼痛难忍，双足踏地时剧烈疼痛，以致不能站立与行走。随后出现运动障碍，双下肢发沉无力，严重时出现肢体瘫痪、肌肉萎缩。铊中毒累及颅神经，表现为视力减退、球后视神经炎、视神经萎缩、上睑下垂、眼肌麻痹等。铊还可以引起自主神经及中枢神经损害，患者可发生心律失常、血压上升、头痛、睡眠障碍等。还有报道铊中毒引起共济失调、帕金森综合征、舞蹈症、多发性硬化及脊髓痨。

脱发为铊中毒的特异性表现，急性中毒后 1~3 周出现。头发成片自行脱落，表现为斑秃，也可伴眉毛脱落。一般情况下，脱发是可逆的，但严重铊中毒可致持久性脱发。

2. 慢性中毒 慢性铊中毒首发症状为神经系统症状，如倦怠乏力、嗜睡、头痛、失眠等，随后出现毛发脱落、视力进行性减退，眼底显示视网膜炎、球后视神经炎、视神经萎缩及周围神经病等。男性还可见性欲丧失、睾丸萎缩，导致精子生成障碍。部分患者可有心动过速、高血压、贫血、皮肤色素沉着、指甲米氏纹等表现。

3. 防治原则 作业工人就业前应进行健康检查，严重神经官能症、周围神经病、眼底或视神经疾病、高血压及严重的肝、肾疾病患者不能从事铊作业。就业后应进行定期体检。工人作业时应注重个人防护。急性口服中毒患者，24h 内给予洗胃处理，此后可口服活性炭，每天 2 次，每次 30g。2003 年 10 月，美国 FDA 正式批准普鲁士蓝用于铊中毒治疗。

五、毒性表现

氯化铊染毒雄性大鼠引起肝细胞结构损害，可见线粒体肿胀，线粒体内外膜表面密度增高。单胺氧化酶及亚铁螯合酶活性升高，而氨基酮戊酸合成酶活性下降。还有研究表明，给予仓鼠丙二酸铊 50mg/kg，血清 AST、ALT、γ-谷氨酰转肽酶（γ-GT）活性升高，肌酐、尿素氮含量明显增加。同时可见肝组织谷胱甘肽过氧化物酶活性降低。

人口服含铊化合物后，最早出现恶心、呕吐、腹部烧灼感、腹绞痛、便秘等胃肠道刺激症状，可伴有口腔炎，偶见腹泻、血便，有些患者可发生中毒性肝病。

六、毒性机制

铊与钾的竞争性抑制作用。铊与钾理化性质相近，且进入细胞内不易排出，铊与 Na^+-K^+-ATP 酶的亲和力比钾大 10 倍，当铊在细胞内聚积，通过竞争抑制钾的生理作用，产生铊中毒效应，与人体高钾状态相似。铊在含钾量高的组织中聚集，如肝，并产生症状。

铊特异性与巯基结合而发挥其毒性作用。铊与酶分子或蛋白质巯基结合，抑制多种酶的活性；实验表明，铊与蛋白和酶分子上的巯基结合可干扰其生物活性，使动物血清巯基含量下降；铊与线粒体氧化呼吸链中含巯基的酶结合，可导致氧化磷酸化脱耦联，干扰能量的产生。

（赵　茜）

第二节　锡及其化合物

一、理化性质

锡（Tin，Sn），银白色粉末，易燃，在有湿气存在的情况下，粉末可发生氧化。

二、来源、存在与接触机会

自然界中，锡主要来源于锡石（SnO_2），其次是黝锡石。土壤和植物中，锡含量甚微。锡矿开采和冶炼工人主要接触二氧化锡和锡的硫化物；除此之外，生产食品包装用镀锡马口铁，用于电器工业的锡箔，含锡合金的应用行业等均有较多的锡接触机会。各种含锡化合物，还常被用于瓷釉原料、杀虫剂等。若用镀锡罐头盛放食品或用铝箔包装食品，可使该种食品中锡含量增加，若食物酸度越高，则锡含量亦越大，易引起锡中毒。

有机锡化合物被广泛应用于工业、农业、化工、交通、卫生等各个行业。

三、吸收、分布、代谢与排泄

成年人每日由食物中摄入约 40mg 锡，正常成年人体内含锡量可达 0.352g。锡经消化道吸收很少。动物实验证实,注入锡盐后,可广泛分布于全身组织器官。家兔注射枸橼酸锡和枸橼酸亚锡后,肾中含量最高。注射锡 2 天后,骨中的锡可达给予量的 35%～45%。锡不能够通过胎盘屏障,但出生后锡能够迅速在体内,特别是肺内蓄积,并随年龄增加而增多。经口摄入的锡主要由粪便排出,未被机体吸收的锡则由尿排出。

有机锡化合物一般可通过呼吸道、消化道和皮肤黏膜进入机体。进入机体的有机锡主要经肝微粒体酶脱烷基而代谢转化,最后大部分经肾由尿和消化道由粪便排出。

四、毒性概述

(一) 动物实验资料

1. 急性与亚急性毒性 De Groot 等报道,以 0.3%及 1%的氧化锡及其他含锡盐喂饲大鼠 4～13 周,动物表现出生长停滞、轻度贫血及血清铁下降等。Kappas 经皮给予动物氧化亚锡,剂量为 2.5～15μg/100g,结果发现肾血色素氧化酶活性高于对照组动物 20～30倍。肾微粒体细胞色素 P450 含量下降 50%。

2. 慢性毒性 给大鼠长期喂饲含锡饲料,发现动物出现贫血,表现血球压积、红细胞数及血红蛋白含量下降。

3. 致突变 曾怀才等观察了氯化三丁基锡(TBTCl)对小鼠胚胎肢芽细胞的遗传毒性,发现随着染毒浓度的增高,胚胎肢芽细胞彗星拖尾率和尾长对照组分别为 4.0%和 (9.7±4.3)μm,而 0.8 mg/L TBTCl 组升高到 61.7%和 (26.9±12.5) μm,呈明显的剂量-反应(效应)关系。表明 TBTCl 能够损伤小鼠胚胎肢芽细胞的 DNA。

4. 生殖发育毒性 从妊娠第 6 天开始,给小鼠灌胃染毒不同浓度的三丁基锡,染毒剂量为 1mg/kg,每天一次,直至哺乳期结束。结果发现,与对照组相比,各染毒组雌性仔鼠睁眼时间延长,阴道张开时间提前,并且随着染毒剂量的增加,雌性仔鼠睁眼时间呈延长趋势。10μg/kg 染毒组雌性仔鼠血清中雌二醇的浓度和卵巢重量及其脏器系数升高,差异均有统计学意义($P<0.01$);且仔鼠血清雌二醇

水平随着染毒剂量的增加呈递增趋势。

5. **致癌** 未见相关报道。

（二）流行病学资料

对某塑料窗帘生产企业进行的现场职业卫生调查中发现，该企业使用的生产原料，中间产物塑料颗粒，回收废料的 34 名接触工人尿样中均检出三甲基氯化锡（TMT）。制粒车间空气中 TMT 浓度最高达 $0.57 \, mg/m^3$。3 名工人出现低钾血症，中毒 1 人、接触反应 4 人。

（三）中毒临床表现及防治原则

1. **急性中毒** 无机锡急性中毒多由食用被锡污染的罐装食品引起，实验室检查可见尿锡明显升高。职业性急性锡中毒一般为接触有机锡所致，由于所含烃基数目不同，其毒作用特点也不同。三烃基锡的毒性最大。吸入二烃基锡蒸气后，数十分钟内出现化学性上呼吸道炎、支气管炎、肺炎及肺水肿，也可引起肾及心肌损伤。吸入三烃基锡和四烃基锡蒸气，可迅速引起鼻刺激症状，全身症状的出现需一定的潜伏期，一般为 1～5 天。以神经系统症状为主要表现，初为神经衰弱症状；其次为明显乏力、多汗、食欲不振、恶心；继有中毒性脑病出现，严重者可出现昏迷、全身抽搐强直或瘫软等症状。皮肤接触可致接触部位红肿、糜烂、疱疹，停止接触可痊愈。多次接触可引起过敏性皮炎。若有机锡溅入眼内，可引起严重的结膜炎症反应。

2. **慢性中毒** 锡冶炼工人因长期在弥漫锡烟尘环境下工作，可发生锡尘肺（肺锡末沉着症）。表现为渐进性咳嗽、咳痰、胸闷、气短。X 线检查可见双肺弥散分布、细小密集的花朵状斑点阴影；多数患者肺功能无大改变。长期接触有机锡，仅见发生神经衰弱症状及眼、鼻刺激，上呼吸道炎症等表现。

3. **防治原则** 对于无机锡中毒，主要为对症处理，二巯基丙磺酸钠或二巯基丁二酸钠有一定的驱锡作用，可用于锡尘肺的治疗。急性有机锡中毒患者应立即脱离中毒现场，立即用清水冲洗皮肤及眼等污染部位，治疗以对症治疗为主。

五、毒性表现

金属锡及其化合物急性中毒可导致急性胃肠炎发生，表现为恶心、呕吐、腹泻等症状。无机锡急性中毒罕见，主要是误服引起，引起急性胃肠炎。而长期接触有机锡，对肝有损伤作用。

二月桂酸二丁基锡（DBTD）属中等毒性的有机锡化合物，用 0、5、10 和 20 mg/kg 二月桂酸二丁基锡（DBTD）染毒健康成年大鼠 5 周，各剂量组大鼠肝中锡含量明显增高，肝组织中酸性磷酸酶（ACP）、碱性磷酸酶（AKP）、乳酸脱氢酶（LDH）、血清中半乳糖羟赖氨酰葡糖基转移酶（GGT）、ALT 活性明显高于对照组（$P<0.01$，$P<0.05$）。可见 DBTD 能在肝组织中蓄积，具有肝毒性，并影响肝中酶的活性及肝的正常功能。

六、毒性机制

1. 三丁基锡（TBT）导致胞内 Ca^{2+} 稳态失衡 Ca^{2+} 是细胞内重要的信号转导因子，许多细胞以 Ca^{2+} 作为第二信使传递胞内信息，诱导一系列的细胞水平和分子生物学水平事件的发生。可见，Ca^{2+} 稳态失调在细胞生理过程中也处于非常重要的地位，是细胞凋亡信息传递中的关键环节。TBT 可通过破坏胞内 Ca^{2+} 平衡这样一个主要机制来诱导细胞凋亡。

大鼠肝细胞体外研究表明，TBT 导致的 Ca^{2+} 的释放，在一定程度上是由于 TBT 使肝细胞内 ATP 水平的下降所致。研究者认为 TBT 可能降解成另外一种活性形式二丁基锡（DBT）而导致 Ca^{2+} 的释放。

在 TBT 诱导的胞内 Ca^{2+} 浓度升高过程中，胞外 Ca^{2+} 具有十分重要的作用。在无 Ca^{2+} 培养时 TBT 只能引起微弱的胞内 Ca^{2+} 浓度升高。TBT 的细胞毒性非常强，当向培养基中加入 Ca^{2+} 后，TBT 恢复诱导胞内 Ca^{2+} 浓度持续快速升高，TBT 产生的细胞毒性又会减弱。研究者们认为这是由于胞外 Ca^{2+} 对维持细胞膜的渗透性有重要作用。在胞外无 Ca^{2+} 和 TBT 存在的情况下，细胞膜会失去对细胞的保护作用,从而增强 TBT 的细胞毒性。研究还显示,当胞外 Ca^{2+} 浓度升高时,TBT 诱导的凋亡细胞的数量会升高而死亡细胞的数量会减少。这些结果表明,当胞外没有 Ca^{2+} 时,TBT 对细胞产生的毒性导致了细胞坏死,而胞外 Ca^{2+} 存在可以保护细胞不发生坏死而发生凋亡。

2. **TBT 引起活性氧生成** 在正常情况下,线粒体内产生的少量活性氧(ROS)自由基都会被线粒体内的谷胱甘肽过氧化物酶清除,自由基产生较多时产生毒性效应。TBT 作用于细胞引起胞内 Ca^{2+} 浓度的升高后,能够引起线粒体对 Ca^{2+} 摄入的增多,破坏线粒体内部 Ca^{2+} 平衡,导致在线粒体的 ROS 水平升高。

3. **TBT 促使细胞色素 C 释放** 细胞色素 C 不仅是呼吸链中传递电子的物质,也是调控细胞凋亡的一种主要蛋白。当细胞受到外界因子刺激时,细胞色素 C 通过线粒体内膜释放到胞液中,作为 Caspase 蛋白活化的辅助因子参与细胞凋亡。

观察 TBT 对肝分离出来的独立的线粒体作用,可见无论培养液中是否有 Ca^{2+},$0.5\mu mol/L$ TBT 都能够引起细胞色素 C 从线粒体中的释放。

TBT 诱导的肝细胞 BRL-3A 凋亡具有明显的剂量-效应。用 0、0.1、0.5、1.0 和 $2.0\mu mol/L$ TBT 处理 BRL-3A 细胞,取对数期生长细胞,以 5×10^8 个/L 的密度接种于六孔板中,作用 3 h。流式细胞仪分析可见,随着 TBT 浓度的增加,BRL-3A 细胞凋亡率呈上升趋势,且各处理组与对照组相比差异均有统计学意义($P<0.01$)。

(赵 茜 马文军)

第三节 锑及其化合物

一、理化性质

锑(Antimony,Sb)为银白色有光泽,硬质脆性金属,或呈暗灰色粉末。不溶于水。如以粉末或颗粒形状与空气混合，可发生粉尘爆炸。与氧化剂剧烈反应，有着火和爆炸的危险。与酸接触，释放出有毒气体锑化氢。锑的硫化物毒性大于氧化物，三价锑化合物毒性大于五价锑化合物。

二、来源、存在与接触机会

锑主要存在于硫化矿、氧化矿；地表也有少量锑氧化物的广泛存在。人体每日可有微量锑摄入。锑的主要接触机会为锑矿的冶炼，焙烧、熔炼过程中可产生大量金属锑、硫化锑和氧化锑粉尘、烟雾；锑在工业上主要用于制造合金；锑白（Sb_2O_3）常用作阻燃剂、颜料；电子工业常使用金属锑和三氯化锑作为原材料。这些生产、加工、使用过程均有机会接触锑的粉尘及烟雾。酒石酸锑钾等锑剂还常被用作治疗血吸虫病和黑热病的特效药。

三、吸收、分布、代谢与排泄

锑及其化合物主要以粉尘或蒸气状态经呼吸道吸入，也可经消化道进入。相同剂量的锑剂，吸入毒性较大。动物实验表明，三价锑化合物进入血液后，可分布在各器官组织中，其中红细胞中浓度最高，其次为肝。但是狗和大鼠则主要蓄积在甲状腺和甲状旁腺。五价锑化合物主要贮存于血浆中。经呼吸道吸入的难溶性锑化合物，可在肺内沉积。不同剂量锑化合物注入小鼠腹腔后发现，三价锑 50％从粪便排出；而五价锑大部分由尿排出。

四、毒性概述

（一）动物实验资料

1. 急性毒性 急性中毒动物出现呼吸困难、全身无力、体重减轻等，肾可发生退行性变以及心肌损伤等。

2. 亚急性与慢性毒性 豚鼠吸入 $45.4mg/m^3$ 三氧化二锑粉尘，每天 2h，三周后全部动物出现间质性肺炎。家兔吸入三硫化锑粉尘 $3.07mg/m^3$，每天 7h，每周 5 天，共 6 周，肺部产生轻度充血和局灶性出血；同时还可见心肌损伤，出现心电图改变；外周血白细胞减少和淋巴细胞相对增多。大鼠皮下注射三氟化锑，每次 15mg/kg，共 25 次，1 个月后肾出现退行性变。给大鼠喂饲酒石酸锑钾或金属锑，剂量逐步增加，最终达到 100mg/kg 或 1000mg/kg，时间长达 12 个月，可导致实验动物心肌损伤。

3. 致突变　酒石酸锑钾作用于人胃癌 SGC-7901 细胞，Hoechst 33 258 染色后，在荧光显微镜下观察，SGC-7901 细胞出现核固缩，呈致密强荧光，DNA 浓缩并向核膜靠拢，少数细胞核碎裂成块状。

4. 生殖发育毒性　给雌性大鼠腹腔注射 50mg/kg 金属锑粉，发现其产仔数明显低于对照组。给雌性大鼠吸入 $250mg/m^3$ 三氧化锑粉尘，每天 4h，共 1.5～2 个月，也发现产仔数明显低于对照组。

5. 致癌　未见相关报道

（二）流行病学资料

覃红浪等对某冶炼厂 168 名接触锑工龄 1 个月以上的锑作业工人进行了职业流行病学调查，结果发现，空气锑浓度为 $1.47mg/m^3$，尿锑排出增高，锑皮炎检出率 15.6%；心电图以左室高电压改变明显，5 例出现 S-T 段下降及 T 波低平；肝功能异常率（31.7%）明显高于对照组（6.3%）；上呼吸道损害及肺通气功能下降。另有报道显示，501 名受检炼锑工人中，172 名检出患有"锑尘肺"，可疑病例 64 人；发病工龄最短为 1 年，最长 41 年，平均在 10 年左右。

（三）中毒临床表现及防治原则

1. 急性中毒　急性锑中毒，轻者可立即引起眼刺痛、流泪、流涕、喷嚏、鼻出血、咽痛、咳嗽等刺激症状，检查可见眼结膜充血、鼻黏膜充血或溃疡，喉头、声带水肿，肺部出现干、湿啰音，X 线显示肺纹理增粗、紊乱。重者可于短期内出现头痛、头晕、乏力、关节肌肉疼痛、发热、畏寒、出汗及肢端发麻等全身症状及化学性气管炎或肺炎表现。锑的卤族化合物还能引起化学性肺水肿，该种化合物沾染皮肤，可造成化学性灼伤。吸入氧化锑蒸气可引起金属烟热；吸入高浓度锑化氢气体能够引起急性溶血，导致急性贫血、酱油色尿、黄疸，甚至发生急性肾衰竭。锑剂使用不当引起的急性锑中毒，主要表现为重要脏器的急性损伤,以心肌损害最为突出,重者可突然失去知觉,面色苍白、口唇紫绀、抽搐、心音消失、呼吸暂停,即刻发生Adams-Stokes综合征,可反复发作。

2. 慢性中毒 长期接触一定浓度的锑及其化合物粉尘或烟雾,可引起头痛、头晕、乏力、失眠、胃肠功能紊乱等症状,颇似脑衰弱综合征表现,还可引起眼和呼吸道慢性炎症。"锑尘肺"又称"锑末沉着症",是锑慢性危害的特征表现,仅有咳嗽、胸闷、气短等表现,但X线明显异常。病理改变为肺泡间隔及血管周围存在较多的巨噬细胞及金属颗粒。停止锑尘接触,病灶可自行消散。

3. 防治原则 作业工人在工作时应使用呼吸防护器,佩戴防护手套及安全护目镜,穿工作服,工作中不得进食、饮水、吸烟。在对慢性锑中毒的治疗中,适当应用含巯基的自由基清除剂,能从多方面改善锑中毒症状,降低死亡率。

五、毒性表现

有实验证明,每天给小鼠腹腔注射三氧化二锑乳浊液,剂量为40mg/kg,每周5次,连续4周。结果发现小鼠血清AST、ALT活性显著高于对照组($P<0.05$),肝及线粒体中MDA含量均显著增高($P<0.01$),并且与肝锑含量呈剂量-反应关系。肝线粒体Na^+-K^+-ATP酶及Ca^{2+}-ATP酶活性随着染毒时间的延长而降低($P<0.05$)。此外,光镜下可见染毒组小鼠肝细胞肿胀,部分肝细胞空泡变性,肝窦扩张淤血,呈局灶性坏死表现。另一项研究也证实了锑染毒小鼠肝线粒体SOD活性及GSH-Px活性均明显低于对照组,并且与肝锑含量呈显著负相关。

人若误食了被锑污染的食物,可引起急性中毒,主要表现为急性胃肠炎,如恶心、呕吐、腹痛、腹泻等,呕吐物和排泄物中可带血。误服锑及其化合物引起的急性胃肠炎症状更加严重,腹部绞痛、水样便、呕吐剧烈而持久,极易发生虚脱。患者肝损伤也较常见,表现为肝肿大、压痛、转氨酶升高,重者出现恶心、频繁呕吐、厌食、乏力、精神萎靡、黄疸,甚至出现腹水、肝昏迷等急性肝坏死表现。长期生活和居住在锑矿区的慢性锑中毒患者,均有不同程度的肝区不适,重度慢性锑中毒患者 AST 及 ALT 明显升高;中度及重度慢性锑中毒患者肝纤维化检测指标(HA、LN、Ⅳ-C 及 PCⅢ)与对照组相比均显著增高。

六、毒性机制

锑能够抑制小鼠肝线粒体 SOD 及 GSH-Px 活性,导致肝线粒体内自由基水平升高,引起氧化性损伤,产生脂质过氧化。锑还可抑制肝线粒体 Na^+-K^+-ATP 酶及 Ca^{2+}-ATP 酶活性。提示锑对肝造成损伤可能与其在体内蓄积过多,造成肝脂质过氧化及线粒体 ATP 酶活性受抑制有关。有研究显示,酒石酸锑钾(PAT)在一定剂量下,可以显著抑制人胚肝 L-02 细胞的生长增殖,诱导细胞周期改变和细胞凋亡可能是 PAT 对肝细胞产生毒性作用的重要机制之一。

(赵 茜)

第四节 铬及其化合物

一、理化性质

铬(Chromium,Cr)为铁灰色或深橘黄色金属粉末。不溶于水。与过氧化氢等强氧化剂可发生强烈反应,有着火和爆炸危险,燃烧时可释放出刺激性或有毒烟雾(或气体)。

二、来源、存在与接触机会

铬作为人体必需的微量元素之一,在自然界分布很广。许多植物中都能够检出铬,大米、小麦、菌类等含铬量较多。铬是多价化合物,常见价态为 Cr^{2+}、Cr^{3+}、Cr^{4+}、Cr^{6+}。Cr^{2+} 性质活泼,可被迅速还原为 Cr^{3+},后者较为稳定,Cr^{4+} 及 Cr^{5+} 为 Cr^{6+} 还原为 Cr^{3+} 的中间产物,因此,自然界中铬主要以 Cr^{3+} 及 Cr^{6+} 存在。前者常见化合物为三氯化二铬及铬矾，后者主要为铬酸酐、铬酸、铬酸盐及重铬酸盐等。

人每天都会从自然界吸收一定量的铬。而铬铁矿及金属铬、耐火材料、铬酸盐和重铬酸盐生产；镀铬工业、冶金工业、合金生产、颜料及感光工业均可接触到大量的铬。在使用重铬酸盐常作为强氧化剂或用于鞣皮时，铬矾作为皮毛的媒染剂、固色剂使用时，均可接触铬。

三、吸收、分布、代谢与排泄

铬可通过消化道、呼吸道和皮肤被吸收进入机体。吸收速度与其氧化状态和物理性质有关，六价铬化合物较三价铬化合物更易被机体吸收。无论何种途径进入血液的铬化合物，Cr^{6+}在血液内被抗坏血酸及谷胱甘肽还原为Cr^{3+}。Cr^{3+}与血液转铁蛋白和β-球蛋白结合，通过血液系统运送至全身各器官系统。Cr^{6+}还可快速通过红细胞膜，与血红蛋白部分结合，并被谷胱甘肽还原为Cr^{3+}。铬在体内的分布取决于其化合物的化学特性。铬的可溶性螯合物主要分布在肺、气管及大、小肠中；铬化合物的胶体或蛋白结合物蓄积在肝、脾、骨髓、肾及睾丸中。铬从各器官组织中清除较慢，人体内的生物半衰期为27天，在体内有蓄积作用。铬主要经尿排出，急性接触或染毒后，经肾小球滤过，在肾小管内重吸收，可能存在肾内循环途径。少量铬可经粪便排出体外。非肠道染毒动物，其所给剂量的80%经尿排出，经粪便排出仅占2%～20%。铬也可经皮肤和汗腺排出。动物实验证实，铬可经胎盘转运。

四、毒性概述

（一）动物实验资料

1. 急性与亚急性毒性　狗经口灌入重铬酸钾6.48mg/kg，引起死亡。小鼠非肠道染毒的致死剂量，氯化铬为0.8g/kg；乙酸铬为2.29g/kg。猫在重铬酸钾粉尘4～8mg/m³下吸入染毒，每天2～3h，可引起支气管炎和鼻中隔穿孔。家兔腹腔注射铬化合物（相当于铬

2mg/kg），连续染毒 3 周后，大脑皮质神经元变性，染色质溶解及神经元核改变。染毒 6 周后，大脑皮质变性，视神经细胞胶质增生，脑膜充血。

2. 慢性毒性 大鼠气管滴注重铬酸钾 7mg/kg，每隔 3～4 周染毒一次，连续 6～7 个月，大鼠各系统和器官均受到损害，肺部炎症和硬化改变尤为明显。长期经口染毒六价铬化合物，可引起动物白细胞分类的改变，幼稚白细胞增多。大鼠长期饮水摄入铬化合物，肾出现增生性硬化反应。给家兔皮肤涂抹 1% 铬酸溶液或 2% 铬酸酐溶液，可见体重减轻，红细胞数和血红蛋白含量下降，白细胞增多。

3. 致突变 重铬酸钾（0.1～0.5μg/kg）可使培养的鼠胚胎细胞产生染色体畸变。铬酸钾和重铬酸钾可引起枯草杆菌及大肠杆菌突变，鼠伤寒沙门菌产生移码型突变。

4. 致畸 小鼠孕后 7～9 天，腹腔注射三氯化铬 19.52mg/kg，于妊娠第 18 天处死，发现胎鼠发生明显畸形。

5. 致癌 铬酸钙经肌内或皮下注射，可致注射局部发生肉瘤；经腹腔注射、气管或支气管注入，可致肺肿瘤。给大鼠肺内植入含铬酸盐不锈钢网，可诱发鳞状细胞腺癌。Wistar 大鼠在 $Na_2Cr_2O_7$ 100μg/m^3 浓度下长期吸入染毒，与对照组相比，发生 2 例腺瘤和 1 例腺癌，其中一只大鼠还发生恶性咽癌。三价铬化合物（Cr^{3+}）染毒大鼠仅发生 1 例肺癌。小鼠终身吸入六价铬化合物（Cr^{6+}），可诱发小泡腺瘤和腺癌。Beaver LM 等学者采用铬酸盐鼻内染毒 BALB/c 小鼠，研究发现小鼠肺部癌症的早期发生可能与 Cr^{6+} 盐引起小鼠肺部炎症反应和存活信号蛋白 Akt 第 473 位点丝氨酸磷酸化有关。

（二）流行病学资料

职业接触 Cr^{6+} 与呼吸道癌症的关系早在 20 年前流行病学调查中已得到确认，流行病学研究证实接触 Cr^{6+} 化合物工人肺癌死亡率比正常人群高 30～40 倍。Cr^{6+} 可引起染色体畸变，接触工人染色体畸变率明显增高。对 116 名从事铬酸盐工作工人进行痰细胞学检查，其中 30 人发现有不典型腺瘤增生，鳞状细胞与基底细胞化生。据目前所得的流行病学调查材料以及动物实验结果，已证实 Cr^{6+} 是一种致癌源。

我国20世纪80年代对2545名铬酸盐生产工人进行回顾性和前瞻性流行病学调查，发现肺癌高发，发病率高达82.08/10万，而对照组22.79/10万。1990年芬兰职业卫生部的调查数据表明与铬有关的癌症，主要是鼻癌及肺癌，患病率占25%。

国际癌症研究所（IARC，1990年）将金属铬和三价铬化合物归入3类，现有证据不能对人类致癌性进行分类；六价铬化合物归入1类，人类致癌物。可致肺癌。我国已把六价铬化合物致肺癌列入职业肿瘤名单。

（三）中毒临床表现及防治原则

1. 急性中毒 铬急性中毒多由六价铬化合物引起。口服铬酸盐或重铬酸盐0.5~1g即可死亡。口服5g以上，12h可出现症状，主要表现为消化道症状，严重者因产生高铁血红蛋白而引起发绀、呼吸困难、心率加快，并伴头痛、头晕、烦躁不安，甚至血压下降、休克。2~3天后出现痉挛、惊厥及癫痫样发作等神经系统症状。尿中出现蛋白、白细胞、管型，甚至出现急性肾衰竭。

职业性铬中毒一般由吸入或皮肤灼伤引起。吸入一定浓度的重铬酸盐烟尘或铬酸雾，可引起急性化学性呼吸道炎及结膜炎，对于过敏者，吸入上述烟尘或酸雾4~8h后，还会诱发哮喘。

六价铬化合物具有强烈的刺激性和致敏性，接触部位可出现针头大小的丘疹或湿疹样改变，感染后形成直径为2~8mm圆形溃疡，边缘隆起，底部有渗出物。一般为1~2个，无疼痛感，愈合缓慢。若灼伤面积超过10%，可因急性循环衰竭、肝、肾功能衰竭、凝血功能障碍、血管内溶血而导致死亡。

2. 慢性中毒 长期接触铬化合物烟尘或酸雾，可引起慢性结膜炎、咽炎、支气管炎，出现流泪、咽痛、干咳等症状。浓度较高时，可发生鼻中隔糜烂、溃疡、穿孔，孔径为2mm到2cm，症状为流涕、鼻塞、鼻干、鼻出血、嗅觉减退等。进展缓慢。由于疼痛不明显，患者不易察觉。皮肤长期接触含铬化合物，可引起皮炎，接触部位呈红斑、水肿、丘疹。严重者可有水疱、糜烂等发生。长期接触铬化合物还可引起肾及血液系统改变。患者可出现低分子蛋白尿、红细胞增多、白细胞减少、单核细胞及嗜酸性细胞增多等表现。

研究表明，所有铬化合物及铬矿尘都是潜在的致癌源，潜伏期约为 10~20 年，以小细胞肺癌为主。

3. 防治原则 作业工人在作业时应做到呼吸防护、佩戴防护手套及防护镜。若患有过敏性疾病、慢性肺疾病、鼻内疾病、皮肤病及心血管疾病，则不能够从事铬作业。定期体检，一旦发生铬中毒，立即对症治疗。误服铬化合物立即洗胃，服用牛奶等保护胃黏膜。灌服活性炭 30~50g 导泻，可用硫代硫酸钠等解毒药加速其排出。呕吐、腹泻严重者应注意维持水和电解质平衡，防止休克。皮肤灼伤时应立即清洗创面，交替使用抗生素软膏和地塞米松软膏。吸入中毒者要迅速转移至空气新鲜处。立即吸氧。对于哮喘患者立即给予解痉挛药物及糖皮质激素。长期不能缓解者，应脱离铬作业岗位。

五、毒性表现

给 Wistar 大鼠腹腔注射重铬酸钾 7.35mg/kg，每天 1 次，连续染毒 7 天，可见 3 天后血清 AST 显著高于对照组（$P<0.05$），肝组织内中央静脉区 2~3 层出现肿胀、嗜酸性细胞浸润；第 7 天，血清 ALT 也明显升高（$P<0.01$）。病理学观察中央静脉区肝细胞明显肿胀、点片状坏死、破裂，部分肝窦消失。停止染毒后第 7 天 AST 及 ALT 均恢复正常。肝中央静脉区肝细胞出现增生活跃和管壁增厚等变化。

六、毒性机制

研究表明，经 Cr^{6+} 染毒 1、3 和 5 天后，小鼠肝 ROS 水平与对照组相比均有明显升高，肝抗氧化酶活性也有显著改变。Cr^{6+} 本身不能直接作用于 DNA，而是以铬酸根离子的形式，通过细胞膜上的硫酸根和磷酸根等阴离子载体系统转运进入细胞，随后，Cr^{6+} 在细胞内发生氧化还原反应，还原为 Cr^{3+} 过程中产生一系列的中间产物 Cr^{5+}、Cr^{4+}，同时还有不稳定自由基生成，如过氧化氢（H_2O_2）、超氧阴离子（O_2^-）自由基、羟基自由基（$OH\cdot$）等。这些中间产物和自由基导致多种类型的 DNA 损伤，如 Cr-DNA 加合物、Cr-DNA 蛋白/氨基酸交联、Cr-DNA 链间交联，DNA 链断裂及碱基氧化。而 Cr^{3+} 可与 DNA 及蛋白缓慢发生交联，生成稳定的 DNA 加合物，而这种 DNA 损伤不易被机体修复。其中 DNA 链断裂主要由于 ROS 作用导致，ROS 还能够直接损伤线粒体引发其功能改变，使得多种酶活性降低或丧失。

用 Cr^{6+} 浓度为 0、0.1、1、10 和 $100\mu mol/L$ 的溶液处理大鼠肝细胞 BRL-3A，用 MTT 法及流式细胞术分别检测细胞存活率及分析细胞凋亡率。结果表明，随着 Cr^{6+} 浓度的升高，细胞活性有降低趋势，Cr^{6+} 所导致的细胞凋亡率也与其浓度存在正相关关系。表明 Cr^{6+} 能够引起肝细胞损伤，导致细胞凋亡的发生。

（赵　茜　常元勋）

第五节　汞及其化合物

一、理化性质

汞（Mercury，Hg）常温下为银白色液态金属。常温下就能蒸发，加热时能够释放出刺激性或有毒烟雾（气体）。汞不溶于水，但溶于脂质，侵蚀多种其他金属，生成汞齐。汞黏度小、易流动，在生产和使用时蒸气可吸附于衣服、墙壁等，扩大了污染。

二、来源、存在与接触机会

汞在自然界中分布很广，主要以金属汞、无机汞（汞盐）和有机汞的形式存在。汞的无机盐类可解离出汞离子，其毒性与金属汞相近，汞的有机化合物可分为烷氧基汞类和苯基汞类，此类化合物在人体中能分解为无机汞，因此毒性同金属汞。

由于汞广泛存在于自然界，因此岩石风化、湖海蒸发及火山爆发等自然现象可使大量汞进入大气，又随雨雪降落重返地面，并为微生物、植物吸收，在经生物转化及食物链富集，进入动物体及人体。

汞是最早被人类发现和利用的金属之一。广泛应用于冶金工业、有机合成工业、仪表工业、电器行业、以汞为原料的医药、农药、试剂生产行业，以及如用银汞补牙、锡汞制镜等，可造成职业汞接触。

三、吸收、分布、代谢与排泄

汞蒸气浓度在 0.05～0.35mg/m³ 范围内，呼吸道的汞吸收率为 75%～85%。无机汞化合物常以气溶胶状态污染空气，可通过呼吸道吸收，吸收量与汞盐颗粒大小及溶解度高低相关，也可通过饮水、食物或饲料，经胃肠道进入机体，人肠道对食物中无机汞化合物的吸收率高达 5%～7%。由于汞具有较高的脂溶性，汞及汞盐辅以适当的媒质，可通过皮肤吸收，若皮肤损伤及溃烂时，吸收量较多。

进入血液金属汞及其一价化合物，可通过过氧化氢酶生物转化为 Hg^{2+}，蓄积在肾，并诱导金属硫蛋白合成。Hg^{2+} 与红细胞血红蛋白结合进入血浆，并与血浆蛋白结合为蛋白结合汞。此外，汞还可与体液中阴离子及半胱氨酸、还原型谷胱甘肽和辅酶 A 等含巯基的低分子化合物结合，形成扩散型汞，随血液分布到全身各组织器官。肾汞含量最高。金属汞因具有高度脂溶性及扩散性，可穿透血-脑屏障及胎盘屏障。进入脑内的金属汞，被氧化为 Hg^{2+}，不易穿出，因此清除很慢。

汞主要经肾通过尿液排出体外，部分可通过粪便、汗液、唾液、乳汁排出。

四、毒性概述

(一) 动物实验资料

1. 急性与亚急性毒性 狗在汞蒸气 15～20mg/m³ 浓度下吸入染毒 8h，1～3 天死亡。小鼠腹腔注射醋酸苯汞 31.25mg/kg，在 4～5h 内死亡。徐旭东等用浓度为 17mg/kg$HgCl_2$ 溶液给 SD 大鼠灌胃染毒，每天 1 次，连续 20±4 天，结果 10 只实验动物中，有 7 只出现了汞中毒，其中 1 只雄性大鼠出现疼痛表现。电镜下可见汞中毒大鼠胫神经出现脱髓鞘改变，疼痛大鼠改变尤为明显。

2. 慢性毒性 狗、家兔和大鼠在长期吸入 $100\sim3000\mu g/m^3$ 的汞蒸气后，均可观察到重要脏器的病理改变，其中肾和大脑的损伤最为严重。

3. 致突变 汞对遗传物质的影响主要有两个方面，即影响基因表达和引起DNA损伤并造成修复障碍。研究表明，氯化汞可影响参与神经细胞生长、分化、信息传递以及学习和记忆生理过程的Fos蛋白和Jun蛋白的表达。体外试验结果表明，$0.1\sim1mmol/L$ 的氯化汞可使小鼠骨髓细胞的DNA损伤率和彗星迁移距离明显增高，说明汞离子是DNA链断裂剂；甲基汞则可抑制小鼠外周血淋巴细胞DNA损伤的修复。

4. 生殖发育毒性 怀孕SD大鼠在组织器官形成期（怀孕第10～15天）暴露于 $500\mu g/m^3$ 汞蒸气，可引起胚胎出现头骨畸形，或在孕期持续暴露于此浓度的汞蒸气，则可引起吸收胎数目增加。当暴露浓度提高到 $1000\mu g/m^3$ 时，仅在器官形成期暴露的孕鼠的吸收胎显著增加，而在孕期持续暴露的孕鼠除了吸收胎显著增加外，还出现母鼠和胎鼠体重下降的情况。甲基汞则可引起正常胚胎基本不表达的高度保守基因热休克蛋白70（HSP70）大量表达，而正常情况下应表达的FN mRNA 和 p16 mRNA 两种基因则受到明显抑制。上述基因表达的改变被认为与汞的发育毒性有关。

汞可作用于从生殖细胞开始以后的各个环节，对雌性动物来说，汞能影响其动情周期，使动情周期延长，排卵障碍，延缓黄体的生成；汞还可作用于丘脑、垂体部分引起垂体激素改变，进一步影响卵巢功能；雌性动物交配前接触汞，子代生长发育障碍，出生后死亡率增高及出生后成活率降低；如果妊娠期接触汞及其化合物，畸胎率增加。汞对雄性生殖功能的影响主要通过影响内分泌和性腺的作用而实现。汞可影响雄性动物的睾丸及精子生长过程，使其生育能力下降。

动物实验证实甲基汞对大鼠、小鼠和猴均有致畸作用，主要引起神经系统的结构畸形和行为改变。甲基汞还可引起胚胎细胞凋亡，被认为与畸胎发生关系密切。

5. **致癌** 金属汞和无机汞化合物为非人类致癌物，致癌物分级为Ⅳ级，其对动物和人类致癌作用的证据均不充分。流行病学研究没有观察到汞蒸气暴露的致癌作用，在这些研究中，被证实有致癌作用的是其他化学物和生活方式（如吸烟等）；在遗传毒理学试验中也未观察到汞对人类体细胞染色体的数量和结构的损害作用；甲基汞为可能的人类致癌物，致癌物分级为2B类，人类致癌作用的资料不充分，动物致癌作用的资料有限。雄性ICR和B6C3F1小鼠经喂饲暴露于氯化甲基汞后，肾腺瘤、肾腺癌和肾癌的发生率出现具有统计学意义的升高，肿瘤发生于单一位点、单一种属的单一性别，且上皮细胞增殖和肿瘤只在严重肾毒性时出现，提示可能是细胞修复作用的结果；还有一些研究未得到阳性结果。但遗传毒理学试验结果显示甲基汞可以引起染色体和核损伤。另外，氯化甲基汞被证实可引起小鼠胸腺和大鼠神经细胞凋亡，可能与癌变过程有关。

（二）流行病学资料

对某温度计厂进行的劳动卫生学调查发现，车间空气汞浓度均不同程度的超标，超标范围0.5～35.0倍。受检的107名汞作业工人中，45人出现症状，占受检工人的42.1%。其中各体征症状发病率依次为齿龈炎29.9%，流涎20.6%，口内金属味19.6%，头疼头昏14.9%，月经不调14.0%，口腔黏膜溃疡出血12.1%，"三颤"10.3%，睡眠障碍8.4%及多梦6.5%。受检工人中84例尿汞增高，并且与车间空气汞浓度有显著的正相关（$r=0.932$）。

在对65名从事汞作业女工的调查中发现，55.38%的工人主诉从事汞作业后逐渐出现各种神经衰弱症状；26.15%的工人主诉性格改变（易兴奋、易激动）；体检发现口腔炎16例和细小震颤18例，分别为受检工人的24.62%和27.69%。调查还发现，汞接触组女工月经周期缩短、经期延长、经量增多、痛经等的检出率高于对照组；自然流产及早产两项指标的检出率也显著高于对照组。

松花江地区由于沿江电石厂排放工业废物，造成汞污染，导致沿江生物体内汞蓄积。特别是江鱼汞含量均值0.44～0.89mg/kg，最高值达3.5mg/kg。污染区渔民发汞含量最高值118.0mg/kg。从

1973年至1992年,确诊了3例慢性甲基汞中毒患者。

(三) 中毒临床表现及防治原则

1. 急性中毒 当血清或血浆内的无机汞浓度达到 $0.4\sim2.2\mu g/ml$ 时可引起人类死亡。急性汞中毒多见于高浓度汞蒸气接触职业,由于汞蒸气无色、无味、无刺激性,故不易被察觉,最初症状仅为口中有金属味;连续吸入 $3\sim5h$,则可出现头晕、头痛、乏力、全身酸痛、寒战、发热等全身症状;呼吸道症状包括咳嗽、咳痰、胸痛、呼吸困难、发绀、两肺有不同程度的干、湿啰音,X线检查可见广泛性不规则阴影,甚至融合成片状阴影。还有报道可引起肺间质纤维化。吸入 $2\sim3$ 天后,可出现肾损伤,主要系肾小管坏死症状。汞过敏者可先出现急性过敏性肾炎表现,继而进展为急性肾小管坏死,严重者亦可进展为急性肾衰竭。皮肤症状亦于此时出现,多为红色丘疹,主要分布于四肢及头面部,发生溃疡、感染,伴全身淋巴结肿大,严重者可出现剥脱性皮炎。

2. 慢性中毒 慢性中毒主要因长期接触低浓度的汞引起。慢性汞中毒的临床表现以易兴奋征、口腔、牙龈炎、震颤为特征,但近年来报道较多的是慢性汞中毒致肾病综合征、周围神经病及中毒性脑病。神经精神障碍早期表现如失眠、易急躁、容易激动、胆小、好哭、注意力不集中,甚至情绪性格发生改变,可有幻觉。震颤早期表现为腿动作活跃,进而发生手指轻微震颤,可波及眼睑、舌,是常称的"三颤"。震颤振幅可变为粗大,影响患者饮水、吃饭、穿衣、提裤等。此震颤为意向性,越想控制不震颤,反而更明显。非习惯性动作则震颤严重,肾损伤者尿中出现蛋白和管型。

3. 防治原则 对于吸入高浓度汞蒸气的急性中毒患者,应立即脱离现场,全身淋浴,更换干净衣物,静卧保暖,并且及时进行驱汞治疗。但是若出现明显的肾损害尤其是已经发生急性肾衰竭的患者,不宜实施驱汞治疗,而应以防治急性肾衰竭为中心,进行血液透析及全身治疗。慢性汞中毒患者可酌情安排驱汞治疗。

五、毒性表现

狗长期吸入 3.05mg/m³ 的汞蒸气，出现齿龈炎、腹泻、体重减轻、厌食等症状，吸入 12.55mg/m³ 汞蒸气时，动物产生明显的呕吐、腹泻，并在 6～16 天出现齿龈炎。在 15～20mg/m³ 浓度下吸入染毒 8h，1～3 天内死亡，死亡前出现呕吐、腹泻。

翼秀玲等给大鼠喂饲贵州清镇地区汞污染粮食，观察粮食暴露 1、3、7、20、30 及 90 天后，大鼠肝中一氧化氮（NO）及一氧化氮合酶（NOS）的变化。结果发现大鼠肝汞含量在暴露 20 天后显著上升，并且随着暴露时间的延长，大鼠肝组织中的汞含量逐渐升高。大鼠肝中 NO 含量在暴露 20 天后显著升高，长期暴露 90 天后急剧升高。而肝中 NOS 活力在暴露 3 天后即显著升高，随着暴露时间的延长，在暴露的 7、20 天时 NOS 活力维持在较高水平。在暴露 30 天后，大鼠肝 NOS 活力出现回落。90 天后 NOS 活力显著降低。在汞污染粮食暴露 90 天后，大鼠肝中丙二醛（MDA）含量显著升高。

孙磊等用不同浓度的氯化甲基汞分别处理人正常肝细胞株 HL-7702，剂量为 40、50μmol/L 处理 24h，细胞的存活率较对照组有明显降低，处理 48h，各浓度组细胞存活率均明显低于对照组。20、30、40、50μmol/L 浓度组处理 24h，HL-7702 的 SOD 活性先升高，但随着作用浓度的升高有下降的趋势，其中 30、40、50μmol/L 浓度组明显低于对照组（$P<0.05$）。GSH-Px 的活性则随处理浓度的升高而下降，30、40、50μmol/L 浓度组明显低于对照组。

王丽等将 ICR 孕鼠分为对照、低剂量和高剂量 3 组，于孕 6 天时分别自由饮用蒸馏水和氯化甲基汞（MeHgCl）含量为 0.01 及 0.1mg/L 的蒸馏水，直到哺乳期结束。MeHgCl 含量相当于饮用水汞含量标准的 8 及 80 倍。在两个剂量下，亲仔两代体重增长没有差异，也没有明显的毒性反应，但均有明显的体内汞蓄积。对照组、低剂量组、高剂量组母鼠肝汞含量分别为 3.703、11.516、100.821 ng/g 组织湿重，仔鼠肝汞含量分别为 2.664、5.454、38.846 ng/g 组织湿重。母鼠肝总抗氧化活力，对照组为 2.833U/mg 蛋白，低剂量组为

2.517U/mg 蛋白，高剂量组为 1.974U/mg 蛋白；肝丙二醛（MDA）含量对照组为 0.849nmol/mg 蛋白、低剂量组为 1.883nmol/mg 蛋白、高剂量组为 2.219 nmol/mg 蛋白，与对照组相比，氯化甲基汞能够使母鼠肝总抗氧化活力降低，肝中 MDA 含量增加（$P<0.05$）；各剂量组仔鼠肝总抗氧化活力和 MDA 含量分别为 1.860、2.361、2.945 U/mg 蛋白和 0.506、0.702、0.617 nmol/mg 蛋白，氯化甲基汞使仔鼠肝总抗氧化活力升高（$P<0.05$），低剂量组 MDA 含量明显高于对照组（$P<0.05$），但 MDA 含量高剂量组和对照组相比变化不显著（$P>0.05$）。对亲仔两代肝病理组织学观察，母鼠变化比较明显，表现为肝细胞肿大，发生气球样变，有点灶状坏死等。

急性汞中毒最常见于短期内吸入高浓度汞蒸气，若连续吸入 3~5h，则可出现消化道症状，初期为口干、流涎、唾液腺肿大，继而出现牙龈肿痛、溃疡、流血、化脓、齿龈交界处可见蓝黑色 HgS 沉积形成的"汞线"，牙齿松动；严重者唇黏膜、颊黏膜均可出现溃疡，牙齿脱落，少数人肝功能异常、肝肿大。还有报道有人外用含汞膏剂，很快出现食欲减退、恶心、呕吐。10 天后，出现肝区疼痛、巩膜黄染等肝损害表现。口服无机汞盐，主要表现为化学性坏死性胃肠炎，患者可有明显腹痛、腹泻（水样便或血便）。

慢性汞中毒多为职业接触，长期接触一定浓度的汞蒸气引起。对于消化系统的损伤主要为口腔炎。早期表现为牙龈肿胀、易出血、牙齿酸痛、流涎、唾液腺肿大、口臭；继可发展为牙龈萎缩、牙齿松动甚至脱落。口腔卫生不良者，齿龈边缘可出现蓝黑色"汞线"。

六、毒性机制

1. 对巯基的强亲和作用　汞及其化合物如甲基汞，具有很强的亲巯基性，细胞膜上的巯基与汞结合，导致膜结构与功能发生改变，膜的流动性降低、通透性增强，乳酸脱氢酶从细胞内漏出、琥珀酸脱氢酶活性降低，线粒体功能受到损害。当体内的 Hg^{2+} 达到一定浓度后，Na^+-K^+-Cl^- 载体活性受到抑制，甚至完全抑制。Na^+-K^+-Cl^- 载体作为一个完整的膜蛋白，是腺体组织内主要的离子通路，可携带 Na^+、

K^+ 及 Cl^- 穿过脂膜。当载体活性受到抑制,则腺体分泌功能异常。

Hg^{2+} 对巯基（-SH）、二硫基（-S-S-）具有高度的亲和力,能够使体内具有重要生物活性的与巯基有关的酶,如细胞色素氧化酶、丙酮酸激酶、琥珀酸脱氢酶等失去活性。血液与组织中的汞与蛋白质及酶系统中的巯基结合,抑制其功能,甚至使其失活。

2. 对细胞 Ca^{2+} 浓度的影响 汞接触可以导致细胞内 Ca^{2+} 动态平衡破坏,造成细胞损伤。实验发现 $10\mu mol/L$ 的甲基汞就可以使细胞内 Ca^{2+} 明显增加,$15\mu mol/L$ 的甲基汞可以观察到细胞因 Ca^{2+} 过量而发生损害。同时还发现,汞引起细胞内 Ca^{2+} 增加分为三个阶段:第一阶段,Ca^{2+} 的增加主要来源于细胞外的 Ca^{2+}；第二阶段,增加的钙主要为细胞内钙池的释放；第三阶段,增加的 Ca^{2+} 主要来源于内质网中钙的释放以及线粒体对钙摄取的减少。细胞内游离的 Ca^{2+} 浓度,对调节细胞功能起到了关键作用。Ca^{2+} 能够激活体内多种酶,如核酸内切酶、磷酸化酶、蛋白酶等,但过量的钙离子会导致细胞死亡。高浓度的细胞内 Ca^{2+},可激活磷酸化酶、蛋白酶等的降解过程,造成细胞组分不可逆的损伤,最终导致细胞死亡。而且,快速上升的 Ca^{2+} 浓度,也可造成细胞膜的损伤。

3. 脂质过氧化作用 景友玲等给家兔皮下注射 1% 氯化汞溶液,注射后 10h 和 24h 血浆尿素氮和丙二醛含量,以及铜蓝蛋白、乳酸脱氢酶及酸性磷酸酶活力明显高于注射 $HgCl_2$ 前和对照组。红细胞 SOD 活力明显低于注射 $HgCl_2$ 前和对照组（$P<0.05$ 或 $P<0.01$）。且随汞染毒时间延长而更加明显。汞诱发脂质过氧化物引起膜脂和膜蛋白损伤。汞在机体内一方面与谷胱甘肽（GSH）等抗氧化物结合,并抑制谷胱甘肽过氧化物酶（GSH-Px）及超氧化物歧化酶（SOD）的活性,降低机体消除自由基的能力；另一方面,又可产生自由基,使脂质过氧化作用进一步增强,体内脂质过氧化物（LPO）含量升高。

4. DNA 损伤 有研究显示,用 $1/200LD_{50}$、$1/20LD_{50}$、$1/2LD_{50}$ 甲基汞处理小鼠肝细胞,发现肝细胞的存活率降低,处理 1h 后肝细胞 DNA 损伤明显增高,且存在明显的剂量-效应关系。这可能是甲基汞可改变细胞膜的通透性，破坏细胞离子平衡，抑制营养物质进入细胞，引起离子渗出细胞膜，以及通过 C-Hg 键的断裂产生自由基，干扰细胞的正常形态和功能，导致细胞崩解死亡。此外，甲基汞属于亲巯基物质，易与生物大分子及 DNA 分子结合，造成 DNA 损伤，从而引起细胞死亡。

5. **细胞凋亡** 细胞凋亡，又称程序性细胞死亡（PCD），因与机体的癌变与畸变关系密切，而备受重视。孙磊研究发现甲基汞能够诱导肝 HL-7702 细胞凋亡，凋亡相关蛋白 Fas、FasL、Bax、Bcl-2、CytC、Caspase-3 表达增多。Koo 等还发现不同浓度的汞对细胞凋亡的发生有很大影响。低剂量的甲基汞可使细胞内 pH 发生变化，激活核酸内切酶，引发细胞 PCD。高浓度甲基汞使细胞内 Ca^{2+} 大量增加，造成细胞形态学上的坏死。

（赵　茜）

第六节　砷及其化合物

一、理化性质

砷（Arsenic，As）为易碎的灰色金属晶体，无气味。可燃，与强氧化剂和卤素猛烈反应，与酸反应，生成有毒气体胂。

二、来源、存在与接触机会

砷在自然界广泛存在，主要以硫化物的形式存在，如雄黄（As_2S_2）、雌黄（As_2S_3），并常以混合物的形式分布于各种金属矿石中。冶炼和熔烧雄黄矿石或其他夹杂砷化物的金属矿石（如钨、锑、铅、锌、铜等矿石）时，可接触到所生成的三氧化二砷（As_2O_3），俗称砒霜。在这些冶炼炉的烟道灰或矿渣中，也存在一定量的 As_2O_3 粉尘。As_2O_3 还常用作外用中药、杀鼠药、杀虫剂、消毒防腐剂，在生产和使用过程中，均有接触机会。

其他砷化物的接触机会有杀虫剂，如砷酸钙 [$Ca_3(AsO_4)$]、砷酸铅 [$Pb(AsO_2)_2$]；除草剂如亚砷酸钠（$NaAsO_2$）、亚砷酸钙 [$Ca(AsO_2)$]；杀菌剂如五氧化二砷（As_2O_5）；木材防腐剂如砷酸（$H_2AsO_4 \cdot 1/2H_2O$）；有机胂农药如甲基胂酸锌（稻脚青）、甲基胂酸钙（稻宁）、甲基胂酸铁胺（田安）、退菌特（有机硫砷复合杀菌剂）等；含砷颜料如 scheele 绿（含焦西砷酸铜和亚砷酸氢铜）、巴黎绿 [$Cu(CH_3COO)_3 \cdot 3Cu(AsO_2)_2$]；半导体原材料如高纯砷、砷化镓（GaAs）；化工原料如三氯化砷，砷与铜、铅制成的合金；颜料如雄黄、雌黄、砷绿等；玻璃工业的氧化脱色剂如白砷；含砷药物如抗癌药、抗梅毒药、枯痔散等。在生产或使用这些化合物特别是 As_2O_3 时，如防护不当，或意外污染食物、饮水等，均有发生急、慢性砷中毒可能。

值得注意的是，由于生活环境地貌土质的影响，使饮水中含砷量过高（>0.1mg/L），而引起地方性砷中毒，智利、阿根廷、墨西哥、印度、美国、加拿大均有病例报道；中国台湾地区西南沿岸水中含砷量高达 0.4~1.82mg/L，报道有乌脚病（blackfoot disease）发生。近十余年，新疆、内蒙古地区也报道有地方性砷中毒发生。此外，捷克和我国贵州、湖南等地区还报道因使用含高砷的煤取暖做饭而引起慢性砷中毒。

三、吸收、分布、代谢与排泄

生产条件下，砷可通过呼吸道及皮肤进入机体。自杀、误服或饮用被砷污染的水而引起的砷中毒，则以经口摄入为主。无机砷化合物摄入消化道后，可溶性的三价无机砷吸收率大于 80%，三氧化二砷等水溶性较差的砷化合物的吸收要取决于其颗粒大小及胃液的 pH 值。有机胂化合物的吸收主要通过肠壁黏膜的简单扩散方式进行，其吸收速率与浓度呈正相关。

动物实验表明，被吸入或经口摄入的无机砷化合物很快进入血液，在血液中与蛋白质及氨基酸结合，形成巯基化合物，分布在肝、肾、肺、肠、脾、肌肉和一些神经组织，砷在血液中的半衰期长达

70 天，长期摄入无机砷化合物会导致砷在皮肤、毛发、附睾、甲状腺等蓄积。研究表明，砷很容易通过动物及人的胎盘屏障。

砷主要经肾由尿排出，其次可经胆汁随粪便排出，少量经汗液、乳汁、毛发和指甲排出。无机砷化合物排泄前首先转化为甲基化的砷化合物，主要为二甲基胂酸，五价砷化合物一般先转化为三价后才能进行甲基化。甲基化反应主要在肝进行，甲基供体为 S-腺苷蛋氨酸。甲基化过程是无机砷在体内的主要解毒方式，有利于无机砷的排泄。

四、毒性概述

(一) 动物实验资料

1. 亚急性毒性 小鼠灌胃染毒，浓度为 2.0、4.0 和 8.0mg/kg As_2O_3 溶液，每天清晨染毒 1 次，连续 7 天，结果相对于对照组，胸腺重量及胸腺系数低剂量组升高，中、高剂量组均降低，差别没有显著性（$P>0.05$）；脾重量及脾脏系数低剂量组升高，中、高剂量组降低，其中高剂量组降低与对照组比较差异有显著性（$P<0.05$）。

2. 慢性毒性 有研究表明，通过饮水给予小鼠不同浓度 As_2O_3，通过一代一窝繁殖实验获得子代，以子代为研究对象。结果发现，随着砷剂量的增加，小鼠体重和增长缓慢，脾脏系数、外周血白细胞数、淋巴细胞数、脾细胞转化率均降低（$P<0.05$），肾脏系数及中性粒细胞数升高（$P<0.05$），砷浓度为 22.5mg/L 时，部分小鼠可观察到胸腺退化；免疫组化实验显示，脾中指环样 T 淋巴细胞、B 淋巴细胞减少；光镜下可见脾小体增生，体积增大并有融合，红髓血窦充血扩张，有大量巨噬细胞；电镜下可见脾细胞体积增大，细胞间隙变窄，染色质分布不均呈固缩块状，细胞器减少、水肿、正常结构消失，并随着染砷剂量的增加病变加重。

3. 致突变 研究表明，无机砷在加微粒体酶 Ames 试验中呈阴性，不能诱发基因突变。Rossman 等用亚砷酸钠处理大肠杆菌 WP_2（野生型），DNA 修复突变型 [WP_2-uvrA，WP_6（PolyA）和 WP_{10}（rec-A）]，再用紫外线照射，分析全部试验菌株的存活率。发现仅 WP_{10}（rec-A）DNA 修复突变型菌株存活率下降，表明亚砷酸钠可抑制紫外线照射大肠杆菌 WP_{10}（rec-A）依赖的修复途径。进一步研究发现，亚砷酸钠处理 WP_2-uvrADNA 修复突变型菌株中 ATP 水平下降，亚砷酸钠可能通过降低紫外线照射细胞 ATP 水平，抑制 DNA 单链断裂形成。

4. 生殖发育毒性 喂饲含 150 mg/L 三氧化二砷（As_2O_3）水 10 周后，大鼠精子数、精子活动率下降，精子畸形率升高；血清睾酮水平下降及间质细胞刺激素水平升高。给雄性 SD 大鼠连续灌胃 0.75 及 1.5mg/kg 的三氧化二砷溶液，睾丸精子头计数及每日精子生成量（DSP）均低于对照组（$P<0.05$），生精细胞凋亡指数（AI）显著升高（$P<0.01$）。另一项研究也表明，8mg/kg 的三氧化二砷溶液，给大鼠灌胃染毒 7 天，可使睾丸及附睾重量低于正常对照组（$P<0.05$）。张晨等用不同剂量砷对雌性大鼠灌胃 10 周，高剂量砷染毒组黄体生成素（LH）水平下降与对照组相比有统计学意义。病理学检查光镜下可见闭锁卵泡增多，长卵泡、原始卵泡少见，并且髓质血管扩张充血。还有研究以 As_2O_3 为受试物，采用两代一窝试验方法，观察砷对 Wistar 大鼠的生殖发育毒性，结果表明砷可影响大鼠的生育能力，并可通过胎盘屏障影响子代的生长发育和生理功能。

5. 致癌 亚砷酸盐具有致癌性。Ishinishi 等将三氧化二砷通过气管内滴入给予 8 周龄叙利亚金黄色仓鼠，每周一次，连续 15 周，给药总量为 5.25mg。结果发现，10 只仓鼠中有 3 只发现肺腺瘤，而对照组无一例。Pershagen 等采用同样的方法将三氧化二砷给予仓鼠，结果观察到 6.4% 的动物出现喉头癌、气管癌、支气管癌和肺癌。

（二）流行病学资料

急性砷中毒常见于误食砷化物或口服自杀。某住户因误食 5% 亚砷酸钠溶液污染的大米，2~3 天后，逐渐出现乏力、腹胀、恶心、水肿、黄疸、皮疹等症状体征，20 天后出现眼结膜充血、呕吐、腹泻。经医院检查，尿砷含量均超过正常参考值 7~12 倍。其中食量最大者，尿砷含量最高。5 位患者中 3 例肝功能异常。而 1955 年日本的森永奶粉事件，由于奶粉中混入了无机砷化合物，造成了 12 131

名婴幼儿中毒，其中130人死亡，在其后的追踪观察发现患儿中癫痫及大脑发育迟缓的发生率明显高于一般婴幼儿。

环境污染造成慢性砷中毒。2008年，对我国陕西省岚皋县燃煤污染区砷中毒流行病学调查发现，在污染区内，燃煤、粮食和蔬菜中砷含量均明显高于国家参考值范围。在调查的污染区内居民中，有4960名砷中毒患者，患病率为9.48%。并且随着年龄增长，暴露于砷污染环境的时间延长，患病率明显增高。这些患者的主要临床表现为躯干及四肢皮肤病变，其中色素脱失斑较为多见（56.01%），其次为色素沉着斑（42.80%），掌跖角化发生率最低（1.19%），未检出皮肤癌患者。此外由于地质原因使环境，尤其是水中砷含量过高所致。在宁夏回族自治区平罗县的流行病学调查中发现，在采集的100份居民饮用水样中，水砷含量超标（>0.05mg/L）36份，超标率36.00%。在调查的4个乡镇10个自然村的居民中，共查出57例地方性砷中毒患者，其中16例出现Ⅰ级色素沉着或者1级色素脱失斑，29例掌趾部皮肤有1级角化，或躯干皮肤1级色素同时存在，12例患者胸腹、背部、四肢皮肤可见豆粒大小的色斑和白斑，甚至融合成斑片状或手掌大小鱼际、足底跟部可触及鸡眼状角化、质地坚硬。分别占患病总人数的28.07%、50.88%和21.05%。男性患病率远远高于女性，随着年龄增大，患病率也明显增高。

多项流行病学研究和调查中发现，砷暴露与呼吸道癌症的发生有密切的关系，且潜伏期与作业场所空气中砷浓度以及砷暴露时间有明显的相关关系。我国云南锡矿1972—1981年，井下作业工人肺癌的死亡率为370.16/10万，而非井下作业工人的肺癌死亡率仅为29.41/10万。矿工肺癌患者肺组织中平均砷含量为43.38mg/g干重，为其他地区肺癌患者的44倍。

Perry等最早报道制造含砷农药的工人中皮肤癌和肺癌的发生明显增加。Evans报道144例接受砷制剂治疗的患者中，17例出现皮肤癌，64例皮肤出现癌前病变。另一项对使用砷制剂治疗牛皮癣的随访研究中，结果发现8%的人出现皮肤癌。长期饮用高砷水也可导致人群中皮肤癌的发生率增加，中国台湾地区西南部沿海乌脚病地区居民中，皮肤癌患病率在饮用高砷水 45 年后，达到 10.6%；在新疆奎屯地方性砷中毒病区，引用高砷水的砷中毒患者中，发现 5 例皮肤癌。在内蒙古、贵州等砷中毒地区也有皮肤癌高发报道。

高砷饮水与内脏癌的关系也引起了广泛关注。中国台湾地区乌脚病地区居民膀胱癌、肾癌、肺癌、肝癌和结肠癌的标化死亡比（SMR）都显著高于一般台湾居民；在日本调查的 88 例砷中毒患者中发现肺癌 7 例，食管癌、肺癌、肝癌、膀胱癌、子宫癌、肺癌、胃癌及癌性腹膜炎各 1 例。

国际癌症研究所（IARC）将砷及其化合物归入 1 类。人类致癌物。可致肺癌和皮肤癌。我国将砷及其化合物致肺癌和皮肤癌列入职业肿瘤名单。

（三）中毒临床表现及防治原则

1. 急性中毒　急性砷中毒的临床表现可有心血管损害，中毒者 24h 后可发生休克，患者可有血压下降、烦躁不安、脉搏细速、心律不齐等症状。心电图可见 ST-T 波异常。严重者可出现谵妄、抽搐、昏迷、发热、紫绀等表现。若大量口服砷化合物，可因急性中毒性心肌损害导致突然死亡，但比较少见。急性砷中毒后 1~3 周，患者发生周围神经病，四肢麻木，有针刺样感觉，触及其足部有"灼痛"，部分患者神经根亦被累及。感觉及运动神经传导速度明显减慢，严重者可遗留肢体麻痹萎缩。也可因第八对颅神经受损引起神经性耳聋及眩晕。皮肤及附件改变也是急性砷中毒症状之一，急性中毒 1 周后皮肤脱屑、色素沉着。随后，几乎所有患者指（趾）甲出现 1~2mm 宽的白色横纹，成为 Mees 纹。手足掌皮肤常有过敏角化及脱屑。还可见患者出现贫血、中性粒细胞减少、血小板减少等症状，但可恢复，预后较好。

2. 慢性中毒　慢性砷中毒最为突出的表现为皮肤损害，表现为色素脱失或沉着，以胸背部、臀部等处多见，呈小点或花斑状，可融合；角化过度以手掌和足底为主，分布有许多"砷疔"；可联合成为较大的疣状增生，继发感染，形成溃疡且不易治愈，有的可转化为皮肤癌。三者常同时存在。直接接触砷化合物，可使局部皮肤发生皮炎、湿疹、水疱，甚至溃疡。这种溃疡边缘整齐，表面常有坏死组织及分泌物，剧烈疼痛。除此之外，慢性砷中毒患者还可有鼻中隔穿孔及下肢血栓闭塞性脉管炎（乌脚病）等表现。近年来，已有许多研究表明，砷接触人群中皮肤癌、肺癌等发病率明显增高。

3. 防治原则 作业工人应做好个人防护，在工作中不得进食、饮水及吸烟。严重的肝、肾疾病患者，神经系统器质疾病患者，再生障碍性贫血患者及各种皮肤病患者均不能从事砷作业。一旦发生砷中毒，应立即脱离现场，口服患者尽快洗胃，随后给予硫酸钠导泻。因急性砷中毒致多器官损害，因此应对症治疗。慢性患者一经确诊，即应脱离砷接触，并用络合剂进行驱砷治疗。皮肤及各器官损害对症治疗，皮肤癌给予手术治疗，但不能根治。

五、毒性表现

闫超等给予 SD 大鼠含亚砷酸钠浓度为 100mg/L 的饮水，分别于 1，2，3 及 4 个月末处死大鼠。解剖发现砷暴露大鼠肝被膜光泽差，肝体积增大，少数局部有米粒大小灰白色结节。病理组织学检查发现，大鼠肝细胞发生水样变性、脂肪变性及气球样变性。汇管区可见炎性细胞浸润，部分肝细胞坏死。汇管区纤维组织增生、纤维条索形成、肝纤维化趋势明显。肝功能异常，ALT 和 AST 增高。

杨谨等经口给予大鼠亚砷酸钠，浓度分别为 1/40，1/20，1/10 及 1/5LD_{50}，1ml/100g，每天 1 次，每周 5 天，连续 6 周。结果发现随着砷剂量的增大，环磷酸腺苷（cAMP）及鸟苷环一磷酸（cGMP）含量逐渐增加，一氧化氮（NO）及丙二醛（MDA）含量也逐渐升高。在研究中还发现，砷可引起大鼠脂代谢紊乱，肝细胞脂肪变性，超微结构显示粗面内质网肿胀、脱颗粒。

李冰等用 Alamar Blue 法，检测亚砷酸钠的肝毒性和氧化应激作用，用不同浓度的亚砷酸钠对培养的正常人肝细胞株 chang 肝细胞进行处理。采用流式细胞术检测 chang 肝细胞内 2′，7′-二乙酰二氯荧光素（DCFH-DA）的荧光强度，间接反映细胞内氧化应激水平。结果发现，5，10，20，40，80，100 和 200μmol/L 的亚砷酸钠处理

24h，chang 肝细胞细胞活力显著降低，并且具有剂量-效应关系；2.5，5 和 10μmol/L 的亚砷酸钠处理 24h，chang 肝细胞内荧光强度分别为对照组的 1.67，1.96 和 2.30 倍，10μmol/L 的亚砷酸钠在处理 12h 和 24h 均显著高于对照组。提示无机砷具有肝细胞毒性，增强细胞内的氧化应激水平，并具有剂量-反应和时间-反应关系。

罗鹏等采用不同浓度亚砷酸钠（50，100 及 150μmol/L）处理体外培养的人肝细胞株（L-02），探讨亚砷酸钠对 L-02 的氧化损伤作用。发现在处理 24h 后，各浓度的亚砷酸钠处理组的 L-02 肝细胞存活率和过氧化氢酶（CAT）活性与对照组相比，显著降低（$P<0.01$）；且呈剂量-反应关系；浓度为 100，150μmol/L 的亚砷酸钠处理组，L-02 肝细胞内活性氧（ROS）水平显著增高（$P<0.01$）；50μmol/L 浓度组出现彗星现象的细胞数明显高于对照组，拖尾细胞阳性率也明显增高，并呈剂量-反应关系。表明亚砷酸钠可明显抑制 L-02 肝细胞的生长，并引起 L-02 肝细胞内 CAT 活性降低及 ROS 增高，引起细胞 DNA 损伤。

急性砷中毒多数为误服或自杀，皮肤接触含砷药物也可引起急性砷中毒。常见毒物有三氧化二砷、亚砷酸类等。急性砷中毒最为突出的早期表现为急性胃肠炎，无论何种接触途径皆可引起，口服后数分钟或数小时即可出现恶心、呕吐、腹痛、腹泻，大便呈米汤样，可带血，严重者可持续数日至十数日，可引起脱水症状，如口渴、尿少、皮肤弹性差，腓肠肌痉挛等，其至可导致急性肾衰竭，严重者进展为尿毒症。中毒一周后可发生中毒性肝病，生化检验发现 ALT、AST 及血清胆红素（STB）升高，肝肿大，有压痛，严重者甚至发生急性肝功能衰竭。

慢性砷中毒患者可出现消化不良、腹泻、消瘦等胃肠道症状。也可发生肝、脾肿大。曾有病例报道，患者长期服用含砷药物，化验结果显示肝功能异常（转氨酶升高），B 超和肝穿刺显示肝硬化。

六、毒性机制

肝为无机砷甲基化代谢的主要场所，甲基化过程中可产生多种中间产物，其中一些具有很强的细胞毒性。有人用离体肝细胞的实验显示，无机砷（As^{3+} 和 As^{5+}）及代谢产物 MMA 和 DMA 均对肝细胞有毒性作用。有证据表明，DMA 可致染色体改变，DNA 损伤以及基因改变，具有遗传毒性和致癌性。

  砷在肝甲基化降解后，经胆汁排泄，这一过程需要消耗肝内谷胱甘肽（GSH），而大量研究发现，砷暴露的动物肝组织中 GSH 含量，葡萄糖-6-磷酸脱氢酶，谷胱甘肽过氧化物酶（GSH-Px）和超氧化物歧化酶（SOD）活性明显降低，肝组织内脂质过氧化代谢产物丙二醛（MDA）水平增加，同时伴随不同程度的肝细胞损伤，甚至肝纤维化。刘起展等研究显示，慢性砷中毒可引起小鼠肝线粒体和微粒体 MDA 含量显著升高，琥珀酸脱氢酶（SDH）活性和葡萄糖-6-磷酸酶（G-6-P）活性均显著降低，各亚细胞器 MDA 含量升高分别与其相应标志酶活性降低存在显著的负相关，提示慢性砷中毒能引起肝亚细胞器线粒体和微粒体发生脂质过氧化损害作用。李昕等研究发现，家兔长期（18 周）砷暴露导致肝中催化抗氧化作用的硫氧还原蛋白还原酶和谷胱甘肽还原酶（GSH-R）活力显著下降，提示慢性无机砷暴露会引起肝内氧化及抗氧化失衡，从而引发组织氧化损伤。何云等对贵州 128 例燃煤型砷中毒患者的血清学研究发现，慢性砷中毒患者血中的 GSH-Px 和 SOD 较对照组显著降低，且随砷中毒的加重而进一步降低；血中 MDA 较对照组显著升高，且随砷中毒的加重而进一步升高。

  砷对肝的脂肪代谢有影响。杨谨等研究发现，亚慢性砷中毒大鼠血清中甘油三酯（TG）和低密度脂蛋白胆固醇（LDL-C）含量下降，高密度脂蛋白胆固醇（HDL-C）含量显著升高，肝中细胞第二信使调节因子环磷酸腺苷（cAMP）和一氧化氮（NO）含量均显著高于对照组，提示砷可使第二信使系统平衡紊乱，导致肝细胞超微结构受到破坏，使脂质的分解-合成-转运等多环节出现障碍而发生脂代谢紊乱。

（赵 茜）

第七节 磷及其化合物

一、理化性质

磷（Phosphorus）为白色至黄色透明、蜡状结晶固体，遇光照变黑。与空气接触可自燃，生成磷化氢有毒烟雾。与氧化剂、卤素和硫酸猛烈反应，有着火和爆炸的危险。与强碱反应，释放出有毒气体膦。

二、来源、存在与接触机会

磷有四种同素异构体：黄磷（白磷）、红磷、紫鳞及黑鳞。其中常用的黄磷有剧毒。红磷毒性较小。磷主要存在于含磷矿石中，可从矿石或磷酸钙中提取。在工业及军事上用于制造红磷、磷化合物、磷酸、烟火、爆竹等的原料，也可用于制造石油化工中的缩合催化剂、稳定剂、还可用于制药、燃料、化肥、农药等。在生产和使用黄磷及其制品的行业中，均有接触其蒸气、粉尘、液体及固体的机会。近年来，黄磷已成为重要的工业毒物和环境污染物之一。

三、吸收、分布、代谢与排泄

磷为人体必须的微量元素。主要以粉尘和蒸气形式经呼吸道吸入。在潮湿的皮肤和黏膜上，部分磷可转化为磷酸，经皮肤和黏膜吸收。磷进入机体后，可以元素磷形式运送到全身。在血液中，部分被氧化，形成磷的低价氧化物。元素磷及磷的低价氧化物主要贮存于肝、骨、脾中。最终以磷酸盐的形式随尿排出，少量随呼吸和汗液排出。少部分以低价磷酸盐形式循环于血液。

四、毒性概述

（一）动物实验资料

1. **急性与亚急性毒性** 给家兔一次注射黄磷 2.5mg/kg，可引起心收缩期延长，脑、心、肝、肾中的脂肪和水分含量增加，血液中丙酮酸含量增高。冯博采用自制染毒装置，使 SD 大鼠间歇吸入黄磷蒸气。在 0、4、12、24 及 48h 处死，结果发现肺系数随染毒后时间的延长逐渐增大。肺组织病理检查可见肺充血、水肿、点、片状出血、灶状肺不张。部分肺叶呈实变。光镜下可见肺充血、出血、水肿、炎细胞浸润，肺泡内可见大量炎细胞、红细胞及水肿液聚集，部分可见透明膜形成。

2. **致突变** 哺乳动物细胞培养遗传表型试验，呈多方面变化。

3. **生殖发育毒性** 黄磷对雌性大鼠生育指数有影响，植入后死亡率升高和每窝胎数改变。

4. **致癌** 未见相关报道。

（二）流行病学资料

李溥等对我国贵州黔南地区某磷矿区进行流行病学调查。以在矿区生活了 10～30 年的当地居民和矿工 689 人为调查对象。结果发现，其中 113 人被确诊为慢性磷中毒患者。其中重度中毒患者 31 例。患者均有肝区不适和牙齿、下颌骨及肝的病理变化。慢性磷中毒患者肝纤维化指标（透明质酸、Ⅳ型胶原、层黏蛋白、Ⅲ型前胶原）与对照组相比显著增高（$P<0.01$）。并且同磷矿工人工种、直接接触方式、接触工龄、每日接触时间及防护措施显著相关性（$P<0.01$）。

吴淑芬等观察了 105 名黄磷作业工人的 X 线下颌骨片，并对其中 5 例典型病例进行了分析研究。发现 5 名黄磷作业工人在作业前口腔检查均无龋齿、残根和牙齿缺失，也无牙龈炎及牙周病等口腔疾病。但从事黄磷生产 2 年后，出现牙齿酸痛、咀嚼无力及流涎等，若个人口腔卫生习惯不良者，还可发生牙齿酸软，牙冠呈块状脱落，且多齿受损、进展快、残根和牙齿缺失率高。

谢雄伟等采用多阶段分层等容量随机抽样的方法，选取贵州省南部磷矿区 4、12、30～40 及 60～70 岁 4 个年龄组的人群进行抽样调查。发现 4 岁组乳牙患龋率为 81.26%，龋均为 5.57；12 岁组患龋率为 56.26%，龋均为 2.94；30～40 岁组患龋率为 68.77%，龋均为 4.02；60～70 岁组患龋率为 77.38%，龋均为 3.38。4 岁组和中老年人患龋率和龋均明显高于县城。11.25％的老人无下颌。

（三）中毒临床表现及防治原则

1. **急性中毒** 急性职业中毒主要发生于生产性事故，由融化的黄磷灼伤皮肤所致。黄磷可经创面深达骨骼，表现呈棕黑色或黑色，有蒜样臭气烟雾。若创面处理不及时，黄磷经创面进入体内，1～10天后除肝损害外，还可出现血尿、蛋白尿等。血、尿磷升高。曾经报告Ⅱ°灼伤面积5％者，可引起肝、肾、心功能衰竭至死亡。经呼吸道吸入的黄磷中毒较为少见。一旦吸入中毒，数小时后即可出现头晕、乏力、恶心、心动过速或过缓、血压偏低，2～3天后，可出现消化道症状，严重者还可伴有肾损害，如血尿、蛋白尿、管型尿、少尿、尿闭、尿素氮升高或肾衰竭。

2. **慢性中毒** 慢性中毒是黄磷的主要职业危害，由长期吸入黄磷蒸气及粉尘所致，临床主要危害为骨损伤。以下颌骨病变最为明显，骨质增生和脱钙并存。严重时可发生下颌骨坏死、坏疽及畸形。由于磷及其化合物多为酸性毒物，因此对呼吸道黏膜有较为明显的刺激作用，可引起呼吸道炎症，出现鼻咽干燥、黏膜充血、咳嗽、咳痰等症状等。还会有头晕、头痛、失眠等神经衰弱综合征。有些患者可有红细胞减少、单核细胞增多，血中钙、磷增高等。

3. **防治原则** 预防职业性磷中毒，首先要在生产过程中注意通风，禁止磷与易燃物质、空气、氧化剂等接触。工人应该做到个人防护，使用呼吸防护用品、佩戴手套和护目镜，穿防护服。在生产过程中禁止吸烟、饮水、进食。一旦发生急性磷中毒，应立即让中毒人员迅速脱离现场，防止进一步吸入。皮肤灼伤后用大量清水彻底冲洗，然后进一步治疗。对于误服中毒的患者，应立即用0.2％硫酸铜溶液反复洗胃，直到洗出液无大蒜臭味为止。若出现了中毒性肝病，应给予合理的营养及保肝药物，要密切观察病情变化。慢性磷中毒无治疗特效办法。应注意口腔卫生，及时治疗各种口腔疾病。下颌骨坏死或骨髓炎应及时实施手术。黄磷作业工人应严格进行就业前及定期体检，明显口腔疾患、慢性肝病及慢性肾病者严禁从事黄磷作业。

五、毒性表现

黄磷的毒作用靶器官主要为肝，急性、亚急性中毒时尤为明显。急、慢性黄磷中毒所致肝损伤特点不同。急性中毒时肝细胞脂肪积聚、变性和坏死。慢性中毒时则以退行性和增殖为主的全肝结构改变，可致肝硬化。

张锦周等给大鼠腹腔注射黄磷，每次 1.5mg/kg，每周 3 次。观察了 1 周、2 周及 3 周三个时点的肝超氧化物歧化酶（SOD）、谷胱甘肽过氧化物酶（GSH-Px）活性及丙二醛（MDA）水平，结果表明亚急性磷染毒组大鼠肝 SOD、GSH-Px 活性，在 2、3 周时均低于对照组（$P<0.01$），MDA 含量显著高于对照组（$P<0.01$）。

陈勇等发现家兔磷染毒 6 个月，出现肝细胞脂肪变性、坏死及再生，纤维组织增多，形成大小不等的假小叶，小叶坏死后出现肝硬化。

急性磷中毒主要表现为肝急性损伤。黄磷灼伤皮肤，如果处理不及时或方法不当，黄磷可经创面进入人体，多于 1~10 天后出现肝损伤，表现为肝区疼痛、肿大、黄疸、肝功能异常。经呼吸道吸入黄磷蒸气或烟尘，2~3 天后可出现呕吐、腹泻、上腹部疼痛、肝肿大、黄疸、血清转氨酶升高及肝功能异常。严重者可出现肝坏死、肝功能衰竭、肝昏迷。

人体解剖显示急性磷中毒死亡者出现胸膜及隔膜瘀斑；肝呈矾土样变、胃黏膜炎性充血并伴有充血性水肿。另有肝活检资料显示，急性发病区门静脉坏死，肝门区水肿，水肿区可见散在的纤维和多核白细胞、嗜酸性白细胞。白细胞可出现空泡变性、坏死，病变可扩展到小叶。

李溥等为了了解慢性磷中毒患者肝纤维化指标含量的变化，选择长期生活在黔南地区某市磷矿区，并已确诊的 113 名慢性磷中毒患者和 50 名同样生活在黔南地区，未接触磷污染的健康人群为研究对象，结果发现，重度慢性磷中毒患者，ALT、AST、血磷等指标明显高于对照人群；24h 尿磷明显低于对照人群。中度和重度慢性磷中毒患者血清透明质酸、Ⅳ型胶原、层黏蛋白等肝纤维化指标也明显高于对照组。

慢性黄磷中毒以牙齿损害为主。主要表现为口腔蒜臭味、牙酸疼、牙周萎缩、牙周袋加深、牙颈部楔状缺损、牙松动及脱落。下颌骨X线表现为牙周膜间隙增宽、变窄或消失，根周或牙根尖透光区周围伴有较宽密度增高，牙颈部侵蚀，牙根横断呈残根、牙齿脱落、牙槽骨水平吸收。病损好发于后牙，常为多齿，往往对称。以下颌为多，难治愈。

六、毒性机制

李溥等研究了慢性磷中毒患者血清中的8种物质，包括透明质酸、Ⅳ型胶原、胆酸、肿瘤坏死因子、转化生长因子-α、白细胞介素-1、-6、-8。发现肝损伤后，IL-1作用于肝星形细胞及成纤维细胞，促进其胶原合成。IL-6介导肝炎症发生，IL-8通过趋化炎症细胞刺激细胞大量释放而间接激活肝星形细胞，两者共同参与肝损伤及肝纤维化过程。透明质酸和Ⅳ型胶原反映了胶原合成状态，慢性磷中毒肝损伤后导致纤维增殖加强，胶原细胞数量增加，诱导胶原和非胶原蛋白、蛋白多聚糖、纤维连接蛋白等形成，促进肝纤维化形成，导致肝硬化。

目前在磷致肝损伤分子机制上有两大学说，一为脂质过氧化学说。国内学者经过全面、深入的研究，发现磷可使肝MDA及Schiff碱增多，同时伴有琥珀酸脱氢酶、葡萄糖-6-磷酸酶活性降低。且与线粒体、微粒体脂质过氧化存在平行关系。同时甘油三酯（TG）升高，还原型谷胱甘肽被消耗而降低。证实了磷所致脂质过氧化存在，并且与肝损伤密切相关。二为钙稳态失调学说。磷能在体外试验中对微粒体、线粒体Ca^{2+}-ATP酶产生抑制作用，在整体实验中，黄磷也能在较早期抑制微粒体、线粒体^{45}Ca的摄取和损害Ca^{2+}-ATP酶，同时可见到微粒体、线粒体标志酶的损害。这都证实了黄磷导致钙泵失调，而且损害微粒体、线粒体的膜相结构。

黄磷对牙齿及下颌骨的损害机制是黄磷可使血清中磷酸含量增

高，加速体内钙盐排出引起脱钙，造成骨质疏松和坏死。黄磷还可使骨抗感染能力降低，病菌经病牙侵入致下颌骨坏疽。

（赵　茜）

主要参考文献

1. 常元勋主编. 金属毒理学. 北京：北京大学医学出版社. 2008.
2. 江泉观，纪云晶，常元勋主编. 环境化学毒物防治手册. 北京：化学工业出版社. 2004.
3. 闫超，吴君，刘芙蓉，等. 水砷暴露大鼠肝损伤和肝纤维化模型的建立. 世界华人消化杂志，2009，17（9）：862-866.
4. 李冰，张新玉，李昕，等. 无机砷的肝细胞毒性和氧化应激. 中国工业医学杂志，2009，22（3）：209-210.
5. 罗鹏，王赟，张爱华，等. 亚砷酸钠对L-02肝细胞的氧化损伤作用. 现代预防医学，2010，37（11）：2137-2139.
6. 杨谨，刘志艳，李金友，等. 亚慢性砷中毒大鼠肝环核苷酸变化与脂代谢紊乱的关系. 山西医科大学学报，2002，33（6）：515-516.
7. Niraj P, Murthyre. Male reproductive toxicity of sodium arsenite in mice. Human Experimental Toxicol, 2004, 23, (8): 399-403.
8. 张晨，唐慧玲. 砷对雌性大鼠生殖内分泌影响的研究. 卫生研究，2005，34（5）：537~538.
9. Tigglman AM, Boers W, Linthorst C, et al. Collagen synthesis by human liver (myo) fibroblasts in culture: evidence for a regulatory role of IL-1 beta, IL-4, TGF beta and IFN gamma. J Hepatol, 1995, 23 (3): 307-317.
10. Ohkubo K, Masumoto, Horiike N, et al, Induction of CINC (interleukin-8) production in rat-liver by nonparenchymal cells. J Gastroenterol Hepatol, 1998, 13 (7): 696-702.
11. 冯博. 黄磷及其化合物急性吸入致大鼠急性肺损伤或急性呼吸窘迫综合征模型的制作. 中国实验动物学报，2009，17（3）：216-218.
12. 谢雄伟，李博，丁舒，等. 贵州省南部磷矿区口腔健康流行病学调查分析. 现代预防医学，2009，36（5）：801-802.
13. Burt AD. Cellular and molecular aspects of hepatic fibrosis. J Pathol, 1993,

170（2）：105-114.
14. 李溥，岑荣光，罗毅，等. 慢性磷中毒患者血清中8种物质检测分析. 中国公共卫生，2005，21（7）：811-812.
15. 吴淑芳，张方明，魏丽芳，等. 职业性慢性黄磷中毒牙齿和下颌骨损害的X表现（附5例报告）. 河北医科大学学报，1998，19（6）：371.
16. 张锦周，庄志雄. 黄磷亚急性染毒大鼠肝脂质过氧化水平的研究. 工业卫生与职业病，1999，25（5）：285.
17. 李博，欧燕芳，吴荣，等. 慢性磷中毒与肝纤维化相关性研究. 黔南民族医专学报，2006，19（1）：7-9.
18. 张锦周，周炯亮. 黄磷的毒作用及机理研究进展. 职业医学，1994，21（1）：46-48.
19. 徐少勇，郭光云，王家宁，等. 酒石酸锑钾对人胃癌细胞体外增殖和凋亡的影响. 第四军医大学学报，2004，25（16）：1464-1465.
20. 覃红浪，陆继培，胡万达. 接触低浓度锑危害的调查研究. 工业卫生与职业病，1998，24（6）：356-357.
21. 刘英，李溥，黄月娜，等. 慢性锑中毒患者细胞因子水平与抗氧化能力相关分析. 右江医学，2008，36（3）：248.
22. 岑荣光，李溥，韦少英，等. 慢性锑中毒与肝纤维化相关性研究. 标记免疫分析与临床，2007，14（2）：106-107.
23. 李文，安云飞，高泽宣，等. 三氧化二锑中毒性肝损害的实验研究. 职业医学，1997，24（3）：12-14.
24. 王安，安云飞，高泽宣，等. 锑对小鼠肝线粒体抗氧化酶系统影响的实验研究. 中华预防医学杂志，1998，32（4）：229-230.
25. 王成恩，司纪亮，张淼，等. 孕期及哺乳期低剂量三丁基锡暴露对子代小鼠生长发育的影响. 环境与健康杂志，2009，26（11）：950-952.
26. 姚华，张晨，凌冰，等. 砷的生殖发育毒性研究. 中国公共卫生，1999，15（10）：876.
27. 吕华东，林麒. 有机锡污染及其毒性作用研究现状. 海峡预防医学杂志，2007，13（3）：27.
28. 王成恩，司纪亮，张淼，等. 围产期低剂量三丁基锡暴露对子代雌性小鼠发育及雌激素水平的影响. 环境与健康杂志，2009，26（10）：867.
29. 胡建辉，郭智屏，赖关潮，等. 1起塑料窗帘生产企业三甲基氯化锡中毒事故调查. 中国职业医学，2010，37（3）：257-258.

30. 曾怀才, 贺庆芝, 陈峰. 氯化三丁基锡对小鼠肢芽细胞遗传毒性的实验研究. 实用预防医学, 2010, 17 (1): 21-22.
31. 张平, 汪珍春, 姚炎, 等. 蚕豆根尖微核技术研究水体中铊的遗传毒性. 生态环境, 2008, 17 (1): 47-49.
32. 王春霖, 陈永亨. 环境中的铊及其健康效应. 广州大学学报 (自然科学版), 2007, 6 (5): 50-53.
33. 高金燕, 陈红兵, 余迎利. 铊-人体的毒害元素. 微量元素与健康研究, 2005, 22 (4): 59-61.
34. 李汉帆, 朱建如, 付洁. 铊的毒性及对人体的危害. 中国公共卫生管理, 2007, 23 (1): 77-79.
35. 李红, 黄丽君, 郭君清. 碳酸铊对小白鼠微核的影响. 职业卫生与病伤, 1996, 11 (1): 41-42.
36. 李汉帆. 铊类化合物及其中毒. 湖北预防医学杂志, 2004, 15 (1): 5-7.
37. 王晓峰, 徐立红. Cr (VI) 染毒对小鼠肝脏细胞凋亡以及凋亡相关蛋白的影响. 环境科学学报, 2008, 28 (3): 540-543.
38. 史黎薇. 铬化合物对健康影响的研究进展. 卫生研究, 2003, 32 (4): 410-412.
39. 王晓峰, 傅文宇, 朱欣, 等. 六价铬对大鼠肝细胞体外的毒作用. 癌变·畸变·突变, 2005, 17 (6): 343-344.
40. 王晓峰, 楼建林, 邢鸣鸾, 等. 六价铬致小鼠 DNA 损伤及肝肾氧化应激的实验研究. 环境科学学报, 2006, 26 (11): 1860-1863.
41. 考庆君, 吴坤, 邓晶, 等. 三价铬和六价铬对大鼠长期慢性毒性的比较. 癌变·畸变·突变, 2007, 19 (6): 474-478.
42. 童振, 张春玲. 职业性接铬者肝脏毒性损害的研究. 安全、健康和环境, 2003, 3 (3): 20-21.
43. 郑徽. 汞的毒性效应及作用机制研究进展. 卫生研究, 2006, 35 (5): 663-666.
44. 刘明. 汞元素毒性作用的研究进展. 国外医学医学地理分册, 2001, 22 (3): 123-129.
45. 李春英, 邱炳源. 甲基汞的毒性作用. 中华预防医学杂志, 2001, 35 (6): 420-421.
46. 王丽, 贾光, 闫蕾, 等. 母鼠低剂量甲基汞染毒致亲、仔代肝脏的氧化损伤. 环境与职业医学, 2005, 22 (6): 495-497.

47. 辛伟红，侯铁宁. 松花江甲基汞污染区流行病学调查. 中国地方病防治杂志，2003，18（2）：103-104.
48. 许恕中. 职业性黄磷中毒的研究概况. 中国公共卫生，1999，16（5）：539-540.

第八章

醇 类

第一节 乙 醇

一、理化特性

乙醇（Ethanol）俗称酒精，为无色、透明、易燃、易挥发的液体。有特殊的芳香气味。易溶于水，易挥发，且可以与乙酸、丙酮、苯、四氯化碳、氯仿、乙醚、乙二醇、甘油、硝基甲烷、吡啶和甲苯等溶剂混溶。

二、来源、存在与接触机会

环境中的乙醇自然来源主要是动物、植物、昆虫、森林火灾、微生物和火山排放的乙醇以及自然界淀粉、糖和其他碳水化合物的发酵。人为来源主要是酒精性饮料、变性醇、药物制剂、香水等的生产过程中的排放，以及乙醇作为溶剂、燃料添加剂、杀菌剂和植物调节剂等而被排放到环境当中。人们主要通过以下三个途径接触乙醇。

生活性接触主要是指饮用含酒精的饮料，是人类接触乙醇最主要的途径。职业性接触主要是指劳动者在生产或使用乙醇的工作场所中因吸入或经皮肤接触而摄入乙醇。研究表明，人群可以通过呼吸周围空气吸入或经皮肤吸收乙醇。随着在汽车燃料中添加乙醇，环境中乙醇含量增加，人群从周围环境中接触乙醇的机会增加。

三、吸收、分布、代谢与排泄

乙醇可以经呼吸道、消化道以及皮肤吸收入机体。经呼吸道吸收的乙醇由肺泡空气进入肺部血液，乙醇在肺泡空气和血液之间的分布取决于扩散速率、蒸气压以及肺毛细血管中乙醇的浓度等。经消化道摄入的乙醇，80%被小肠吸收，20%经胃吸收。空腹或乙醇的浓度高时，胃的吸收量增加。一般情况下，经消化道摄入乙醇后，健康成人30～60min能吸收80%～90%，摄入食物会使吸收延迟4～6h。动物实验发现，乙醇与豚鼠的皮肤接触19h以后，约有1%的乙醇透过皮肤吸收入体内。人体经皮肤吸收乙醇主要发生于生产或使用乙醇的工作场所，但渗透率不足以引起严重的中毒。

无论由何种途径进入体内的乙醇可分布于全身，并能通过血脑屏障进入大脑。其分布量与组织含水量成正比，用^{14}C标记研究乙醇急性中毒时体内分布情况，结果发现其含量按以下顺序递减：肝、脾、肺、肾、心、脑和肌肉，血浆中的浓度略高于红细胞中的浓度。乙醇可通过胎盘屏障进入胎盘循环。

乙醇进入体内约95%在体内代谢，其余以原形经肾由尿或由肺排出。乙醇在体内存在三条氧化代谢途径：醇脱氢酶（ADH）途径、微粒体乙醇氧化（MEOS）途径以及过氧化氢酶（CAT）途径。其中以醇脱氢酶（ADH）途径代谢为主，与其毒性机制密切相关，乙醇代谢可分为三个步骤进行，首先氧化为乙醛，这一阶段速率恒定，是决定乙醇在体内消除速率的主要步骤；第二步乙醛继续氧化为乙酸；最后再由乙酸氧化形成二氧化碳和水。

$$CH_3CH_2OH + NAD^+ \xrightleftharpoons{ADH} CH_3CHO + NADH + H^+$$

$$CH_3CHO + NAD^+ \xrightarrow{ALDH} CH_3COOH + NADH + H^+$$

$$CH_3COOH \longrightarrow CH_3CScoA \longrightarrow CO_2$$
$$\qquad\qquad\qquad\quad \| \qquad\;\longrightarrow 脂肪酸$$
$$\qquad\qquad\qquad\quad O \qquad\longrightarrow 酮体$$
$$\qquad\qquad\qquad\qquad\qquad\;\;\longrightarrow 胆固醇$$

乙醇代谢成乙醛需要三个酶参加。①乙醇脱氢酶，催化乙醇氧化代谢成乙醛，这是乙醇最主要的代谢途径。肝细胞的胞浆中具有很高水平的乙醇脱氢酶。尽管人类肝乙醇脱氢酶在乙醇氧化中起很大作用，但大鼠乙醇毒物动力学模型研究表明，低剂量乙醇摄入时，肝和胃乙醇脱氢酶在乙醇的首过消除中都发挥作用，并且胃乙醇脱氢酶发挥作用较大。乙醇脱氢酶的氧化代谢是可逆的,但乙醛很快在醛脱氢酶的催化下代谢成为乙酸。肝线粒体中的醛脱氢酶是主要的乙醛清除酶。②过氧化氢酶,利用 NADPH 氧化酶和黄嘌呤氧化酶产生的 H_2O_2 来催化乙醇的氧化反应。通常肝细胞中 H_2O_2 的含量极少,因此过氧化氢酶可能只参加不足 10% 的乙醇代谢反应。③乙醇诱导性细胞色素 P450,是肝乙醇氧化系统的主要组成部分。

约 95% 的乙醇在体内代谢,余下的 5% 则通过呼出气、尿液、汗液和粪便排出体外。

四、毒性概述

(一) 动物实验资料

1. 急性毒性 小鼠吸入 7h 55g/m³ 的乙醇,麻醉死亡;乙醇经口 LD_{50} 为 9.5g/kg,皮下及静脉注射 LD_{50} 分别为 3.2g/kg 及 2.0~2.8g/kg。大鼠吸入 4.12g/m³ 的乙醇 9.8h 后,出现深度麻醉死亡,浓度减半时半小时未见毒性反应;大鼠经口、皮下、静脉注射乙醇 LD_{50} 分别为 13.7g/kg、5~6g/kg、1.9~4.2g/kg。狗经口或静脉注入乙醇 LD_{50} 分别为 5.5~6.6g/kg 及 4.9g/kg。兔经口、经皮乙醇 LD_{50} 分别为 7.06g/kg、7.34g/kg。有实验表明某些动物在乙醇染毒时,脑血液循环自动调节功能发生障碍,脑局部血流量减少,导致脑局部的缺血性脑血管病变。

2. 慢性毒性 大、小鼠及家兔吸入 8~13g/m³ 乙醇蒸气,每天作用 4h,4~8 个月内对乙醇的敏感性增高,阈浓度下降至 1/16~1/8。但其他试验条件下开始时产生为期不长的习惯性,直至 6~8 个月后才转为敏感性增强,对感染的抵抗力降低。染毒停止后,经过几个星期又逐渐恢复正常。Albano 等发现,慢性乙醇暴露的大鼠中,羟乙基自由基与肝微粒体蛋白的共价结合明显增加,肝细胞中羟乙基自由基-蛋白加合物可诱导免疫反应,进一步加重慢性乙醇中毒的肝损伤。

3. 致突变 鼠伤寒沙门菌试验阴性。显性致死实验,小鼠经口给予 1~1.5g/(kg·d),2 周,阳性。

4. 致畸　Stuckey E 等观察了 BALB/c 和 CBA/h 两种小鼠的乙醇致畸作用，发现前者的胚胎吸收率高、发育迟缓并常见骨骼畸形，而后者则多见骨和牙齿的畸形。

乙醇致畸的动物实验还发现，动物孕期接受乙醇刺激的时间不同，其胚胎所出现的畸形也不同。胚胎各器官都有着各自的分化时限，在其分化时限内受到乙醇刺激，最容易出现畸形，即处于分化中的器官对乙醇致畸的敏感性最高。如 Sulik-KK 在小鼠孕 7 天腹腔注射或胃灌注乙醇的水溶液，胎鼠出现小头、小鼻、短眼裂小眼等畸形；在孕 8～12 天给予同样剂量的乙醇水溶液，则主要出现类似于 DiGeorge 的颜面异常和前脑、中脑发育异常。

乙醇致畸机制的理论主要有：①乙醇可引起胚胎细胞超氧化损伤，导致细胞过度凋亡；②乙醇可抑制神经营养因子的抗细胞凋亡作用，使胚胎细胞过度凋亡而形成畸形；③乙醇干扰维生素 A 体内代谢过程而引起发育异常；④乙醇通过损伤胎盘而引起胚胎发育异常。

5. 致癌　动物实验发现，乙醇可以诱导动物不同部位癌症的发生，包括口腔、舌及唇。

（二）流行病学资料

来自世界卫生组织最新的资料显示，人均年纯乙醇消耗量最多的国家是卢森堡（15.56 升），在统计的国家中我国排在第 91 位，年人均纯乙醇消耗量为 5.20 升。

饮酒是中国人生活中非常重要的一个部分，从 1952 年至今，我国的乙醇产量增加了 50 多倍。乙醇依赖的患病率也显著升高，在精神疾病患病率中已经位居第三位。世界卫生组织 2002 年的一项报告认为 1990 年中国乙醇消耗导致约 114 000 人死亡，212 万寿命年以及 485 万伤残调整寿命年损失。我国最早的关于酒精依赖的现场研究是在 20 世纪 80 年代，被调查的 15 岁以上人群中只有 6 例被诊断为酒精依赖（0.016%），而 2003 年的一篇研究报告显示，被调查人群的酒精依赖发生率约为 3.87%（其中男性为 6.5%，女性为 0.2%），胃炎、胃溃疡的发病率为 7.9%。乙醇对肝有明显的毒性作用，重度饮酒者中 90%～100% 有一定程度的脂肪肝，10%～35% 可发展成酒精性肝炎，8%~20%将发展为肝硬化。美国酒精性肝病死亡居第10位，每年约1500~2000人死于酒精性肝病。我国酒精性肝病在所有肝病中的比例有逐年增加趋势，1994—2003年吉林大学第一医院消化内科237例酒精性肝硬化临床分析显示酒精性肝硬化占肝硬化发病总数的百分比已从1999年10.8%上升为2003年24.0%，其他许多流行病学调查也显示出同样的趋势。Lankisch等统计过去50年中不同国家20个关于急性胰腺炎的研究，结果表明，乙醇在急性胰腺炎发病因素中占31.7%，仅次于胆道因素（41%）。乙醇与慢性胰腺炎密切相关，慢性胰腺炎发生率与饮酒量及持续时间呈正比，近10%的酗酒者最终发展成慢性胰腺炎，在发达国家60%~90%慢性胰腺炎由乙醇引起。

2006年一项1778例急性乙醇中毒病例分析发现，急性乙醇中毒是急诊科的常见疾病，占急性中毒患者的大多数。秋冬季节是急性乙醇中毒的发病高峰，而发病时间大部分集中在晚上9点到凌晨2点。发病年龄集中在20~40岁，患者中男性多于女性（男性1518例，女性260例）。

胎儿酒精综合征是儿童智力发育迟缓的最常见的可预防疾病。美国每年约有4000个婴儿受到胎儿乙醇综合征的影响，并且约有7000个胎儿乙醇综合征病例发生。在妊娠的不同阶段过度饮酒均可导致上述疾病或效应。

在一项由276 000名美国男性组成的队列研究中，总的致癌危险性随着乙醇消耗量的增加而呈增高趋势。Keitaro Tanaka等进行的一项系统综述中发现，纳入研究的22项队列研究和24项病例对照研究中，分别有14项和19项报告了乙醇与肝癌之间的或强或弱的阳性关系。国际癌症研究所（IARC）将乙醇归入1类。人类致癌物。乙醇致人类口腔癌、咽喉癌、食管癌和肝癌。乙醇致癌性的潜在机制：①乙醇饮料中的同系物、添加剂和污染物影响致癌性；②乙醇诱导的CYP2E1可增加前致癌物的代谢活化；③乙醇增加致癌性溶剂在上消化道的吸收；④乙醇可影响激素敏感组织对激素的反应；⑤乙醇可抑制免疫系统功能；⑥乙醇减少营养素的吸收和生物利用。

(三) 中毒临床表现及防治原则

1. 急性中毒 乙醇对心血管系统的主要影响主要表现为心动过速，高血压，纤维性颤动，心扩大，狭心症，胸痛，充血性心力衰竭，窦性心动过速，室上性心动过速，室性心率不齐，血管扩张等。乙醇代谢产物乙醛，进入血循环后可促进儿茶酚胺释放增加，使机体血压升高，心肌肥厚和心律失常，所以长期饮酒易引起高血压。而高血压、长期酗酒均可损害心肌，导致心肌疾病，临床表现为心力衰竭和心律失常。由于心律失常容易形成栓子，栓子脱落后随血液循环到达脑部，导致脑栓塞的发生。Hillbom 等通过对一系列缺血性脑卒中患者的观察表明，其中 55% 是由于心源性栓塞所致。

乙醇对肌肉和骨的主要影响有急性横纹肌溶解症、急性酒精中毒性肌病伴低钾血症、骨生长抑制、骨发育迟缓、骨密度降低、骨质疏松、骨坏死、骨折修复抑制等。

临床上急性酒精中毒分为三期：

（1）兴奋期：感头痛、欣快、兴奋，继而出现健谈、饶舌、情绪不稳定、自负、易激怒，可有粗鲁行为或攻击行动，也可能沉默、孤僻。

（2）共济失调期：肌肉运动不协调，行动笨拙，言语含糊不清，眼球震颤，视物模糊，复视，步态不稳，出现明显共济失调。出现恶心、呕吐、困倦。

（3）昏迷期：进入昏迷期，表现为昏睡、瞳孔散大、体温降低。进入深昏迷状态后，患者心率加快、血压下降，呼吸减慢，可出现呼吸、循环麻痹而危及生命。

2. 慢性中毒 长期大量饮酒可导致神经系统损伤，主要表现有：韦-科综合征（Wernicke-Korsakoff Syndrome，WKS）；小脑的前蚓部、上蚓部和邻近半球叶等部位皮质变性，临床表现为走路步距增宽和躯干性共济失调，可伴有眼球震颤、发音障碍和震颤；慢性酒精中毒患者的癫痫发病率为 2%～30%；一项 1000 例酒精中毒患者进行的健康普查中发现痴呆的患病率为 9%；运动障碍主要有酒精性震颤、短暂性运动不能以及慢性或持续性舞蹈运动；慢性酒精中毒性多发神经病，临床上起病缓慢，症状及体征下肢较上肢重，可表现为感觉障碍、运动障碍以及自主神经调节功能异常；脑卒中，饮酒是脑卒中的直接危险因素，长期大量饮酒者有 44.4% 发生脑血管意外。

长期过量饮酒可导致机体脂质代谢紊乱，出现高脂血症和脂肪肝，股骨头骨髓内脂肪细胞增殖肥大，骨细胞脂肪变性，骨质疏松等。这些因素可导致股骨头内小血管数量减少或阻塞，从而引起股骨头内微循环障碍而导致股骨头缺血坏死。乙醇可致卟啉病以及巨幼细胞性贫血。乙醇对内分泌系统的影响广泛，下丘脑、垂体、睾丸、卵巢、甲状腺等内分泌腺体，以及下丘脑-垂体-性腺轴、下丘脑-垂体-肾上腺轴等反馈轴均可受到损伤。

3. **防治原则** 对被确诊为急性酒精中毒的病例均给予保暖、吸氧、补液及应用保护胃黏膜的药物和对症处理。

五、毒性表现

长期大量饮酒能够导致酒精性肝病，通常包括酒精性脂肪肝、酒精性肝炎、酒精性肝纤维化和酒精性肝硬化。

人急性摄入乙醇会降低食管括约肌压力，减弱食管远端蠕动从而导致食管清除受到抑制，有的患者会出现胃食管反流。临床经验显示，过度饮酒者发生慢性食管炎的比例升高。1962 年的一项研究发现，饮酒过量的男性较易发生食管癌，之后的病例对照和队列研究在控制吸烟这一影响因素后，证明过量饮酒与食管癌的发生有关，全球疾病负担研究以及 Meta 分析的结果均证实了这一结果。

乙醇是引起胃黏膜损伤的重要原因之一。乙醇导致黏膜损伤包括急性及慢性损伤两方面，前者主要表现为黏膜炎症，后者表现为黏膜糜烂伴上皮代偿性增生，并可能引起恶变。急性酗酒所致的急性糜烂性胃炎，主要表现为中上腹痛，有时伴恶心、呕吐。如合并胃出血，则可出现呕吐咖啡样胃内容物及解柏油样大便，大出血时甚至发生休克。

酒精性胰腺炎（AIP）是酗酒的主要并发症，常始于急性坏死性炎症，即急性酒精性胰腺炎（AAIP），AAIP 反复急性发作导致慢性胰腺炎（CP）改变（腺泡萎缩和纤维化），即慢性酒精性胰腺炎（CAIP）。Lankisch 等统计过去 50 年中不同国家 20 个关于急性胰腺炎的研究，结果表明，乙醇在急性胰腺炎发病因素中占 31.7%，仅次于胆道因素（41%）。乙醇与慢性胰腺炎密切相关，慢性胰腺炎发生率与饮酒量及持续时间呈正比，近 10% 的酗酒者最终发展成慢性胰腺炎，在发达国家 60%～90% 慢性胰腺炎由乙醇引起。

六、毒性机制

乙醇引起脂肪肝的机制可能是乙醇代谢亢进，$NADH/NAD^+$ 比值上升，则细胞液中的磷酸二羟丙酮向磷酸甘油的转变增加。磷酸甘油是合成甘油三酯的重要原料，这样就利于肝中甘油三酯的大量合成。大量饮酒可使体内氧化磷酸化和脂肪酸 β 氧化受损，使血液和肝细胞内游离脂肪酸增加。游离脂肪酸有很强的细胞毒性，加上乙醛的协同作用，可导致生物膜受损和加强肿瘤坏死因子等细胞因子的毒性，导致肝细胞脂肪变性。另一方面，发生乙酰辅酶 A 供给过剩的状态，使脂肪酸的合成增加。

乙醇性肝炎在组织病理学上的主要变化是肝细胞坏死，往往伴有玻璃样体（透明小体）形成。乙醇诱发肝坏死的可能机制有：①长期摄入乙醇造成蛋白储留和蛋白的分泌障碍；②乙醇引起线粒体损伤，连续给予乙醇后，会导致微粒体内乙醛的产生增加，并以较高浓度残留在微粒体内，产生强烈的损害作用；③乙醇在微粒体氧化过程中产生氧自由基，从而诱发脂质过氧化。此外，其代谢产物还可耗竭肝还原型谷胱甘肽，进一步加重过氧化脂质产生。

乙醇性肝硬化的发生可能是由于以下原因：体外试验显示，人类乙醇诱导性细胞色素 P450（CYP2E1）活性在活性氧中间体形成和脂质过氧化中发挥作用。膜脂质和多种酶分子，包括 CYP2E1 是自由基攻击的靶位点。Albano 等发现，慢性乙醇暴露的大鼠中，羟乙基自由基与肝微粒体蛋白的共价结合明显增加。目前尚无直接证据表明羟乙基自由基参与脂质过氧化，但羟乙基自由基的确可以与维生素 E、谷胱甘肽和维生素 C 发生反应，因此可降低肝的抗氧化水平。

Albano 等发现，肝细胞中羟乙基自由基-蛋白加合物可诱导免疫反应，进一步加重慢性乙醇中毒的肝损伤。

目前研究认为酒精性胃黏膜损害可能与下列因素有关：①乙醇对胃黏膜上皮细胞的直接损伤，从而使胃黏膜屏障破坏，引起 H^+ 反弥散，进而加重胃黏膜损伤；②乙醇可引起黏膜下血管内皮损伤，使血管扩张，小血管破裂、黏膜下出血等改变，进一步破坏黏膜屏障；③由于黏膜上皮和血管内皮损伤产生大量炎症介质，引起中性粒细胞浸润，进一步加重黏膜损害；④乙醇可刺激胃酸分泌。

目前酒精性慢性胰腺炎发病机制尚不完全清楚，一般从乙醇及其代谢产物毒性作用、乙醇致敏作用、遗传易感性及胰腺星状细胞这 4 个方面对酒精性慢性胰腺炎发病机制进行研究。

第二节 甲 醇

一、理化特性

甲醇（Methanol）无色、透明、高度挥发、易燃液体。略有酒精气味。能与水、乙醇、乙醚、苯、酮、卤代烃和许多其他有机溶剂相混溶。遇热、明火或氧化剂易着火。遇明火会爆炸。

二、来源、存在与接触机会

在自然界只有某些树叶或果实中含有少量的游离态甲醇，绝大多数以酯或醚的形式存在。甲醇自然存在于人类、动物以及植物体内，是血液、尿液、唾液以及呼出气体中的天然成分，体内的甲醇主要来源于饮食和代谢过程，如摄入新鲜蔬菜、果汁以及一些软饮料等。

生活接触主要是指误服含有甲醇的酒或饮料，是引起甲醇急性中毒的主要原因。甲醇正被推广用作汽油添加剂和汽车推进剂的替代品，所以日常环境接触的机会也变大。甲醇为重要的化工原料，用于制造甲醛、纤维素，用作防冻剂、萃取剂、橡胶加速剂，亦可作为染料、树脂、人造革、火漆薄膜、玻璃纸、喷漆等的溶剂，以及油漆颜料去除剂，有机合成的中间体等。

三、吸收、分布、代谢与排泄

甲醇主要经呼吸道和胃肠道吸收，皮肤也可部分吸收。甲醇吸收入血后，可迅速分布于机体内各组织，分布量随机体组织含水量而变化。其中，以脑脊液、血、胆汁和尿中的含量最高，眼房水和玻璃体液中的含量也较高，骨髓和脂肪组织中最低。研究发现，20名工人全天接触 $120mg/m^3$ 的甲醇后，血液与尿液中的甲醇浓度分别是 0.27mmol/L 与 0.68mmol/L。

甲醇主要在肝代谢。首先经肝醇脱氢酶催化转化为甲醛，然后在甲醛脱氢酶的催化作用下转化为甲酸，最后甲酸在甲酰四氢叶酸合成酶的催化下转化为 10-甲酰-四氢叶酸，进一步在甲酰四氢叶酸脱氢酶的催化下氧化形成二氧化碳。

甲醇在体内代谢物种差异较大，灵长类动物对甲醇的反应与人类相似。不同物种甲醇代谢的差异主要存在于甲酸通过依赖四氢叶酸的代谢反应转化为二氧化碳的过程，这是由于啮齿类动物肝四氢叶酸的含量高于灵长类动物。

甲醇在体内氧化较乙醇缓慢，排泄也慢，有明显蓄积作用。未被氧化的甲醇经呼吸道和肾排出体外，部分经胃肠道缓慢排出。

四、毒性概述

(一) 动物实验资料

1. 急性毒性 Skrzydlewska 等发现，甲醇中毒 6~12h 后大鼠体内活性氧显著增加，从而对蛋白质修饰产生影响。纯甲醇暴露可导致兔发生角膜浑浊和眼结膜红肿。

2. 慢性毒性 大鼠在连续给予 3.25ml/kg 的甲醇 6 个月后，心收缩率减少和体温降低，心肌缺氧。Sprague Dawley 大鼠在连续 90 天灌胃 0、100、500 与 2500mg/kg 的甲醇后，2500mg/kg 剂量组的大鼠脑重降低，血清 ALT 和碱性磷酸酶升高，而其他剂量组则未见变化。

3. 生殖发育毒性　Long-Evans 给予雄性大鼠连续 21 天灌胃 0、0.8 与 1.6g/kg 的甲醇后，血清中睾酮水平未见变化，但血清乳酸脱氢酶水平升高。同时睾丸重量减轻，形态正常的精子数量降低。

雌性成束猴（Macaca fascicularis）在交配期和妊娠期暴露于甲醇气体，孕期变短 6～8 天。在大多数物种当中，胎体的下丘脑-垂体-肾上腺素轴控制孕期的长短，所以孕期变短提示甲醇暴露可能会影响胎体的神经内分泌系统发育。

4. 致突变与致癌　未见相关报道。

（二）流行病学资料

2004 年卫生部发布甲醇中毒预警公告，公告称自 2004 年初至发布公告时我国发生了多起甲醇中毒事件，造成 31 人中毒，其中 11 人死亡。由于工业酒精中甲醇含量较高，摄入工业酒精会导致甲醇中毒。在甲醇中毒事件中，湖南安化县村民因饮用工业酒精勾兑成的"米酒"致使 13 人中毒，其中 4 人死亡；湖北省枝江市村民因误饮工业酒精致使 4 人中毒，其中 3 人死亡；湖北省南漳县村民因误饮工业酒精致使 4 人中毒，其中 1 人死亡。可见甲醇中毒多发于农村，与农村经济水平较低，农民自行勾兑或饮用散装白酒有关。

（三）中毒临床表现及防治原则

视神经病变是甲醇中毒的特征性表现，亦是甲醇中毒眼损害的原发病变，临床表现多样。主要表现有：视力障碍；部分有瞳孔散大，直接对光反应迟钝；眼底视神经乳头边界模糊，颜色轻度潮红，视网膜动脉变细或痉挛，静脉充盈扩张，视网膜可出现水肿，少数可有点状出血或渗出，晚期视乳头多表现为色泽淡白，甚至苍白，边界清楚，视网膜血管稍细或粗细不均；早期或较轻病例周边视敏度下降，随病情的加重周边视野向心性缩小，严重者形成管状视野，甚至看不到视标；视觉诱发电位改变；视网膜静脉不同程度扩张，视网膜动脉及脉络膜背景荧光充盈延迟，见动脉充盈前峰，血管管径粗细不均，两侧视盘深层呈强荧光素染色。

1. 潜伏期　急性甲醇中毒症常常发生于摄入后 15～48h，也有人报道是 8～36h。

2. **全身症状** 甲醇一般不令人酩酊大醉,因此甲醇中毒时"醉酒"不是主要症状。轻度中毒,可出现头痛、头晕、失眠、乏力、咽干、胸闷、腹痛、恶心、呕吐及视力减退。中度中毒,表现为神志模糊、眼球疼痛,由于视神经萎缩可导致失明。重度中毒,可发生剧烈头痛、头昏、恶心、意识模糊、双目失明,且有癫痫样抽搐、昏迷,最后因呼吸衰竭而死亡。

3. **急性甲醇中毒的救治** 急性甲醇中毒的治疗包括清除毒物、呼吸循环支持治疗、对症治疗、纠正代谢性酸中毒、特效解毒剂和血液透析治疗。

甲醇中毒的特效解毒剂有乙醇、甲吡唑、甲酰四氢叶酸。血液透析是治疗甲醇中毒的重要方法,能有效清除甲醇和甲酸、纠正代谢性酸中毒和电解质紊乱。

五、毒性表现

穆进军等对 295 例急性甲醇中毒患者的观察发现,中毒者多有明显的消化系统症状,如恶心、呕吐、食欲减退、腹痛、腹胀、腹泻、呕血、黑便等,约 48% 的中毒患者具有恶心症状,30% 的患者出现呕吐,22% 的患者出现腹痛。甲醇消化系统毒性主要表现为肝损害,中毒患者经 B 超检查,可见肝肿大、肝内光点密集、光点增粗、肝内胆小管增粗,急性甲醇中毒致死者经尸检发现,患者肝细胞出现变性坏死,肝有散在出血点。

以 1.5g/kg 甲醇染毒后,大鼠肝发生形态学变化,染毒 6 h 后肝小叶周围肝细胞出现空泡降解,染毒后第二天双核肝细胞数量明显增多,染毒后 5～7 天出现溶解性坏死的肝细胞或肝细胞簇;糖原反应减弱,染毒后 24h 最强。

甲醇会对胰腺产生损伤,有专家认为,急性甲醇中毒可引发急性胰腺炎,中毒患者 B 超检查可见胰腺边界模糊、内部回声减低、胰管轻度扩张等。

与乙醇类似,甲醇也是直接的胃刺激物,可导致出血性胃炎。

六、毒性机制

（一）酸中毒

甲醇进入体内后，经醇脱氢酶作用氧化为甲醛，再由甲醛脱氢酶作用氧化为甲酸，甲酸经过氧化酶作用，氧化为二氧化碳和水。甲酸的转化及排泄缓慢，在体内有明显的蓄积作用，可导致细胞内 $NAD^+/NADH$ 比例下降，促进糖酵解，产生乳酸。甲酸、乳酸以及其他有机酸的堆积可引起酸中毒。

（二）线粒体损伤作用

急性或慢性甲醇中毒可导致亚细胞代谢和结构发生改变，主要是对线粒体的损伤，尤其是对细胞呼吸链的损伤。甲醇的代谢产物甲酸，是线粒体细胞色素氧化酶的抑制剂，可以导致氧化还原剂的自动氧化作用增强，从而导致组织中毒性缺氧。

（三）脂质过氧化作用

甲醇中毒时，细胞氧自由基的生成增多，导致脂质过氧化作用，而脂质过氧化则可以引起细胞膜与细胞色素 P450 的分解。肝细胞内质网膜中的脂质过氧化产物与细胞色素 P450 含量之间呈负相关。脂质过氧化作用可以产生一系列的反应，包括活化内源性的磷脂酶类和蛋白水解酶，导致细胞色素 P450 分解。另外，细胞色素 P450 催化分解外源化学物，而这一反应可以产生许多活性氧自由基，从而产生毒性作用。实验证明，甲醇染毒后，机体内抗氧化水平下降，大鼠肝谷胱甘肽过氧化物酶、谷胱甘肽还原酶活力、巯基含量以及抗坏血酸的水平均降低。

第三节　氯乙醇

一、理化特性

氯乙醇（2-Chloroethanol）为无色液体，有特殊气味，易燃。氯乙醇与水和蒸气反应生成有毒烟雾，加热或燃烧时分解生成有毒和腐蚀性气体光气和氯化氢。

二、来源、存在与接触机会

氯乙醇在合成纤维涤纶的生产中用于制备乙二醇，在近代工业生产中用作醋酸纤维、油漆、树脂的溶剂，也用于制造塑料、染料、药物、纸等。在塑料、医药、食品等部门用环氧乙烷消毒时，可产生氯乙醇蒸气。

三、吸收、分布、代谢与排泄

氯乙醇可经呼吸道、皮肤和消化道进入机体。职业接触主要经呼吸道吸入和皮肤吸收，而一般人群则主要通过进食含氯乙醇残留的食物摄入。

经 ^{14}C 标记后，大鼠分别经口摄入 5 mg/kg 氯乙醇后，第 1 天即有 79.9% 的氯乙醇经尿（77.2%）、粪便（1.7%）和呼吸（1.0%）排出体外，而第 2～4 天仅有 2.8% 经以上途径排出。4 天之后，仍有约 3% 的氯乙醇分布在机体中，其在各器官的分布几乎是平均的，但肝中较多，约占摄入量的 0.4%。

氯乙醇在肝内经辅酶Ⅰ转化为氯乙醛，并与谷胱甘肽结合使肝谷胱甘肽水平下降，转化为 S-缩甲基谷胱甘肽。Grunow 等对氯乙醇的代谢作用做了较深入的研究，发现氯乙醇首先经醇脱氢酶代谢为氯乙醛，后者可能直接与巯基结合或代谢为氯乙酸后，再与巯基结合分别形成一个极性更强的二乙酸硫醚或亚硫酰二乙酸，从尿中排出，从而耗竭巯基，这又是一种不同于脂质过氧化耗竭巯基的途径。

四、毒性概述

（一）动物实验资料

1. 急性毒性 小鼠经口和腹腔注射 LD_{50} 分别为 91mg/kg 和 98.3mg/kg；大鼠经口、经皮、腹腔注射和皮下注射 LD_{50} 分别为 71.3、84.0、64.0 和 72.0mg/kg；豚鼠经口、经皮、腹腔注射 LD_{50} 分别为 110、85.6 和 86.0 mg/kg。家兔经皮和腹腔注射 LD_{50} 分别为 67.8、

84.6mg/kg。大鼠吸入 4h 和 0.5h LC_{50} 为 $0.11/m^3$ 和 $4.0g/m^3$。

2. 亚急性与慢性毒性 大鼠吸入 $10mg/m^3$ 的氯乙醇，连续 4 个月，血清胆固醇、β-脂蛋白含量增加，抗奎宁脂酶活性增高；大鼠吸入 $1mg/m^3$ 的氯乙醇，每天 4h，连续 4 个月，可见大鼠体重减轻，染毒结束时血清胆固醇、卵磷脂含量增加，2 周后恢复。大鼠吸入 $10mg/m^3$ 的氯乙醇，每天 4h，连续 4 个月，可见体重减轻、肺充血、肝糖原减少、肝细胞坏死。大鼠腹腔注射 $32mg/(kg·d)$ 的氯乙醇 3 个月后，体重减轻，部分大鼠死亡。

3. 致突变 当氯乙醇浓度在 10 微摩尔/皿以下，Ames 试验为阴性；在 100 微摩尔/皿时 TA100（$-S_9$）弱阳性，（$+S_9$）为强阳性，TA1535 为弱阳性。大鼠吸入 $1mg/m^3$，每天 4h，连续 4 个月，可致骨髓嗜多染红细胞染色体畸变；大鼠吸入 $10mg/m^3$，每天 4h，连续 4 个月，可致骨髓嗜多染红细胞染色体畸变，染色体断裂，有丝分裂延迟。

4. 生殖发育毒性 给予孕 6～16 天 CD-1 小鼠灌胃 100mg/kg 的氯乙醇后，孕鼠体重、胎鼠体重和肝重均出现降低，150mg/kg 氯乙醇可导致孕鼠死亡。静脉注射给予孕 4～6、6～8、8～10、10～12 天 CD-1 小鼠，0、30、60、$120mg/(kg·d)$ 氯乙醇，发现氯乙醇的剂量与母体和胚胎毒性具有相关性，但仅在孕 8～10 天注射 $120mg/(kg·d)$ 氯乙醇组小鼠出现胎鼠畸形。

5. 致癌 国际癌症研究所（IARC）将氯乙醇归为 4 类，对人类可能是非致癌物。

（二）流行病学资料

中国台湾地区毒物控制中心的一项回顾性调查报告，1985—1988 年间该中心共报告了 17 例氯乙醇中毒患者，11 名男性，6 名女性，年龄中位数为 53 岁。其中 5 名患者服用导致急性中毒，9 名患者是由于意外暴露，而其余 3 名患者则是由于职业性暴露引起中毒。经口摄入是最常见的途径（14 例）。17 例患者中有 7 例在中毒后 24h 内死亡，主要原因是代谢性酸中毒和呼吸衰竭。2 名中毒患者使用了乙醇进行治疗，但效果不明显。轻度中毒患者仅出现消化道症状且恢复良好。

（三）中毒临床表现及防治原则

经各种途径摄入氯乙醇后，会对机体多个系统和器官产生影响，包括神经系统、消化系统、呼吸系统以及眼等。症状主要有恶心、呕吐、头痛、嗜睡、眩晕、步态摇晃不协调、四肢麻木以及视觉障碍等。大剂量氯乙醇摄入会导致过度兴奋而出现谵妄、脉搏细弱、血压降低、全身出汗，并最终导致循环衰竭和昏迷。还可能出现意识丧失和手臂的痉挛性收缩，躯干和手臂出现红疹。脑、肺、肝、肾等器官充血，若出现肺水肿或脑水肿则可能导致死亡。

1. 急性中毒 急性中毒主要是由于吸入高浓度氯乙醇蒸气或皮肤严重污染所致。大量吸入高浓度氯乙醇蒸气开始表现为头疼、头晕和消化道症状，数小时后出现呼吸困难、发绀、共济失调、抽搐、躁狂兴奋状态，随即进入抑制状态，并出现昏迷和循环、呼吸衰竭。死亡病例尸检可见脑水肿、肺水肿和肝、肾损害。显微镜下可见肝细胞肿胀、空泡形成、肾小管浊肿、血管充血等。还有少数患者有皮肤红斑和血尿。经皮肤污染所致中毒，可出现皮肤红斑，症状通常较轻，数日即愈。

2. 慢性中毒 长期接触氯乙醇可出现头痛、乏力、黏膜刺激、食欲不振、血压降低和消瘦等症状。部分患者主诉有脚跟痛，但未发现周围神经损害情况，脱离接触后即可痊愈。

3. 防治原则 采用支持疗法和对症处理，应特别注意防治肺水肿和循环衰竭，一般治疗可用10%葡萄糖酸钙10～20ml静注，每天一次，并可口服钙剂。

五、毒性表现

氯乙醇中毒患者出现恶心、呕吐等消化道症状，死亡后经尸检咽部无明显刺激表现，发现胃部有许多浅表的出血灶，肝充血，但肝的形状、大小、颜色以及硬度通常无异常，脾稍大。动物实验表明，肝是氯乙醇中毒的主要病变部位，表现为肝细胞脂肪变性，以中小脂滴为主，且多发生在中央静脉扩张的肝小叶。自氯乙醇染毒后1h起开始出现极轻微的脂肪变性，后逐渐加重，至12h达到高峰，并持续至

24h。随着氯乙醇剂量的升高，肝细胞的脂肪变逐渐加重。肝细胞超微结构形态改变的主要表现是细胞器移位、糖原聚集成团块。

六、毒性机制

氯乙醇在肝内经辅酶 I 转化为氯乙醛，并与谷胱甘肽结合，使肝内谷胱甘肽水平很快下降，转化为 S-缩甲基谷胱甘肽，由于谷胱甘肽消耗和代谢产物不断形成使过氧化反应加强。但单纯给予谷胱甘肽合成抑制剂使肝细胞产生与氯乙醇作用相似的谷胱甘肽耗竭，未见肝细胞的不可逆损伤，证明单纯的谷胱甘肽耗竭不引起肝细胞不可逆损伤。因此，有可能当谷胱甘肽减少到一定程度后，氯乙醇或其某种活性代谢产物得以在作用部位积聚到一定的浓度，从而引发肝细胞脂质过氧化反应。

实验证明，氯乙醇对小鼠肝线粒体钙泵存在明显抑制作用，其可能与钙泵发生共价结合，导致不可逆性抑制，而细胞内钙稳态失调和共价结合作用与细胞中毒性损伤有密切关系，从而可能导致肝细胞损伤。

第四节　乙二醇

一、理化性质

乙二醇（Ethylene Glycol）为无色、无臭、黏稠、有甜味、难挥发的吸湿液体；与水混溶；可燃，燃烧时生成有毒气体；与强氧化剂和强碱发生反应。

二、来源、存在与接触机会

乙二醇是汽车水箱中抗冻剂的主要组成成分，还可用来生产涤纶纤维、树脂、增塑剂、化妆品和炸药等，以及作为溶剂和某些化工生产的中间体，也可以用于剧场制造人工烟雾。

职业性接触为最主要的接触方式，含有乙二醇的溶液加热或泼溅时，工人可通过呼吸道吸入。环境接触，一般人群主要是通过防冻剂、冷冻剂以及含乙二醇的油漆等接触到乙二醇。含有乙二醇的化学物进入环境后,可分布至地表水或地下水,随之扩散。

三、吸收、分布、代谢与排泄

乙二醇可经呼吸道吸入、消化道和皮肤吸收进入体内。在职业环境中主要是通过呼吸道吸入和环境皮肤暴露进入机体,当乙二醇被误服后,可经消化道迅速吸收进入体内。

给大鼠和兔吸入 ^{14}C 标记的乙二醇,24h 后大鼠骨中分布最多(2%~10%),而兔的肌肉中分布最多(3.4%)。雄、雌性大鼠经鼻吸入 ^{14}C 标记的浓度为 0.52mmol/L 的乙二醇 30min 后,61% 的乙二醇蓄积在鼻咽部;雄性大鼠体内蓄积量约为 0.9g/kg;雌性大鼠约为 0.6g/kg。约有 55%~70% 的乙二醇以 CO_2 的形式排出体外,14%~26% 由尿液排泄。

乙二醇在体内代谢步骤如下:乙二醇→乙醇醛→乙醛酸。乙醛酸为最终代谢产物。乙二醇在醇脱氢酶作用下代谢为乙醇醛,乙醇醛在醛氧化酶的作用下代谢为乙醛酸或小部分的乙二醛。乙二醛则在乳酸脱氢酶和醛氧化酶的作用下代谢为乙醇酸或经过部分氧化过程代谢为乙醛酸。一旦乙醛酸形成,就会迅速分解成多种物质。甘氨酸的形成需要磷酸吡哆醛与乙醛酸转氨酶的参与,而通过甲酸形成二氧化碳和水的过程则需要辅酶 A 和黄素单核苷酸的参与。在乳酸脱氢酶或乙醇酸氧化酶的作用下,最终会形成草酸。

四、毒性概述

(一)动物实验资料

1. **急性毒性** 乙二醇对人和猫的毒性要比其他种属高出 2~5 倍。乙二醇染毒动物神经元的改变包括神经元变性、乙酰胆碱酯酶阳性细胞数量减少。

2. **慢性毒性** 小鼠和大鼠整体染毒显示,乙二醇的代谢和排泄速度较快,反复暴露也不会有生物蓄积的发生,因此乙二醇致慢性中毒很难。乙二醇的代谢产物草酸、氧化中间产物及自身可引起肾损害。动物实验可见，膀胱内有草酸钙结石，大多于近端肾小管有草酸钙结晶沉积，肾小管上皮变性、坏死及部分肾小球损害。多数肾小管扩张，集合管中存有大量管型，肾间质大量淋巴细胞浸润，胶质纤维增生，部分肾盂黏膜下有结晶沉着，黏膜增厚。草酸盐结晶阻塞肾小管可引起肾衰竭。用乙二醇长期喂饲大鼠，病理组织学检查可见肝小叶中央变性。

3. 致畸　在啮齿类动物妊娠期间，每天给予超过 1000mg/kg 的乙二醇后，可观察到胎鼠和幼仔的骨骼和软组织畸形、骨化延迟和体重降低。研究认为乙二醇对大鼠的致畸作用主要是由其代谢物导致的，而非乙二醇本身。

4. 致突变与致癌　未见相关报道。

(二) 流行病学资料

乙二醇中毒在世界范围内普遍发生。大多乙二醇中毒的原因是误服乙二醇或者是出于自杀企图。2002 年美国报道有 5816 例乙二醇中毒患者，但这仍然可能低估了实际的中毒人数。乙二醇有甜味，所以尤其儿童容易误服。虽然儿童误服造成中毒数量较多，但实际死亡例数却较少，大多数的死亡病例是有自杀企图者。为了控制乙二醇中毒，常在乙二醇中添加苯酸苄铵酰胺（一种具有苦味的制剂）来避免由于意外摄入而导致的中毒。美国已经有三个州强制要求在乙二醇中添加具有苦味的制剂，但实际评估却发现加入这类苦味制剂的效果有限。

(三) 中毒临床表现及防治原则

1. 急性中毒　乙二醇急性中毒的临床表现分为三个阶段：第一阶段（0.5~12h）表现为头晕、肌运动不协调、言语不清和意识错乱，胃肠道刺激可导致恶心、呕吐；第二阶段（12~24h）由乙二醇代谢物所致，表现为心率加快、高血压、通气过度、代谢性酸中毒等，另外也可发生低血钙、肌反射亢进、肌肉痉挛、QT 间期延长、充血性心力衰竭，处理不当该期较易发生死亡；第三阶段（24~72h）主要症状有急性肾小管坏死、血尿、蛋白尿、少尿、无尿、高钾血症以及急性肾衰竭等。

2. 慢性中毒　乙二醇慢性中毒可导致肾及肝损伤。

3. **防治原则** 口服乙二醇中毒后,早期应及时洗胃,必要时可进行血液透析。

五、毒性表现

乙二醇是胃刺激物,摄入乙二醇后会出现恶心、呕吐、呕血、腹痛以及痉挛等症状,乙二醇中毒死亡病例尸检发现胃部病灶有出血现象。肠黏膜中也发现有草酸钙沉着。肝损伤表现为草酸钙沉着以及乙醇醛和乙醛酸的直接毒性作用,脂肪浸润、病灶出血以及薄壁组织坏死也见于报道,而急性乙二醇中毒肝功能衰竭较少见。雄性成年Wistar大鼠乙二醇中毒模型中可见γ-谷氨酰转肽酶轻度或中度升高。另外,乙二醇灌胃亚慢性染毒可引起Fischer 344大鼠肝重增加、肝脂肪变性和肝中心小叶退行性变;乙二醇染毒大于1个月,大鼠肝细胞线粒体增大;在对啮齿动物进行的毒性研究中发现,乙二醇引起肝损害程度较轻,可有肝细胞脂肪变性、透明气球样变等病理改变。

六、毒性机制

乙二醇代谢产物引起的急、慢性酸中毒,以及组织中草酸钙结晶沉积是乙二醇重要的毒性基础。

乙二醇在肝经乙醇脱氢酶代谢为乙醇醛、乙醇酸、草酸等,这些中间代谢产物导致代谢性酸中毒。乙醇酸盐可经多种途径代谢,其中之一为生成草酸盐,草酸盐与钙结合可造成低血钙,草酸钙沉积在多种组织中引起组织病变。乙二醇的细胞毒性机制目前尚无定论,Chungang Guo等认为乙二醇的代谢产物草酸盐,尤其是一水草酸钙的形成是乙二醇细胞毒性的主要原因。

(丛 泽 马文军)

主要参考文献

1. 肖瑛,任进. 乙醇中毒的最新研究进展. 毒理学杂志,2004,18 (S1):321-323.

2. 李秀敏,邓源. 乙醇的中枢神经系统损伤作用. 中国临床康复,2005,9(21):181-183.
3. 曾艳芳. 慢性酒精中毒的研究进展. 临床荟萃,2005,20(21):1257-1259.
4. 杨晓明,崔慧先. 酒精对神经及内分泌系统作用的研究进展. 白求恩军医学院学报,2003,1(01):48-50.
5. 马玉腾,田英平,石汉文,等. 急性酒精中毒1778例分析. 临床荟萃,2006,21(08):577-578.
6. Hao W, H Chen, Z Su. China: alcohol today. Addiction, 2005, 100 (6): 737-741.
7. 黄吉武,周宗灿主译. 毒理学 毒物的基础科学. 6版. 北京:人民卫生出版社,2005. 779-781.
8. Tanaka K, Tsuji I, Wakai K, et al. Alcohol drinking and liver cancer risk: an evaluation based on a systematic review of epidemiologic evidence among the Japanese population. Jpn J Clin Oncol, 2008, 38 (12): 816-838.
9. Franke A, Teyssen S, Singer M V. Alcohol-related diseases of the esophagus and stomach. Dig Dis, 2005, 23 (3-4): 204-213.
10. Teyssen S, Singer M V. Alcohol-related diseases of the esophagus and stomach. Best Pract Res Clin Gastroenterol, 2003, 17 (4): 557-573.
11. Koch O R, Pani G, Borrello S, et al. Oxidative stress and antioxidant defenses in ethanol-induced cell injury. Mol Aspects Med, 2004, 25 (1-2): 191-198.
12. Harper C. The neurotoxicity of alcohol. Hum Exp Toxicol, 2007, 26 (3): 251-257.
13. 蒋业贵,李兆申. 酒精性肝病发病机制的研究进展. 胃肠病学和肝病学杂志,2003,12(5):484-486.
14. 蔡振寨,李兆申. 酒精性慢性胰腺炎发病机制研究进展. 国际消化病杂志,2005,25(06):391-394.
15. 陈韶华,厉有名. 酒精性胃黏膜损伤的研究进展. 国际消化病杂志,2006,26(04):249-250.
16. 邓源,班春林,武晓琼. 乙醇诱导肝损伤作用机制的研究进展. 华北国防医药,2005,17(04):242-244.
17. 孙艳,吴阳,刘兵,等. 酒精性肝病的研究进展. 吉林大学学报(医学版),2006,32(04):733-736.
18. 张春华,王世相. 急性甲醇中毒的研究进展. 中华急诊医学杂志,2007,16

(5): 556-558.
19. 江朝强, 吴一行, 刘薇薇. 急性甲醇中毒的临床救治. 中华劳动卫生职业病杂志, 2005, 23 (03): 206-209.
20. 蓝善坚. 甲醇中毒及预防. 广西预防医学, 1999, 5 (S1): 102-104.
21. 肖经纬, 李斌. 甲醇燃料的毒性及应用研究进展. 国外医学卫生学分册, 2006, 33 (06): 334-337.
22. Skrzydlewska E, Farbiszewski R. Antioxidant status of liver, erythrocytes, and blood serum of rats in acute methanol intoxication. Alcohol, 1997, 14 (5): 431-437.
23. Kurcer Z, Oguz E, Iraz M, et al. Melatonin improves methanol intoxication-induced oxidative liver injury in rats. J Pineal Res, 2007, 43 (1): 42-49.
24. 张锦周, 庄志雄. 氯乙醇急性染毒对大鼠肝抗氧化酶与脂质过氧化物影响的研究. 中国实验动物学杂志, 1998, 8 (3): 135-137.
25. Deng J F, Yang C C, Tsai W J, et al. Acute ethylene chlorohydrin poisoning: experience of a poison control center. J Toxicol Clin Toxicol, 2001, 39 (6): 587-593.
26. 李胜联, 石世华, 周炯亮, 等. 氯乙醇对鼠肝线粒体 Ca-Mg-ATPase 的抑制及其性质的研究. 中国职业医学, 2001, 28 (1): 22-23.
27. 常元勋主编. 靶器官与环境有害因素. 北京: 化学工业出版社, 2008. 247-248.
28. 江泉观, 纪云晶, 常元勋主编. 环境化学毒物防治手册. 北京: 化学工业出版社, 2004. 809-811.
29. Leth, Gregersen. Ethylene glycol poisoning. Forensic Sci Int, 2005, 155 (2-3): 179-184.
30. 李润萍, 郑昊, 张聿, 等. 急性乙二醇中毒3例报告及文献回顾. 药物不良反应杂志, 2008, 10 (01): 41-46.
31. Scalley, Ferguson, Smart, et al., Treatment of ethylene glycol poisoning. Am Fam Physician, 2002, 66 (5): 807-812.
32. Guo C, Mcmartin K E. The cytotoxicity of oxalate, metabolite of ethylene glycol, is due to calcium oxalate monohydrate formation. Toxicology, 2005, 208 (3): 347-355.
33. 彭娟娟. 乙二醇毒性效应和中毒机制研究进展. 环境与职业医学. 2003, 20 (05): 349-351.

第九章

氯代烯烃类

第一节 氯乙烯

一、理化性质

氯乙烯（Vinyl Chloride，VC）在常温常压下为无色气体，略带芳香气味；微溶于水，溶于醇、醚和四氯化碳等；在 12~14℃ 时或在一定压力下可变成液体；VC 极易燃烧，热解时释放出光气和氯化氢等刺激性或有毒烟雾（或气体）；VC 气体-空气混合物有爆炸性，爆炸极限为 3.6%~26.4%（容积），所以，运输时常压缩贮存于钢瓶（罐）中。

二、来源、存在与接触机会

VC 是一种重要的化工原料。主要用于生产聚氯乙烯。也能与丙烯腈、醋酸乙烯酯、丙烯酸酯、偏二氯乙烯等共聚制得各种树脂，还可以用于合成二氯乙烯和三氯乙烷等。在 VC 生产过程中，清洗或抢修反应釜、分馏塔、贮槽，尤其是聚合时可吸入较高浓度的 VC；环境中的过氯乙烯、三氯乙烯等高氯乙烯类溶剂可降解生成 VC，在 VC 和聚氯乙烯工厂或废弃物处理场附近吸入受 VC 污染的空气，饮用受 VC 污染的水，可以接触到 VC。另外在使用聚氯乙烯树脂制造的各种容器制品时，有 VC 单体产生，所以，食用聚氯乙烯包装的食品、软饮料或药品，使用聚氯乙烯包装的化妆品等，均可以接触到 VC。

三、吸收、分布、代谢与排泄

VC 可经呼吸道、皮肤和消化道吸收，职业性接触 VC 蒸气，主要经呼吸道吸入，液体 VC 亦可经皮肤吸收。经呼吸道吸入的 VC 主要分布在肝、肾，其次为皮肤、血浆，脂肪最少。并可通过血睾屏障进入睾丸，因为动物实验中发现在染毒动物的睾丸中检测到 VC 的代谢中间产物。大鼠吸入 $26mg/m^3$ ^{14}C 标记的 VC 6h，72h 后肝、肾组织中 VC 代谢物的放射性最高，皮肤、血浆次之，脂肪最少。

VC 吸收后，在体内的代谢转化途径与其浓度有关，浓度较低时（$<25.9mg/m^3$），主要通过肝乙醇脱氢酶（ADH_2）代谢转化，最终以羟乙基半胱氨酸、氯乙酸和亚硫基二乙酸等形式排出体外。当浓度较高时（$>2179mg/m^3$），主要经肝微粒体细胞色素 P450 氧化酶（CYP450）进行代谢，主要是经 CYP450 同工酶 CYP2E1 氧化形成氯乙烯环氧化物（CEO），其中一部分 CEO 在谷胱甘肽-S-转移酶（GST）作用下失活，以羟乙基半胱胺酸、氯乙酸、亚硫基二乙酸等形式经肾由尿排出体外，另一部分则直接重排成 2-氯乙酸（2-CAA），经乙醛脱氢酶（$ALDH_2$）氧化成氯乙酸，再和 GST 结合转化为无毒物质排出体外。

VC 吸入体内后，72h 内从尿排泄的 ^{14}C 标记的 VC 代谢物的放射性占 68%，呼出气中以 VC 原形占 1.6%，以二氧化碳形式占 12%，粪便中占 4.45%。已经吸收的 VC 在终止接触 10min 内，约有 82% 被排出体外。在吸入高达 2600 mg/m^3 的 VC 时，可发生代谢饱和，呼出气中 VC 原形可高达 12.26%。

四、毒性概述

(一) 动物实验资料

1. **急性毒性** VC 属于低毒类。小鼠吸入 VC 10min 的最低麻醉浓度为 199.7～286.7 g/m^3（7.8%～11.2%，V/V 下同），最小致死浓度为 573.4～691.2 g/m^3（22.4%～27.0%）。急性中毒表现为血压下降、心率不齐、呼吸不规则等，病理解剖可见肺部淤血、水肿和出血，肝、肾充血等。

2. **慢性毒性** 大鼠每天吸入 VC 1280 g/m^3，每天 7h，每周 5 天，共 4 个半月，表现为肝重增加，肝小叶中央变性以及肾间质和肾小管变性等；吸入 VC 256 g/m³，肝重增加不明显；吸入 128 g/m³ 时未见任何病变。每天吸入 VC 79 g/m³，每周 5 天，共 12 个月，出现肝炎和间质肺炎，肾病变和肿瘤。朱守民等研究 VC 对大鼠肝细胞谷胱甘肽-S-转移酶（GST）、细胞色素 P4502E1（CYP2E1）、乙醇脱氢酶（ADH_2）和乙醛脱氢酶（$ALDH_2$）等 VC 代谢酶活性的影响表明：腹腔注射染毒剂量分别为 5、10 和 20mg/kg，每周 3 次，持续 12 周。发现 $ALDH_2$ 和 CYP2E1 活性随染毒时间延长和染毒剂量的增加而增高，存在剂量-反应和时间-效应关系；ADH_2 和 GST 代谢酶活性则无变化。5mg/kg 组 CYP2E1 活力随染毒时间延长而增强；10mg/kg 和 20mg/kg 剂量组 CYP2E1 活力先升高后降低，且肝细胞 mRNA 表达明显升高。

3. 致突变 VC 是一种间接的致突变物。在 Ames 试验中在有活化系统存在的条件下，可引起鼠伤寒沙门菌的碱基置换突变，而且其致突变性的强弱取决于它的代谢转化产物的数量，加入混合功能氧化酶和 NADPH 可显著增加其致突变的能力。VC 可使果蝇隐性伴性致死率增加，突变频率随着暴露浓度的增加而升高；可致大肠杆菌 K12 菌株回复突变；致酵母菌和中国仓鼠卵巢细胞正向突变。VC 可致仓鼠骨髓嗜多染红细胞的染色体畸变和姐妹染色单体交换（SCE）率增加，还可引起小鼠肝、肾、脾等多个脏器的 DNA 损伤。王民生应用单细胞凝胶电泳技术（SCGE）方法检测大鼠吸入染毒 VC 肝细胞 DNA 损伤情况，发现大鼠吸入 1900±50mg/m³ VC 2 h 可引起肝实质性（即肝细胞）和肝非实质性细胞（包括内皮细胞、枯否细胞、贮脂细胞等）的 DNA 断裂损伤；VC 还可引起外周血淋巴细胞 DNA 断裂损伤。用新鲜分离的大鼠原代实质性肝细胞和非实质性肝细胞用 50～200μg/ml 的 VC 处理时，也可引起大鼠原代肝细胞 DNA 断裂损伤，呈剂量-效应关系，而非实质性肝细胞单独用同样浓度的 VC 处理时，未发现有明显的 DNA 断裂损伤。只有将非实质性肝细胞装入透析袋，在和实质性肝细胞混合用 VC 处理时，才出现一定程度的 DNA 损伤。可以认为在非实质性肝细胞与实质性肝细胞混合培养时，经代谢活化后的活性中间产物，可通过透析膜进入透析袋内作用于非实质性肝细胞，进而引起非实质性肝细胞的 DNA 断裂损伤。

4. 生殖发育毒性 小鼠吸入 69.75～209.26 mg/L VC 可引起精子畸变率的增加；腹腔注射给予 VC 20 mg/kg 经 12 周亚慢性染毒，使得雄性大鼠每日精子生成量降低。还有报道怀孕的小鼠、大鼠和家兔在其子代主要器官形成期，吸入足够的 VC 时可引起母体毒性，但不引起胚胎和子代的明显毒性，也不显示致畸作用。保毓书教授提出，小鼠在妊娠前、后吸入约 10mg/m³（我国目前现行卫生标准），无致畸作用和明显的胚胎毒性，只有在浓度高达 5000mg/m³ 时具有胚胎毒性，表现为胎鼠发育迟缓。

5. 致癌 长期动物实验表明 VC 具有致癌作用，可在多种动物中诱发肝血管肉瘤及其他肝肿瘤。其中对 VC 最敏感的 Sprague-Danley 大鼠，无论经呼吸道吸入还是经消化道吸收都可导致大鼠发生肝血管肉瘤、肾胚胎瘤、神经胚胎瘤、乳腺癌和前胃乳头瘤等。肝血管肉瘤和肿瘤的发生率均具有明显的剂量-效应关系。VC 的致癌作用的特点是：

（1）VC 对动物既可引起罕见的肝血管肉瘤，也可引起 Zymbalps 腺瘤、肺腺瘤和腺癌、乳腺癌、肾母细胞瘤等。

（2）VC 致癌作用具有典型的遗传毒性致癌物类型的剂量-效应关系，吸入 VC 引起肿瘤的最小剂量在大鼠为 10mg/m³，小鼠 50mg/m³，仓鼠 500mg/m³。在 VC 达到某一剂量范围时，肿瘤发生至少增加 3 个数量级。

（3）VC 的致癌性和亚硝胺类似，虽属多致癌性外源化学物，但是 VC 只在少数几个器官引起的肿瘤存在剂量-效应关系，其他器官肿瘤发生与对照组动物并无明显差别。

（4）性别差异，肝血管肉瘤在雌性大鼠和小鼠中远高于雄性；相反，肝细胞肿瘤则在雄性远高于雌性；在小鼠 VC 所致乳腺瘤雌性发生较高。

（二）流行病学资料

工人长期在浓度 1.667～26.16 mg/m³ VC 下工作，仍可引起肝功能损害；接触 154.72 mg/m³ 的 VC 工人可出现神经行为功能损伤，肝、脾肿大，神经衰弱综合征检出率升高。

职业人群暴露浓度 50～2000mg/m³ 的 VC 时，可致外周血淋巴细胞染色体畸变、微核率和姐妹染色单体交换率增加；用 G 显带方法观察发现其断裂点多位于 21q22、22q13、17q21，与原癌基因同位，且其分布和乙型肝炎明显不同，有其特异性；王民生等调查职业性接触 27.79±17.22mg/m³（低于当时国家最高容许浓度 30mg/m³），发现工人外周血淋巴细胞 DNA 断裂损伤程度和微核率均明显增高；国外研究低浓度的 VC 暴露（<5mg/m³）没有发现染色体畸变率、姐妹染色单体交换率和微核率的升高。国内研究结果显示，在低浓度（1～5mg/m³）的 VC 暴露下，仍然可以观察到 VC 暴露和 DNA 单链断裂损伤间的相关。接触 VC 女工妊娠高血压综合征发病率高于对照组及一般人群的发病水平，在高浓度的 VC 环境下作业的工人子代先天缺陷率增高。

流行病学调查还提示，VC 可能是一种多系统、多器官的致癌剂，可诱发人类多种肿瘤，尤其是肝细胞瘤和肝以外的消化系统肿瘤等；队列研究显示 VC 作业工人全癌标化死亡比（SMR）165.38，肝恶性肿瘤 SMR 533.33，胰腺癌 SMR101.01，明显高于对照人群。

国际癌症研究所（IARC）将 VC 归入 1 类。人类致癌物。可致肝血管肉瘤。我国已把氯乙烯致肝血管肉瘤列入职业肿瘤名单。

（三）中毒临床表现及防治原则

1. 急性中毒　急性 VC 中毒多因意外事故大量吸入 VC 所致，是以中枢神经系统抑制为主要表现的全身性疾病。主要表现为麻醉作用。轻度中毒有眩晕、头痛、乏力、恶心、嗜睡等；重度中毒则可出现意识障碍、昏迷甚至死亡。并可诱发肺水肿及脑水肿。

2. 慢性中毒　长期接触 VC 可出现"氯乙烯综合征"，以神经衰弱综合征和自主神经功能紊乱，肝功能异常，肝、脾肿大，肢端溶骨症为主要表现。

（1）神经系统损害，表现睡眠障碍、多梦、心悸、手掌多汗最多见，继而发生一定程度的神经系统器质性病变，如神经-肌电图出现亚临床至轻度的神经损害和脑电图异常等。

（2）皮肤损害，可发生皲裂、皮肤干燥、丘疹、粉刺或手掌背腹角化、指甲变薄等。部分工人可出现湿疹样或过敏性皮炎。

（3）血液系统损害，有溶血和贫血倾向，嗜酸性粒细胞增多，部分患者可有轻度血小板减少，凝血障碍等。

（4）肢端溶骨症，是 VC 引起机体全身性改变在指端局部的一种表现，也是 VC 作业工人手掌指骨特有的 X 线表现之一。多发生于工龄较长的清釜工，发病工龄最短的仅一年。长期接触可发生肢端动脉痉挛，指动脉管腔狭小，以至完全闭塞，引起指骨末节槌状、半月状骨质缺损破坏等改变。早期接触 VC 一般不引起指节末端的骨异常，随着接触工龄的逐年增加，X 线才能显示出腕舟骨的骨质疏松改变和指骨末端骨质缺损变化，而骨皮质硬化则在 X 线片上出现较早。但必须与骨损伤引起的骨损伤 X 线影像相鉴别。

（5）肾损害　长期接触低浓度 VC 可对工人肾功能造成一定的影响，尿 β_2-MG 可作为慢性接触 VC 工人肾损害的早期检测指标，以发现亚临床型肾损害。

3. 防治原则　急性中毒患者应及时脱离现场，吸入新鲜空气，污染皮肤用大量清水冲洗。同时对症治疗。轻度中毒，一般恢复较快。重度中毒则按内科急救原则救治。慢性中毒患者给以对症治疗，注意营养，适当休息。有肝损伤或肢端溶骨症的应及时调离。

加强通风和管道密闭，改革工艺，将工作场所空气中 VC 的浓度控制在国家现行的标准以内。进釜出料和清釜前，先通风换气，经测试釜内 VC 浓度合格，穿戴好个人防护装置，在有人监护的前提下方可进入。

五、毒性表现

人长期接触 VC 可导致肝损伤，随着接触的浓度升高和时间的延长肝损伤的程度加重，早期表现为食欲减退、乏力、厌食、恶心、腹胀，部分工人有肝、脾肿大等，脱离接触可消退；后期肝明显肿大、肝功能异常，肝区痛、黄疸、腹水等；腹部 B 超及放射性同位素影像检查可见肝、脾体积增大，肝弥漫性病变；VC 代谢产物不仅影响肝细胞酶系统，而且影响肝的蛋白合成、脂肪代谢、胆酸代谢和肝排泄功能，早期肝功能指标变化不明显，后期才出现明显变化；特殊肝功能检查比常规检查在诊断肝损害上更为敏感，这些指标包括：血清单胺氧化酶、谷胱甘肽-S-转移酶、羟脯氨酸、氨基己糖、静脉色氨酸耐量试验以及血清前白蛋白、转铁蛋白和甘胆酸等，其中后三者还可以作为肝损伤的早期效应指标。VC 代谢涉及的主要酶除了 GST 和 ADH_2 还有 CYP2E1 和 $ALDH_2$，血清 GST 和 ADH_2 酶水平本身就是肝损伤的指标，多项研究表明，ADH_2、CYP2E1、GSTT1、GSTM1、$ALDH_2$ 的基因多态性和 VC 暴露工人的肝功能异常有直接关系。接触其达 10~20 年者可能缓慢发展成肝纤维化、肝硬化、门脉高压。

VC 是确定的人类致癌物，它可导致肝血管肉瘤。早期无特殊临床表现，患者可有腹胀、乏力、恶心、腹痛等，常被忽视，晚期出现明显的消瘦和腹痛、腹水、上消化道出血、贫血、肝功能异常等肝恶性肿瘤的表现，以及肝血管肉瘤转移的征象。通常的肝肿瘤检查指标，如甲胎蛋白和癌胚抗原测定对肝血管肉瘤无诊断意义，在接触 VC 发生肝血管肉瘤的工人中，ras 基因家族的 Ki-ras 基因 13 号密码子第 2 个碱基发生 G→A 突变的频率高达 83%，这一突变引起编码 p21 蛋白的 Ki-ras 基因 13 号密码子发生 GGC→GAT 的突变（甘氨酸→天冬氨酸），产生 13 位氨基酸残基突变的 p21 蛋白（ASP13p21）。突变的 ras 基因和 p53 基因在位点上存在特异性，目前认为血清癌蛋白 p21 和 p53 作为 VC 致肝血管肉瘤的效应生物标志物有一定特异性，有助于早期发现肝血管肉瘤。

六、毒性机制

有关 VC 的致癌机制还不完全清楚。肝是 VC 作用于人类和大鼠的主要靶器官，VC 主要通过其中间代谢产物的烷化剂作用而导致 DNA 损伤，从而启动其致癌作用。目前认为在 CYP2E1 作用下，VC 被代谢活化为活性环氧化中间代谢物——氧化氯乙烯（CEO）及氯乙醛（CAA）。CEO 和 CAA 具有强烈的烷化作用，可以与 DNA 等大分子物质结合形成多种加合物,诱导 DNA 或 RNA 合成错误。目前已知的 4 种加合物是：7-(2'-氧代乙基)鸟嘌呤、1-氮-6-乙烯(脱氧)腺嘌呤、3-氮-4-乙烯(脱氧)胞嘧啶和氮-2,3-乙烯(脱氧)鸟嘌呤。占加合物 98% 的 7-(2'-氧代乙基)鸟嘌呤,不是前突变剂,也缺乏错误编码的能力；而另外约占 1% 的 3 种环状加合物,则具有前突变剂特性,主要作用是诱发碱基对置换和一种低水平的移码突变,还不能被肝 DNA 修复酶识别修复,且在慢性接触中有积累趋势,可能在诱变和致癌中起主要作用。

在 3 例人肝血管肉瘤的 p53 基因中,都可见 A：T→T：A 颠换突变,此外,通过 13 号密码子的 2 号碱基的 G：C→A：T 突变,人肝血管肉瘤中的 Ki-ras 基因也被激活,但在大鼠的肝血管肉瘤中,则未见 Ki-ras 基因被激活,然而 44% 的大鼠肝血管肉瘤中,发现有突变了的 p53 基因,其中大多数突变为碱基对置换,主要为 A：T 碱基对。研究资料提示,p53 基因中存在突变热点(hotspots),两例大鼠肝血管肉瘤中所见的一个突变,与一例 VC 所致的人肝血管肉瘤中的突变,其特性是相同的。

VC 多项研究表明,ADH_2、CYP2E1、GSTT1、GSTM1、$ALDH_2$ 的基因多态性和 VC 暴露工人的肝功能异常有直接关系。CYP2E1 c1c2/c2c2 基因型的个体表达的 CYP2E1 酶活性比 CYP2E1 c1c1 基因型者表达的酶活性水平高,因此,前者更易将 VC 代谢成为活性中间产物,从而导致机体损伤。GST 是 VC 代谢的解毒酶,其中 GSTT1 和 GSTM1 为主要同工酶,有研究表明,在低剂量接触时,GSTT1 基因阳性型对 VC 致肝损伤具有保护作用,而在长期及较大剂量接触时,CYP2E1 c1c2/c2c2 基因型可能是 VC 致肝损伤遗传易感性的主要原因之一。

冀芳等采用病例对照设计,探讨了 VC 暴露工人代谢酶基因多态性与外周血淋巴细胞 DNA 损伤的关系,用 PCR-RFLP 测定作业人员外周血淋巴细胞 GSTP1A/G、CYP2E1c1/c2、CYP2D6LG/C 基因多态；PCR 法测 GSTT1、GSTM1 缺失情况。结果表明 GSTP1 AA 和 AG+GG 基因型在 DNA 损伤组和对照组间的分布频率差异有统计学意义（$P<0.05$）；携带 GSTP1 AG+GG 基因型的个体较携带 GSTP1 AA 基因型个体 DNA 损伤的风险性升高；携带 GSTP1 AG 或 GG 基因型个体可能为 VC 致 DNA 损伤的易感人群。

第二节　二氯乙烯

一、理化性质

二氯乙烯（Dichloroethylene，DCE），有两种异构体，1,1-二氯乙烯和 1,2-二氯乙烯。1,1-二氯乙烯在常温常压下为无色易挥发、具有芳香气味的液体；不溶于水，溶于有机溶剂。其蒸气与空气形成爆炸性过氧化物，后者缓慢分解，生成甲醛、光气和氯化氢等刺激性或有毒烟雾（或气体）。与氢氧化钾、铜及其合金反应，生成有毒的氯乙炔，与空气接触发生自燃，蒸气无论在室内、室外或排水管内都有引起爆炸的危险。1,2-二氯乙烯遇开放火焰或热金属表面，分解出氯化氢、光气、一氧化碳、二氧化碳、碳酸、氯化物等刺激性或毒性气体。在空气中，二氯乙烯会与光发生光化作用产生的氢氧基离子作用，其半衰期分别为 8 及 3.6 天，其产物有甲酰基氯。

二、来源、存在与接触机会

二氯乙烯是一种重要的化工原料。1,1-二氯乙烯与氯乙烯或丙烯腈等共聚，用于制造合成纤维。还可以用作化学中间体。1,2-二氯乙烯用于低温萃取剂、冷冻剂，并用于配制清漆和橡胶溶液等。还可以用作生产氯乙烯、三氯乙烯、三氯乙烷的化学中间体，生产二氯乙烯，尤其是聚合时可吸入较高浓度的二氯乙烯；环境中的过氯乙烯、三氯乙烯等高氯乙烯类溶剂可降解生成二氯乙烯。二氯乙烯的顺、反同分异构物曾被用作溶剂及化学中间产物，但因其可燃性，在美国此二种异构物并没有广泛地被应用。另外在生产和使用 1,1-二氯乙烯与氯乙烯共聚体用于食品容器包装材料时，均可以接触到二氯乙烯。USEPA，STORET 数据库中的 95 个监测站在鱼类未监测到二氯乙烯，其中间浓度值<5μg/m³。一般民众多半是由市区的空气或是饮用污染的水而暴露，而职业性的暴露则是由呼吸及皮肤接触到二氯乙烯的蒸气或是皮肤直接接触到二氯乙烯的液体。

三、吸收、分布、代谢与排泄

二氯乙烯可经呼吸道吸入、皮肤和消化道吸收，职业性接触二氯乙烯蒸气，主要经呼吸道迅速吸入。液体二氯乙烯亦可经皮肤吸收。37℃时，1,1-二氯乙烯和1,2-二氯乙烯进入血液中的分配系数分别为58和9.2，油/水分配系数分别为189和270。经呼吸道吸入的二氯乙烯主要分布在肝、肾，在体内代谢量与剂量有关，吸入1,1-二氯乙烯$0.039g/m^3$ 6h，约98%在体内代谢为非挥发性化合物；吸入$0.794g/m^3$，则仅有92%~96%被代谢。迅速大量吸入可很快使机体代谢能力达到饱和而引起肝、肾损害。

二氯乙烯在体内的代谢转化主要在肝。经肝微粒体细胞色素P450氧化酶进行代谢，活化的中间产物为二氯乙烯-环氧化物。二氯乙烯-环氧化物不稳定，可自发地发生分子重排，这些环氧化物可与细胞内生物大分子如DNA、蛋白质相互作用，影响它们的功能。二氯乙烯主要代谢产物有2,2-二氯乙醛、2-氯乙酰氯，在谷胱甘肽-S-转移酶（GST）作用下，与谷胱甘肽结合而解毒。二氯乙烯原型主要经由肺呼出。尿中主要代谢产物为N-乙酰-S-(2-乙二醇)半胱氨酸和亚硫基二乙酸。

四、毒性概述

（一）动物实验资料

1. 急性毒性 急性吸入$1500mg/m^3$二氯乙烯可引起小鼠和豚鼠急性死亡；吸入$3000mg/m^3$可引起兔、猴、猪和大鼠死亡；兔、猴、猪和大鼠每天吸入$200mg/m^3$则无死亡发生；大鼠经口DCE LD_{50}为770 mg/kg。大鼠吸入DCE（4h）LC_{50}为25 210mg/m³；家兔经皮给予DCE100mg 24 h，中度刺激。豚鼠每天吸入DCE100mg/m³，没有中毒体征和症状出现。动物急性吸入二氯乙烯呈现中枢神经系统麻醉和皮肤、黏膜刺激作用；动物急性中毒表现为血压下降、心率不齐、呼吸不规则等。病理解剖可见肺部淤血、水肿和出血，肝、肾充血等。小鼠一次吸入 10mg/m³ 二氯乙烯，其对肺炎杆菌的杀菌能力下降，嗜盐链球菌引起的死亡率增加；小鼠一次暴露 5mg/m³ 二氯乙烯，死于链球菌肺炎的小鼠增加。小鼠一次吸入 2.5mg/m³ 二氯乙烯，对肺炎杆菌的杀菌能力和死亡率均无影响。1，2-二氯乙烯的急性毒性较 1，1-二氯乙烯强。

2. 慢性毒性 将动物（大鼠、兔、豚鼠及狗）以 500 或 1000mg/m³ 吸入方式暴露二氯乙烯，一周暴露 5 天，每天暴露 7h，连续暴露 6 个月后，并未发现生长速率、死亡率、器官重量及体重、血液学指标、病理学等有任何变化。在大鼠不论是皮下或是由皮渗透的慢性给予二氯乙烯，皆未观察到任何变化。大鼠吸入 200mg/m³，8h/d，每周 5 天，连续暴露 16 周，白细胞总数降低，肝、肺损害。大鼠吸入 0.397g/m³ 和 0.199g/m³，8h/d，5d/w，6 个月后出现肝、肾损害。吸入低于 0.099g/m³，出现轻度肝、肾病变。大鼠每周 6 次，每次 5h，连续 12 次暴露于 10、20、50 和 100mg/m³ 二氯乙烯时，其杀菌活性和巨噬细胞的吞噬作用，对肿瘤细胞的趋化和溶解作用，T 淋巴细胞和 B 淋巴细胞的增殖作用，都没有受到影响。但二氯乙烯对小鼠的支气管 Clara 细胞（bronchiolar Clara cells）有毒性，可引起细胞滑面内质网减少和线粒体的肿胀、凋亡和坏死。慢性毒性可引起大鼠肝轻度营养不良改变，肝小叶中央变性以及肾间质和肾小管上皮细胞肿胀等，但程度较氯乙烯轻。

3. 致突变 二氯乙烯是一种间接的致突变物，在 Ames 试验中在有活化系统存在的条件下，可引起鼠伤寒沙门菌的碱基置换突变，而且其致突变性的强弱取决于它的代谢转化产物，但总体上不如氯乙烯强。二氯乙烯引起大鼠原代培养肝细胞程序外 DNA 合成（UDS）的最低有效剂量为 200μg/ml；388μg/ml 未引起中国仓鼠肺成纤维细胞（V_{79} 细胞）ATP 酶位点突变；2910μg/ml 未引起中国仓鼠淋巴细胞（CHL）染色体畸变。利用大肠杆菌 K-12 及鼠肝细胞匀浆活化做致突变实验，发现二氯乙烯并无产生突变能力。二氯乙烯/氯乙烯共聚物成型品火腿肠肠衣膜中化学物,在常温下向模拟食品溶剂(蒸馏水、4%乙酸和正己烷)中迁移物的 Ames 试验,结果为阴性。

二氯乙烯可引起实验动物肝的细胞坏死和细胞凋亡。王民生等用新鲜分离的大鼠原代实质性肝细胞和非实质性肝细胞进行体外培养,用 10~150μg/ml 的二氯乙烯处理时,可引起大鼠原代实质性肝细胞 DNA 断裂损伤,呈剂量-效应关系,而非实质性肝细胞单独暴露同样浓度的二氯乙烯时,只有在 100μg/ml 组非实质性肝细胞 DNA 损伤与阴性对照组相比,差异有显著性($P<0.05$);只有将非实质性肝细胞装入透析袋中,在非实质性肝细胞与实质性肝细胞混合培养,暴露于二氯乙烯的条件下,二氯乙烯在 >25μg/ml 时,即出现非实质性肝细胞一定程度的 DNA 损伤,较实质性肝细胞 DNA 损伤程度轻。这表明非实质性肝细胞对二氯乙烯不如实质性肝细胞敏感,可以推测在非实质性肝细胞与实质性细胞混合培养时,经实质性肝细胞代谢活化后的二氯乙烯活性中间产物可通过透析膜进入透析袋内作用于非实质性肝细胞,进而引起非实质性肝细胞的 DNA 断裂损伤。

利用中性红吸收试验(neutral red uptake,NRU)和乳酸脱氢酶(lactate dehydrogenase,LDH)释放试验检测经 0.01、0.215、0.464、1.0、2.15、4.64、10、21.5mmol/L 二氯乙烯处理 48 h 后,其对人角质形成细胞(keratinocyte,KC)活力的影响,结果显示随着二氯乙烯浓度的增加,活细胞的比例明显下降。经 0.175、0.35、0.7、1.4、2.8 mmol/L 二氯乙烯处理 1、2、3、4 h 后,结果显示随着时间的延长和剂量的增加细胞内 LDH 的释放率都增加。维生素 E 和银杏叶提取物能有效地抑制二氯乙烯所致 KC 细胞毒性,该作用可能与维生素 E 和银杏叶提取物能清除人角质形成细胞内多余的自由基和过氧化物使细胞膜结构损伤得以恢复有关。有研究发现其可引起小鼠睾丸细胞染色体的性染色体缺失和不分离。

研究表明二氯乙烯的代谢产物可和细胞大分子形成共价结合产生细胞毒性,腹腔注射 75 mg/kg 二氯乙烯给雌性 CD-1 小鼠,可引起小鼠的支气管 Clara 细胞(bronchiolar Clara cells)滑面内质网减少和线粒体的肿胀、凋亡和坏死。免疫组化研究显示二氯乙烯-蛋白加合物的形成具有剂量依赖的关系。因此，二氯乙烯是否致癌的问题应引起足够的重视。

4. **致畸** 妊娠大鼠在器官形成期吸入 160mg/m³ 和 200mg/m³ 的二氯乙烯，每天 7h，可致胚胎畸形。

5. **致癌** 大鼠吸入 55mg/m³ 二氯乙烯，6h/d，12 个月，可致肝血管肉瘤。某些动物试验的资料表明，二氯乙烯可引起肝肿瘤的增加，但无明显的剂量-效应关系。国际癌症研究所（IARC）将 1,2-二氯乙烯归入 2B 类，人类可能致癌物。

（二）流行病学资料

对某化工厂 1,1-二氯乙烯生产车间氯化、皂化、精馏、分析、包装等岗位的作业人员进行了现场卫生学调查发现，在夏季平均暴露 570.8 mg/m³（浓度范围为 17.7～5 593.8 mg/m³），冬季平均暴露 788.8 mg/m³（浓度范围 9.9～5 723.4 mg/m³），操作工人反映咽部不适，对眼有刺激作用，当液态的 1,1-二氯乙烯溅到皮肤上时，刺激作用比较明显，甚至引起灼伤。

（三）中毒临床表现及防治原则

1. **急性中毒** 短时间内吸入大剂量二氯乙烯所引起的急性中毒，主要表现为中枢神经系统抑制，可有眩晕、恶心、呕吐，甚至酩酊大醉。重度中毒则可出现意识障碍、昏迷甚至死亡。短期低浓度接触，眼和咽部有烧灼感。人吸入二氯乙烯 3.3g/m³ 15min，中度眩晕；吸入 3.8～8.8g/m³ 2～3min，恶心，脱离 80min 后仍有恶心。

2. **慢性中毒** 长期接触二氯乙烯可出现神经衰弱综合征和自主神经功能紊乱、肝功能损害，肝、脾肿大。表现睡眠障碍、头晕、心悸、黏膜刺激症状、皮肤干燥，部分工人可出现接触性皮炎或过敏性皮炎。长期接触二氯乙烯，对人体多个系统可产生不同程度的影响，工人长期在浓度为 1.667～26.16 mg/m³ 二氯乙烯下工作，仍可引起肝功能损害；接触 154.72 mg/m³ 的二氯乙烯工人可出现神经行为功能损伤，肝、脾肿大，神经衰弱综合征检出率升高。具有肝及慢性呼吸系统疾病者，暴露于二氯乙烯时，较无肝及慢性呼吸系统疾病者的危险性大。

3. 防治原则 皮肤接触，立即脱去污染的衣着，用大量流动清水冲洗至少 15min。就医。

眼接触，立即提起眼睑，用大量流动清水或生理盐水彻底冲洗至少 15min。就医。

吸入接触，迅速脱离现场至空气新鲜处。保持呼吸道通畅。如呼吸困难，给输氧。如呼吸停止，立即进行人工呼吸。就医。误食入，用水漱口，给饮牛奶或蛋清。就医。

操作人员必须经过专门培训，严格遵守操作规程。操作人员佩戴过滤式防毒面具（半面罩），戴化学安全防护眼镜，穿防静电工作服，戴橡胶耐油手套。使用防爆型的通风系统和设备。防止蒸气泄漏到工作场所空气中。灌装时应控制流速，且有接地装置，防止静电积聚。搬运时要轻装轻卸，防止包装及容器损坏。配备相应品种和数量的消防器材及泄漏应急处理设备。倒空的容器可能残留有害物。

贮存二氯乙烯于阴凉、通风的库房。远离火种、热源。库温不宜超过 30℃。包装要求密封，不可与空气接触。应与氧化剂、酸类、碱类分开存放，切忌混储。不宜大量贮存或久存。采用防爆型照明、通风设施。禁止使用易产生火花的机械设备和工具。储区应备有泄漏应急处理设备和合适的收容材料。

五、毒性表现

长期接触二氯乙烯可导致肝损伤，随着接触的浓度升高和时间的延长肝损伤的程度加重，早期表现为食欲减退、乏力、厌食、恶心、呕吐、发烧、腹胀，部分工人有肝、脾肿大、黄疸及中毒性肝炎等，脱离接触可消退；后期肝明显肿大、肝功能异常、肝区痛、黄疸、腹水等。和氯乙烯类似，二氯乙烯代谢产物不仅影响肝细胞酶系统，而且影响肝的蛋白合成、胆酸代谢和肝排泄功能，早期肝功能指标变化不明显，后期才出现明显变化。

六、毒性机制

二氯乙烯的中毒机制尚不十分清楚。一般认为与其代谢产物有关，二氯乙烯在肝微粒体细胞色素 P450 氧化酶（主要同工酶 CYP2E1）作用下代谢产生的活化中间产物二氯乙烯-环氧化物与细胞内生物大分子如 DNA、蛋白质相互作用产生毒性作用。研究发现抑制谷胱甘肽-S-转移酶的活性或去除谷胱甘肽，能增加二氯乙烯的肝细胞毒性。推测谷胱甘肽对二氯乙烯的肝毒性有拮抗作用，因为二氯乙烯代谢产物如 2,2-二氯乙醛、2-氯乙酰氯，在谷胱甘肽-S-转移酶（GST）作用下，结合而解毒。另外二氯乙烯具有双键，能形成游离基，具有烷化剂样作用，可以与 DNA 等大分子物质结合形成多种加合物，能导致 DNA 损伤，也是其产生有关毒性的机制之一。

（王民生　朱宝立　常元勋）

第三节　三氯乙烯

一、理化性质

三氯乙烯（Trichloroethylene，TCE）在常温常压下为无色有挥发性液体，略带微甜气味；难溶于水，易溶于乙醇、乙醚，可与大多数有机溶剂混溶，一般不易燃烧，但在遇热或明火时可燃烧，与强碱可分解产生二氯代乙炔，可增加着火和爆炸的危险，在有空气存在的条件下，在与热表面或火焰接触时，可分解生成一氧化碳、二氧化碳、光气、氯化氢等有毒和刺激性烟雾（或气体）；TCE 可与镁、铝、钛和钡等金属粉末发生强烈反应。

二、来源、存在与接触机会

TCE 是一种人工合成的工业有机溶剂，自然界不存在 TCE。20世纪初，TCE 在医学上曾作为麻醉剂、驱虫剂和人工流产剂而应用了半个多世纪。在工业上作为清洗剂、溶剂和萃取剂等而广泛使用。TCE 主要用于电镀和油漆喷涂前五金工件的去污，不锈钢制品的清洁，印刷电路板清洗，电子元件制造，皮革制造，衣物干洗，斑点去污，配制地毯除垢剂，有机合成，印刷油墨，黏胶制造，化妆品制造，冰箱制冷剂，有机溶剂和配制书写改正液等。TCE 的接触机会主要是职业接触，从事 TCE 制造、贮存和使用的工人，均有机会接触 TCE，尤以电镀、五金、不锈钢制品和电子工业工人为甚。20 世纪 90 年代起，我国南部沿海地区工厂作为溶剂使用 TCE 明显增多，由于长期以来认为此物质属于低毒类化学物，在使用和生产的过程中没有对其毒性引起应有的重视，自 1994 年我国首次报道 TCE 中毒并导致药疹样职业性皮炎以来，我国已经发生了近百起 TCE 引起健康损害的案例。TCE 中毒起病急，易误诊，后果严重，发病机制尚未完全清楚，已成为我国职业危害的新问题。

三、吸收、分布、代谢与排泄

TCE 可经呼吸道吸入、消化道和皮肤吸收。职业性接触 TCE 蒸气主要经呼吸道吸入，液体 TCE 可经皮肤吸收。进入机体的 TCE 分布到全身各组织，主要在脂肪中蓄积，其次在肝、脑、心等器官有一定的蓄积。胡训军等报道用 SD 雄性大鼠吸入染毒 1、5、10 g/m^3 的 TCE 2 h/d，5 天/周，连续 4 周，各剂量组大鼠尿中三氯乙酸含量随着 TCE 染毒浓度的增加而增加，呈一定的线性趋势，各剂量组脱离接触 TCE 1 周后尿中皆未检测到 TCA；在染毒 4 周中同一剂量组尿中 TCA 含量各时间点差异没有显著性，表明三氯乙酸（TCA）在体内无蓄积性。TCE 可通过人血脑屏障和胎盘屏障，在接触 TCE 后数分钟胎儿血中即可检出 TCE。

TCE 吸收后，主要在肝经两种途径进行代谢（图 9-1）：细胞色素 P450 氧化酶（CYP450）氧化途径和谷胱甘肽（GSH）结合途径。经 CYP450 途径代谢后的终产物主要为水合氯醛，后者可进一步被氧化成三氯乙酸（TCA），或被还原成三氯乙醇。另外，TCE 还可在此代谢途径中经过分子重排后，脱氯生成少量的二氯乙酸（DCA）。经 CYP450 途径氧化代谢生成的产物主要作用于肝和肺。TCE 另外一条代谢途径是在谷胱甘肽-S-转移酶（GST）的作用下与谷胱甘肽结合，形成 S-(二氯乙烯)-谷胱甘肽（DCVG），后者被进一步代谢成

S-二氯乙烯-L-半胱氨酸（DCVC）。再经 DCVCβ-裂解酶作用后生成丙酮酸、氨和一种能与大分子物质相结合的反应片段，后者可进一步损伤细胞上的巯基，或引起细胞脂质过氧化。经谷胱甘肽结合途径生成的 TCE 反应物，其作用的靶器官主要是肾。Cummings 将新鲜分离的人肾近端小管（hPT）细胞与 500mmol TCE 进行体外培养 1 h，发现细胞内有乳酸脱氢酶（LDH）活性明显降低，且未测到有经 CYP450 途径代谢产生的水合氯醛。相比之下，谷胱甘肽结合途径产生的 DCVG、DCVC 则可在每一个标本中检测到。此实验表明，TCE 对人肾小管的细胞毒性和代谢主要与谷胱甘肽结合途径有关，而 CYP450 氧化途径在此过程中很少有直接的作用。

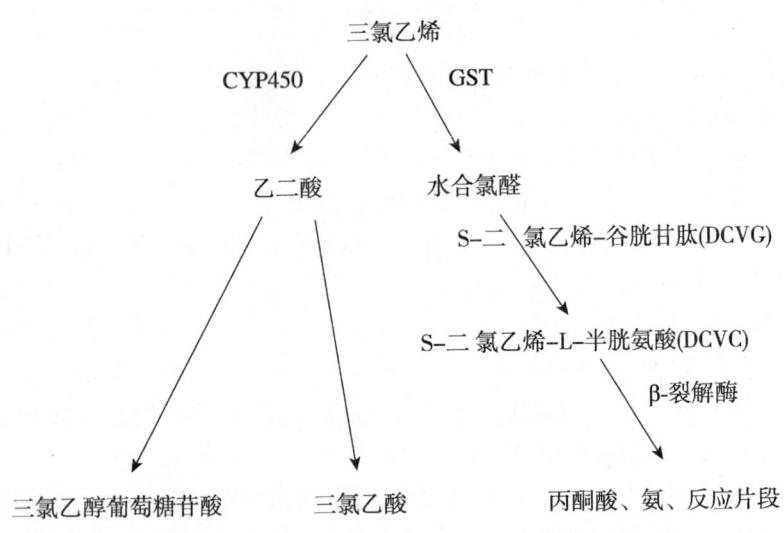

图 9-1　三氯乙烯在体内的生物转运与生物转化

TCE 吸入体内后，约 10% 以原形形式自呼出气中排出，滞留率为 56%，大部分在体内代谢后从尿中排出。在接触后 24～48 h 为排出高峰。对接触 TCE 的金属清洗作业工人尿中 TCA 监测结果表明：对照组为 0.024 mmol/24 h，接触组为 0.371 mmol/24 h，后者高于前者 15.2 倍，并且有 47% 的工人班末尿 TCA 平均含量超过我国职业接触生物限值（50 mg/L 或 0.3 mmol/L）。空气中 TCE 与尿中 TCA 的相关系数为 0.51～0.71，与三氯化物代谢总量的相关系数为 0.86～0.89。所以，在 TCE 职业人群健康监护中，血液和尿液中 TCA 含量可作为 TCE 接触评估的生物标志物。

四、毒性概述

（一）动物实验资料

1. 急性毒性 TCE 属于低毒类，大鼠经口 LD_{50} 为 4.92 g/kg。实验动物急性吸入 TCE 呈现麻醉和呼吸抑制作用，动物急性中毒表现为起初呼吸加速，很快不规则，转入抑制；伴有血压下降、心率减缓和不齐、血管扩张和黏膜刺激。病理解剖可见肺部淤血、水肿和出血，肝、肾充血等。

有人用 TCE 反复免疫豚鼠，可诱导豚鼠皮肤出现红斑水肿等过敏反应，证明 TCE 属强致敏物。大鼠和小鼠对 TCE 刺激的易感性不同，当皮下注射 TCE 浓度达到 20% 时，大鼠注射处皮肤开始出现红斑和坏死。皮下注射，SD 大鼠最大可耐受 15% 的 TCE；NIH 小鼠最大可耐受 20% 的 TCE。经 5 次皮下注射体积分数为 15% 的 TCE，有 20% 的 SD 大鼠对 TCE 攻击产生了免疫炎症反应，而 NIH 小鼠则没有产生反应。SD 大鼠血单核细胞与 3% 的 TCE 共育 2 天，细胞的酸性磷酸酶活力显著增加，而在同样条件下，小鼠单核细胞的酸性磷酸酶活力没有变化。说明 SD 大鼠易感，NIH 小鼠不易感。

2. 亚急性毒性 国外报道用含 2.5 和 5.0mg/L TCE 的饮用水喂饲免疫易感的 MRL+/+小鼠，连续喂饲 4 周后，可使该小鼠产生一些 T 淋巴细胞相关的反应。

SD 清洁级雄性大鼠吸入浓度为 1、5 和 10 g/m^3 的 TCE，2 h/d，连续 4 周，染毒结束后，再继续饲养 1 周。每组各随机抽取 5 只大鼠，收集 24 h 尿液，分析其三氯乙酸（TCA）含量作为 TCE 接触指标，采血检测生化指标，同时进行大鼠肝、肾、肺等脏器的病理检查。结果发现各剂量组大鼠 4 周内均无死亡，体重增长无显著性差异；第 3 周 5 和 10 g/m³ 剂量组和第 4、5 周 10 g/m³ 剂量组的肝脏器系数变大，与对照组相比，差异有显著性（$P<0.05$）；第 5 周 10 g/m³ 剂量组肾脏器系数变大，与对照组相比，其差异有显著性（$P<0.05$）。血液生化功能检测未见异常；病理组织学检查发现，染毒组与对照组相比，1～4 周肺、肝、肾各脏器病变差异无显著性，第 5 周 10 g/m³ 剂量组肺部炎浸（支气管炎）及肾小管内蛋白管型明显增多；1～5 周对照组大鼠尿液中均未检测到 TCA；第 1、3、4 周的 5 和 10 g/m³ 剂量组和第 2 周 10 g/m³ 剂量组尿中 TCA 含量增加，和低剂量组相比，差异均有显著性（$P<0.05$）；同时也发现，1～4 周各剂量组大鼠尿中 TCA 含量随着 TCE 染毒用量的增加而增加，有一定的线性趋势，各剂量组脱离接触 TCE 1 周后尿中皆未检测到 TCA；在染毒 4 周中同一剂量组尿中 TCA 含量各时间点差异没有显著性，表明 TCA 在体内无蓄积性。TCE 慢性中毒动物脑的 TCE 含量很高，脑的病变范围较普遍，可见大脑皮质的神经细胞轻度退行性变、白质髓鞘肿胀。

3. **致突变** TCE 及其代谢产物三氯乙醇、三氯乙酸在 Ames 试验中是强诱变剂，可引起移码突变和碱基置换突变。TCE 的代谢物水合氯醛可诱导小鼠骨髓细胞分裂作用，提示它能诱导非整倍体的产生。而应用 LacZ 转基因小鼠经 TCE 吸入染毒后，其骨髓、肾、脾、肝、肺等细胞中并未发现有碱基改变、小缺损等突变发生。C57BL/6 小鼠和 SD 大鼠吸入染毒浓度分别为 5、500、5000mg/m³ 的 TCE 6h 后，发现只有大鼠骨髓嗜多染红细胞微核率明显增加，其中 5000mg/m³ 剂量组微核率是对照组的 4 倍；TCE 还引起与浓度成正相关的嗜多染红细胞/正染红细胞比值下降；C57BL/6 小鼠体外培养脾细胞姐妹染色单体交换率、染色体畸变率、双核微核率均为阴性。小鼠腹腔注射 500、1000、2000 和 4000mg/kg 剂量的 TCE 后，发现骨髓嗜多染红细胞微核率也增高。

用 853～3412 mg/kg TCE 灌胃染毒 15 天，应用单细胞凝胶电泳（SCGE）技术，检测 TCE 对 ICR 小鼠肝、肾、外周血细胞 DNA 损伤作用发现，肝、肾、血细胞彗星率较对照组增加；同时观察

100μmol/L 左右的胆红素和 200μmol/L 牛黄，对 TCE 所致 DNA 损伤有较好的保护作用。

4. 生殖发育毒性　TCE 及其代谢物三氯乙酸、三氯乙醇、二氯乙烯半胱氨酸等的致畸实验研究发现，三氯乙酸有致孕大鼠胎仔心脏畸形作用，且在所测试的 TCE 代谢物中只有三氯乙酸可能是特异的心致畸剂。TCE 对妊娠期的雌性小鼠后代有致畸作用，对生育期的雌、雄小鼠进行 TCE（分析纯）60 ml/m³ 静式吸入染毒 72 h 后交配，可导致仔鼠体重偏低，发育迟缓，缺肢畸形，表明 TCE 对其后代的生长发育有一定影响。用 853~1706mg/kg TCE 经口染毒小鼠的精子畸形率 21.0%~22.0%，说明其对雄性生殖细胞具有遗传毒性。

5. 致癌　动物实验证明 TCE 具有致癌性，可引起大鼠肾细胞瘤，特别是裂缝性细胞肿瘤；可诱发 B6C3F1 小鼠肝癌和肺癌，且存在种属差异性。可能与 TCE 在不同动物体内代谢不同有关。例如，TCE 只引起 B6C3F1 和 Swiss 小鼠肿瘤发生，而在 NMRI 小鼠体内则不致癌；并且，雄性动物的癌症发生率较雌性高。TCE 引起的小鼠肺癌主要局限于 Clara 细胞肺癌，其特征是形成空泡和细胞增殖增高。Clara 细胞是 TCE 经 CYP450 途径产生的代谢物水合氯醛的蓄积部位，是引起 Clara 细胞毒性的原因。小鼠肺 Clara 细胞具有很高的 CYP450 活性，而大鼠肺中的 Clara 细胞 CYP450 活性较小鼠低得多，故将 TCE 代谢为水合氯醛的能力也相应很低，而人的肺组织中几乎测不出此酶的活性。小鼠肺中 Clara 细胞将 TCE 代谢为水合氯醛的能力比人类约高 600 倍，而且人类肺 Clara 细胞在数量和形态学上均与小鼠有很大的差异，故认为 TCE 基本上不会引起人类肺癌。长期染毒 TCE 还可引起实验动物的肾癌，用 TCE 染毒雄性大鼠后，发现有肾细胞肿瘤和睾丸间质细胞肿瘤发生率增高的现象。

国际癌症研究所（IARC，1995 年）将 TCE 归入 2A 类，人类可疑致癌物。日本职业接触剂量委员会则认为此划分为时尚早，目前更适合将 TCE 归入人类可能致癌物即 2B 类。

(二) 流行病学资料

国外因吸入三氯乙烯或含三氯乙烯的挥发性溶剂致猝死的报道较多，多见于滥用者，猝死的原因多为室颤。国内有报道罕见，一名工人用喷枪喷射三氯乙烯清洗墙壁，现场空气中三氯乙烯浓度达 $1343.56\ mg/m^3$，操作数小时突然倒地死亡，病理解剖见有明显的脑水肿伴轻度的肺水肿，血液和脑组织的三氯乙烯含量分别高达 $174\ mg/L$ 和 $809\ mg/g$。

三氯乙烯所致职业性损害的研究近年备受关注，TCE 引起的职业性皮肤损伤可表现为变应性接触性皮炎（ACD）和刺激性接触性皮炎（ICD）。研究发现无论在 ACD 或 ICD 的发病中，角质形成细胞（keratinocyte，KC）损伤都具有重要作用。对南方某市 1995—2004 年 18 宗三氯乙烯所致职业性损害事故进行调查分析结果发现 18 起事故中，三氯乙烯药疹样皮炎 17 起（占总数的 94.4%），患者 20 人，其中死亡 6 人，死亡率 30.0%；皮疹表现以剥脱性皮炎为主，多伴有肝功能损害（占总数的 70%），三氯乙烯药疹样皮炎患者从接触三氯乙烯到发病的平均时间为 30.7 天。

对一家饲料原料生产中心的 3814 名工人进行了 TCE 等 3 种化合物职业接触与癌症死亡率关系的流行病学调查，发现接触 TCE 的工人有肝癌死亡率增高的现象。TCE 引起人肺癌的可能性很小。长期接触 TCE 可引起人的肾癌。Bruning 等对 41 名有高浓度 TCE 接触史和 50 名无 TCE 接触史的肾细胞癌（RCC）患者，以及 100 名对照组健康人进行了调查，结果有 TCE 暴露史的 RCC 患者近端小管损伤率为 93%，而无 TCE 暴露史的 RCC 患者为 46%，对照组则只有 11%，说明长期、慢性接触 TCE 可引起近端小管损伤，而肾小管的慢性损伤可能是 TCE 引起 RCC 发生的必要前提。长期职业接触的工人尿 $GST\alpha$、α_1-微球蛋白含量异常增高，主要反映近端小管损害。

对职业接触 TCE 人群遗传毒性健康监护中发现，TCE 具有遗传损伤作用。TCE 职业接触人群外周血双核淋巴细胞微核率、常规淋巴细胞微核率、姐妹染色单体交换率（SCE）以及彗星样细胞发生率均比对照组人群增高，其微核率均随接触工龄或接触剂量的增加而上升,呈现剂量-反应和时间-反应关系。

(三) 中毒临床表现及防治原则

1. 急性中毒

(1) 皮肤损害　TCE过敏性皮炎临床表现为十分严重的全身性损害,眼、口、生殖器等处的黏膜红肿、糜烂和肝功能改变,而并非单纯的接触局部皮肤的过敏反应。接触TCE后,皮肤形态比较特殊,根据皮疹的表现形式,临床大致可分为三种类型:①全身性剥脱性皮炎,皮肤弥漫性暗红色肿胀伴层层鳞屑脱落;②在红斑基础上出现巨形松弛性大疱性表皮坏死松解症;③在红斑基础上出现的紧张性水疱和大疱,并伴口、眼、会阴部黏膜损害的重症多形红斑,酷似药疹。有报道指出发热和面部水肿,特别是眶周水肿,以及在皮损剥脱的同时出现口周和肛周皲裂,是TCE所致剥脱性皮炎的常见特征。患者各型皮损的发生发展规律与各相应的病种相符,可伴发热,重者伴内脏损害。对TCE及其代谢产物过敏的个体一般在接触TCE 2~5周起病,发热、头痛、头晕、畏寒等感冒症状为发病的开始,接着出现脸、四肢、颈、躯干等处皮肤红肿、瘙痒,出现弥漫性红斑,1~4天内皮疹、红斑遍及全身。根据皮疹的转归,病程大致分为:前期、皮疹期、剥脱期、恢复期,病程长短依个体差异及病情而定,多为1~2个月,也有长达半年以上者。

(2) 内脏损害　TCE所致皮损常伴有发热及单脏器或多脏器损害,按发生频率、损害严重程度排序,受累脏器以肝最为多见,其次为肾、心、脑、肺、胃肠和血液系统。肾损害可在疾病早期出现,表现为颜面及下肢水肿,少尿和尿素氮、肌酐明显升高,严重者出现急性肾衰竭。心肌损害常晚于肝损害出现,患者可表现为心悸、气促,重者可出现急性肺水肿,咳大量粉红色泡沫痰,乳酸脱氢酶(LDH)、肌酸激酶(CK)升高常达正常的10倍以上。肺部损伤主要与TCE吸入直接损害有关,后期可由于并发感染或发生多器官功能不全综合征(MODS)后肺部发生急性呼吸窘迫综合征(ARDS)。

2. 慢性中毒　TCE的慢性损害靶器官主要为神经系统。对107例长期接触TCE的工人调查发现,他们均出现了多系统症状和体征:

主要是中枢神经系统症状，以神经衰弱最为常见，并有自主神经功能紊乱、间脑体温调节障碍，甚至累及颅神经。长时间接触较低浓度TCE，早期可对接触者神经行为功能产生明显影响，主要表现在短时记忆力、注意力降低，手运动速度下降，手-眼运动协调性和稳定性差，并出现一定的消极情感状态等改变。

3. 防治原则 急性中毒患者应及时脱离现场，吸入新鲜空气，污染皮肤用大量清水冲洗。同时对症治疗。轻度中毒，一般恢复较快。重度中毒则按内科急救原则救治。

慢性中毒患者给以对症治疗，注意营养，适当休息。有肝损伤或致剥脱性皮炎的应及时调离。

对初次接触TCE的劳动者前3个月进行严格观察，若出现皮疹或类似感冒的症状，立即脱离接触，及时报告和对症治疗。

加强通风和管道密闭，改革工艺，将工作场所空气中三氯乙烯的浓度控制在国家现行的标准以内；使用替代品避免产生TCE职业病危害；TCE作业场所实行隔离密闭，加强通风排毒设施，使用合格的个人防护用品；对使用TCE劳动者进行培训，严格执行上岗前职业健康监护规定，有明显过敏史禁止接触，减少轮换新劳动者，减少高危个体接触。

五、毒性表现

目前认为TCE的毒性作用主要与其代谢产物有关。TCE中间代谢产物水合氯醛可引起肝损害，TCE氧化物（三氯氧化乙烯）对肝也有毒性作用。3000mg/kg TCE一次性经口染毒24h大鼠肝的丙二醛含量、超氧化物歧化酶及血清ALT和AST活力升高。同时，肝细胞出现脂肪变与坏死。TCE可刺激过氧化物小体增生，B6C3F1小鼠经口以0、400、800、1200mg/kg体重剂量的TCE 1次/天，每周5天，经口染毒8周后，肝中脂质过氧化物、8-羟基脱氧鸟苷（8-OHdG）、自由基、细胞过氧化物小体增生的水平在1200mg/kg剂量组有增高现象。

人急性中毒多由事故引起。经口中毒者发病急，口腔和咽部有烧灼感、口唇有溃疡、恶心、呕吐、腹痛、腹泻、肝区疼痛等消化系统症状明显，患者多有不同程度的巩膜和皮肤黄染、肝肿大、肝区叩痛，严重者可出现腹水，甚至肝昏迷。

TCE中毒患者通常是在接触TCE 2～5周后发病，出现头痛、头晕、发热等症状，继而出现四肢、躯干皮肤瘙痒、全身乏力、食欲减退、恶心、呕吐，严重中毒者可出现嗜睡、昏迷，甚至死亡。重症中毒多表现为多器官功能不全综合征（multiple organ dysfunction syndrome，MODS）。继皮疹出现后，迅速出现消化系统症状：乏力、纳差、皮肤、巩膜黄染、肝肿大、肝区叩痛明显，严重的出现低蛋白血症或肝性脑病。血清ALT、AST、总胆红素升高可达正常的10～20倍以上。若肝细胞坏死进一步加重，则ALT和AST反而降低。部分患者急性期可出现消化道出血，如呕血、黑便等。

六、毒性机制

对于TCE消化系统毒性机制，一般认为，肝的损害为TCE的代谢产物的直接毒性作用。临床发现急性重度TCE中毒所致的多器官功能不全综合征（MODS）病例中，实质性脏器的损害总是与重型多形性皮肤损害伴随出现，而且死亡病例都是在临死前2～3天病情急剧变化。实际工作中发现，即使在完全相同的工作环境，往往只有极少数工人可能发生TCE中毒，可能是由于体内某些代谢酶具有基因多态性，在不同个体表现出不同的生理生物活性。有研究表明高剂量TCE处理L-02肝细胞后刺激引发了细胞凋亡，Rho GDIαmRNA表达水平明显下降，Rho GDIα作为一种已知的TCE诱导的特异蛋白发生了特异而有规律的变化，这为揭示TCE致肝损伤作用机制提供了有利线索。

国外报道用接近于人群实际接触剂量的TCE对雄性B6C3F1小鼠染毒后检测体内TCE及其代谢产物和小鼠肝DNA及蛋白质结合所产生的加合物，TCE和蛋白质结合后产生的加合物不稳定，最高峰在染毒后1h（2.4 ng/g蛋白）出现，随后便迅速衰减，但TCE和DNA结合产生的加合物在染毒后4h（75 pg/gDNA）和24～72 h

（120pg/gDNA）各出现了一个峰，形成双峰现象；且蛋白加合物、DNA 加合物和 TCE 染毒剂量皆存在剂量-效应关系。

TCE 致肝癌作用被认为是通过其代谢物 TCA 和 DCA 引起的，TCA 和 DCA 均具有过氧化物小体增生剂（PP）的特性，PP 通过活化 PPARα 受体使细胞增殖诱发肿瘤。Klaung 等利用野生型鼠和 PPARα 受体敲除鼠进行实验，发现 TCE 活化 PPARα 受体增加野生型鼠的脏器重量及脂质代谢酶的量，而 PPARα 受体敲除鼠这种作用部分或全部消失，TCE 的这种作用与 PP 相似。这说明 TCE 是在肝等器官内引起过氧化物小体增生，引起细胞过度增殖，进而引起癌症。Ashley R 等实验发现：TCA 和 DCA 可使 CYP4a 表达增加，而 TCA 还能增加脂酰辅酶 A 氧化酶表达，这些改变均需 PPARα 受体参与，进一步证实 PPARα 受体在 TCE 诱发肝癌中起作用。Bull 等报道小鼠 TCE 慢性毒性实验能引起肝肿瘤，大鼠未见，可能与过氧化物小体增生活化存在种系和性别差异有关。

Tao 等应用 B6C3F1 小鼠对 TCE 的致肝癌作用做了一系列的研究。用 N-甲基-N-亚硝基脲作为肿瘤启动剂染毒后，再在第 6 周饮水中连续给予 25mmol/L 的 DCA 或 TCA，44 周后处死，获得了 TCA 或 DCA 引起的肝肿瘤模型；另外，还以 DCA 或 TCA 直接染毒小鼠 11 天后处死。两种实验结果都发现有 DNA 甲基化水平降低的现象；而 DNA 的低甲基化可能是癌或肿瘤启动过程中的一种非基因机制。Tao 等又对 TCE 调节 DNA 甲基化与早期原癌基因表达的关系进行了研究，认为 TCE 不仅引起整体 DNA 甲基化水平的降低，还使 C-jun、C-myc 原癌基因启动子区域的甲基化水平降低，并有这两种基因 mRNA 转录增加的现象。此后，对 TCE 引起 DNA 低甲基化的机制做了进一步的探讨，认为 DNA 甲基化水平降低是由于 S-腺苷甲硫氨酸（SAM）缺乏引起的，应用腹腔内注射补充甲硫氨酸的方法，可拮抗甲基化水平的降低。

第四节 四氯乙烯

一、理化性质

四氯乙烯（Tetrachloroethylene）又称全氯乙烯（Perchloroethylene，PCE），在常温常压下为无色易流动的液体，有类似乙醚气味；性质相对稳定，微溶于水，易溶于乙醇、氯仿、汽油、乙醚等有机溶剂。一般不易燃烧，在没有催化剂、水、氧存在的条件下，到500℃还是稳定的；但长时间暴露在明火或高温时仍可燃烧，若遇高热可发生剧烈分解生成光气、氯化氢、氯等有毒刺激性和腐蚀性烟雾（或气体），可引起容器破裂或爆炸事故；与水接触时可缓慢分解成三氯乙酸及氯化氢，在紫外线作用下可产生光气，与镁、铝、钛和钡等活性金属粉末发生较强烈反应。但在潮湿空气中遇光或金属会分解。

二、来源、存在与接触机会

PCE 是重要的工业有机溶剂，工业上用五氯乙烷与石灰乳反应脱氯化氢来制取四氯乙烯。四氯乙烯在医学上曾作为人类或动物的驱虫剂而应用，对钩虫、肠道吸虫、姜片虫的驱虫效果较好，但因其毒副作用大现已少用。在工业上则作为化工合成的中间体。作为有机溶剂主要用作干洗剂、脂溶剂等用于衣物干洗、斑点去污、电镀和油漆喷涂前五金工件的去污、不锈钢制品的清洁、印刷电路板清洗等。PCE 是土壤、地下水体和室内空气等环境中常见的污染物，一旦进入地下水体很难治理。PCE 的接触主要是职业性，从事 PCE 制造、贮存和使用的工人，均有机会接触 PCE，尤以衣物干洗业工人为甚。

三、吸收、分布、代谢与排泄

PCE 可经呼吸道吸入、消化道和皮肤吸收。职业性接触 PCE 蒸气主要经呼吸道吸入，液体 PCE 可经皮肤吸收。进入机体的 PCE 可分布于全身各组织，并主要在脂肪中蓄积。

PCE 吸收后,与三氯乙烯相似,主要在肝经两种途径进行代谢:细胞色素 P450 氧化酶(主要是 CYP2E1)氧化途径和谷胱甘肽(GSH)结合途径。经 CYP450 氧化形成不稳定的 PCE 氧化物,后者可进一步被氧化成三氯乙酰氯,二氯乙酸和三氯乙醛,或被还原成三氯乙醇;三氯乙酰氯和三氯乙醛可转化为三氯乙酸(TCA)经尿排出。经 CYP450 途径氧化代谢生成的产物主要作用于肝和肺。PCE 另外一条代谢途径是在谷胱甘肽-S-转移酶(GST)的作用下与谷胱甘肽结合,形成 S-三氯乙烯-谷胱甘肽(TCVG),后者被进一步代谢成 S-三氯乙烯-L-半胱氨酸(TCVC)。TCVC 经 N-乙酰化后或 β-裂解酶作用后生成一些能与大分子物质相结合的反应片段,后者可进一步损伤细胞上的巯基,或引起细胞脂质过氧化。经谷胱甘肽结合途径生成的 PCE 反应物,其作用的靶器官主要是肾。

PCE 吸入体内后,大部分以原型自呼出气中排出,因其水溶性小易在脂肪中蓄积,所以呼出半衰期较长。人吸入 2.7 g/m^3 的 PCE 蒸气 3.5 h,2 周后仍可测得。少部分在体内代谢后以三氯乙酸、乙二酸等形式从尿中排出。用 ^{14}C 标记的 PCE 蒸气给小鼠吸入,尿中排出三氯乙酸占 52%,乙二酸占 11%。所以在 PCE 职业人群健康监护中,血液和尿液中三氯乙酸含量可能作为 PCE 接触评估的生物标志物。PCE 还可从乳汁中排出,对婴儿产生影响。

四、毒性概述

(一)动物实验资料

1. **急性毒性** PCE 属于低至中等急毒类。大鼠经口 LD_{50} 为 2.6 ml/kg,小鼠经口 LD_{50} 8.85g/kg。给实验动物急性吸入 PCE 主要呈现麻醉和呼吸抑制作用,小鼠吸入 PCE 40 g/m^3,14min 呈现麻醉,49min 后全部死亡;大鼠吸入 PCE 20.4 g/m^3 数小时后麻醉,2~8 h 死亡;吸入 40.8g/m^3,数分钟可致麻醉,5~8h 死亡。动物急性中毒表现和 TCE 相似,起初呼吸加速,很快不规则,转入呼吸抑制和呼吸衰竭;病理解剖可见肺部淤血、水肿和出血等。

2. **慢性毒性** 大鼠吸入 0.5、1.5、3.0g/m^3 PCE,每天 8 h,每

周 5 天，染毒 7 个月，0.5 g/m³ 组大鼠未见中毒表现；家兔吸入 2.7 g/m³ PCE，每天 7h，每周 5 天，在 222 天内暴露 159 次未观察到明显毒性反应；而猴在同样的条件下，暴露 158～179 次，病理解剖可见肝轻度脂肪浸润。雌小鼠经口染毒 339、678、1356 mg/kg PCE，每周 6 天，50 天后开始交配，染毒到产仔时终止，678、1356 mg/kg 剂量组仔鼠多项神经行为功能有缺陷，并有剂量-反应关系，仔鼠电镜超微结构显示神经元细胞核、粗面内质网、树突、血脑屏障的病变。

3. **致突变** PCE 及其代谢物，如三氯乙酸在 Ames 试验中是强诱变剂，可引起移码突变和碱基置换突变。人肺腺瘤细胞株暴露 PCE 后可产生剂量依赖的细胞毒性和细胞凋亡，而且均是通过 p53 介导的途径。但与 TCE 不同，PCE 不引起大鼠肝细胞的 DNA 氧化损伤。

4. **生殖发育毒性** 国外对 PCE 致畸方面未观察到有意义的变化，但观察到小鼠胎仔体重降低，大鼠胎仔吸收率高的趋势。国内应用行为畸胎学方法研究 PCE 对小鼠仔代行为及大脑组织的影响，结果发现 678～1356mg/kg PCE 的剂量对仔鼠多项神经行为功能有影响，并呈剂量-反应关系，仔鼠电镜超微结构显示神经元细胞核、粗面内质网、树突、神经轴索、血脑屏障等有病变，作者认为是 PCE 对仔鼠多项神经行为功能影响的病理基础。

5. **致癌** 动物试验资料表明，PCE 对动物具有致癌性，与癌症发生有关，它可引起动物的肝、肾和睾丸肿瘤等。动物实验已证明 PCE，与 TCE 一样，也存在种属差异和性别差异。它可以引起雌、雄小鼠的肝肿瘤，雄性大鼠的肾肿瘤。有报道，雌性 B6C3F1 小鼠吸入染毒 10、50、100 和 200mg/m³ 的 PCE，6 h/d，每周 5 天，共 52 周，染毒期间监测动物血液、血清和肝组织中 PCE 的主要代谢产物 TCA 的含量，发现实验组动物肝肿瘤的发生率高于对照组，且存在剂量-效应关系。给小鼠喂饲 370.16 mg/kg 和 740.31 mg/kg 的 PCE，结果 50% 的小鼠发生肝癌。小鼠分别吸入 74.03mg/m³ 和 148.06 mg/m³ 的 PCE，6 h/d，雌性小鼠肝肿瘤的发生率分别是 26% 和 72%。大鼠吸入 148.06 mg/m³ 和 296.13mg/m³ 的 PCE，均未发生肝癌，但少数雄性大鼠诱发肾小管腺瘤。国际癌症研究所（IARC）将 PCE 归入 2B 类，人类可能致癌物。

（二）流行病学资料

流行病学调查发现，接触 PCE 与癌症的发生有一定关系，国外有在饮用水被 PCE 污染的地区对结肠癌、肺癌及其他肿瘤的发生进行调查，结果显示，癌症的发生率有提高。国内有调查显示，接触 PCE 的干洗作业工人中，食管癌、膀胱癌、肠癌、非霍奇金淋巴瘤和生殖系统肿瘤患病率高于对照组人群。

（三）中毒临床表现及防治原则

1. 急性中毒 接触四氯乙烯浓度 560~880 mg/m³，观察到眼刺激作用。1400 mg/m³ 以上，可见明显的中枢神经系统抑制作用，其作用随浓度的增高而加强。急性吸入中毒患者主要表现为，开始有眼灼痛、流泪、流涎、流涕、口干、咽喉刺激感等，随之出现头晕、头痛、恶心、呕吐、四肢乏力，运动失调以及酒醉样症状。严重者出现精神障碍、抽搐、喉头水肿、呼吸困难和昏迷。心电图出现异常，个别患者脑电图表现阵发性棘慢综合波，实验室检查可出现白细胞计数升高和肝功能损伤。一般脱离接触后可恢复，不致发生后遗症。

2. 慢性中毒 对干洗店长期接触 PCE 的工人调查发现，主要是中枢神经系统症状，以神经衰弱最为常见，并伴有消化道刺激症状，主要有头痛、头晕、疲乏、眩晕、口干、口内有金属味、流涎、咽痛、唇周麻木、双手皮肤干燥、皮肤瘙痒和皮炎等。长时间接触 PCE，可出现 PCE 中毒性周围神经病，主要表现在全身乏力、咽痛、失眠、多梦、记忆力、注意力降低、月经失调、后背及四肢酸痛、麻木等症状，并出现易激动情感状态等改变。

3. 防治原则 急性吸入中毒时，迅速脱离现场，吸入新鲜空气，污染皮肤用大量清水冲洗。同时对症治疗。口服中毒时，及早洗胃、催吐和导泻，但忌用油类。一般对症处理，注意肝、肾损害。轻度中毒，一般恢复较快。重度中毒则按内科急救原则救治。

慢性中毒患者给以对症治疗，注意营养，适当休息。有肝损伤的应及时调离。

加强干洗场所的通风和管道密闭，改革工艺，将工作场所空气中 PCE 的浓度控制在国家现行的标准以内；加强企业管理人员的职业卫生意识，加强对第三产业的《中华人民共和国职业病防治法》宣传教育工作。对从业人员进行职业卫生安全教育和培训，提高从业人员的自我保护意识，工作中正确使用个体防护用品，对从业人员进行健康监护。定期对洗衣店的工作环境进行监测检查。使用封闭式干洗机，应将污染较重的干洗设备与其他工种分开。使用四氯乙烯溶剂时，作业场所要安装通风排毒设备。对于溢漏和任何事故排放都应快速正确地处理。

五、毒性表现

人体大量口服 PCE 造成急性中毒，表现为恶心、呕吐、流涎、咽痛、唇周麻木、腹痛。长期接触 PCE 者，会出现肝功能异常。对干洗店长期接触 PCE 的工人调查发现，血清甘油三酯含量下降，胆固醇、血糖、胆酸含量升高，表明 PCE 对接触者肝脂肪代谢有一定影响。

流行病学调查发现，国外有 PCE 污染饮用水的地区结肠癌发生率有提高，国内有长期接触 PCE 的干洗作业工人中，食管癌和肠癌等的消化系统肿瘤患病率高于对照组人群的调查资料。

六、毒性机制

三氯乙酸为 PCE 的主要代谢产物，已知 PCE 及其代谢产物为过氧化物小体增生剂（Peroxisome Proliferatior，PP），推测 PCE 致作业工人血糖、胆固醇、胆酸含量升高与 PCE 及其代谢产物诱发肝过氧化物小体增生有关，PP 通过活化 PPARα 受体使细胞增殖诱发肿瘤。PP 还可诱导 CYP4A 活性升高，促进了胞浆内脂肪酸 ω-羟化反应，从而生成大量的 ω-羟基脂肪酸。ω-羟基脂肪酸在细胞浆内进一步生成长链二羧酸。大量的长链脂肪酸进入过氧化物小体，可诱导小体内脂肪酸 β-氧化系统的脂酰 CoA 氧化酶和烯酰 CoA 水合酶等酶活性升高，从而使 β-氧化作用加强导致乙酰 CoA 生成增多。已知乙酰

CoA 是线粒体丙酮酸羧化酶正性效应物，结果加速从丙酮酸、氨基酸的糖异生。再者，乙酰 CoA 和丙酮酸羧化酶活性增加促进柠檬酸的合成，而柠檬酸是 6-磷酸果糖激酶 1 的负性效应物，则 1,6-二磷酸果糖生成量降低，1,6-二磷酸果糖是丙酮酸激酶的激活物，其活性降低必然降低了磷酸烯醇式丙酮酸转变为丙酮酸的量，相反却增加了丙酮酸转化为磷酸烯醇式丙酮酸效力。脂肪酸 β-氧化作用的增加伴随 ATP 增加和 AMP 的降低，从而激活果糖二磷酸酶，这些都利于糖异生。另外 PCE 促进脂肪酸 β-氧化作用加强，使胞液中大量脂肪酸消耗，从而促进脂肪酸合成增多。已知乙酰 CoA 是合成胆固醇的主要原料，主要来自葡萄糖氧化，葡萄糖的大量利用促使机体内糖的动员机制加强，必然伴随乙酰 CoA 大量生成，促使肝合成胆固醇增加，从而导致血清胆固醇含量升高。已知胆固醇在肝内转化成胆酸是胆固醇在体内代谢的主要去路，血清胆固醇含量升高促进肝合成胆酸增多，从而造成血清内胆酸升高。

PCE 另外一条代谢途径形成的 S-三氯乙烯-谷胱甘肽（TCVG），被进一步代谢成 S-三氯乙烯-L-半胱氨酸（TCVC）。TCVC 经 N-乙酰化后或 β-裂解酶作用后生成一些能与大分子物质相结合的反应片段，后者可进一步损伤细胞上的巯基，或引起脂质过氧化。在 PCE 染毒大鼠的尿中测得硫醇尿酸和 TCVC，这类代谢产物 Ames 试验阳性，表明具有致突变性。PP 通过活化 PPARα 受体使细胞增殖诱发肿瘤，推测 PCE 致癌可能与其代谢产物的遗传毒性有关。

（王民生　朱宝立　常元勋）

第五节　二噁英

一、理化性质

二噁英（Dioxin）是一组活性相似的卤代三环芳烃类化合物，一般是指含有 2 个或 1 个氧键连结 2 个苯环的含氯有机化合物，由于苯环上氯原子取代个数与位置的不同而形成许多异构体。二噁英分为两类，一类是多氯代二苯并对二噁英（polychlorinated-dibenzo-p-dioxins，PCDDs），有 75 个异构体；另一类是多氯代二苯并呋喃（polychlorinated-dibenzo-furans，PCDFs），有 135 个异构体，两者化学结构和理化性质相似，常简写为"PCDD/Fs"。另外，多氯联苯类（PCBs），多溴代二苯并呋喃（PBDFs），多溴联苯（PBBs）及其混合卤代化合物等也具有与二噁英极为相似的活性，人们把它们归入二噁英类似物的范围。

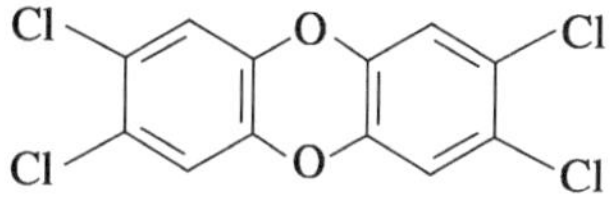

2,3,7,8-tetrachlorodibenzo-p-dioxin
(2,3,7,8-TCDD)

2,3,7,8-四氯代二苯并对二噁英

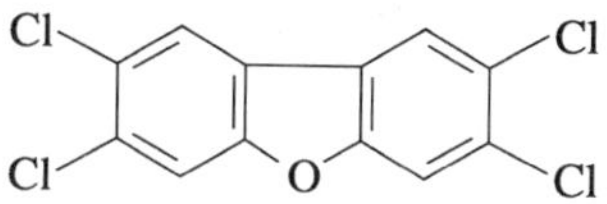

2,3,7,8-tetrachlorodibenzofuran
(2,3,7,8-TCDF)

2,3,7,8-四氯代二苯并呋喃

图 9-2　二噁英的基本结构式

二噁英类的理化性质十分相似，其特点是稳定性和亲脂性。此类物质无色无味，能以多种形态存在，可溶于大部分有机溶液，难溶于水，对高温、强酸、强碱及氧化剂都非常稳定，对环境中的微生物降解、水解和光解作用有着极强的抵抗力，因此能在环境中长期存在，并在各种生物体内不断蓄积。二噁英在土壤中降解的半衰期为 12 年，蓄积在机体脂肪组织中的二噁英半减期达 7.1 年，气态中的二噁英在空气中光化学分解的半衰期为 8.3 天，而空气中的二噁英因为强烈吸附在尘埃粒子上而不易被分解。这类物质中最具代表性的也是研究最多、毒性最大的是 2，3，7，8-四氯代二苯并对二噁英（TCDD），在所有的有机污染物中脂溶性最高。TCDD 的熔点为 302～305℃，开始分解的温度为 500℃，800℃ 21s 才能完全分解。

二、来源、存在与接触机会

虽然有学者认为二噁英在环境中已存在数千年，但普遍认为二噁英的存在是人为因素造成的环境污染。事实上二噁英污染在环境中已无处不在，甚至北极也不能幸免。作为"斯德哥尔摩公约"所列出的12种持久性有机污染物之一，二噁英已成为人类面临的又一个严峻挑战。二噁英污染难以控制的最主要的原因是它具有超长的物理、化学、生物降解期，有几十年甚至更长的时间，而且它几乎不能被降解成无毒物。

二噁英的主要来源：由焚烧含氯的有机物形成，如对城市垃圾、医院废弃物和工业废弃物的焚烧、工业燃烧（冶炼炉）、家庭煤柴的燃烧，以及机动车辆燃料特别是含铅汽油的燃烧等，尤其是不完全燃烧或在较低温度下燃烧易产生含大量二噁英的烟尘，进入大气，最后沉降于地表。造纸工业中用氯气漂白纸浆的过程产生大量的含二噁英废气、废水排放到环境中。有机化学物质，尤其是含氯酚的化学物质生产过程中产生二噁英副产品，这些副产品可以溶胶颗粒形式排入大气，散落到地表或作为杂质混于主产品中，在主产品的使用过程中进入环境。木材防腐剂、除草剂和落叶剂，如氯代联苯醚、2,4,5-T 和 2,4-D，农药如五氯酚杀虫剂、菌螨酚、六氯苯（六六六）等的生产过程都伴随着二噁英的产生。例如用 1,2,4,5-四氯代苯生产主产物 2,4,5-T 时就会产生 2,3,7,8-四氯代二苯并对二噁英（2,3,7,8-TCDD）副产物，其形成过程见图 9-3。在我国血吸虫病流行区由于将五氯酚钠作为灭螺药的使用，当地的湖水、污泥和居民的血液及乳汁中都含有一定量的二噁英。此外，含 PCBs 的设备事故以及环境中的光化学反应和生物化学反应等均可产生 PCDD/Fs。

从事焚烧炉操作、杀虫剂生产、消防、部分化工厂及造纸厂漂白车间的人员均可能接触到较大量的二噁英。

二噁英吸收途径包括经皮肤、黏膜、消化道和呼吸道。某些偶发事故会造成高剂量的暴露，这样的灾难在历史上已发生多次。例

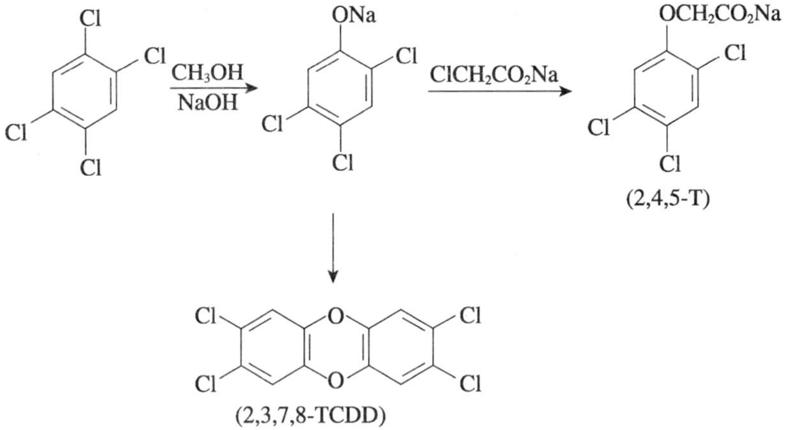

图 9-3　2,4,5-T 生产过程中产生 2,3,7,8-TCDD 副产物

如，1937 年美国报告密歇根州生产木材防腐剂多氯酚的工人中出现氯疮中毒病例，这与生产过程产生二噁英副产物有关，而纯多氯酚并无类似的作用。曾发生在日本的米糠油事件和中国台湾地区的食用油中毒事件，都是在采用多氯联苯作为无火焰加热介质时产生的二噁英类物质经管道渗漏污染食用油而引起的大规模的食物中毒。美国在越南和日本战场上使用了含较高浓度二噁英的落叶型除草剂 2,4,5-T 和 2,4-D，造成了大批人员中毒，并具有致癌及致畸性。最严重的是 1976 年意大利谢别兹市一家工厂发生二噁英泄漏，致使当地约 4 万人暴露于二噁英的毒害环境中。1999 年发生在比利时、荷兰、法国及德国的畜禽类产品、乳制品、猪肉、牛肉的二噁英污染事件是由于在饲料中掺入了含二噁英杂质的工业用油而造成的。由于二噁英高度的稳定性和亲脂性，进入环境的此类污染物长时间地吸附在烟尘、土壤、植被上或存在于水体和污泥中，其化学降解和生物降解又相当缓慢，使得 PCDD/Fs 成为环境中持久的污染源。环境中的 PCDD/Fs 进一步通过食物链在农作物、水生生物、食草动物体内富集并达到较高的浓度，人类作为食物链上最高端的生物，在摄入受污染的鱼、肉、蛋、乳制品等动物性食物后，二噁英进入人体。

婴儿通过母乳摄取二噁英的量按单位体重计算可高于成人。近年来含二噁英化学药剂的广泛施用和垃圾焚烧等活动大大加剧了环境二噁英污染的程度和范围。长期低剂量的膳食摄入、空气吸入和皮肤接触成为二噁英类物质威胁人类健康的最常见也是最主要的途径。

三、吸收、分布、代谢与排泄

二噁英的主要吸收途径有消化道、皮肤和呼吸道。消化道的吸收率与食物混合时为50%~60%,皮肤的吸收率仅为1%,且大部分停留在皮肤的角质层。附着在空气中粒子上的二噁英,经呼吸道吸入约有25%被肺吸收。吸入后没有到达肺的以及被肺排出的二噁英,大部分经过吞咽移行到消化道内,被进一步吸收。人在日常生活中二噁英的总摄入量的90%来自于食物。由于其高度的亲脂性,二噁英很容易以扩散的方式通过各种生物膜进入哺乳动物体内,在各器官、组织的分布因动物种类而不同,但主要蓄积在脂肪组织中。研究发现,二噁英中毒时,4种组织的蓄积量(ng/m^3)分别为:胰腺和脂肪组织 1000~2000;肝 100~200;甲状腺、脑、肺、肾 10~100;血<10。另有研究发现,母乳中的二噁英浓度最高,从未明显接触过二噁英的人组织中也有二噁英检出。二噁英的蓄积作用很强,在生物体内的生物半衰期为:仓鼠、小鼠15天,猴455天,人5~8年或数十天至1年。经母乳进入婴儿体内的二噁英代谢相对较快,其半衰期为0.27~0.46年。二噁英自体内排出时基本无变化,一小部分二噁英能在肝被转化,与葡萄糖醛酸结合,有40%结合的二噁英经羧基化途径代谢,如TCDD的主要代谢产物是羟基化TCDD或甲基化TCDD衍生物,最后以尿苷酸化合物和硫酸盐结合形式随尿排出体外。

四、毒性概述

(一)动物实验资料

1. 急性毒性 二噁英可算是目前发现的人类无意识合成的副产品中毒性最强的一种,尤以2,3,7,8-TCDD为著,它的毒性相当于氰化钾的 1000 倍，氰化钠的 130 倍，砒霜的 900 倍，马钱子碱的 500 倍以上；比黄曲霉素高 10 倍，比 3,4-苯并[a]芘、多氯联苯和亚硝胺还要高数倍。TCDD 毒性大小因动物种属、品系及年龄而不同，其中豚鼠对其最为敏感。不同种属急性经口毒性的 LD_{50}（$\mu g/kg$）如下：豚鼠 0.5～2，鸡 25～50，恒河猴＜70，大鼠 22～100，兔 10～115，狗＞30～300，小鼠 114～284，田鼠 5051。动物急性中毒时，食欲丧失，体力下降，生殖功能减弱，血压缓慢降低，体重明显减轻。由于进入体内的二噁英的剂量和速度不同，经数日或数十日后死亡。动物的血浆总蛋白、白蛋白、游离铁、尿素氮、胆固醇、甘油三酯含量也分别增高。TCDD 对眼有刺激作用，皮肤接触能引起过敏性皮炎。

2. **慢性毒性** 慢性染毒时的病理改变因动物种类不同而有多样性。动物实验证明免疫毒性是 TCDD 最敏感的毒效应之一。实验豚鼠在暴露致死或非致死剂量二噁英时，生长速度减慢，部分动物体重减轻 25%～35%，其次是淋巴器官，主要是胸腺的绝对或相对重量减少，仅为对照组的 1/4，二噁英类对体液免疫和细胞免疫均有较强的抑制作用。二噁英在多种动物可见到肝毒性，以大鼠和兔最为敏感，主要表现为肝细胞变性坏死，胞浆内脂滴和滑面内质网增多，微粒体酶及转氨酶活力增强，单核细胞浸润等。在 TCDD 诱导下，成年猴、大鼠、小鼠、鸡及鱼类等实验动物的肝会出现不同程度的组织病理学改变。TCDD 引起动物死亡的特点是死亡时间为数天至数周，体重急剧下降，肌肉和脂肪组织急剧减少，称之为消瘦综合征，低于致死剂量的染毒也可以引起体重减轻，而且有剂量-效应关系。赵力军等的研究发现，亚慢性染毒条件（经口 90 天灌胃，2.5、25、250 ng/kg 体重）下，TCDD 对 Wistar 大鼠雌性生殖系统具有一定的损害作用，雌性大鼠血清雌二醇水平降低，卵巢脏器系数下降；同时雌、雄性大鼠血清维生素 A 与维生素 E 的浓度降低，大鼠血清中抗氧化指标出现异常改变，各染毒组雄性大鼠血清中 MDA 含量明显增高，各染毒组总 SOD、CuZn-SOD、MnSOD、GSH-Px 活力均有所下降，GST 活力显著增加，体内出现氧化与抗氧化系统失衡。

3. 致突变 虽然二噁英有明确的致癌活性，但目前尚未发现其有明显的致突变性。1 和 10 ng TCDD 体外可诱导肝细胞的凋亡发生率升高，彗星试验结果表明 10 ng TCDD 处理大鼠肝细胞 2h 可引起细胞 DNA 断裂损伤。

4. 内分泌干扰作用 TCDD 对多种动物有致畸性，尤以小鼠最为敏感，可致胎鼠发生腭裂和肾盂积水等畸形。在小鼠的胚胎器官形成期，孕鼠每日给予 1μg/kg 剂量的 TCDD，可导致腭裂、肾盂积水的增加。大鼠孕期暴露于 TCDD 可发生死胎、吸收胎、畸形胎和胎儿宫内发育迟缓，TCDD 所致胎鼠发育异常可能与胎鼠肝组织胰岛素样生长因子-2（insulin-like growth factor-2，IGF-2）基因的表达和差异性甲基化区域（differentially methylated regions，DMRs）甲基化程度降低引起的 IGF-2 高表达有关。郭磊等研究显示，受孕大鼠经口摄入 5～15μg/kg 剂量水平的 TCDD，诱导了仔鼠骨骼发育畸形，包括内翻足、脊柱裂、腭裂、无尾畸形等，并存在剂量依赖性生物学效应；光镜下可见在畸形胎鼠的肢端骨化中心软骨发生带缩小，软骨细胞变性；透射扫描电镜下见软骨细胞核、粗面内质网扩张，核基质降解，线粒体嵴不规则，认为 TCDD 可能通过干扰软骨细胞的形态和功能代谢，引起原发性骨化中心的结构紊乱而发挥骨骼致畸效应。

二噁英是环境内分泌干扰物的典型代表。一些研究提示二噁英具有拟雌激素作用，另一些实验则发现其具有雌激素拮抗作用；因此推测二噁英的雌激素样作用复杂多样，有时间、剂量依赖性，并因动物种属、细胞系属不同而不同。利用各种不同来源的细胞系进行的体外研究发现，TCDD 不仅具有调节性激素分泌，增加雌激素受体（ER）的水平，增强雌激素对靶细胞的作用等拟雌激素作用，有时还可表现出抑制雌二醇对子宫内膜增生的诱导作用，抑制雌激素的分泌，降低雌激素靶细胞上的雌激素受体（ER）水平等雌激素拮抗作用。一些整体实验研究表明，TCDD 可降低大、小鼠的子宫重量和雌激素受体水平，导致受孕率减低、每窝胎仔数减少，甚至不育。

同时，二噁英还具有强烈的胎盘毒性，Guo 等给孕 12 天的雌性猕猴灌胃染毒 1、2、4μg/kg TCDD，其中 10 只猕猴于孕 22～32 天时发生流产。TCDD 处理后体内雌二醇、绒毛膜促性腺激素浓度明显降低，血清中孕激素、松弛素降低不明显，表明孕早期暴露于 TCDD 使内分泌不平衡，导致胎盘功能不足而流产。Ishimura 等在 Holtzman 鼠妊娠 15 天单次分别给予 800ng/kg 和 1600ng/kg 二噁英，妊娠 16 天和 20 天时进行组织学检查发现，二噁英暴露组与非暴露组胎盘交界区（JZ）糖原细胞的变化有很大差异，进一步分析发现二噁英暴露组胎盘葡萄糖含量较对照组升高，对葡萄糖转运体载体蛋白 1（GLUT1）和 GLUT3 的半定量 RT-PCR 分析发现二噁英暴露组胎盘 GLUT3 mRNA 升高，证明了二噁英可影响胎盘葡萄糖变化。

近年来的研究表明，TCDD 亦有明显的抗雄激素作用，可致睾丸形态改变，精子数量减少，血清睾酮水平下降和雄性生殖功能降低。孕鼠在着床 15 天时给予 $0.064\mu g/kg$ 的 TCDD（一次染毒）可导致雄性仔代出生后睾丸发育和性行为异常，在出生后 120 天检查仍可见睾丸和附睾重量明显轻于对照动物，精子数亦有明显减少。

5. 致癌 TCDD 对多种动物有极强的致癌性，尤以啮齿类最为敏感，致癌的主要靶器官有肝、甲状腺、肺、皮肤和软组织。对大、小鼠的最低致肝癌剂量低达 10ng/kg。动物实验表明，大鼠在妊娠第 15 天给予 $1\mu g/kg$ TCDD 后，能引起子代发生乳腺癌。较长时间给予 TCDD 灌胃 [0-5mg/(kg·d)]，大鼠肝细胞癌、硬腭及鼻甲和肺的扁平上皮癌增加；小鼠肝细胞癌、甲状腺腺泡细胞瘤增加。

TCDD 的致癌模型与已知的化学物质的致癌模型有不同之处，即对器官的特异性不清楚，量效关系不明确。鉴于未见 TCDD 有明显的致突变性，而体外实验发现，TCDD 能影响细胞的增殖和分化，引起体外培养的人细胞株的恶性转化，当停止染毒后 30 周，细胞增殖出现逆转，故认为此类化合物不是一种直接的肿瘤引发剂，其主要作用于肿瘤的促进阶段，是一类作用较强的促癌剂。

（二）流行病学资料

一项对日本一般人群的调查显示，血液中所有被测的三类二噁英类物质，尤其是 DL-PCBs 的毒性当量（TEQs）与代谢综合征存在着高度的相关性，其中高血压、高甘油三酯和葡萄糖耐受不良与二噁英类污染物的血浓度关系最为密切。类似的研究还发现了二噁英类污染物与风湿性关节炎、垂体肿瘤、非霍奇金淋巴瘤等造血系统肿瘤的联系，婴儿出生前通过母体接触二噁英类污染物可使下丘脑-垂体-性腺轴的功能受到损伤。流行病学调查还发现了近年来逐渐多发的儿童学习障碍和注意力缺陷症也与此类污染物有关。最近研究显示母体二噁英暴露往往伴随婴幼儿认知缺陷。

职业流行病学研究表明 TCDD 与人类呼吸系统、胸腺、结缔组织和软组织、造血系统、肝等几乎所有的肿瘤有关，其中以引发软组织肉瘤的危险性增加最为显著。意大利 Seveso 污染事故的追踪调查表明，事故的暴露者无论男性还是女性其癌症死亡率（如消化道、淋巴造血系和肝等）均有显著增加。国外对 12 个工厂的 5132 名接触 TCDD 工人做了队列-死亡分析和接触-反应分析，全癌的标化死亡比 (SMR) 为 1.13（95%CI 为 1.02~1.25）。随着接触量的增加，全癌和肺癌标化死亡比在统计学上存在线性变化趋势。TCDD 最高接触组的全癌 SMR 为 1.60（95%CI 为 1.15~1.82）。结论是过多的全癌病例只局限在最高浓度组，但无特异性，该接触量为一般居民接触量的 100~1 000 倍，相当于动物实验的 TCDD 剂量。对荷兰的一家化工厂接触苯氧基除草剂、氯酚和污染物（TCDD 和其他多氯 dioxins 和 furans）的工人进行回顾性队列分析。接触组男性工人与非接触工人的内部对照组相比，全死亡相对危险度（RR）为 1.8，95% CI 为 1.2~2.5、癌症死亡 RR 为 4.1（95%CI 1.8~9.0）、呼吸系统癌症 RR 为 7.5（95%CI 1.0~56.1）、非霍奇金淋巴瘤 RR 为 1.7（95% CI 0.2~16.5）。在越南战争中，美军广泛使用含 TCDD 的落叶剂，导致当地妇女流产、死胎、畸胎发生率增加，而侵越美军中后来也大量发生癌症或子代出生缺陷。然而对参加越战并接触了大量含有二噁英的落叶剂——橙剂（Orange agent）的美国老兵进行的一个回顾性队列研究结果发现，这些老兵的慢性肝损害与病毒和酒精关系较大，与接触橙剂关系不大。

国际癌症研究所（IARC）1997 年已将 2，3，7，8-TCDD 归入 1 类，人类致癌物。

（三）中毒临床表现及防治原则

1. 急性中毒 较短期内接触较高浓度的二噁英可出现氯痤疮（皮脂腺损伤）、皮肤黑斑、皮肤过度角化和肝损害。资料显示，与其他生物物种相比，人类对二噁英的致死量并不特别敏感。超高剂量经口暴露也可出现典型的皮肤病变，并有持续的非特异性的胃肠道症状如恶心、呕吐、上腹部疼痛及食欲减退，肌肉、脂肪组织急剧减少，体重急剧下降直至死亡，即所谓的"废物综合征"，除此之外仅可见极少数临床和生化指标异常，如血脂轻度升高、白细胞增多、自然杀伤（NK）细胞减少等。

2. 慢性中毒 慢性中毒的临床症状因人而异，最常见的是皮肤（氯痤疮、高度角化、高色素症）和肝损伤（肝细胞变性、转氨酶活性增高、血脂升高、胆固醇增高），同时有神经、精神障碍（一时性萎靡、头痛、个性改变）。有的氯痤疮患者甚至久治不愈和反复发病，严重时发生卟啉-血红蛋白前体和含铁辅酶（细胞色素）代谢障碍。二噁英慢性接触可见体重减轻、胸腺萎缩、免疫功能低下、内分泌失调、生殖功能受损、糖尿病、子宫内膜异位症等。流行病学研究表明，二噁英的接触与人类某些肿瘤的发生有关。此外，二噁英还可导致新生儿出生畸形、智力发育落后和神经行为障碍，婴幼儿接触二噁英可使牙齿发育不良、出现黄褐斑和牙齿结构改变等。

3. 防治原则 由于二噁英在环境中十分稳定，如其污染源没有很好控制，环境中的存在量会不断升高。针对污染源的措施包括：

（1）减少化学和家庭废弃物、污泥、木材、电缆、交通燃料、油的燃烧过程中二噁英的排放。改造焚化炉的设备技术，如提高焚烧炉温度（850℃以上），在焚烧炉中加纤维过滤器、静电降尘法、深度氧化、紫外线照射法等都可以减少或阻止二噁英的生成。

（2）工业生产和设备的技术革新，以降低工业生产过程二噁英的排放。对造纸厂和印染厂的漂白方法加速改进，并加强污水处理。

（3）减少生产和使用含氯的化学品。逐步限制聚氯乙烯塑料的生产；推广使用无铅汽油；禁用五氯酚钠灭螺并研制新的代用品。

人在日常生活中二噁英的总摄入量的90%来自于食物，而人群平均暴露水平也接近每日耐受摄入量（TDI）。为了确保食品中二噁英的含量尽可能降至最低，应控制食品生产、加工、运输、包装和贮藏过程中的二噁英污染，如制定类似于危害分析与关键控制点（hazard analysis and critical control point，HACCP）的操作规范和质量控制方案，提出制定食品中二噁英的最大限值；定期监测二噁英的膳食暴露量以及在具有指征性的食品中的含量水平。

1990 年 12 月，WHO 基于动物实验中二噁英及其相关化合物肝毒性、生殖毒性以及免疫毒性的结果和人的代谢动力学，将 TCDD 的每日耐受摄入量（TDI）定为 10 pg/kg 体重。此后，由于对历史上发生的二噁英污染事件的流行病学调查结果，在 1998 年 WHO、欧洲环境与健康研究中心以及国际化学品安全规划署，又将二噁英的 TDI 减少到 1~4 pg/kg 体重。一些机构根据雌鼠长期暴露 TCDD 而出现肝癌的数据，采用多级线性模式计算安全摄入剂量。在这个模式中，TCDD 作为一个完全致癌物，意味着不存在安全剂量阈值。美国环境保护署计算的最低安全剂量是每日 TCDD 0.006 pg/kg 体重，目前这个结论也在重新审议。

五、毒性表现

二噁英对消化系统的毒性主要表现为肝损害，其次是在超高剂量接触情况下表现出来的持续的非特异性的胃肠道症状如恶心、呕吐、上腹部疼痛及食欲缺乏。长期接触可能会使肝癌发生率增加。TCDD 所引起的肝毒性在大体结构上表现为肝表面出现一个或多个苍白区域；肝肿大并表面结节；脂肪肝；肝萎缩。TCDD 炎症损伤到最后的肝小叶中心性灶状坏死。其中灶状坏死是肝小叶损伤的主要病理学特征，具体表现为肝细胞的大量坏死、存活细胞形态改变，胆小管扩张或增生，中心静脉壁出现纤维化等一系列改变。电镜观察发现核形态改变，出现不规则形状；核结构改变，出现核浓缩；染色质成块集中于核膜层边缘，核仁扩大；核数目异常；线粒体数目减少、肿胀、嵴变形等数目和形态的改变及诸如髓鞘样层状结构出现等结构改变；粗面内质网排列混乱，与线粒体构成松散的膜性网状结构，数目减少，其表面核糖体颗粒减少或脱落等改变等。

TCDD 进入机体后，在体内各器官尤其是肝内的多种酶的催化下进行生物转化的同时，也将引起 I 相反应酶和 II 相反应酶活力的改变。已经有大量的实验证实 TCDD 在 24 h 内即可诱导哺乳动物细胞色素 P450（CYP450）氧化酶系超家族成员中 CYP1A1、CYP1A2 的 mRNA 大量表达，并伴有相应蛋白的明显增加，同时诱导性增加与 TCDD 之间存在着明显的时间及剂量依存关系。近年来，在大鼠肝中又鉴定了 TCDD 对 CYP1B1 的诱导，不过与 CYP1A1、CYP1A2 相比，CYP1B1 对 TCDD 的诱导并不敏感，同时发现 TCDD 对鸟类肝 CYP1A4、CYP1A5 的诱导表达。TCDD 同样可以诱导人类肝细胞的 CYP1A 酶活力增强，但以 7-乙氧基异噁唑 O-脱乙基酶（7-ethoxyresorufin O-deethylase，EROD）作为标志酶的活力比较中发现，TCDD 对人类肝细胞的 CYP1A 酶的诱导远远低于对啮齿类的诱导。TCDD 的存在会使肝尿苷二磷酸葡萄糖醛酸基转移酶（UDPGT）和谷胱甘肽-S-转移酶（GST）活力出现明显增强，一次性给予大鼠 $10\mu g/kg$ 的 TCDD，7 天后观察发现 UDPGT mRNA 水平在肝中增加了大约 10 倍，与 UDPGT 相比较，TCDD 对 GST 的活力诱导存在明显的种属差异。除了上述代谢酶的改变之外，还会出现超氧化物歧化酶、谷胱甘肽过氧化物酶以及 ALT、AST 等酶活力的改变。TCDD 能促进维生素 A 的排泄，从而使肝内维生素 A 的含量减少。

日本和中国台湾地区的某些人群，事故性摄入受到二噁英污染的烹调油后，出现肝毒性、肝肿瘤高发等不良作用。

六、毒性机制

二噁英的毒性作用机制尚不十分清楚。一般认为，芳香烃受体（aryl-hydrocarbon receptor，AhR）在二噁英的毒作用过程中扮演着重要的角色。AhR 为细胞浆中存在的信使蛋白质，这是一种配体依赖性转录因子。未与配体结合的 AhR 蛋白质分子量为 270kD，由结合配体的特殊功能序列亚单位单体（95kD）与 2 个分子量为 90kD 的热休克蛋白 90（HSP 90）组成，AhR 特殊功能序列包括与二噁英特异性结合的部位及螺旋-环-螺旋基序区域，后者是活化的 AhR 与分子量为 87kD 的芳香烃受体核转运体（aryl-hydrocarbon receptor nuclear transportor，ARNT）结合部位。二噁英作为 AhR 的特异性配体，与 AhR 结合使其 2 个 HSP90 及 1 个 p50 发生解离脱落活化，结合二噁英的活化 AhR 与胞浆中 ARNT 结合形成同型二聚体并移位至细胞核，这种同型二聚体对核中某些特殊的 DNA 序列即二噁英响应片段（dioxin-response element，DRE）具有高度的亲和力。AhR-ARNT 复合物与增强子核心序列结合后可导致细胞色素 P4501A1 的 mRNA 在核中的聚集。DRE 的核心序列为 5'-T/GNGCGTGA/CG/CA-3'，具有高度保守性，不同种属的 DRE 核心序列相似。这些特殊 DNA 序列位于特定转录基因 5'末端之前，能与二噁英活化的 AhR-ARNT 复合物特异性结合，导致 DNA 链的弯曲，核染色质的断裂，从而增加了激活启动子的几率，引起特定基因如细胞色素 P450（如 CYP1A1、CYP1A2）、谷胱甘肽-S-转移酶、鸟氨酸脱羧酶、甲基醌氧化还原酶、醛脱羟酶等的表达和蛋白质的合成。实验表明，CYP1A1 和 CYP1A2 的表达是 AhR 依赖性的应答过程，大鼠肝、肺、肾、皮肤等组织用 10μg/kg TCDD 处理 30min 后，均能引起这两种基因的表达。但在人乳腺癌纤维细胞中仅有 CYP1B1 的表达。Roberton 等研究发现，在 CYP1A1 转录起始点上游，281-950 个碱基间有 9 个顺式反应元件，其中 3 个为二噁英反应元件，另 6 个元件的作用不详。但当 AhR-ARNT 复合物与二噁英反应元件结合后其余几个反应元件更易与各自的蛋白作用因子结合。除了 AhR-ARNT-Enzymes 机制，Weiss C 等利用大鼠肝卵圆细胞揭示了另一条少见的依赖 AhR，但不经过 ARNT 通路的信号系统。大鼠肝卵圆细胞接触 TCDD 可诱导转录因子 JunD，继而导致原癌基因 cyclin A 的上调和细胞周期调控的失常，这一结果将有助于解释 TCDD 的发育毒性和肿瘤促进作用。

目前对二噁英激活表达的特定蛋白发挥作用的过程的研究很少，主要还是对细胞色素 P4501A 和 1A2 表达产物的研究，如芳烃羟化酶，可将前致癌物转化为致癌物，从而促进机体癌症的发生。

二噁英毒性作用的另一条途径是激活蛋白激酶，然后经过蛋白激酶途径产生各种生物学活性。Enan 等发现 2，3，7，8-TCDD 可使雌性豚鼠脂肪细胞胞浆中的酪氨酸蛋白激酶的活性增高，且该作用为芳香烃受体依赖性的，酪氨酸蛋白激酶不仅可被 2，3，7，8-TCDD 激活，并且酪氨酸蛋白激酶在胞浆中能特异地与芳香烃受体复合物结合。Blankenship 和 Kohle 等通过实验进一步证实，酪氨酸蛋白激酶在胞浆中与芳香烃受体复合物结合，当配体与芳香烃受体结合，则使酪氨酸蛋白激酶被释放且被激活。从而使细胞内蛋白质的酪氨酸残基的磷酸化程度增加。这种磷酸化作用对于细胞的增殖和分化具有重要意义。Enan 等发现 2，3，7，8-TCDD 可通过芳香烃受体使细胞内的 cAMP 依赖的蛋白激酶激活，从而使细胞内 Ca^{2+} 水平增高，细胞分泌功能加强，并对肝糖原分解和合成途径及葡萄糖的摄取产生影响，这对二噁英导致的机体脂肪消耗和进行性衰竭具有重要意义。

另有资料认为，二噁英的毒性还与其引起体内抗氧化系统受损，膜内氧化酶活性异常，从而形成体内氧化应激状态有关。尤其当激活局限在微粒体内的 CYP1A1 和 CYP1A2 时，可能增加电子传递到氧分子的机会，导致过量活性氧的形成。

（俞 萍 杨明晶 王民生 常元勋）

主要参考文献

1. 朱守民，王爱红，孙祖越，等. 氯乙烯致大鼠 DNA 损伤与肝代谢酶活性动态变化的研究. 环境与职业医学，2004，21（2）：98-113.
2. 江泉观，纪云晶，常元勋主编. 环境化学毒物防治手册. 北京：化学工业出版社，2004. 549-554.
3. 常元勋主编. 靶器官与环境有害因素. 北京：化学工业出版社，2008. 236-237.
4. 熊敏如. 高分子化合物生产中的毒物中毒 // 金泰廙，孙贵范主编. 职业卫生与职业医学. 5 版. 北京：人民卫生出版社，2006. 225-227.
5. Bolt HM. Vinyl chloride-a classical industrial toxicant of new interest. Crit Rev

Toxicol,2005,35(4),307-323.
6. Schindler J,Li Y,Marion MJ,et al. The effect of genetic polymorphisms in the vinyl chloride metabolic pathway on mutagenic risk. J Hum Genet,2007,52(5),448-455.
7. 王爱红,朱守民,周元陵,等. 氯乙烯染毒对大鼠肝细胞色素 P4502E1 活力和 mRNA 表达的影响. 工业卫生与职业病,2005,31(3):146-148.
8. Maroni M,Fanetti AC. Liver function assessment in workers exposed to vinyl chloride. Int Arch Occup Environ Health,2006,79(1),57-65.
9. Zhu SM,Ren XF,Wan JX,et al. Evaluation in vinyl chloride monomer-exposed workers and the relationship between liver lesions and gene polymorphisms of metabolic enzymes. World J Gastroenterol,2005,11(37),5821-5827.
10. Fernandes PH,Kanuri M,Nechev LV,et al. Mammalian cell mutagenesis of the DNA adducts of vinyl chloride and malon dialdehyde. Environ Mol Mutagen,2005,45(5),455-459.
11. 冀芳,朱守民,孙品,等. Ⅰ、Ⅱ相代谢酶基因多态性与氯乙烯作业工人 DNA 损伤的关系研究. 卫生研究,2009,38(1):7-10.
12. 刘静,王威,仇玉兰,等. 氯乙烯致 DNA 损伤与 DNA 修复基因甲基化. 复旦学报(医学版),2008,35(2):190-193.
13. 仇玉兰,朱守民,刘静,等. 氯乙烯致染色体损伤的易感性与 APE1 和 XRCC1 基因多态关系研究. 卫生研究,2007,36(2):132-136.
14. Miao Wen-bin,Wang Wei,Qiu Yu-la,et al. Micronucleus occurrence related to base excision repair gene polymorphisms in chinese workers occupationally exposed to vinyl chloride monomer. J Occup Environ Med,2009,51(5),578-585.
15. Qiu YL,Wang W,Wang T,et al. Genetic polymorphisms,messenger RNA expression of p53,p21,and CCND1,and possible links with chromosomal aberrations in chinese vinyl chloride-exposed workers. Cancer Epidemiol Biomarkers Prev,2008,17(10),2578-2584.
16. Zhu SM,Xia ZL,Wang AH,et al. Polymorphisms and haplotypes of DNA repair and xenobiotic metabolism genes and risk of DNA damage in chinese vinyl chloride monomer(VCM)-exposed workers. Toxicol Lett,2008,5,178(2),88-94.

17. Martin EJ, Forkert PG. 1, 1-Dichloroethylene induced mitochondrial damage precedes apoptotic cell death of bronchiolar epithelial cells in murine lung. J Pharmacol Exp Ther, 2005, 313 (1), 95-103.
18. 周承藩, 丁锐, 沈彤, 等. 三种氯代烯烃对人角质形成细胞的细胞毒性作用. 中国工业医学杂志, 2005, 18 (2): 76-79.
19. Martin EJ, Forkert PG. Evidence that 1, 1-dichloroethylene induces apoptotic cell death in murine liver. J Pharmacol Exp Ther, 2004, 310, 33-42.
20. 袁振华, 丁友昌, 查捷. 偏二氯乙烯/氯乙烯共聚物成型品迁移物及其致突变性研究. 癌变·畸变·突变, 2001, 13 (1): 36-38.
21. Rahm BG, Richardson RE. Dehalococcoides' gene transcripts as quantitative bioindicators of tetrachloroethene, trichloroethene, and cis-1, 2-dichloroethene dehalorespiration rates. Environ Sci Technol, 2008, 42 (14), 5099-5105.
22. Fan C, Wang GS, Chen YC. Risk assessment of exposure to volatile organic compounds in ground water in Taiwan. Sci Total Environ, 2009, 407 (7), 2165-2174.
23. Jennings LK, Chartrand MM, Lacrampe-Couloume G, et al. Proteomic and transcriptomic analyses reveal genes upregulated by cis-dichloroethene in Polaromonas sp. strain JS666. Appl Environ Microbiol, 2009, 75 (11), 3733-44.
24. 王洪艳, 柴秀芳, 佟冬青, 等. 低浓度氯乙烯对作业工人肝损害的调查. 北华大学学报 (自然科学版) 2001, 2 (1): 41-43.
25. 胡训军, 肖萍, 王文静, 等. TCE生物标志物的研究进展. 环境与职业医学, 2006, 23 (1): 76-78.
26. 黄海燕, 庄志雄, 刘建军. 三氯乙烯中毒表现及其作用机制研究进展. 环境与职业医学, 2006, 23 (1): 79-81.
27. 胡训军, 卢伟, 肖萍, 等. 三氯乙烯亚急性毒作用研究. 环境与职业医学, 2005, 22 (2): 116-118.
28. Kumar P, Prasad AK, Maji BK, et al. Hepatotoxic alterations induced by inhalation of trichloroethylene (TCE) in rats. Biomed Environ Sci, 2001, 14 (4), 325-332.
29. Ramdhan DH, Kamijima M, Yamada N, et al. Molecular mechanism of trichloroethylene-induced hepatotoxicity mediated by CYP2E1. Toxicol Appl

Pharmacol, 2008, 231 (3), 300-307.
30. Shen T, Zhu QX, Yang S, et al. Trichloroethylene induced cutaneous irritation in BALB/c hairless mice: histopathological changes and oxidative damage. Toxicology. 2008, 248 (2-3), 113-120.
31. Kamijima M, Wang H, Huang H, et al. Trichloroethylene causes generalized hypersensitivity skin disorders complicated by hepatitis. J Occup Health, 2008, 50 (4), 328-338.
32. Tang X, Que B, Song X, et al. Characterization of liver injury associated with hypersensitive skin reactions induced by trichloroethylene in the guinea pig maximization test. J Occup Health, 2008, 50 (2), 114-121.
33. Scott CS, Chiu WA. Trichloroethylene cancer epidemiology: a consideration of select issues. Environ Health Perspect, 2006, 114 (9), 1471-1478.
34. Jane C, Caldwell, Nagalakshmi Keshava. Key issues in the modes of action and effects of trichloroethylene metabolites for liver and kidney tumorigenesis. Environ Health Perspect, 2006, 114 (9), 1457-1463.
35. 邢秀梅, 张坚松, 刘建军, 等. 高剂量三氯乙烯对 L-02 肝细胞中 Rho GDIα 表达的影响. 癌变·畸变·突变, 2008, 20 (1): 15-18.
36. Gilbert KM, Przybyla B, Pumford NR, et al. Delineating liver events in trichloroethylene-induced autoimmune hepatitis. Chem Res Toxicol. 2009, 22 (4), 626-632.
37. Xu X, Yang R, Wu N, et al. Severe hypersensitivity dermatitis and liver dysfunction induced by occupational exposure to trichloroethylene. Ind Health. 2009, 47 (2), 107-112.
38. Cummings BS, Lash LH. Metabolism and toxicity of trichloroethylene and s-(1, 2-dichlorovinyl)-1-cysteine in freshly isolated human proximal tubular cells. Toxicol Sci, 2000, 53 (2): 458-466.
39. Lash LH, Putt DA, Huang P, et al. Modulation of hepatic and renal metabolism and toxicity of trichloroethylene and perchloroethylene by alterations in status of cytochrome P450 and glutathione. Toxicology, 2007, 235 (1-2), 11-26.
40. 郑琳, 蒋琳, 李玉玲, 等. 四氯乙烯对小鼠行为功能的影响. 职业与健康, 1999, 15 (8): 20-215.
41. Lash LH, Parker JC. Hepatic and renal toxicities associated with perchloroeth-

ylene. Pharmacol, Rev. 2001; 53: 177-208.
42. Chen SJ, Wang JL, Chen JH, et al. Possible involvement of glutathione and p53 in trichloroethylene and perchloroethylene induced lipid peroxidation and apoptosis in human lung cancer cells. Free Radic Biol Med, 2002, 33 (4), 464-72.
43. 刘雅梅,杜立华. 北京市部分洗衣房中四氯乙烯污染现状. 职业与健康, 2005, 21 (3): 353-354.
44. 张晶,王晓云. 现行四氯乙烯职业卫生标准的环境影响. 中国职业医学, 2004, 31 (3): 18-21.
45. 王欣荣,张国柱,李玉平. 一起急性四氯乙烯中毒事故的调查. 职业与健康, 2007, 23 (19): 1689-1690.
46. 赵尊忠. 四氯乙烯中毒3例报告. 职业与健康, 2006, 22 (18): 1455.
47. Benignus VA, Boyes WK, Geller AM, et al. Long-term perchloroethylene exposure: a meta-analysis of neurobehavioral deficits in occupationally and residentially exposed groups. J Toxicol Environ Health A., 2009, 72 (13), 824-831.
48. Sweeney LM, Kirman CR, Gargas ML, et al. Contribution of trichloroacetic acid to liver tumors observed in perchloroethylene (perc) exposed mice. Toxicology, 2009, 260 (1-3), 77-83.
49. Azimi Pirsaraei SR, Khavanin A, Asilian H, et al. Occupational exposure to perchloroethylene in dry-cleaning shops in tehran, Iran. Ind Health, 2009, 47 (2), 155-159.
50. Gold LS, De Roos AJ, Waters M, et al. Systematic literature review of uses and levels of occupational exposure to tetrachloroethylene. J Occup Environ Hyg, 2008, 5 (12), 807-39.
51. Ljarrat E, De La Cal A, Larrazabal D, et al. Occurrence of polybromated phenylethers, polychlorinated-dibenzo-p-dioxins, dibenzofurans and diphenyls in Coastal Sediments from Spain. Environ Pollut, 2005, 36, 493-501.
52. 苏国臣,张金波,苏晶林. 环境中的二噁英及其对人体的危害. 国外医学卫生学分册, 2003, 30 (1): 13-16.
53. 夏革清,韩平. 二噁英的拟雌激素作用和雌激素拮抗作用. 国外医学卫生学分册, 2003, 30 (6): 325-328.
54. 侯蕾,陈必良. 二噁英的胎盘毒性及研究进展. 中国妇幼健康研究, 2006,

17 (3): 179-181.
55. Leung HW, Kerger BD, Paustenbach DJ. Elimination half-lives of selected polychlorinated dibenzodioxins and dibenzofurans in breast-fed human infants. J Toxicol Environ Health A, 2006, 69 (6), 437-443.
56. Abnet CC. Carcinogenic food contaminants. Cancer Invest, 2007, 25 (3), 189-196.
57. Teraoka H, Dong W, Hiraga T. Zebrafish as a novel experimental model for developmental toxicology. Congenit Anom (Kyoto), 2003, 43 (2), 123-132.
58. 董丽, 汤乃军. 四氯并二噁英的肝脏毒性. 中华劳动卫生杂志, 2005, 23 (1): 60-62.
59. 赵力军, 汤乃军, 刘静, 等. 亚慢性暴露于2, 3, 7, 8-四氯二苯并二噁英对Wistar雌性大鼠生殖系统的影响. 中国预防医学杂志, 2007, 8 (4): 374-377.
60. 王珺, 赵彦艳, 刘洪, 等. Igf2基因差异性甲基化区域在二噁英致畸中的作用. 中华医学遗传学杂志, 2007, 24 (2): 162-166.
61. 郭磊, 赵玉岩, 张世亮, 等. 二噁英致大鼠先天骨骼发育畸形中软骨细胞的病理学改变. 中国实验动物学报, 2008, 16 (1): 45-47.
62. Uemura H, Arisawa K, Hiyoshi M, et al. Prevalence of metabolic syndrome associated with body burden levels of dioxin and related compounds among Japan's general population. Environ Health Perspect, 2009, 117 (4), 568-573.
63. Lee DH, Jacobs DR, Porta M. Association of serum concentrations of persistent organic pollutants with the prevalence of learning disability and attention deficit disorder. J Epidemiol Community Health, 2007, 61 (7) 591-596.
64. Foster WG. Endocrine toxicants including 2, 3, 7, 8-terachlorodibenzo-p-dioxin (TCDD) and dioxin-like chemicals and Endometriosis: is there a link? J Toxicol Environ Health B Crit Rev, 2008, 11 (3-4), 177-187.
65. Cao Y, Winneke G, Wilhelm M, et al. Environmental exposure to dioxins and polychlorinated biphenyls reduce levels of gonadal hormones in newborns: results from the duisburg cohort study. Int J Hyg Environ Health, 2008, 211 (1-2), 30-39.
66. Cooper GS, Jones S. Pentachlorophenol and cancer risk: focusing the lens on

specific chlorophenols and contaminants. Environ Health Perspect, 2008, 116 (8), 1001-1008.

67. Weiss C, Faust D, Schreck I, et al. TCDD deregulates contact inhibition in rat liver oval cells via AhR receptor, JunD and Cyclin A. Oncogene, 2008, 27 (15), 2198-2207.

68. 刘云儒,汤乃军. 二噁英的毒理学研究进展. 中华劳动卫生杂志, 2003, 21 (2): 138-141.

69. 姚玉红,刘格林. 二噁英的健康危害研究进展. 环境与健康杂志, 2007, 24 (7): 560-562.

第十章

氯代烷类

第一节 四氯化碳

一、理化性质

四氯化碳（Carbon Tetrachloride，CCl_4）是无色的液体，有特殊气味，在火焰中释放出刺激性或有毒烟雾（或气体），与热表面或火焰接触时，分解生成氯化氢、氯气和光气，与某些金属如铝、镁、锌发生反应，有着火和爆炸的危险，不可燃，不聚合，贮藏时避免受热和光照。

二、来源、存在与接触机会

自然界无天然的四氯化碳。工业上用甲烷与氯气混合加热反应，氯气与二硫化碳反应，甲烷氧氯化和甲醇氢氯化等方法制取四氯化碳。

四氯化碳是有机溶剂，工业上用作溶媒、清洗工件油垢、杀虫剂、干洗剂、萃取剂、灭火剂、金属加工切削的润滑液和制造氟里昂等，某些家用清洁剂也含有较多的四氯化碳。常因生产过程中经皮肤直接接触或呼吸道吸入其气体；生活中多为口服，常见于误服或自杀，有些家用清洁剂也含有较多的四氯化碳。

三、吸收、分布、代谢与排泄

（一）吸收、分布、排泄

四氯化碳可经呼吸道、胃肠道和皮肤三个途径吸收。本品是低水溶性化合物，肺的吸收率随着吸入时间的延长而下降，在血液中浓度与肺泡中浓度之比（分配系数）为 3.6～5.2（20℃）和 1.8～2.5

(37℃)。四氯化碳的毒作用可受胃肠道内食物的存在量和种类的影响，在脂肪存在时，延缓了肠道吸收的速度，同时又促使四氯化碳吸收后更多地进入淋巴系统，避免了首先进入肝，降低了血循环中大量未经代谢的四氯化碳。

四氯化碳的吸收受许多代谢因素的影响，乙醇可促使其吸收，可以肯定乙醇对四氯化碳有增毒作用；异丙醇也有明显的增毒效应，机制是醇类加强了四氯化碳对细胞色素 P450 血红素蛋白的破坏，肝微粒体钙泵及谷胱甘肽活性受到抑制。

四氯化碳在体内代谢迅速，吸入后 48h 即不能在血液中检出。在体内分布较广泛，接触高浓度四氯化碳后，一般在组织中的含量比血液中高，脑、肺、心、肾和脾中含量最多，肝、肌肉和皮肤次之。也有报告给狗口服本品后，以骨髓中含量最高，约为脑、脾和肝的 5 倍。又有以 ^{14}C 标记的四氯化碳 $289mg/m^3$ 给猴吸入，研究其在体内的吸收和分布，发现吸收率为 $1.34mg/(kg·h)$。分布比例（以血中含量为1）：脂肪组织为 7.86，肝 3.0，骨髓 2.97，骨、肺、肌肉、脾、心、肾和脑 0.14~0.96。

肺是四氯化碳的主要排泄途径，吸收量的 50% 左右是以原形经呼吸道排出的，少量经尿和粪便中排出。20% 在体内氧化，部分代谢为二氧化碳呼出，组织中的四氯化碳排泄缓慢，这可能是反复吸入本品引起中毒反应的原因。

（二）代谢

四氯化碳最初的代谢（图 10-1）起始于细胞色素 P450（CYP450）介导的将一个电子转移到 C-Cl 键上形成阴离子自由基并消除掉氯原子，这样就形成了三氯甲基自由基（$CCl_3·$）。三氯甲基自由基可进行氧化和还原的生物转化。与这个过程相关联的同工酶是 CYP2E1 和 CYP2B1/2B2。一些同工酶可能易于被四氯化碳降解。在表达 CYP2E1 的细胞系中，四氯化碳可使 CYP2E1 失活，造成它的减少。当蛋白质合成受阻时，四氯化碳引起的 CYP2E1 的失活和降解更显著。自由基清除剂不能阻止 CYP2E1 的降解，提示四氯化碳的代谢物可与 CYP2E1 的活性部位反应。

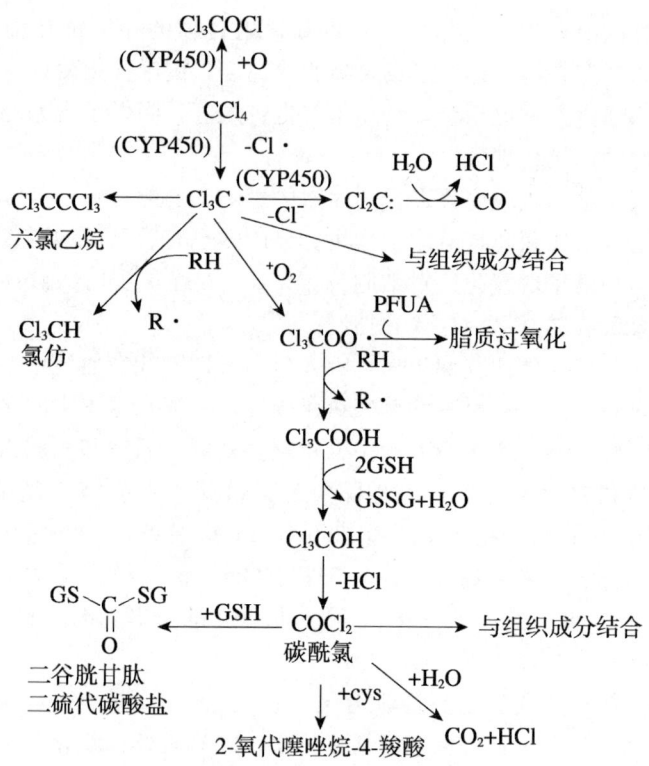

图 10-1　四氯化碳的生物转化

资料来源：Harris & Anders, 1981; Anders & Jakobson, 1985; MacGregor & Lang, 1996.

自由基的形成已被体内外的电子自旋共振实验所证实，并且其形成由特别的细胞色素 P450 所调节，其色素部分在四氯化碳染毒后被破坏。已证实可形成四氯化碳/细胞色素 P450 复合体。

消除三氯甲基自由基的最重要途径是与分子氧反应产生三氯甲基过氧化物自由基（$CCl_3OO·$），该中间产物比三氯甲基自由基更活泼，可以同脂质反应引起脂质过氧化并产生 4-羟基烯醛（4-hydroxyalkenals）。自由基引起的脂质过氧化可生成不同代谢物，如丙酮、正丁醛、丙二醛等，这些代谢物在大鼠经四氯化碳染毒 24h 后可在尿中检出。

推测三氯甲基过氧化物自由基可进一步反应生成碳酰氯（phosgene），碳酰氯可进一步与组织大分子或水反应最终生成氯化氢和二氧化碳。Rubinstein & Kanics 报道四氯化碳在肝匀浆中可被代谢成二氧化碳。Reynolds 等报道在体内四氯化碳可发生生物转化成二氧化碳。碳酰氯可与半胱氨酸缩合生成 2-氧代噻唑烷-4-羧酸（2-oxothiazolidine-4-carboxylic acid），也可与谷胱甘肽缩合生成二谷胱甘肽二硫代碳酸盐（diglutathionyl dithiocarbonate）。

四氯化碳在缺氧环境下可生成氯仿和 CCl_2-碳烯（CCl_2-carbene），但在体内情况下 CCl_2-碳烯作为中间产物的重要性较小。Castro 等通过三种不同种类鼠类（C3H 小鼠、SD 大鼠、叙利亚金黄色仓鼠）的肝细胞核制备液进行了四氯化碳到氯仿的生物转化实验，所有种类动物都能进行这种转化，这种能力是不依赖于 NADPH 的，在氮气和空气中可达到同等程度。在缺氧环境中相对转化强度为小鼠＞仓鼠＞大鼠，而在有氧环境中为仓鼠＞小鼠＞大鼠。

很多研究证实，四氯化碳可能通过代谢活化（代谢产物）同很多组织发生共价结合，包括肝、肾皮质、呼吸道黏膜、口腔、食管、鼻黏膜、睾丸、子宫及阴道等。

四、毒性概述

（一）动物实验资料

1. 急性与亚急性毒性 四氯化碳是卤代烃类有机化合物，属低毒类。四氯化碳对小鼠吸入 2h LC_{50} 为 $59.95 \pm 8.6 g/m^3$；吸入 2h LC_{100} 为 $65.7 g/m^3$，经口 LD_{50} 为 $12.8 g/kg$。四氯化碳家兔经口 LD 为 $0.9\sim10.7 g/kg$；经口 MLD 为 $4.0 g/kg$。狗经口 MLD 为 $4.0 g/kg$。

四氯化碳对喂常规饲料的大鼠经口 LD_{50} 为 $5.4 g/kg$；给药前饥饿 18h 和给药后饥饿 4h，大鼠经口 LD_{50} 为 $10.17 g/kg$；喂不含蛋白质饲料的大鼠经口 LD_{50} 为 $23.36 g/kg$；纯四氯化碳原液对动物的 LD_{50} 为 $12.0 g/kg$，溶于油或脂肪中的四氯化碳对动物的 LD_{50} 为 $13.59 g/kg$，油脂似有延缓吸收的作用，但不降低四氯化碳的肝毒作用。

动物急性吸入四氯化碳后，起初有黏膜刺激症状，表现为流泪、闭目、前爪搔鼻，呼吸音粗，随后出现神经系统症状，先出现兴奋、多动，后出现步态蹒跚等麻醉症状，严重时抽搐、昏迷，甚至死亡。豚鼠对四氯化碳最为敏感，中毒后常因肺炎死亡。猫不敏感，吸入 $15g/m^3$，每天 8h，连续 3 周，尚能耐受。猴的耐受力也大于小动物，吸入 $0.16g/m^3$，每天 7h，染毒半年无中毒现象。

2. 慢性毒性 有实验用大鼠、豚鼠、兔和猴进行慢性染毒实验，每天给动物吸入，7h/d，每周 5 天。四氯化碳浓度为 $0.032 \ g/m^3$ 时，豚鼠肝重量轻度增加，大鼠无异常发现；浓度为 $0.063 \ g/m^3$ 时，大鼠和豚鼠肝中度脂肪变性，肝重量增加，兔无异常发现；浓度为 $0.16 \ g/m^3$ 时，大鼠和兔在 191 天中共染毒 137 次，肝重量轻度增加，伴有脂肪变性，未见肝硬化病变；浓度为 $0.32 \ g/m^3$ 时，大鼠、豚鼠和兔在 187 天中共染毒 134 次，肝重量增加，并有肝细胞脂肪变性；大鼠、豚鼠、兔和猴在浓度为 $0.063g/m^3$ 染毒 146～163 次，未见生长改变，但均出现肝病变；在浓度为 $2.52 \ g/m^3$ 时，半数以上的大鼠和豚鼠在第 127 次染毒前死亡。

3. 致突变 大量实验证明：四氯化碳 Ames 试验阴性。一项试验证明可引起大肠杆菌 DNA 损伤和突变。四氯化碳可引起真菌的染色体有丝分裂重组。一项实验表明不会引起酵母 *Saccharomyces cerevisiae* 产生非整倍体，而另一项实验证明在 *Aspergillus nidulans* 中可诱导产生非整倍体。在对果蝇的一项研究中发现不会引起隐性伴性致死突变。

研究发现四氯化碳可诱发叙利亚金黄色仓鼠卵巢细胞的体外转化。在表达 CYP1A2、CYP2A6、CYP3A4、环氧化物水解酶或 CYP2E1 的人细胞系中诱导微核着丝粒染色阳性。而表达 CYP1A1 的 AHH-1 淋巴细胞系总体微核率及微核着丝粒阳性率则未见增加。体外实验未见 DNA 损伤、程序外 DNA 合成、姐妹染色单体交换或染色体畸变。哺乳动物整体实验中，仅一项实验表明四氯化碳可诱发肝 DNA 链断裂。

4. 生殖发育毒性 已有的证据表明，胎体对四氯化碳的敏感性不高，四氯化碳对胚胎发育和出生后存活的影响要低于对母体的毒性。

Thiersch 在孕第 7 天，第 7 和 8 天，第 11 天，第 11 和 12 天对妊娠大鼠分别以四氯化碳 1000mg/kg 经口染毒，胎仔无畸形，但两次染毒的大鼠吸收胎多于一次染毒的大鼠。Hamlin 等对 B6D2F1 小鼠经口染毒，四氯化碳（溶于玉米油）剂量分别为 82.6 和 826.3mg/kg，分别在孕第 1、6 和 11 天 3 天染毒，对新生仔鼠体重和顶臀长均未见影响。产后 1 天的仔鼠无畸形，仔鼠发育正常。Schwetz 等对 SD 大鼠孕 6～15 天，每天 7h 吸入染毒，四氯化碳剂量为 214 或 6435mg/m^3，孕鼠进食量和体重增重均下降且有剂量-效应关系。仔鼠体重及顶臀长均显著降低，两剂量组仔鼠皮下水肿发生率均增加。高剂量组仔鼠骨骼畸形（双骨化点及骨化迟缓）发生率明显增加。

5. 致癌　经口、吸入及皮下注射均可引起肝肿瘤。Nagano 等的研究发现，100 只 F-344 大鼠，雌雄各 50 只，6 周龄，分别在 0、32、160、800mg/m^3 剂量下吸入染毒，每天 6h，每周 5 天，共 104 周。高剂量组肝细胞腺瘤（雄性：0/50、1/50、1/50、21/50；雌性：0/50、0/50、0/50、40/50）和肝细胞癌（雄性：1/50、0/50、0/50、32/50；雌性：0/50、0/50、3/50、15/50）的发生率明显增加（$P<0.01$）。Weisburger 报道 B6C3F1 小鼠经口灌胃四氯化碳（以玉米油作溶剂），剂量为 1250 或 2500 mg/kg，每周 5 天，共 78 周，90 周处死。高剂量组雄性 47/48、雌性 43/45，及低剂量组雄性 49/49、雌性 40/40 发生肝细胞癌。对照组为雄性 3/18、雌性 1/18。在处理组肾上腺肿瘤的发生也有增加。

国际癌症研究所（IARC，1987）将四氯化碳归为 2B 类。人类可能致癌物。

(二) 流行病学资料

国外有报道发现，380 例急性中毒病例中肾损害者约占 65％，肾损害的出现通常较中枢神经和肝损害稍迟，多发生在接触后的 1～7 天，严重者可出现急性肾衰竭。Hardin 报告 1939—1953 年 77 例急性四氯化碳中毒，其中 96％ 的患者累及肾，36％ 的患者是致命性的。Nielsen 收集了 1953—1965 年文献，报告急性中毒 128 例，急性肾衰竭 120 例（94％）。

郝凤桐报告22例工人急性四氯化碳中毒，在无任何防护条件下用四氯化碳清洗氧气压缩机零件，有7人徒手在四氯化碳容器内捞取零件，首先发生中毒，之后从事辅助作业的15人也发生了不同程度的急性中毒。主要中毒表现为头晕、头痛、乏力等神经系统症状；咽干、流泪等黏膜刺激症状；恶心、呕吐、食欲不振等消化症状。体检发现，体温增高1例，眼结膜充血5例，咽充血12例，肝肿大17例，肝触痛5例，肝区叩击痛5例，脾肿大2例。实验室检查，8例血清ALT增高，1例伴有潜在性黄疸。在接触四氯化碳后6~7周，有3例血液非蛋白氮高于正常，表明肾损害发生。

杜剑云报道，共调查生产使用四氯化碳的工人977人，主要表现：消化系统多见上腹部痛和食欲不振；呼吸系统多见鼻、咽充血、鼻腔干痛和咳嗽多痰；神经系统常见有头昏、头痛、失眠、记忆力减退、多梦、耳鸣等；眼部可见视力减退和模糊，少数有视野缩小；还有全身乏力、心电图异常、心悸、超声波检查肝大，肝功能异常，镜下血尿和蛋白尿等。

国内对某化工厂生产使用四氯化碳的191名工人进行了6年动态观察，所有工序的作业环境四氯化碳浓度超标2.2~14.32倍。健康检查发现患者有头痛、头昏、失眠、食欲不振、心悸、四肢麻木、咽喉充血、鼻炎、齿龈炎、肝大及肝区疼痛等。生化检查发现，患者转氨酶的异常率随四氯化碳接触年限增加也增加，第一年异常率为1.3%，第5年异常率为18.8%。随着四氯化碳接触浓度的增高，转氨酶的异常率也增加，浓度最低的供气工序异常率为0，浓度最高的后处理工序异常率达到23.3%。接触人群的甘油三酯高于正常人群。尿浓缩试验的异常率达到20.68%；心电图的异常率为34.7%，主要表现为不完全性右束支传导阻滞和窦性心率过缓；眼底检查异常者为13.7%，有少数患者视力下降，视野缩小。

（三）中毒临床表现及防治原则

1. 急性中毒　短期内暴露于大量四氯化碳可发生急性中毒。急性中毒的潜伏期在数十分钟到几天不等，一般为1~3天。

接触其蒸气可引起眼结膜和呼吸道刺激，如眼结膜充血、咽部干痒、咳嗽、胸闷和肺部啰音等,严重时出现肺水肿。

四氯化碳具有较强的麻醉作用,吸入中毒主要表现为中枢神经麻醉、头晕、头痛、乏力、失眠、四肢感觉异常、步态不稳、意识障碍、抽搐、反射消失、昏迷,甚至中枢麻痹而猝死。

经口摄入四氯化碳,多数患者于摄入后数小时至数天,出现食欲不振、恶心、呕吐、腹胀、肝肿大、压痛、黄疸和腹水等,严重时可出现急性肝衰竭。无论何种途径进入机体,引起急性中毒,ALT 和 AST 增高,ALT 活性持续居高不下时,通常预后不良。当肝功能严重受损时,可有血氨增高,血清胆红素增高,凝血酶原时间延长,血清白蛋白降低以及出现肝昏迷。

肾损害在急性四氯化碳中毒中相当常见,其出现较中枢神经和肝损害稍迟,多发生在接触后的 1~7 天,严重者出现肾衰竭,出现少尿、无尿和氮质血症等。实验室检查可见蛋白尿、血尿、管型尿,血中钾、尿素氮和肌酐水平增高,内生肌酐清除率降低以及肾小球滤过率(GFR)下降等。

2. 慢性中毒 常表现为进行性的神经衰弱综合征,如头昏、眩晕、倦怠无力、记忆力减退;胃肠功能紊乱,常伴有肝、肾损害,严重者可发展到肝硬化。肾受损害时有蛋白尿、血尿和管型尿出现。

四氯化碳有强烈的脱脂作用,皮肤接触后可有粗糙、脱屑和皲裂。国外文献报道有视力下降、视野缩小、再生障碍性贫血以及耳蜗前庭系统功能障碍等。

3. 防治原则 在生产本品的过程中,要求严格密闭。应避免本品与火焰或高热表面接触。使用本品时应注意足够的通风。工人应定期体检,勿饮酒。患慢性心、肝、肾疾病者不宜接触本品。

急性中毒者应立即移离现场,按一般急救常规处理。应密切观察肝、肾功能的变化,并积极采取各种保护肝、肾的措施。慢性中毒一般做对症处理。

五、毒性表现

CCl_4 的主要靶器官是肝,CCl_4 的肝毒作用的一个重要表现是引起脂肪肝，CCl_4 染毒动物的肝和血浆中 AST 和醛缩酶活性明显升高。鸟嘌呤酶是 CCl_4 肝毒作用的灵敏指标，与 AST 和 ALT 相仿，但较为专一。CCl_4 的肝毒作用在形态上主要表现为肝小叶中心性细胞坏死和脂肪浸润，并可导致肝硬化。病变的发展一般为：肝小叶中心性肝细胞坏死；肝小叶中央区出血和急性炎症细胞浸润；坏死区组织细胞浸润；肝小叶中央萎缩；肝细胞再生。CCl_4 还可引起肝细胞脂肪积聚，氨基酸利用率降低，膜磷脂质交换减少，线粒体呼吸改变，细胞内 ATP 减少及细胞钙含量增高。

CCl_4 染毒后的动物肝和血浆中 AST 和醛缩酶活性明显升高，在整个肝的再生期内一直维持较高水平。大鼠实验表明，CCl_4 染毒剂量为 $100\sim300ml/kg$ 时，鸟氨酸氨甲酰酶活性明显增高，为 AST 和 ALT 的 17 倍和 30 倍。CCl_4 染毒豚鼠肝细胞浆谷胱甘肽还原酶、乙二醛酶及谷胱甘肽-S-转移酶等活性均受到抑制。

动物在 CCl_4 浓度为 $639\sim1258mg/m^3$ 反复进行吸入染毒，发现肝细胞广泛坏死。在高浓度组，肝细胞再生会伴随纤维化，最终导致肝硬化，这种硬化是可以恢复，但要经过一个较长的时间。在电镜下，可以观察到 CCl_4 引起大鼠肝细胞粗面内质网囊泡的形成，多核糖体减少和脂肪蓄积等。

六、毒性机制

CCl_4 的肝毒机制研究已进行了很多，多数认为 CCl_4 的肝毒作用需在混合功能氧化酶的作用下，细胞色素 P450（CYP450）将 CCl_4 转化为 $CCl_3\cdot$，再转化为 $CCl_3OO\cdot$，再通过从磷脂的多不饱和脂肪酸抽取氢原子引发脂质过氧化反应。实验研究表明有多种处理或因素可改变 CCl_4 所损伤的程度，降低 CCl_4 毒性。保护作用包括 CYP450 活性低的幼小动物；CYP450 抑制剂处理降低肝 CYP450 水平。增加 CCl_4 毒性包括缺氧，膳食维生素 E 缺乏（因此种抗氧化剂可清除脂质过氧化自由基），及某些外源化学物（尤其是乙醇和丙酮，因为它们可激活这些化合物所诱导最有效的代谢 CCl_4 的同工酶 CYP2E1 活性）预处理。人类接触 CCl_4 的个例报告提示：因长期滥用酒精导致肝 CYP2E1 水平升高的个体对 CCl_4 肝毒性的易感性增大。还有人报道 CYP2E1 基因敲除小鼠几乎完全耐受 CCl_4 的肝毒性，这些研究对探讨 CCl_4 肝毒性的病理发生机制具有重要的意义。

CCl_4 如何进一步造成肝细胞的损伤甚至细胞死亡，有三种观点。

1. 脂质过氧化学说 有实验证明，CCl_4 在整体实验和和体外试验均可诱发肝共轭双烯生成，给予抗氧化剂维生素 E，能预防 CCl_4 所致脂肪肝和肝坏死，这表明脂质发生了过氧化作用。CCl_4 染毒大鼠体内可产生戊烷，体内戊烷的产生与肝共轭双烯的形成具有很好的相关性，细胞色素 P450 可诱发 CCl_4 致肝不可逆性损害。脂质过氧化的结果，改变了膜结构的完整性，一方面加强了膜磷脂质的降解，另一方面缺乏新磷脂质的补充，使肝细胞丧失了自身的修复能力，但有些病理和生化现象与脂质过氧化的关系无法解释。

2. 共价结合学说 研究发现，CCl_4 的代谢物能够迅速与细胞的多种大分子成分发生不可逆的共价结合，这种共价结合程度与细胞的坏死程度成正相关，结合程度越牢固，细胞的坏死程度越严重。在厌氧状态下，CCl_4 经肝细胞色素 P450 代谢后，形成 $CCl_3·$ 与脂质的共价结合，导致细胞膜类脂代谢的紊乱。

3. 钙代谢学说 细胞中的游离钙调控着几乎所有细胞内的活动，微粒体中钙的活性受到 CCl_4 代谢物引起脂质过氧化和共价结合的抑制，内质网钙泵受到抑制失活后，贮存在内质网膜某些位点的钙被释放，当细胞液中游离钙超出正常水平时，便可能产生一系列毒性反应。线粒体在摄取过量的钙后，可能会抑制氧化磷酸化反应，线粒体发生肿胀，同时游离钙能活化质膜磷脂酶，导致质膜快速降解并受损，对钙的通透性增高，细胞外钙大量进入细胞内，导致细胞液中游离钙浓度进一步增高，如此恶性循环可导致细胞的死亡。但是，在 CCl_4 中毒时，微粒体钙泵的抑制与多种细胞病理和生化间的变化关系不是很清楚，仍有待进一步的研究。

（崔京伟　李　煜　常元勋）

第二节 三氯甲烷（氯仿）

一、理化性质

三氯甲烷（Trichloromethane）别名氯仿，无色透明重质液体，极易挥发，有特殊味，不溶于水，溶于醇、醚和苯。不可燃，在火焰中释放出刺激性或有毒烟雾（或气体），与热表面或火焰接触时，分解生成氯化氢、光气和氯气等有毒和腐蚀性烟雾。

二、来源、存在与接触机会

三氯甲烷普遍存在于自然界中。曾在番茄、葡萄、牛奶等食品中发现少量三氯甲烷。经氯化消毒的饮水中会含少量的三氯甲烷。

三氯甲烷是有机合成的重要原料，用于制作氟里昂、脂类、树脂、橡胶、油漆、磷和碘的溶剂。也用于合成纤维、塑料、干洗剂、杀虫剂、地板蜡、氟代烃冷冻剂和氟代烃塑料等制造，医药行业还用作溶剂和萃取剂提取抗生素，从事这些行业的生产和贮运过程中均有职业接触机会。

三、吸收、分布、代谢与排泄

三氯甲烷可经呼吸道吸入，经消化道和皮肤吸收，人体吸入三氯甲烷蒸气后，有 60%～80% 进入体内，血液和大脑中的浓度相同，脂肪组织中的三氯甲烷浓度比血液高 10 倍，主要分布于全身的脂肪储库和组织中。三氯甲烷最初代谢产物是三氯乙醇，进一步脱氯产生光气，中间产物为二氯甲烷、一氯甲烷和甲醛。三氯甲烷在体内代谢率为 30%～50%，未被代谢的除少量贮存于脂肪组织中，大部分以原形和二氧化碳形式排出。极少量可进入乳汁，亦能通过胎盘进入胎儿体内。

四、毒性概述

(一) 动物实验资料

1. **急性毒性** 三氯甲烷属低毒类。大鼠经口 LD_{50} 908mg/kg，大鼠吸入 (4h) LC_{50} 47 702mg/m³。高浓度致死量能使肝坏死，发生急性黄色或红色肝萎缩，肝细胞坏死主要发生在肝小叶的中心区，同时可见肝细胞脂肪浸润。

2. **亚急性毒性** 小鼠经口染毒每日 125mg/kg，14 天，肝肿大；每日 250mg/kg，14 天，肝、脾肿大，肝功能异常。

3. **致突变** 在 Ames 试验中，引起 TA100 菌株回复突变，但不引起 TA98 菌株回复突变。三氯甲烷是一种碱基置换型的致突变物，三氯甲烷可诱发小鼠骨髓嗜多染红细胞微核的形成。

4. **生殖发育毒性** SD 大鼠在妊娠 6～15 天期间，吸入氯仿 30、100 和 300mg/m³，每天 7h，300mg/m³ 组胚胎着床率降低，吸收胎增加，仔鼠发育迟缓，仔鼠体重降低，100mg/m³ 组胚胎发育迟缓，有少数缺尾无肛门畸形，30mg/m³ 组胚胎发育迟缓、体重减轻。

5. **致癌** 小鼠经口每天喂饲三氯甲烷 60mg/kg，90 周出现肾肿瘤。雄性大鼠 138～277mg/kg，雌性大鼠 238～477mg/kg 经口染毒可致肝癌。

国际癌症研究所 (IARC, 1987 年) 将三氯甲烷归入 2B 类, 人类可能致癌物。

(二) 流行病学资料

据报道 2001 年某制药厂在生产中使用三氯甲烷导致 5 名女性工人出现急性中毒性肝损伤，女工年龄 32～44 岁，从事该工作 20 天。车间空气中三氯甲烷的最高浓度超过国家最高允许浓度 20 倍，主要临床表现有恶心、呕吐、乏力、发热、腹胀、腹泻和上腹部不适，有 3 人出现皮肤及巩膜轻度黄染，有 1 人出现肝区压痛，叩击痛，血清转氨酶升高，但 HBsAg-AntiHAV、AntiHCV 和腹部 B 超均为阴性，可排除病毒性肝炎所致的肝功能损伤，患者在工作中也未曾接触过其他可能造成肝损伤的毒物，说明此肝损伤由于接触三氯甲烷所致。

有两名妇女长期接触浓度为 300~1000mg/m^3 三氯甲烷，在怀孕期间均出现了子痫症状；流行病学资料证实，三氯甲烷接触妇女出现子代低体重儿、早产儿和宫内发育迟缓的危险性增加。

(三) 中毒临床表现及防治原则

1. 急性中毒 在生活和职业性接触时均有发生急性中毒的病例，吸入中毒时，最初有面部和体表发热感，兴奋、激动、欣快感、头痛、头晕、恶心、呕吐、步态不稳，随后出现精神萎靡、嗜睡、呼吸表浅、昏迷、反射消失、缺氧、发绀，严重者可发生呼吸麻痹、心室颤动和心力衰竭，并可伴有肝、肾损害。三氯甲烷属肝毒性，临床上出现肝肿大、压痛，黄疸和急性肝坏死。

急性中毒时血管运动中枢受抑制，内脏血管扩张使血压下降，损害心肌和心传导系统，可出现休克和各类严重的心律失常和急性心衰；急性肾损害时，可见血尿、蛋白尿和非蛋白氮（BUN）尿等，严重时可出现急性肾衰竭。

2. 慢性中毒 长期接触三氯甲烷，主要出现肝损害，同时伴有消化不良、精神抑郁、失眠、头痛、头晕、智力衰退、乏力、共济失调等症状，饮酒会加重肝损害。

3. 防治原则 主要采取对症治疗。吸入中毒时，应迅速脱离现场，给氧，必要时给予呼吸兴奋剂。口服中毒者，酌情给予催吐、洗胃和导泻，眼和皮肤被污染时，皮肤可用清水或肥皂水充分冲洗，眼可用清水、生理盐水或 2% 硼酸溶液充分冲洗。注意护肝治疗，忌用咖啡和肾上腺素，以防止诱发严重的心律失常和呼吸抑制。

在生产和使用三氯甲烷时，注意在通风良好的环境或通风柜内进行，注意个人防护，佩戴口罩、手套和穿防护服，注意妥善保存，防止误服或自杀者取得。

五、毒性表现

三氯甲烷经口中毒有明显的消化道刺激症状，如口鼻溢出粉红色分泌物，口腔和上腹部烧灼感，恶心、呕吐、腹痛、腹泻甚至消化道出血等，口腔黏膜可出现灼伤样的红斑。

三氯甲烷属肝毒性，长期接触主要出现肝损害，伴有消化不良症状，急性中毒时可见肝小叶中心性坏死，临床上出现肝肿大压痛，黄疸，甚至急性肝坏死，常用各项肝功能检查中 ALT 活性的改变出现的最早和最明显，随后出现 AST、r-GT 和血清胆红素的改变。

六、毒性机制

三氯甲烷经肝细胞色素 P450 转化为不稳定中间代谢产物三氯乙烯。三氯乙烯释放出一分子 HCl 后形成光气。光气与还原型谷胱甘肽（GSH）反应，产生氧化型谷胱甘肽（GSSG），造成 GSH 耗竭，从而诱发肝发生脂质过氧化作用。

（崔京伟　常元勋）

第三节　三氯乙烷

一、理化性质

三氯乙烷（Trichloroethane）分为 1,1,1-三氯乙烷和 1,1,2-三氯乙烷。为无色液体，不溶于水，溶于乙醇、乙醚等。在空气中爆炸极限为 8%～16%，易溶于丙酮和苯等有机溶剂，不易燃，在特定条件下可燃，在火焰中释放出刺激性或有毒烟雾，与铝、镁及其合金、碱、强氧化剂、丙酮和锌激烈反应，与水缓慢反应释放出腐蚀性盐酸，受热或燃烧时，分解生成一氧化碳、二氧化碳、氯化氢、光气等有毒和腐蚀性烟雾。

二、来源、存在与接触机会

工业上用化学合成方法制取 1,1,1-三氯乙烷和 1,1,2-三氯乙烷，不存在自然界的自然生成。主要用作电子零部件或金属脱脂的清洗剂、脱漆剂、气溶胶烟雾剂、耐火涂层材料、切削油冷却剂、金属焊接检漏和制作低毒不燃的黏合剂。广泛用于电子、橡胶、制革、国防工业、化工、电影制片和纺织等。从事三氯乙烷生产、贮存和使用的人员均有职业性接触和中毒的可能。

生活环境中1，1，1-三氯乙烷的危害主要来源于室内污染，有些生活和文具用品中含有此物，如：打字机改正液和纤维制品中的纤维保护剂，特别是在不通风的室内使用纤维保护剂。

三、吸收、分布、代谢与排泄

1，1，1-三氯乙烷主要经呼吸道吸入，也可经消化道和皮肤吸收进入机体，大部分随呼出气排出，其中98.7%未发生变化，仅0.5%转变为二氧化碳，在体内几乎不蓄积。1，1，2-三氯乙烷在体内经过氧化，脱氯生成三氯醋酸和相应的酸类。在代谢过程中，细胞色素P450参与脱氯作用。将^{14}C标记的1，1，2-三氯乙烷注入小鼠腹腔，三天内，呼出气中占16%~22%，其中60%为二氧化碳，40%为原形；在尿中占73%~87%；存留在体内约1%~3%。只有小部分代谢为三氯乙酸和三氯乙醇，与葡萄糖醛酸结合随尿排出。

四、毒性概述

（一）动物实验资料

1. 急性毒性 1，1，1-三氯乙烷是一种卤代烃类有机化合物，属低毒类。1，1，1-三氯乙烷小鼠吸入（10h）LC_{50}为73.71 g/m^3；经口LD_{50}为11.24g/kg；大鼠经口LD_{50}为12.3g/kg；豚鼠经口LD_{50}为9.47g/kg。1，1，2-三氯乙烷小鼠吸入（7h）LC_{50}为76.44~77.81 g/m^3，经口LD_{50}为11.24g/kg；豚鼠经口LD_{50}为9.47g/kg。

2. 亚急性与慢性毒性 大鼠、豚鼠和兔吸入1，1，2-三氯乙烷0.82 g/m^3，每天7h，每周5天，共6个月，动物生长、发育、体重、血液及实验室检查未见异常。当吸入1.6 g/m^3时，雌性大鼠有轻度肝脂肪变性和肿胀。

豚鼠吸入1,1,1-三氯乙烷浓度为5.46g/m^3,每天3h,共3个月,肝重量增加,脂肪变性,并发生肺炎;吸入16.38g/m^3,每次7h,共20次,观察29天,肝轻度脂肪变性。

3. 致突变　对1,1,1-三氯乙烷进行了较多的诱变研究,包括整体实验和体外试验,大部分研究结果为阴性,一些体外试验系统可见阳性结果,可能是由于1,1,1-三氯乙烷含有杂质。总的来说,1,1,1-三氯乙烷不具有明显的诱变潜力。

4. 生殖发育毒性　大鼠分别在交配前和孕期吸入1,1,1-三氯乙烷浓度为2100 ± 200mg/m^3,结果表明,对母体无毒性作用,对仔鼠行为也无影响,也未见致畸作用。但是,胎鼠体重下降,骨化和肾发育延迟。关于1,1,1-三氯乙烷的发育毒性研究大部分为阴性结果,有部分实验发现可致仔鼠发育畸形,本品对生殖和生育的影响是有限的。

5. 致癌　1,1,1-三氯乙烷喂饲小鼠每天0.390g/kg和0.195g/kg;喂饲大鼠每天0.092g/kg和0.046g/kg,共78周。然后小鼠观察25周,大鼠观察35周,发现小鼠发生肝癌和嗜铬细胞瘤,而大鼠未发生肿瘤。

(二) 流行病学资料

对纺织厂的现场调查结果表明,手工去污场所呼吸带的1,1,1-三氯乙烷浓度最高819.9 ± 781.9mg/m^3,其次是喷雾车间460.5 ± 292.49mg/m^3,蒸气清洗车间365.3 ± 279.9mg/m^3,超声清洗车间134.7 ± 121.0mg/m^3。个人接触浓度与下班时的呼出气及静脉血中1,1,1-三氯乙烷的浓度高度相关,表明工人接触浓度越高,进入体内存在于血液循环中的相应浓度也显著增加。尿样分析发现,个人接触水平与尿中1,1,1-三氯乙烷的两种代谢产物(三氯乙醇和三氯乙酸)的水平仅呈微弱的相关关系。

对两个纺织厂共151名工人进行流行病学调查。一组为使用1,1,1-三氯乙烷作为清洗剂6年,另一组为不使用该品为清洗剂。调查中测定了体重、血压、心电图、血常规、碱性磷酸酶、转氨酶、总胆固醇、血清总蛋白、球蛋白、尿素氮等多项反映心、肝、肾功能和血液生化的指标,同时考虑了年龄、性别、种族和吸烟等影响因素,结果表明,职业接触1,1,1-三氯乙烷未发现导致上述临床指标的明显改变。

(三) 中毒临床表现及防治原则

1. 急性中毒 吸入大量1,1,1-三氯乙烷可引起急性中毒,出现口麻、头晕、恶心、呕吐、心悸、步态不稳、眼结膜充血和震颤等症状,对中枢神经有抑制作用,吸入高浓度时引起典型的麻醉表现,如遗忘、痛觉和反射消失,接触致死浓度时出现呼吸或循环中枢麻醉,对循环中枢的抑制作用强于其他的麻醉剂。急性中毒患者如能存活,可能会留有中枢神经系统损害的后遗症。接触极高浓度时因呼吸抑制或急性心力衰竭而猝死。1,1,2-三氯乙烷工业上应用较少,未见职业中毒相关报道。

2. 慢性中毒 未见1,1,1-三氯乙烷和1,1,2-三氯乙烷慢性中毒的相关报道。

3. 防治原则 1,1,1-三氯乙烷要求贮存于阴凉、通风的仓库,远离火种和热源,防止阳光直射。保持容器密闭,与食品饲料分开存放和运输。

接触人员应在通风和局部排气的环境下操作,穿防护服,戴安全防护镜和防化学品手套,工作时不得进食、饮水和吸烟,工作后要淋浴更衣。

根据短期接触较高浓度1,1,1-三氯乙烷,出现中枢抑制和循环衰竭表现,便可诊断1,1,1-三氯乙烷急性中毒。处理原则与其他有机溶剂中毒相同。

五、毒性表现

1,1,1-三氯乙烷和1,1,2-三氯乙烷的主要损伤靶器官是肝。研究发现,豚鼠吸入1,1,1-三氯乙烷浓度为$5.46g/m^3$,3h/d,共3个月,肝重量增加,脂肪变性;吸入$16.38g/m^3$每次7h,共20次,观察29天,肝轻度脂肪变性。

六、毒性机制

1，1，1-三氯乙烷和1，1，2-三氯乙烷的中毒机制尚不清楚，可能与其经肝细胞中微粒体氧化酶代谢生成的代谢产物致肝损伤有关。有人用离体肝细胞对其诱发肝损伤的机制进行了研究，结果发现1，1，2-三氯乙烷处理后可抑制肝细胞对牛磺胆酸、鸟苯苷及2-氯基异丁酸等物质的摄取，而对鹅脱氧胆酸及3-o-甲基-D-葡萄糖的摄入无影响，提示1，1，1-三氯乙烷特异地干扰依赖能量的肝细胞转运功能，产生毒性作用。还有研究发现，1，1，2-三氯乙烷可缓慢地经细胞色素P450氧化为三氯乙醇和三氯乙酸。已知三氯乙醇和三氯乙酸具有明显的肝毒性，推测1，1，2-三氯乙烷肝毒性可能与其代谢产物致肝毒性有关。还有用大鼠肝匀浆和大鼠染毒实验的研究表明，1，1，1-三氯乙烷诱发自由基量的增加，可能产生的自由基是其诱发肝损伤的原因之一。

（崔京伟　常元勋）

第四节　二氯乙烷

一、理化性质

二氯乙烷（Dichloroethane，DCE）分为两种异构体，1，2-二氯乙烷为对称异构体，1，1-二氯乙烷为不对称异构体，两者均为无色，易挥发和具有氯仿气味的油状液体，加热和燃烧时，分解生成光气和氯化氢等有毒和腐蚀性烟雾。

二、来源、存在与接触机会

自然环境中不存在天然的二氯乙烷。工业上通过乙烯和氯气反应制取二氯乙烷，也是生产氯乙醇、环氧乙烷的副产品，在工业上用作有机溶剂，在纺织、石油和电子工业上用作脱脂剂、清洁剂和汽油的防爆剂等。目前国内主要用其作为有机溶剂和黏合剂，用作蜡、脂肪和橡胶等的溶剂，用于制造氯乙烯，也用于谷仓的熏蒸和土壤的消毒，也曾用作麻醉剂。我国近年的生产和使用量在逐渐增加。

三、吸收、分布、代谢与排泄

1，2-二氯乙烷易经呼吸道吸入，消化道和皮肤吸收并迅速分布到全身，特别是脂肪丰富的器官。在体内经生物转化后，尿中主要代谢产物为硫二醋酸和硫二氧硫基醋酸，谷胱甘肽在其代谢过程中起着重要作用。有人用 ^{14}C 标记的1，2-二氯乙烷给小鼠腹腔注射，实验证明，以原形从呼吸道排出占10%～42%，以二氧化碳形式呼出为12%～15%，51%～78%可出现于尿中，约0.6%～1.3%存留于体内，乳汁中含有微量。1，1-二氯乙烷在体内的吸收和代谢过程目前尚无明确的报告。

四、毒性概述

二氯乙烷有两种异构体，1，2-二氯乙烷为对称异构体，属中等毒类；1，1-二氯乙烷为不对称异构体，属低毒类。

（一）动物实验资料

1. 急性毒性 1，1-二氯乙烷小鼠吸入（7h）LC_{50} 为 12.15 g/m^3；大鼠吸入（7h）LC_{50} 为 12.15 g/m^3；大鼠经口 LD_{50} 为 680 g/kg。1，2-二氯乙烷小鼠经口 LD_{50} 为 420 g/kg；大鼠吸入 LC_{50} 为 0.384 g/m^3。

实验证实，大鼠、豚鼠和兔对二氯乙烷的毒性比较敏感，狗和猴有较高的耐受性。狗吸入浓度分别为 400，1000 和 1500 mg/m^3 二氯乙烷角膜发生肿胀和混浊。二氯乙烷对眼和呼吸道有刺激作用，其蒸气可使动物角膜浑浊，吸入可引起肺水肿，抑制中枢神经系统，刺激胃肠道和引起肝、肾和肾上腺损害。

2. 慢性毒性 大鼠吸入1，2-二氯乙烷浓度为 1.64g/m^3，7h/d，5天/周，70周，出现较高的死亡率和肝损害。解剖发现大鼠心扩大，肺充血和水肿，病理结果发现心肌和肝脂肪浸润，肝小叶中心坏死，肾小管和肾小球变性，脑水肿。

3. **致突变** 1,2-二氯乙烷在 Ames 试验中,对 TA100 有直接致突变作用,果蝇隐性伴性致死试验阳性,可致原代培养的小鼠和大鼠肝细胞、以及人外周淋巴细胞程序外 DNA 合成。整体实验证实,1,2-二氯乙烷可诱发大鼠和小鼠肝细胞 DNA 加合物增加,致 DNA 损伤,并可诱发小鼠骨髓细胞姐妹染色单体交换率升高。

4. **生殖发育毒性** 实验表明,大鼠在孕期吸入 1,2-二氯乙烷浓度为 $600\mu g/m^3$,共 5 天;小鼠在孕期吸入 $1000\mu g/m^3$,共 3 天,在胎鼠组织中均测得 1,2-二氯乙烷,但未见明显的胎鼠毒性和致畸作用。有研究表明,孕 6~15 天的大鼠吸入 1,2-二氯乙烷 $300mg/m^3$,7h/d,引起胚胎死亡率增加,大鼠在交配前 6 个月和整个孕期内吸入二氯乙烷 $57mg/m^3$ 时,未见母体出现全身症状,但生育力下降,死胎率增加,胎鼠出生体重减轻,仔鼠存活率低。

5. **致癌** 雄性和雌性 B6C3F 小鼠,每组 50 只,每天灌胃 1,2-二氯乙烷(溶于玉米油),雄性小鼠 97 mg/kg 和 195mg/kg;雌性小鼠 145 mg/kg 和 299 mg/kg,一周 5 天,共 78 周,观察 13 周。雄性小鼠出现肝癌,支气管肺癌;雌性小鼠出现支气管肺癌和乳腺癌。

国际癌症研究所(IARC)将二氯乙烷归为 2B 类,人类可能致癌物。

(二)流行病学调查

任铁石报道一起 1,2-二氯乙烷急性中毒事故,某厂在使用 PVC 黏合剂(内含二氯乙烷 85%,过氯乙烯 15%)黏接聚氯乙烯塑料时,导致 21 名作业工人出现不同程度的接触反应或中毒表现,男 5 名,女 16 名,年龄在 20~40 岁之间。其中 3 名轻度中毒,2 名重度中毒,16 名有中毒反应。现场可见,在约 30 m^2 的场所堆放着大量刚粘接完的聚氯乙烯塑料,同时还堆放着两大桶(每桶重约 100kg)未加盖的 PVC 黏合剂。场所周围有围墙相圈,通风差。工人全部手工操作,无防毒面具,只有个别人用已破旧无防护作用的针织线手套,双手沾满 PVC 黏合剂。现场采集 7 个样品,空气中二氯乙烷含量最低 92.25 mg/m^3,最高 1328.00 mg/m^3。

典型病例患者李某，女，29岁，从事PVC粘接塑料5天，工作开始当天下午，即感头晕、头疼、恶心、腹痛等。夜晚休息后缓解。至第5天症状突然加重，并伴有呕吐、急躁、双上肢抽搐震颤，进而昏迷。检查发现脑水肿，肝（ALT82U/L），肾（尿蛋白+），及心脏损害（ECG：1度房室传导阻滞），后痊愈。

（三）中毒临床表现及防治原则

近年来从事二氯乙烷制造，贮存和使用的人员均发生过职业性中毒，在一些玩具厂因使用含二氯乙烷的黏胶剂导致中毒，在生活中也曾有经口摄入中毒的报道。

1. 急性中毒 人体吸入高浓度和误服二氯乙烷时出现急性中毒，轻度中毒表现为头晕、头痛、烦躁不安、乏力、颜面潮红、步态蹒跚、嗜睡、意识模糊，可伴有恶心、呕吐、腹痛、腹泻等胃肠症状。部分病例在发病后数月出现轻度肝肿大、黄疸，肝功能异常，蛋白尿和血尿。重度中毒者表现谵妄，癫痫大发作样抽搐及昏迷，有些患者在昏迷后清醒一段时间，再度出现昏迷，抽搐，甚至死亡，起病数天后可出现明显的肝、肾损害。吸入中毒者还可伴有流泪、流涕、咽痛、咳嗽等症状，高浓度吸入者可发生肺水肿。

急性中毒在临床表现上分为两期，第一期表现为兴奋、激动、头痛、恶心，重者很快出现中枢神经系统抑制，神志丧失；第二期以胃肠道症状为主，频繁呕吐，上腹疼痛，血性腹泻，肝坏死以及肾病变。急性中毒时主要表现为心电图ST-T改变，磷酸肌酸激酶同工酶（CK-MB）和乳酸脱氢酶（LDH）活性显著增高，肝肿大，肌酐和尿素氮增高及肺纹理增粗等，死亡原因为多脏器损害，尤其是中枢神经和肝的严重病变。

急性中毒最明显的临床表现是急性中毒性脑病，患者在短时间内出现嗜睡、头晕、头痛、乏力、恶心、呕吐，癫痫样发作，精神行为改变和程度不同的意识障碍，严重时可有颅内高压的一系列表现，如剧烈头痛、视物模糊、频繁呕吐、谵妄、颈抵抗、抽搐及昏迷等，部分患者眼底检查可见视乳头水肿，脑脊液压力增高，脑部核磁共振（MRI）检查显示白质广泛对称性密度减低。

亚急性中毒临床上主要表现为程度不同的中枢神经受累，起病较隐匿，潜伏期常为数天到数十天之间，相当部分的患者缓慢起病后，病情突然迅速恶化而死亡。临床表现以中毒性脑病为主，肝、肾损害及肺水肿极为少见。

临床上需高度警惕和注意的是，有些患者病程中反复出现颅内高压，呈现为昏迷-清醒-烦躁和精神异常-再度昏迷-抽搐-死亡的临床经过，即使被认为进入"恢复期"的患者，仍可因脑疝形成而突然死亡。本病小脑功能障碍表现较为明显，患者多有共济失调，肌张力下降，步态异常，震颤，构音困难和肌阵挛等，严重时出现癫痫样抽搐。

2. 慢性中毒 长期吸入低浓度二氯乙烷引起的慢性中毒表现为头晕、头痛、乏力、睡眠障碍等神经衰弱综合征，食欲减退，恶心、呕吐等消化道症状，可有消化道或呼吸道出血及中毒性肝病的表现，皮肤反复接触可有干燥、脱屑和皮炎。

3. 防治原则 生产和使用二氯乙烷时应在低温下操作，要有良好的通风设备。做好个人防护，配备防护服，安全护目镜，患有肝和肾疾病者不宜从事此作业，工作时不得进食、饮水和吸烟，严禁使用本品洗手。

二氯乙烷急性中毒无特殊治疗方法，注意脱水治疗，控制颅内高压；使用镇静剂防止抽搐发生，给予保肝护肾及营养心肌的药物。

五、毒性表现

大鼠、豚鼠和兔吸入1，2-二氯乙烷 $1.644g/m^3$ 70次，共3个月，有不同程度的肝损伤，动物实验表明，肝脂肪浸润，肝小叶中心坏死，有些出现严重的坏死性和出血性肠炎。

急、慢性中毒患者，表现为肝肿大、黄疸、ALT和AST活性升高等。血清还原型谷胱甘肽（GSH）水平下降。

六、毒性机制

二氯乙烷的中毒机制还不清楚，动物实验仅发现早期可引起肝内细胞色素 P450 含量下降使得肝代谢功能异常。职业流行病学发现，职业接触二氯乙烷工人，血清还原型谷胱甘肽（GSH）含量下降，推测二氯乙烷可诱发氧化应激，可能与自由基对肝损伤有关。

（崔京伟　常元勋）

主要参考文献

1. 江泉观，纪云晶，常元勋主编．环镜化学毒物防治手册．北京：化学工业出版社．2004，515-525.
2. Lu YY, Wang CP, Zhou L, et al. Synthesis of platelet activating factor and its receptor expression in Kuffer cells in rat carbon tetrachloride-induced cirrhosis. World J Gastroenterol，2008，14（5）：764-770.
3. 黄吉武，周宗灿．毒理学 毒物的基础科学．北京：人民卫生出版社．2005，446-448.
4. 常元勋．靶器官与环境有害因素．北京：化学工业出版社．
5. Zhang LJ, Yu JP, Li D, et al. Effects of cytokines on carbon tetrachloride-induced hepatic fibrogenesis in rats. World J Gastroenterol，2004，10（1）：77-81.
6. 庞奕晖，郭顺根，李志强，等．四氯化碳致肝纤维化大鼠肝组织中 IL-1β 及 IL-1β 受体的表达．北京中医药大学学报，2006，29：98-101.
7. 王静芳．北京市水中三氯甲烷健康危险性评价．太原：山西医科大学，2004.
8. 王晓红．国内氯化消毒饮水副作用及防治对策的研究现状．环境与健康杂志，1994，11（3）：142-144.
9. 常元勋．二氯乙烷现场劳动卫生学调查．中华劳动卫生职业病杂志．1987，5（6）：350-351.
10. Yang Y, Nemoto EM, Harvey SA, et al. Increased hepatic platelet activating factor (PAF) and PAF receptors in carbon tetrachloride induced liver cirrhosis. Gut，2004，53：877-883.
11. 任铁石．急性二氯乙烷中毒事故调查分析．职业与健康．2005，21（12）：

196-197.
12. Nagano K, Umeda Y, Senoh T, et al. Cacinogenecity and chronic toxicity in rats and mice exposed by inhalation to 1, 2-dichloroethane for two years. J Occup Health, 2006, 48 (6): 424-436.

第十一章

无机氮化合物及脂肪胺

第一节 硝酸盐和亚硝酸盐

一、理化性质

常见的硝酸盐（Nitrate）为硝酸钠，为白色细小结晶状粉末，稍带淡灰色或淡黄色，无臭，味略苦咸，易潮解和溶于水，其水溶液为中性，高热时分解为亚硝酸钠。硝酸盐广泛用作食品加工业中的发色剂和防腐剂。

亚硝酸盐（Nitrite）俗称"硝盐"，外观及滋味都与食盐相似，人们通常称为"工业用盐"。亚硝酸盐主要指亚硝酸钠，是一种白色或淡黄色结晶状颗粒或粉末，无臭，味咸稍带苦味，易潮解，易溶于水，难溶于乙醇和乙酸，其水溶液的 pH 为 9，能缓慢吸收空气中的氧而转变为硝酸钠。亚硝酸盐主要用于生产各种染料和某些有机合成、金属表面的热处理，也常在肉类制品中允许作为发色剂限量使用。

二、来源、存在与接触机会

硝酸盐和亚硝酸盐广泛分布于自然环境，其直接来源是食品添加剂，主要来源是含氮肥料的大量使用。食品、燃料、炼油等工厂排入环境和水体中的大量含氮废弃物和氮氧化物，经过生物、化学转换后均形成硝酸盐，而造成地表水和地下水的硝酸盐污染，在硝酸盐还原菌的作用下，硝酸盐还原成亚硝酸盐。无机、有机含氮肥料和农药的大量使用，导致土壤中硝酸盐富集化，菜根从土壤中获取养分的同时，也摄入了大量硝酸盐，一些蔬菜如卷心菜、花椰菜、胡萝卜、芹菜、菠菜等通常含有很高的硝酸盐（1000～3000mg/kg），一般成年人每天摄入的硝酸盐约 100mg。蔬菜中的硝酸盐，在腌制过程中极易被还原成亚硝酸盐。在食品加工中，硝酸盐和亚硝酸盐常作为肉制品的发色剂添加于食品原料中，以增加腌肉制品的色泽和抑制微生物的繁殖及毒素的产生，来延长保质期和提高腌肉的风味。

人体主要通过饮食摄入过多的硝酸盐与亚硝酸盐，这两种物质在我国 A 级绿色食品中不得使用。1994 年联合国粮农组织和 WHO 规定了硝酸盐和亚硝酸盐的每日容许摄入量（ADI 值）分别为 5mg/kg 和 0.2mg/kg。我国食品添加剂使用卫生标准规定，在肉制品中硝酸盐的使用量不得超过 500mg/kg，亚硝酸盐的使用量不得超过 150mg/kg。在肉制品中亚硝酸盐的最终残留量不得超过 30mg/kg，肉罐头中不得超过 50mg/kg。婴儿对硝酸盐和亚硝酸盐敏感，因此，欧共体建议亚硝酸盐不得用于婴儿食品，硝酸盐应限制使用。

三、吸收、分布、代谢与排泄

硝酸盐与亚硝酸盐主要从消化道进入机体。含有大量硝酸盐的饮水、粮食、鱼、肉制品、蔬菜、渍酸菜、隔夜炒菜等食用后，在口腔可被唾液中硝酸盐还原酶还原成亚硝酸盐进入机体。

唾液腺可以浓缩富集硝酸盐并分泌到口腔中，唾液中的硝酸盐水平是血液中的 20 倍。Xia 等比较了 Sjogren 综合征、腮腺良性肥大患者和健康成人的腮腺液、混合唾液、血液和尿液中硝酸盐、亚硝酸盐含量后发现，Sjogren 综合征患者混合唾液中硝酸盐、亚硝酸盐的总量均明显低于健康对照组和腮腺良性肥大组，而 Sjogren 综合征患者尿液中硝酸盐、亚硝酸盐的总量均明显高于健康对照组。Xia 等还通过建立小型猪腮腺破坏萎缩的动物模型来进行硝酸盐负荷实验研究，结果发现当双侧腮腺破坏后混合唾液中硝酸盐、亚硝酸盐含量明显降低，给予硝酸盐负荷后腮腺破坏组混合唾液中硝酸盐、亚硝酸盐升高的幅度明显低于对照组，而尿液中的硝酸盐含量却明显高于对照组。说明腮腺是机体硝酸盐代谢的重要器官，而机体维持高浓度的唾液硝酸盐含量可能与口腔抗菌作用有关。

唾液中的硝酸盐随吞咽运动进入胃中，在正常情况下在胃和十二指肠重吸收入血，经血循环回到唾液腺，再次分泌到唾液中，经历了从十二指肠→唾液腺→口腔→十二指肠的循环过程，这种循环使硝酸盐不断地在口腔被还原成亚硝酸盐，人体内 80％亚硝酸盐都是从这个循环得到的。在病理情况下，如一些疾病导致胃酸过低时，胃液中的一些硝酸盐还原菌活性增强，也可使硝酸盐还原为亚硝酸盐。Hunault 的研究表明硝酸盐在胃肠道高吸收，而在肝的低首过效应，给 9 名健康志愿者单一口服亚硝酸钠（0.12 和 0.06mmol/L），测定血清硝酸盐、亚硝酸盐和高铁血红蛋白作为亚硝酸盐氧化活性作用的指标，发现给予口服 0.12 mmol/L 亚硝酸钠其绝对活性达 98％，口服 0.06mmol/L 亚硝酸钠其绝对活性达 95％。亚硝酸盐进入胃中后，若在胃酸性环境适宜的情况下，在人体的胃肠道内可以和蛋白质食品中的胺类物质合成 N-亚硝基化合物，尤其是生成 N-亚硝胺和亚硝酰胺等强致癌物。

唾液亚硝酸盐在口腔中可以继续还原为一氧化氮（NO），通过呼吸排出体外，当大量硝酸盐在口腔还原为亚硝酸盐后，随着亚硝酸盐含量的增加，其还原为 NO 的能力也增加，从而加大亚硝酸盐的排泄。饮食中的绝大部分硝酸盐与亚硝酸盐可以随尿液排出。从口腔进入体内的硝酸盐 60％~70％在 24~48h 从尿中排泄，其他排泄途径有：10％经汗液排出，0.5％经粪便排出。硝酸盐在体内迁移转化过程图 11-1。

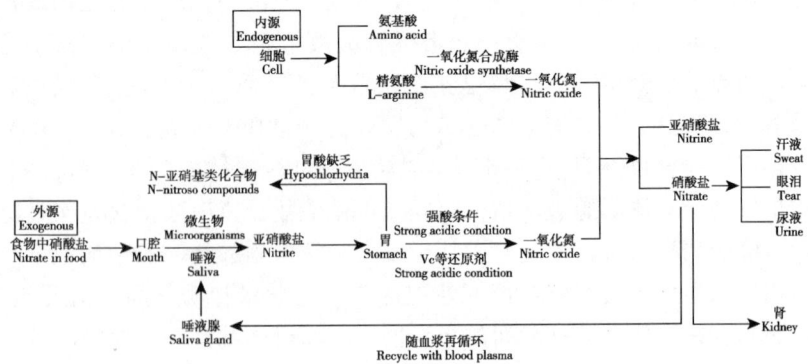

图 11-1 硝酸盐在体内迁移转化机制

资料来源：都韶婷，章永松，林咸永，等. 蔬菜积累的硝酸盐及其对人体健康的影响. 中国农业科学, 2007, 40 (9): 2007-2014.

四、毒性概述

（一）动物实验资料

1. 急性毒性　硝酸盐大鼠经口 LD_{50} 为 3236mg/kg，亚硝酸盐的小鼠经口 LD_{50} 为 200mg/kg。其中亚硝酸钠大鼠经口 LD_{50} 为 85mg/kg；大鼠皮下注射 LD_{50} 为 15mg/kg；家兔静脉注射 LD_{50} 为 80mg/kg；家兔皮下注射 LD_{50} 为 60mg/kg；狗经口 LD_{50} 为 330mg/kg。

2. 亚急性毒性　目前硝酸盐和亚硝酸盐的慢性毒性资料不多。有研究小鼠每日腹腔注射 0.25% 亚硝酸钠 0.015ml/g（其中含亚硝酸钠 3.75×10^{-5} mg），染毒 15 天后，实验组体重减轻，AST、ALT、碱性磷酸酶活性，尿素氮、肌酐等水平升高。

3. 致突变　Ames 试验中，亚硝酸钠的浓度在 8.48×10^{-4} mg/ml 以下，没有诱变作用；当剂量在 $1.075 \times 10^{-1} \sim 2.57 \times 10^{-1}$ mg/ml 范围时，呈阳性反应。当亚硝酸钠的浓度大于 2.57×10^{-1} mg/ml 时，亚硝酸钠对细菌毒性增加，使试验菌株趋于死亡。有研究表明亚硝酸钠是 DNA 交联/氧化剂，亚硝酸钠的主要作用是使 DNA 分子上一条链的碱基与互补链上的相应碱基共价结合，形成 DNA-DNA 交联。此外，亚硝酸钠还可引起碱基的氧化脱氨反应，使氨基变为酮基，造成碱基转换型突变。

4. 生殖发育毒性　动物实验研究发现，硝酸盐和亚硝酸盐转化为亚硝胺和亚硝酰胺后，可以通过胎盘屏障，亚硝酰胺对动物有致畸作用。尽管目前还没有得到低剂量硝酸盐和亚硝酸盐暴露致畸的动物实验证据，但其在机体内代谢产生的许多 N-亚硝基化合物具有致畸作用。有研究表明硝酸盐和亚硝酸盐重要代谢产物亚硝酰胺中，甲基及乙基亚硝基脲可以使大鼠、小鼠、仓鼠等实验动物子代产生先天畸形，特别是中枢神经系统畸形和骨骼畸形，例如无眼、脑积水、脊柱裂或少趾等。

5. 致癌　硝酸盐和亚硝酸盐本身直接致癌的证据不足。食品中的硝酸盐和亚硝酸盐进入机体后，在适宜的条件下，可在口腔、胃、膀胱和尿道中形成亚硝胺。在一定条件下，作为肉制品发色剂和防腐剂的亚硝酸盐可与肉中的胺和氨基酸发生反应，生成亚硝基化合物，尤其是生成多种亚硝胺和亚硝酰胺，后者对动物均有较强的致癌作用，可引起鱼、青蛙、小鼠、大鼠、仓鼠、豚鼠、兔、狗、猪及猴等的不同组织器官发生肿瘤。一次足够的剂量和多次长期的慢性作用都可以产生肿瘤。它还可通过乳汁使子代发生肿瘤。有资料表明，用含有硝酸盐和亚硝酸盐的酸菜提取液和酸菜汤汁浓缩液喂大鼠，经过 2 年观察，在食酸菜提取液的大鼠中，出现食管、前胃与腺胃上皮增生性病变。

(二) 流行病学资料

我国每年均有多起硝酸盐中毒事件发生，主要是将硝酸盐当做食盐误食或使用国家禁用的工业盐来蒸煮肉制品，而导致食用过量的硝酸盐引起中毒。硝酸盐和亚硝酸盐对人体的毒性主要表现为婴儿高铁血红蛋白症、婴儿先天畸形、甲状腺肿大等。

硝酸盐和亚硝酸盐的致癌性一直有很大的争议，一般认为它是形成致癌物亚硝胺的前体。在一份利弊调查报告中，美国食品和药物管理局（FDA）计算出全美国每年有 135 例癌症患者的死亡和过量摄入亚硝酸盐有关，但如果在肉制品中不加亚硝酸盐，也将有 22 例由于肉毒素中毒而死亡。据报道有 13 个国家的生态学相关分析中发现 NO_3^- 摄入量与胃癌死亡率呈正相关，但我国 69 个县的生态学相关研究中未能发现 NO_3^- 暴露程度与胃癌死亡率的关系，这可能与我国居民的膳食结构有很大关系，因为我国居民膳食多以粮谷和蔬菜为主，蔬菜虽然含有大量的硝酸盐，但蔬菜同时也含有亚硝基化反应的阻断剂，如维生素 C 和黄酮类物质等。

1972 年国外通过研究英格兰和爱尔兰地区各季度人均罐装肉类和腌制肉类的摄取情况发现，这些食品的人均摄取量在时间和空间上与无脑儿的发生率高低分布一致，因此，推断用于防腐剂的硝酸盐和亚硝酸盐可能是无脑儿发生的重要因素。随着各国深入研究，硝酸盐、亚硝酸盐与人类先天畸形发生之间的病因关联不容忽视，环境中硝酸盐、亚硝酸盐暴露可能是某些地区出生缺陷特别是中枢神经系统先天畸形高发的重要原因之一。我国是出生缺陷高发国家，北方广大地区是属于世界上神经管畸形子代发生率最高的地区，而这些高发地区也是上消化道恶性肿瘤死亡率较高的地区。

由于许多具有胺结构的药物可经过亚硝化反应形成 N-亚硝基化合物，因此，这类药物同样有致畸的可能性，如解热镇痛类药物、避孕药物等。研究发现暴露于可亚硝化的药物的妇女子代肿瘤发生率显著增高，妇女在怀孕开始 4 个月暴露于可亚硝化的药物，子代发生重大先天畸形的危险性显著增加，这些畸形包括眼畸形、脑积水、颅缝早闭、脊髓脊膜膨出、脑膜膨出。Brender 等用病例对照研究的方法探讨了可亚硝化药物的暴露、亚硝酸盐摄入总量与神经管畸形发生危险性的关系。结果发现，在饮食中亚硝酸盐总摄入量（饮食中亚硝酸盐摄入量＋5%硝酸盐摄入量）较高的情况下，服用过可亚硝化药物的妇女生育神经管畸形子代的危险性是未服用妇女的 2.7 倍（95%CI 为 1.4～5.3），对于饮食中总亚硝酸盐摄入量高于 10.5mg/d 的妇女，曾服用可亚硝化药物者生育神经管畸形子代的危险性是未服用者的 7.5 倍（95%CI 为 1.8～45.4），这说明饮食中亚硝酸盐摄入量与可亚硝化药物的暴露在增加神经管畸形危险性中具有协同作用。

（三）中毒临床表现及防治原则

1. **急性中毒** 硝酸盐本身毒性不大，除具有较大的腐蚀作用和引起胃肠炎外，一般不引起中毒，由于植物、霉菌、人的口腔和肠道细菌具有将硝酸盐转化为亚硝酸盐的能力，硝酸盐往往表现为亚硝酸盐的毒性。亚硝酸盐口服中毒发病急速，当摄入纯亚硝酸盐 0.3～0.5g 时，即可发生急性中毒，人致死量为 3g。纯品亚硝酸盐中毒潜伏期一般为 10～15min，大量食用被污染的食物后一般潜伏期 1～3h，最长可达 20h。主要引起肠原性青紫症，表现为全身乏力、头晕、头痛、恶心、呕吐，有时腹痛、腹泻、面部潮红、指端麻木、视物模糊、耳鸣、胸部紧迫感、心悸、呼吸困难。检查可见皮肤青紫，以口唇和甲床最为显著。血中高铁血红蛋白升高。严重者精神萎靡、嗜睡、抽搐、血压下降、心律不齐、昏迷、惊厥、大小便失禁，出现肺水肿，抢救不及时可因呼吸衰竭而死亡。

2. **慢性中毒** 亚硝酸盐未见职业性全身中毒的报道。皮肤反复接触高于1.5%的亚硝酸钠溶液，会出现接触性皮炎。有资料表明，高硝酸盐的长期摄入能减少人体对碘的消化吸收，从而导致甲状腺肿。长期食入含有较高浓度的亚硝酸盐食品有致癌作用。

3. 防治原则 硝酸盐与亚硝酸盐中毒，轻症一般不需要治疗。较重者应催吐、洗胃、导泻。解毒治疗可静脉注射或口服1%亚甲蓝溶液，另外需给予大剂量维生素C和葡萄糖，这样可以起到辅助治疗作用。

主要针对中毒原因采取预防措施，如不吃腐烂的蔬菜；食剩的熟菜不可在高温下存放长时间后再食用；腌菜时所加盐的含量应达到12%以上，不吃腌制不透的腌菜或至少腌至15天以上再食用；不在短时间内吃大量叶菜类蔬菜；肉制品加工中硝酸盐和亚硝酸盐用量严格按国家卫生标准规定；不用苦井水煮粥，尤其不存放过夜；亚硝酸盐与食盐或碱面分开贮存，避免误食；食管癌和胃癌高发区，应提倡多吃新鲜蔬菜，多食用抑制亚硝胺形成的食物，如大蒜中的大蒜素可以抑制胃中的硝酸盐还原菌，使胃内的亚硝酸盐含量明显降低，茶叶中的茶多酚能够阻断亚硝胺的形成，富含维生素C的食物，由于维生素C可以防止胃中亚硝胺的形成，还有抑制亚硝胺的致癌突变作用。尽量不吃或少吃酸菜、腌菜；尽量施用具有固氮和还原硝酸盐的钼肥。

五、毒性表现

硝酸盐和亚硝酸盐对人体消化系统的危害表现为它们能在人体内进行转变，可诱发胃肠道的癌症。过量的硝酸盐和亚硝酸盐与癌症的发生有密切的关系。亚硝酸盐在人体内与仲胺类作用形成亚硝胺类，它在人体内达到一定剂量时可能致癌、致畸、致突变，严重危害人体健康。大量流行病学资料研究表明，胃癌可能与环境中硝酸盐和亚硝酸盐的含量有关，喜食腌制、发酵、熏烤加工的食品与胃癌、食管癌、肝癌、结肠癌和膀胱癌等的发病率有关。日本人喜食含亚硝酸盐高的海鱼，可能与日本胃癌的发病率高有关。智利的研究认为，他们国家中胃癌的高发可能与大量使用硝酸盐肥料，从而造成土壤和蔬菜中硝酸盐和亚硝酸盐的含量过高有关。有研究认为亚硝酸盐在食物中含量增多可能与缺钼有关。他们发现缺钼的地方，大肠癌发病率高。钼是植物硝酸还原酶的组成成分，此酶在植物体内可使亚硝酸盐转变为硝酸盐。土壤中缺钼植物中此酶相应缺乏，亚硝酸盐含量就会增多。食入这类植物经肠菌作用可使其中亚硝酸盐还原为亚硝胺，成为致癌物。

Mitacek 等对泰国肝癌与胃癌发生的地理分布与当地居民日常饮食中硝酸盐、亚硝酸盐以及二甲基亚硝胺（NDMA）的摄入量进行了相关性评价，他们系统的收集并分析了从 1988—1996 年，1996—2005 年各种食物的消费频率，发现在泰国的北方和东北部四个区域平均日摄取硝酸盐 155.7mg/kg，亚硝酸盐 7.1 mg/kg，NDMA 1.08μg/kg，硝酸盐、亚硝酸盐以及二甲基亚硝胺日摄入量的不断增加与这些地区高比例的肝癌与胃癌的发病率相对应。

近年来研究表明，食物和饮水中硝酸盐和亚硝酸盐含量较高与我国部分地区神经管畸形及消化道恶性肿瘤高发密切相关。如我国林县等地食管癌高发就与当地居民喜欢吃腌菜的生活习惯有关。有报道，林县 1985—1987 年男性 3 年食管癌发病率为 155.23/10 万，女性为 100.57/10 万，属于食管癌高发地区。林县居民喜欢吃的腌菜中 NDMA 含量达 10.0~10.8μg/kg，腌菜汁中硝酸盐和亚硝酸盐含量分别达到 111.22mg/L 和 0.150mg/L。将林县"旱井水"浓缩 10 倍，作为大鼠的饮用水，可诱发大鼠前胃乳头状瘤。对不同国家和地区的学者对高硝酸盐饮食或饮水人群中唾液硝酸盐、亚硝酸盐含量进行流行病学调查后发现，其平均水平高于健康人群。有研究调查了 29 例鼻咽癌患者唾液中亚硝酸根平均含量为 68.54±3.44μmol/L，高于 30 例健康对照人群唾液中亚硝酸根平均含量（43.34.±3.17μmol/L），推测当患鼻咽癌时，唾液分泌一氧化氮（NO）的量会增加，很自然唾液中亚硝酸根的含量就增高，唾液中较高浓度的亚硝酸根含量可能是鼻咽癌病因因素之一。

六、毒性机制

硝酸盐、亚硝酸盐本身不致癌。硝酸盐和亚硝酸盐是自然存在的离子，是氮循环的一部分，在人类生活的环境中普遍存在。N-亚硝基化合物主要包括亚硝胺和亚硝酰胺两大类，N-亚硝基化合物性质很不稳定，人体直接摄入这类化合物的可能性很小，而其前体物质硝酸盐、亚硝酸盐在一定条件下可转化为 N-亚硝基化合物。机体摄入硝酸盐后，在口腔和胃内经细菌作用将其还原为亚硝酸盐，亚硝酸盐在一定条件下与胺类进一步发生亚硝化反应形成 N-亚硝基化合物。人体内 N-亚硝基化合物合成可能包括酸性条件下的化学合成以及近中性条件下的微生物催化合成。在胃内正常酸性生理条件下化学合成很容易进行，亚硝酸盐被吃到胃里后，在胃酸作用下与蛋白质的消化产物二级胺（仲胺）和四级胺（季胺）反应生成 N-亚硝基化合物。患萎缩性胃炎的患者尽管胃液 pH 有所上升，但胃中某些具有催化 N-亚硝基化合物合成作用的微生物数量增多，胃内 N-亚硝基化合物的总含量明显升高。因此，有人将亚硝酸盐称为内生性致癌物。

$$(R_1R_2)NH + HNO_2 \rightarrow (R_1R_2)N\text{—}N\text{=}O + H_2O$$
　　仲胺　　　　亚硝酸盐　　　亚硝胺

亚硝胺具有强烈的致癌作用，能引起食管癌、胃癌、肝癌和大肠癌等。其致癌过程机制可能是亚硝胺在体内经酶的激活在组织和器官内产生烷化剂——重氮烷，使核酸和蛋白质甲基化，尤其是 RNA 和 DNA 的鸟嘌呤的 N^7 位发生甲基化，因而产生细胞癌变和突变。

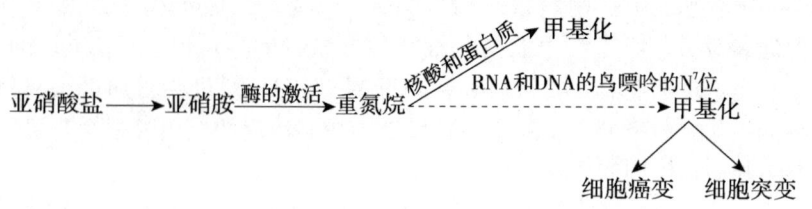

（陈新霞　奚清丽　王民生　常元勋）

第二节 亚硝胺类化合物

一、理化性质

亚硝胺是 N-亚硝胺类化合物的简称,迄今为止,已发现的亚硝胺有 300 多种。亚硝胺类化合物属亚硝基化合物,包括亚硝胺(N-nitrosamine)与亚硝酰胺(N-nitrosamide)两类。N-亚硝胺类化合物多为液体或固体,结构通式为 $(R_1R_2)N-N=O$,R 可分为烷基、芳香基和环状化合物,R_1 与 R_2 可以相同也可以不同。亚硝胺由于分子量不同,蒸气压大小也不同,能够直接由气相色谱测定的为挥发性亚硝胺,否则称为非挥发性亚硝胺。低分子量的亚硝胺在常温下为黄色液体,高分子量的亚硝胺多为固体,除了某些 N-亚硝胺(如 N-亚硝基二甲胺、N-亚硝基二乙胺、N-亚硝基二乙醇胺等)可以溶于水及有机溶剂外,大多数亚硝胺都不溶于水,只能溶于有机溶剂。亚硝胺在紫外线照射下可发生光解反应,具有光敏性。在通常条件下,不易水解、氧化和转为亚甲基等,化学性质相对稳定,需要在机体发生代谢时才具有致癌能力,对人类健康造成极大危害。

二、来源、存在与接触机会

亚硝胺是最重要的化学致癌物之一,它广泛分布于自然界、微生物、低等和高等植物中。亚硝胺是重要的食品污染物之一,食物、化妆品、啤酒、烟草和一些药物中都含有亚硝胺,烟熏或盐腌的鱼及肉中含量较多。近年来的一些研究资料表明,腌肉中亚硝胺含量可达 30mg/kg;海产品特别是腌咸鱼、虾含量可达 1~37mg/kg;部分发酵食品,如酸腌菜、啤酒以及霉变食品中在加工和贮藏过程中都能形成一定量的亚硝胺。在鱼、肉制品或蔬菜的加工尤其是腌制中,常添加硝酸盐作为防腐剂和护色剂,而这些食物如香肠、腊肉、火腿和热狗等,直接油炸、煎、烤等会引起亚硝胺的合成,麦芽、奶粉在干燥过程中也会形成亚硝胺。蔬菜在贮藏过程中,其所含有的硝酸盐和亚硝酸盐也会在适宜的条件下与食品中蛋白质分解的胺反应生成亚硝胺类化合物。食品与食品容器或包装材料的直接接触，可以使挥发性亚硝胺进入食品。如橡胶制品（婴儿奶嘴）含有一定量的挥发性的亚硝胺，一些食品添加剂和农产品也含有挥发性亚硝胺，当这些材料加入食品时就将亚硝胺带入食品中。此外，食品工业用水（如用离子交换树脂）也会带入少量亚硝胺，一般污染水平在 $1\mu g/kg$ 以下。

烟草特有亚硝胺是由烟草内源性生物碱通过亚硝胺化作用而产生的，是只存在于烟草、烟草制品和烟草烟气中的亚硝胺类化合物。亚硝胺 4-(N-亚硝基甲氨基)-1-(3-吡啶基)-1-丁酮（4-(methylnitrosamino)-1-(3-pyridyl)-1-butanone，NNK）及其主要代谢物 4-(N-亚硝基甲氨基)-1-(3-吡啶基)-1-丁醇具有特异的致肺癌活性，而且它们是卷烟烟气中已知的仅有的胰腺致癌物，到目前为止，尚未在其他食品中发现。

机体可通过食物和水直接摄入过量的亚硝胺，也可以通过职业暴露接触到亚硝胺类化合物。亚硝胺类化合物在自然环境中的天然含量一般在 $10\mu g/kg$ 以下，但其前体物质亚硝酸盐和胺类化合物却普遍存在，在动物体内和一些食品加工过程中能够通过生物合成产生。亚硝酸盐是亚硝胺类化合物的前体物质，而胺类化合物是生物界蛋白质代谢的中间产物，常存在于加工贮存过程中的动物性食品中。在自然界中，亚硝酸盐极易与胺化合，当亚硝酸盐与胺相遇时，在一定条件下，即可生成亚硝胺。人体内的多种器官如口腔、胃、膀胱等，在一定条件下也能合成部分亚硝胺化合物。在人体胃的酸性环境中，亚硝酸盐也可以转化为亚硝胺，直接或间接地导致人体多种组织器官机能障碍或器质性病变。

三、吸收、分布、代谢与排泄

亚硝胺类化合物可通过消化道、呼吸道和皮肤吸收，皮肤吸收比较慢。食品中存在一定量的亚硝胺，其中有的是食品中天然形成，有的是生产过程需要添加的，人体内也能够合成内源性 N-亚硝基化合物，主要合成部位是胃。正常情况下人类胃液 pH 为 1～4，这种酸性环境有利于亚硝胺类的生物合成，可以明显地加快体内 N-亚硝基化合物的形成，合成亚硝胺类化合物所需的 N-亚硝化剂和可亚硝化含氮化合物主要是胺类物质。食物、饮水中都含有硝酸盐和亚硝酸盐等亚硝胺的前体，食物中，特别是被细菌或霉菌污染的食物中胺类及亚硝酸盐含量都较高，这样的食物进入胃中较易合成亚硝胺类化合物。

二甲基亚硝胺在体内代谢迅速，约 4h 后仅存一半。肝是主要代谢器官，但肝内浓度并不高。大鼠经口或静脉注射 50～100mg/kg，少量以原型从尿中排出，大部分以二氧化碳由呼吸道排出（24h 约占 60%）。二甲基亚硝胺的化学性质比较稳定，在体内代谢迅速，通过肝微粒体酶，NADPH 和分子氧的参与，使一侧烷基的 α-碳羟化，生成甲醛和甲基亚硝胺，后者转化为重氮羟化物，最后分解成烷基正离子，能使生物大分子如核酸烷基化，生成 7-烷基鸟嘌呤。

在人们日常膳食中，绝大部分亚硝酸盐在人体内能够随尿排出体外，只是在一定的酸碱度、微生物和温度条件才转化成亚硝胺。亚硝胺在体内代谢迅速，肝是主要代谢器官。亚硝胺还可通过胎盘使子代接触，引起子代的肿瘤，甚至在一次大剂量接触后，经一定潜伏期诱发出肿瘤。

四、毒性概述

（一）动物实验资料

1. 急性毒性　亚硝胺类化合物中，各类化合物急性毒性差异较大，就对称性烷基亚硝胺而言，其碳链越长，急性毒性越低。亚硝胺对大鼠急性经口毒性剂量范围为 18～7500 mg/kg。其急性毒作用主要在肝，有黄疸及出血倾向，引起肝小叶中心性出血坏死，胆汁溢出。也可引起肺出血，腹腔、胸腔有血性渗出液，对眼、皮肤、呼吸道有刺激作用，并能致敏（如亚硝基二甲苯胺）。大鼠或豚鼠经口或腹腔注射25 mg/kg，于 4～8 天内死亡，尸体解剖可见严重肝坏死，以小叶中央最为严重。

2. 慢性毒性　有实验报道：给兔先喂饲含有 0.002% 二甲基亚硝

胺的饲料 10 周,然后喂饲 0.003% 二甲基亚硝胺的饲料 4 周,再次喂饲 0.005% 二甲基亚硝胺的饲料 8 周后,兔出现肝损害,并在 11 周至 12 周发生死亡。二甲基亚硝胺诱导的大鼠肝纤维化模型目前广泛应用于药物筛选以及肝纤维化、肝硬化的机制研究。国内研究 SD 大鼠（n=30）腹腔注射二甲基亚硝胺,$10\mu l/(kg \cdot d)$,每周连续 3 日,共 4 周。对照组大鼠（n=10）腹腔注射等体积生理盐水。在整个实验过程中,30% 左右模型组大鼠较对照组体重减轻。模型组大鼠从第 4 周开始出现死亡,共计有 8 只死亡。所有模型组大鼠肝均见弥漫性出血,肝表面呈现颗粒状。各模型组大鼠均见不同程度腹水,其中有 3 只大鼠在注射二甲基亚硝胺完毕后第 1 日可见血性腹水,模型组其他大鼠在实验后期出现血性腹水。光镜下模型组所有样本均显示汇管区扩大及严重的纤维沉积。在纤维化组织周围可见出血性坏死以及淋巴细胞浸润。Masson 染色见纤维沉积主要为胶原纤维,胶原纤维主要沉积在肝小叶间,然而,通过 45 天的观察（二甲基亚硝胺处理 4 周＋处理完毕后 21 日）,经 HE 染色发现,在模型 12 个样本中有 7 例可见明显的肝细胞脂肪变性。电镜下观察,所有样本均发现大量肝细胞内含有大小不一的脂滴。

3. 致突变 亚硝胺是间接致突变物,需经哺乳动物微粒体混合功能氧化酶系统代谢活化后才具有致突变性。亚硝胺 Ames 试验阳性,小鼠淋巴肉瘤（L5178Y）细胞基因突变试验阳性；果蝇隐性伴性致死试验阳性；它还可引起中国仓鼠卵巢（CHO）细胞染色体畸变、小鼠骨髓嗜多染红细胞染色体畸变。有人在串珠镰孢霉菌污染的玉米面饼上,每 400g 加入 400mg 亚硝酸钠,培养一段时间后经测定霉变玉米面饼上含有 N-3-甲基丁基-N-1-甲基丙酮基亚硝胺（MAMBNA）,测试 MAMBNA 的致突变性,经代谢激活后,能诱发中国仓鼠肺成纤维细胞（V79 细胞）次黄嘌呤鸟嘌呤转磷酸核糖基酶（hgprt）位点突变和鼠伤寒沙门菌回复突变。结果表明 MAMBNA 是一种前致突变物。

Delker 将 12 周龄的 Big Blue B6C3F1 转基因雄性小鼠单独（每天 7mg/kg,二甲基亚硝胺灌胃 3 天）或者通过连续方式经口（第 1

天给予 250 mg/kg 苯并［a］芘，第 2 天 7mg/kg 二甲基亚硝胺，第 3 天 50mg/kg N-乙基-1-亚硝基脲）染毒，测定小鼠的肝组织 lacI 基因突变频率（MF）和突变频谱（MS）。结果发现两种给药方式都会增加肝细胞的 lacI 基因突变频率（3～6 倍），通过对肝细胞 DNA 的突变频谱分析显示：在对照组出现 G：C→A：T 转换比例为 88％，在二甲基亚硝胺组出现的比例为 64％。具有显著意义的是，在连续给药组中 46％的畸变出现 CpG 二核苷酸，而在单独处理组只出现了不到 22％，结果表明：像二甲基亚硝胺这样的遗传毒性致癌物，当以连续性方式暴露时，将产生一个独特的突变频谱，它除了以突变分级的转换为特征，还以序列内容的不同为特征。

4. 生殖发育毒性　亚硝胺在小鼠妊娠初期可使胚胎死亡，妊娠中期可使胚胎发生畸形，妊娠后期可使子代发生肿瘤，它还可通过乳汁对子代诱发肿瘤。胚胎对亚硝胺的致癌作用非常敏感，给怀孕雌鼠 2 mg/kg 的 N-亚硝基乙基脲，即为成年所需致癌剂量的 2％，就可引起仔鼠胚胎神经细胞的癌变。给哺乳期的叙利亚金黄色仓鼠二乙基亚硝胺后，母鼠和仔鼠均出现呼吸道肿瘤。

5. 致癌　亚硝胺类化合物具有强致癌性，是目前世界公认的几大致癌物之一，国际癌症研究所（IARC，1987 年）将 N-亚硝基二乙胺、N-亚硝基二甲胺归入 2A 类，人类可疑致癌物。将 N-亚硝基二正丁胺、N-亚硝基二乙醇胺（2000 年）、N-亚硝基二正丙胺、N-亚硝基甲基乙胺、N-亚硝基甲基乙烯胺归入 2B 类，人类可能致癌物。已发现的亚硝胺有 300 多种，其中 90％左右可以诱发实验动物不同器官的肿瘤，其致癌作用有如下特点。

（1）能诱发各种实验动物的肿瘤：亚硝胺类化合物能诱发多种动物的肿瘤，对大鼠、小鼠、仓鼠、豚鼠、兔、猪、狗、貂、蛙、鱼、鸟及灵长类等动物都发现了具有致癌作用的报道，其中啮齿类动物对亚硝胺最敏感。大鼠每天喂饲含有 0.005％二甲基亚硝胺的饲料 6 周和 40 周，20 只大鼠中有 19 只发生原发性肝肿瘤，少部分还可见肾肿瘤。小鼠连续吸入 200μg/m³ 二甲基亚硝胺 26 周，可诱发肝肿瘤产生；小鼠经口 370mg/kg 二甲基亚硝胺处理 56 周可诱发消化道肿瘤。

(2) 能诱发多种组织器官的肿瘤：亚硝胺类化合物致癌的靶器官主要为肝、食管、胃，同种化合物对不同动物致癌的主要靶器官有所不同。亚硝胺对鱼、小鼠、大鼠、犬和猴等动物的不同组织、器官均有强致癌作用，有资料表明：N-3-甲基丁基-N-1-甲基丙酮基亚硝胺（MAMBNA）是一种主要作用部位在动物前鳞状上皮的致癌物，大鼠经 238~883 天喂饲 MAMBNA 后，35 只雌性 Wistar 大鼠的前胃发生 10 例乳头状瘤，4 例早期鳞癌，1 例鳞癌，4 例大鼠还发生乳腺腺瘤或纤维腺瘤，多数癌变发生在喂饲的 775 天以后。在河南林县 69 份酸菜样品的二氯甲烷或乙醚提取物中发现有一种亚硝基化合物 Roussin 红甲酯，其含量为 1~5mg/kg，它可提供亚硝基与二级胺反应合成相应的亚硝胺。将小鼠经口灌胃 Roussin 红甲酯，于 194~269 天可诱发小鼠前胃上皮增生和乳头状瘤。将小鼠每周灌胃 50ml 林县酸菜汁的浓缩液，经 143 天，前胃也有乳头状瘤发生。二乙基亚硝胺可诱发昆明种小鼠的肺癌及前胃癌。

(3) 多种摄入途径均可诱发肿瘤：经呼吸道吸入、消化道摄入、腹腔注射、皮下与肌内注射，甚至皮肤接触都有可能诱发肿瘤。给药途径不同可诱发不同肿瘤，如内服和静脉注射环状亚硝胺可诱发动物的肝癌或食管癌；但皮下注射则主要引起后鼻腔肿瘤。小鼠经口摄入二甲基亚硝胺可导致肝癌，而腹腔注射可引起血管瘤或肺腺瘤。

(4) 一次大量给药或长期少量接触均有致癌作用：通过动物实验发现少量长期摄入或一次较大剂量摄入均可在多动物体内诱发肿瘤，且有明显的剂量-效应关系。如长期给予大鼠低剂量的二甲基亚硝胺能产生肝癌，而一次大剂量时则引起肾癌。

(5) 不同种类亚硝胺类化合物的致癌作用不同：动物实验发现有 90 多种亚硝胺类化合物具有致癌性，但其致癌程度差异很大，最强的是二甲基亚硝胺和二乙基亚硝胺，二乙基亚硝胺的平均诱癌剂量为 0.6 mg/kg。二乙醇亚硝胺致癌性比较弱，诱癌剂量为 600 mg/kg。对称的亚硝胺主要引起肝癌，致癌性又随烷基碳原子的增加而减弱。不对称的亚硝胺特别是有一甲基的亚硝胺主要引起食管癌。N-亚硝基化合物的致癌性存在着器官特异性，并与其化学结构有关，如二甲基亚硝胺是一种肝活性致癌物同时对肾也表现有一定的致癌活性；二乙基亚硝胺对肝和鼻腔有一定的致癌活性。

(6) 可通过胎盘对子代有致癌作用：大量研究表明亚硝胺类化合物可通过胎盘对子代致癌，而且动物在胚胎期的敏感性明显高于出生后及成年期。

(二) 流行病学资料

国内外流行病学调查表明，人类某些癌症，如胃癌、食管癌、肝癌、结肠癌和膀胱癌等可能与亚硝胺有关。长期接触二甲基亚硝胺（DMNA）等亚硝胺类有机溶剂的人员，肝癌发生率较高。

国外发现用高剂量亚硝酸盐保藏的鲜鱼制成的鱼粉，饲养的牛、羊、水貂等动物发生急性肝损害，并从鱼粉中分离出了二甲基亚硝胺。在习惯吃熏鱼、咸鱼的冰岛、芬兰、挪威和日本等国家，胃癌的发病率非常高。智利农业上大量使用硝酸盐类化肥，食品中亚硝酸盐含量较高，体内合成亚硝胺的机会增多，因此，可以推断智利人胃癌死亡率居世界第一位的原因可能与此有关。我国胃癌和食管癌高发区的居民也有喜食烟熏肉和腌制蔬菜的习惯。我国河南林县为世界上食管癌高发区，研究人员在当地人喜欢吃的酸菜汤中检出了大量的亚硝酸盐及部分已合成的亚硝胺。尿总 N-亚硝基化合物是国际癌症研究所（IARC）提出来，用以评价人体外源性接触所有 N-亚硝基化合物的指标，在我国南方食管癌高发区南澳县和低发区陆丰县各随机选择 120 名 35~64 岁健康男性 12h 尿液测定总 N-亚硝基化合物水平，结果表明，尿中总 N-亚硝基化合物含量与南方食管癌高发区南澳县食管癌死亡率呈正相关关系（$r=0.25$，$P<0.05$），支持南方食管癌的亚硝胺病因假说。Jakszyn 等对 1985 年至 2005 年所有已发表的队列和病例对照研究进行了总结，分析了亚硝胺与食管癌、胃癌的关系，61 个队列研究和 50 个病例对照研究结果显示，肉类与加工后的肉类、腌制的蔬菜和鱼类及熏制食品的过多摄入与胃癌发生有一定的关系，亚硝酸盐与亚硝胺与胃癌的发生有明确的关联作用。根据近年来国内外流行病学和动物实验资料，表明亚硝胺对人的致癌作用趋于肯定。

（三）中毒临床表现及防治原则

1. 急性中毒 亚硝胺对眼、皮肤、呼吸道有刺激作用。摄入、吸入或经皮肤吸收可能致死，接触可引起肝、肾损害。一次摄入剂量如儿童达 300 mg，成人达 1200 mg 时可导致死亡。亚硝胺类化合物中常见的二甲基亚硝胺易挥发，生产场所能产生致死浓度，进入体内在肝中迅速代谢，引起肝损伤，经口中毒还可能引起肠和腹腔出血。二甲基亚硝胺急性中毒患者，可出现头晕、乏力、肝、脾肿大、腹水、黄疸、肝实质性病变等症状，严重者可导致死亡。职业接触二甲基亚硝胺的患者表现为中毒性肝炎和腹水。

2. 慢性中毒 在一次或多次摄入含过量亚硝胺的食物时，主要表现在肝伤损及血小板破坏，可出现严重全身中毒症状。慢性中毒以肝硬化为主，发生在长期习惯性喜食含亚硝胺类物质食品（腌肉、咸鱼、酸腌菜等）的患者，患者呈肝病面容，即脸色发青，有一定程度腹水。并常伴发腹痛、腹胀、便秘等，其他可有食欲减退、体重减轻、乏力、失眠、健忘等症状。二甲基亚硝胺不仅是肝的剧毒物质，也是强致癌物，可以引起肝肿瘤。

3. 防治措施

（1）改进食品加工方法，限制食品中硝酸盐、亚硝酸盐的使用量及亚硝胺的含量。利用烟液或烟发生器取代燃烧木材熏制烟熏制品，可消除或降低亚硝胺的合成。在腌制肉类及鱼制品时，所使用的食盐、胡椒、辣椒粉等配料，应分别包装，切勿混合一起而产生亚硝胺。同时，在肉制品加工过程中，应尽量少用硝酸盐及亚硝酸盐。我国规定肉制品及肉类罐头中硝酸钠的使用量不得超过 500mg/kg，亚硝酸钠不得超过 200mg/kg。在食品加工过程尽可能地减少硝酸盐及亚硝酸盐的使用，以控制食品中亚硝胺的含量。不要经常大量食用腌制、熏制的鱼肉制品，注意少食腌制蔬菜，即使食用，腌制时间必须达一个月以上，以减少硝酸盐及亚硝酸盐的摄入量从而减少体内亚硝胺化合物的生成。

（2）阻断亚硝胺在食品和体内的生成。即利用与寻找一些阻断剂，阻止天然食品中胺类与亚硝酸盐反应而减少亚硝胺的合成。如食品加工过程加入维生素 C 以及某些还原物质,具有抑制和减少亚硝胺合成的作用,而且对亚硝酸盐的发色和抗菌作用毫无影响。目前,世界上许多国家都提倡在肉制品加工过程中加入维生素 C。大量研究表明,人体适量补充维生素 C 有利于抑制亚硝胺合成,与上皮细胞分化密切相关的维生素 A 亦有对亚硝胺致癌抑制作用,维生素 A 能减低食管上皮的增生、乳头状瘤或癌的发生。因此,每天宜多食用抑制亚硝胺形成的食物,如大蒜、茶、富含维生素 C 的蔬菜水果。亚硝胺在阳光的直接作用较易分解,通过光解作用可破坏食品中的亚硝胺。

(3) 出现事故时应尽量脱离现场,用清水冲洗皮肤和眼,吸氧、保肝和对症处理。

五、毒性表现

大鼠腹腔注射染毒 (10 mg/kg 二甲基亚硝胺,1 次/天,一周 6 天,共 4 周),可致肝内小叶炎性细胞浸润,出血性坏死。在肝内形成中心-中心纤维间隔或中心-门脉性纤维间隔。所诱导的肝纤维化模型星状细胞活化明显,肝血窦损伤和毛细血管化显著。给 SD 大鼠每天分别用 3.5、1.75mg/kg 的二甲基亚硝胺生理盐水溶液灌胃染毒,连续 4 周后测定肝匀浆超氧化物歧化酶 (SOD) 活性和丙二醛 (MDA) 含量,发现实验组肝组织 SOD 活性分别为 813.6 ± 65.22U/g、974.6 ± 81.91 U/g,生理盐水对照组为 1185 ± 81.22 U/g;实验组肝组织 MDA 含量分别为 $938.5\pm80.18\mu$mol/g、$840.9\pm89.29\mu$mol/g,生理盐水对照组为 $689.9\pm63.82\mu$mol/g,表明二甲基亚硝胺可使大鼠肝组织 SOD 活性下降脂质过氧化产物 MDA 含量明显增高。

长期习惯性喜食含亚硝胺类物质食品(腌肉、咸鱼、酸腌菜等)的患者,人消化系统毒性表现以肝硬化为主,患者呈慢性肝病面容,后期有一定程度腹水。并常伴发腹痛、腹胀、便秘等,可伴有食欲减退、体重减轻、乏力、失眠健忘等症状。亚硝胺可引起动物和人类肝、食管、胃、大肠、小肠、胰腺等多种器官的肿瘤。近年来有研究报道采用 5 周龄雄性 SD 大鼠,腹腔注射 100mg/kg 二乙基亚硝胺

(DEN)，第 2 天给予含 100ppmN-亚硝基吗啉（NMOR）饮水，连续 20 周，成功地诱导了大鼠具有转移能力的肝癌模型，肝癌的发生率达 87.5%，肺转移率为 47.6%。其过程与人肝癌发生、发展的过程较为相似，该肝癌模型可以作为研究人类肝癌发生、发展和转移的一种理想的动物模型。

六、毒性机制

亚硝胺化合物为强致癌物，其中亚硝酰胺是一种直接致癌物，可直接作用于机体暴露部位使之发生癌变，进入机体后不需要代谢活化即可致癌。而亚硝胺是间接致癌物，需经代谢活化才能形成终致癌物，它们均可在机体内外环境中合成，具有对 DNA 烷化的作用。亚硝胺进入机体后是如何转化为致癌物质的，目前比较普遍的看法是认为亚硝胺类化合物在混合功能氧化酶的作用下，可以生成重氮烷，再经脱烷基作用而形成甲基。甲基则能使细胞的核酸、蛋白质烷基化，尤其是 DNA 和 RNA 的鸟嘌呤发生烷化作用。核酸经烷化作用后改变了细胞的遗传特性，通过体细胞突变或细胞的分化失常，而导致肿瘤的发生。其致癌机制尚无成熟看法，有人提出可能与自由基活性有关，认为自由基和脂质过氧化反应可能是亚硝胺致癌的途径之一。氧化应激在二甲基亚硝胺致肝癌中起重要作用，但不是唯一的原因，长期补充 L-肉毒碱（L-carnitine）可延缓二甲基亚硝胺致肝癌的进程，说明肉毒碱（carnitine）缺乏在二甲基亚硝胺致肝癌机制中也是一个危险性因素。

亚硝胺对器官和组织的细胞没有直接的致突变作用。但是，在亚硝胺化合物中与氨氮相连的 α-碳原子上的氢受到肝微粒体细胞色素 P450 的作用，使 α-碳原子上的氢形成羟基，这个化合物不稳定，进一步分解和异构化，生成偶氮化合物，此化合物是致癌的活性剂，化合物中的静电荷（qh）与致癌活性呈正相关。亚硝胺与氨氮形成的化合物中 R_1 和 R_2 吸电子性增强，将使 α-碳以及 N-亚硝基上的电子云密度降低，静电核增大亦即 qh 增大，导致碳上的氢更为活泼，更易于被氧化，所以呈现较高的致癌活性。

亚硝胺化合物尤其是甲基苄基亚硝胺（NMBzA）和林县食管癌的高发密切相关，研究食管癌标本的 p16 基因发现其失活主要与 CpG 岛甲基化异常有关，34 例食管癌有 17 例甲基化，p16 的纯合性与杂合性缺失发现在微卫星 D9S942 附近，其频率较低约 17%，而 p16 的基因突变是少见的。由此可见，p16 基因在食管癌发展中是一个常见失活靶点。在 15/20 食管癌中发现食管癌相关基因 ECRG-4 不表达或低表达，12/15 例发生了启动子的高甲基化，而正常组织表达正常。由此看来，基因组甲基化的改变在食管癌中是普遍现象，多个基因通过表遗传学修饰的改变，有序参与了食管癌的发生与发展。

在肿瘤细胞中往往会发生某些基因启动子的高甲基化，从而减少或封闭这些基因的表达。而另外一些基因启动子则发生了低甲基化变化，此类基因由此被激活，表达量显著增加。虽然在具有癌变倾向的基因组中同时会发生不同程度基因甲基化水平的变化，但是从整体来看，基因组的甲基化修饰是降低的，即绝大部分的基因表达是被激活了。肿瘤的形成是一种多基因参与、多步骤的过程，其发生必然牵扯到许多基因的表达异常。有研究报道：亚硝酸钠和 N，N-二甲基苄胺能在生物体内反应，产生食管癌的特异性诱导产物——甲基苄基亚硝胺。利用这种化合反应诱导小鼠食管病变，检测小鼠食管病变过程中基因组甲基化的变化过程，实验发现食管鳞状细胞发生基因低甲基化可能参与亚硝胺类化合物诱导食管病变。亚硝胺类化合物能引起基因组低甲基化，从而诱导食管发生病变。

（陈新霞　王民生　常元勋）

主要参考文献

1. 都韶婷，章永松，林咸永，等. 蔬菜积累的硝酸盐及其对人体健康的影响. 中国农业科学，2007，40（9）：2007-2014.
2. 刘宁，沈明浩主编. 食品毒理学. 北京：中国轻工业出版社，2005. 317-319.
3. 江泉观，纪云晶，常元勋主编. 环境化学毒物防治手册. 北京：化学工业出版社，2004. 362-364.

4. 常元勋主编. 靶器官与环境有害因素. 北京：化学工业出版社，2008. 100-101.
5. 李智文，张乐，王丽娜. 硝酸盐、亚硝酸盐及 4-亚硝基化合物与人类先天畸形. 环境与健康杂志，2005，22（6）：491-493.
6. Mitacek EJ, Brunnemann KD, Suttajit M, et al. Geographic distribution of liver and stomach cancers in Thailand in relation to estimated dietary intake of nitrate, nitrite, and nitrosodimethylamine. Nutr Cancer, 2008, 60 (2), 196-203.
7. Xia DS, Deng DJ, Wang SL. Destruction of parotid glands affects nitrate and nitrite metabolism. Dent Res, 2003, 82 (2), 101-105.
8. Brender JD, Olive JM, Felkner M, et al. Dietary nitrites and nitrates, nitrosatable drugs, and neural tube defects. Epidemiology, 2004, 15, 330-336.
9. Hunault CC, van Velzen AG, Sips AJ, et al. Bioavailability of sodium nitrite from an aqueous solution in healthy adults. Toxicol Lett, 2009, 188 (1), 65-71.
10. Hassan HA, El-Agmy SM, Gaur RL, et al. In vivo evidence of hepato-and reno-protective effect of garlic oil against sodium nitrite-induced oxidative stress. Int J Biol Sci, 2009, 5 (3), 249-255.
11. Mirvish SS, Davis ME, Lisowyj MP, et al. Effect of feeding nitrite, ascorbate, hemin, and omeprazole on excretion of fecal total apparent N-nitroso compounds in mice. Chem Res Toxicol, 2008, 21 (12), 2344-2351.
12. 吴坤主编. 营养与食品卫生学. 北京：人民卫生出版社，2003. 253-260.
13. 林昆，沈文英，吴永宁. 南方食管癌高低发区人群尿总 N-亚硝基化合物与 N-亚硝基氨基酸关系研究. 卫生研究，2002，31（5）：372-374.
14. Stoner GD, Qin H, Chen T, et al. The Effects of L-748706 a selective cyclooxygenase-2 inhibitor on N-nitroso ethylbenzylamine induced rat esophageal tumorigenesis. Carcinogenesis, 2005, 26 (9), 1590-1595.
15. Hiroko Yoshino, Mitsuru Futakuchi, Young-Man Cho, et al. Modifrcation of an in vivo lung metastasis model of hepatocellular carcinoma by low dose N-nitrosom orphline and diethylnitrosamine. Clinical & Experimental Metastasis, 2005, 22 (5), 441-447.
16. Delker DA, Geter DR, Kleinert. Frequency and spectrum of lacI mutations in the liver of big blue mice following the administration of genotoxic carcinogens

singly and in series. Int J Toxicol, 2008, 27 (1), 35-42.
17. Jakszyn P, Gonzalez CA. Nitrosamine and related food intake and gastric and esophageal cancer risk: a systematic review of the epidemiological evidence. World J Gastroenterol, 2006, 12 (27), 4296-4303.
18. Al-Rejaie SS, Aleisa AM, Al-Yahya AA, et al. Progression of diethylnitrosamine-induced hepatic carcinogenesis in carnitine-depleted rats. World J Gastroenterol, 2009, 15 (11), 1373-1380.
19. Arranz N, Haza AI, Garcia A, et al. Protective effect of vitamin C towards N- nitrosamine - induced DNA damage in the single - cell gel electrophoresis (SCGE)/HepG2 assay. Toxicol In Vitro, 2007, 21 (7), 1311-1317.
20. Arranz N, Haza AI, Garcia A, et al. Protective effects of organosulfur compounds towards N-nitrosamine-induced DNA damage in the single-cell gel electrophoresis (SCGE) /HepG2 assay. Food Chem Toxicol, 2007, 45 (9), 1662-1669.
21. 谢胜学, 许戈良, 荚卫东, 等. 二乙基亚硝胺联合 N-亚硝基吗啉诱导大鼠肝癌模型的实验病理研究. 肝胆外科杂志, 2008, 16 (2): 135-137.
22. 江远, 张玲, 何金洋, 等. 在二甲基亚硝胺诱导大鼠肝纤维化时铁超载和脂肪堆积的作用. 中西医结合肝病杂志, 2009, 19 (2): 100-102.

第十二章

芳香族烃类

第一节 多氯联苯

一、理化性质

多氯联苯（Polychlorinated Biphenyl，PCBs）是人工合成的多氯芳烃类物质，联苯分子中一部分氢或全部氢被氯取代后所形成的各种异构体有 209 种之多，按氯原子数或氯的百分含量分别加以标号，我国习惯上按联苯上被氯取代的个数（不论其取代位置）将 PCBs 分为三氯联苯（PCB_3）、四氯联苯（PCB_4）、五氯联苯（PCB_5）、六氯联苯（PCB_6）。外观为流动的油状液体或白色结晶固体或非结晶性树脂。一般不溶于水，易溶于脂肪和多数有机溶剂。

多氯联苯结构稳定，自然条件下不易降解。具有良好的阻燃性，低电导率，良好的抗热解能力和化学稳定性，抗多种氧化剂。研究表明，PCBs 的半衰期在水中大于 2 个月，在土壤和沉积物中大于 6 个月，在人体和动物体内则从 1 年到 10 年。因此，即使是 10 年前使用过的 PCBs，在许多地方依然能够发现残留物。

二、来源、存在与接触机会

PCBs 具有极强的耐酸、碱、高温、氧化、光解性和良好的绝缘性，广泛用作蓄电池、电容器和变压器的液压油、绝缘油、传热油和润滑油，并广泛应用于合成树脂、涂料、油墨、绝缘材料、阻燃材料、增塑剂、墨水、无碳复印纸和杀虫剂的制造。因此，在生产、使用和贮运过程中有机会接触本品。另外，PCBs 在使用过程中通过泄漏、流失、废弃、蒸发、燃烧、堆放、掩埋及废水处理进入外环境，从而对水源、空气和土壤造成污染。通过食物链和发生生物富集作用，造成农作物、奶牛、鱼及其他动植物体内 PCBs 含量升高，从而使人们在日常生活中也有机会接触本品。

据估计，目前全世界年产 PCBs 超过 100 万吨，在美国每年有 400 吨以上的 PCBs 以废弃的润滑液、液压液和热交换液的形式排入江河，使河床沉积物中的 PCBs 含量达到 13mg/kg，而日本近海的 PCBs 蓄积多氯联苯的残留总量在 25～30 万吨。由于这种化合物具有极强的稳定性，很难在自然界降解，PCBs 主要通过对水体的大面积污染，通过食物链的生物富集作用污染水生生物，最容易集中在海洋鱼类和贝类食品中，因而造成严重的残留问题。PCBs 的污染具有全球性效应，在北极熊、北极海豹和南极的海鸟蛋中也可检出 PCBs，且含量高于 DDT。非鱼类食物中 PCBs 的含量一般不超过 $15\mu g/kg$，但有些食物油的 PCBs 含量可达 $150\mu g/kg$。这是因为在食用油精炼过程中，作为传热介质的传热油和食品加工机械的润滑油由于密封不严而渗入食品，从而导致 PCBs 污染。另外，食品储罐的密封胶和食品包装箱的废纸板中的 PCBs 含量也很高，可污染食品。

三、吸收、分布、代谢与排泄

PCBs 可经呼吸道、消化道和皮肤进入机体，广泛分布于全身脂肪组织中。PCBs 具有亲脂性，可通过生物富集过程在生物体内聚集。食物链底端的生物吸收后，通过食物链逐级放大，逐级传递，由于鱼类、猛禽、哺乳动物以及人类等处在食物链的顶端，所以会大量吸收 PCBs，从而引起中毒。

PCBs 可通过哺乳动物的胃肠道、肺和皮肤吸收。PCBs 进入机体后，广泛分布于全身组织，以脂肪和肝中含量较多。母体中的 PCBs 能通过胎盘进入胎儿体内，而且胎儿肝和肾中的 PCBs 含量往往高于母体相同组织中的含量。美国曾广泛调查人体脂肪组织、血液和人乳中的 PCBs 含量。测定结果显示，人体的 PCBs 水平为 $0.1 \sim 0.3mg/kg$，主要来源于食用的被此物质污染的鱼类。人体的 PCBs 含量和污染地区的 PCBs 水平显著相关。食物中的 PCBs 主要由胃肠道吸收，其吸收和代谢的特点为稳定性和脂溶性，在胃肠中不被破坏，吸收率可超过90%。吸收的PCBs主要贮存在人体的脂肪组织中，另一部分贮存在皮肤、肾上腺和主动脉中，血中的浓度最低。PCBs在雄鼠体内的生物半衰期为8周，雌性鼠为12周，在血液中的浓度下降最快而在脂肪组织中下降最慢。

PCBs含氯量的多少对其代谢和转化有很大影响。含有少量氯的联二苯衍生物的代谢和排泄速度比含有高浓度氯的联二苯衍生物快很多。PCBs的代谢途径主要通过脱氯转化为相应的酚，主要的排出途径是通过粪便，少量（<10%）通过尿排出。胆汁排出也是一个重要的途径。PCBs通过人奶排出的量相对较少。但乳牛对PCBs的主要排泄途径是通过牛奶，因此，母牛喂饲污染了PCBs的饲料将会产生被污染的牛奶。

PCBs在体内的代谢速率随氯原子的增加而降低。PCBs对小鼠肝微粒体细胞色素P4501A1（CYP1A1）酶活力在实验周期内均有不同程度的诱导或抑制作用，小鼠在摄入中等剂量水平下（100μg/kg）对CYP1A1酶活力有明显的诱导作用，剂量水平过低（20μg/kg）或过高（500μg/kg）对CYP1A1酶活力有轻微的抑制作用。在哺乳动物体内的PCBs，部分以含酚代谢物的形式从粪便中排出。所有羟基代谢物都通过胆汁经胃肠道从粪便排出。实验还说明，PCBs含氯量越高，这种羟基化反应发生的可能性越小。在人奶中亦能排出少量PCBs，但均以原形化合物存在。

四、毒性概述

（一）动物实验资料

1. 急性毒性　PCBs是一类化学性质极为稳定的脂溶性化合物，它的毒性大小因动物的种属、性别、染毒方式、PCBs本身的化学结构，以及所含杂质不同有很大差异。PCB_3的小鼠经口LD_{50}为1900mg/kg、大鼠经口LD_{50}为4250mg/kg；PCB_4的大鼠经口LD_{50}为11 000 mg/kg；PCB_5的大鼠经口LD_{50}为1295mg/kg；PCB_6的大鼠经口LD_{50}为1315 mg/kg。狗的PCBs中毒症状包括体重下降、水肿、呼吸急促、心包积液、肝增大和内脏出血；猪和羊对PCBs的敏感性低于狗，而绵羊对饲料中的 PCBs 无任何反应。

2. **亚急性与慢性毒性**　给一组大鼠喂饲含 PCB_5 为 1g/kg 的饲料，动物在喂饲的第 28～53 天之间死亡。喂饲含 PCB_6 为 2g/kg 的饲料死亡发生在第 12～26 天之间。病理解剖见到肝增大、脾缩小以及进行性化学性肝卟啉症。给成年水貂喂饲含 PCBs 为 30mg/kg 的饲料（PCB_3，PCB_4，PCB_6 各为 10mg/kg），结果 6 个月内死亡率为 100％。当饲料中 PCBs 含量为 250～400mg/kg 时，成年恒河猴可产生急性中毒反应，包括胃黏膜肥大、增生，广泛的脱毛、水肿，停止 PCBs 喂饲后 8 个月，症状可缓慢消失。

大鼠吸入 PCBs 平均浓度为 $0.57mg/m^3$（含氯 65％的 PCBs），16h/d，6 周后，引起轻微肝损害。严重的 PCBs 中毒会使动物产生腹泻、血便、运动失调、进行性脱水和中枢神经系统抑制等症状，甚至死亡。

3. **致突变**　许多测试系统均表明，未见 PCBs 具有明显致突变和致染色体损伤作用。国外研究给斑鸠喂饲含 PCBs 10mg/kg 的饲料 3 个月，其胚胎的染色体畸变明显增加。

4. **生殖发育毒性**　以 25mg/kgPCBs 喂饲兔子 21 天可引起 25％ 的兔子出现流产。对每只怀孕大鼠每天经口喂饲 0、0.1、1、2、4、6、8 和 16mg/kg 的 PCBs，其畸胎率分别为 0、0.9％、3.6％、4.3％、11.7％、36.9％、65.5％和 60.6％，可见，PCBs 的经口喂饲量与大鼠的畸胎率之间有明显的量效关系。雌鼠长期喂饲含 PCBs 的饲料可引起其血液中雌激素水平下降，并出现生殖功能降低。对雌性恒河猴给予相对低剂量的 PCBs（2.5～5.0 mg/kg）也可影响妊娠，即使成功妊娠，幼猴的体重也相对较轻，分析显示幼猴脂肪组织的 PCBs 含量接近 25mg/kg。

5. **致癌**　动物实验显示 PCBs 对大鼠、小鼠都能产生致癌反应，主要导致肝癌和胃肠肿瘤。小鼠致癌试验研究表明，184 只雌性小鼠摄入 100mg/kg PCBs，18 个月，26 只出现肝肿瘤；146 只发生肝的癌前病变；而在对照组，78 只中只有 1 只出现肝肿瘤。

对日本米糠油中毒者进行长达九年的调查显示，PCBs 对人有致癌性，国际癌症研究所将 PCBs 归入 2A 类，人类可疑致癌物。虽然许多研究仍然证明 PCBs 有致癌效果，并且确定人对此敏感，但 PCBs 仍只表现为是相对较弱的致癌物。在美国的环境中广泛存在 PCBs 污染，有的地方甚至污染非常严重，但美国的肝癌患者仍相对少见。可见 PCBs 在人类致癌物中只充当一个相当微小的直接角色。这些物质在其他有效的环境致癌活性的敏感度不高。日本建议人的 PCBs 的每日容许摄入量（ADI）为 $7\mu g/(kg \cdot d)$，美国暂定为成人 $3\sim 5ng/(kg \cdot d)$，儿童 $2\sim 12ng/(kg \cdot d)$。

（二）流行病学资料

PCBs 对人类急性毒性的记录主要来自 1968 年在日本发生的米糠油中毒事件。受害者食用了被 PCBs 污染的米糠油（每千克米糠油含 PCBs $2000\sim 3000$ mg）而中毒。致使 5000 多人中毒，死亡 16 人。在中毒者中有 37%～45% 的人出现恶心、腹痛，11% 的人有黄疸，并伴有其他消化系统症状。1979 年中国台湾地区生产米糠油时因管道渗漏造成多氯联苯渗入米糠油中，导致食用被污染米糠油的人发生严重的中毒和死亡事件，中毒人数达 2000 多人，被称为"台湾油病"事件。1978 年，在日本九州发生的米糠油精炼中加热管道的 PCBs 渗漏所致，在该次事件中有 14 000 人中毒，124 人死亡。经测定，污染的米糠油中的 PCBs 含量超过 2400mg/kg。摄入大量 PCBs 会使儿童生长停滞，孕妇摄入大量 PCBs 会使胎儿的生长停滞。人经口最低致死剂量为 500mg/kg。经皮涂敷于动物皮肤时，使局部表皮增厚、毛囊肿胀，肝出现脂肪变性和中央性萎缩。电容器厂工人在空气中 PCBs 浓度为 $48\sim 275\mu g/m^3$ 环境条件下工作数月或数年，发现 19% 的工人有痤疮、毛囊炎、油性皮炎等。

由于 PCBs 能通过胎盘而引起胎儿中毒，因此，患"油症"的母亲所生下的婴儿比正常婴儿小，具有特有的"胎儿 PCBs 综合征"，出生时皮肤有深棕色色素沉着，全身黏膜黑色素沉着，数月后消失。同时发现 4 个婴儿的颅骨出现点状或散在的骨化、眼睑部水肿，伴有突眼症，但无任何致畸作用的证据。

（三）中毒临床表现及防治原则

1. 急性中毒 1968 年发生的日本米糠油中毒事件中，中毒症状主要表现为昏睡、恶心、呕吐、腹痛、视力减退，少数人有黄疸、肝损伤、肝昏迷甚至死亡。该病的主要特征是皮肤、指甲、眼结膜和口腔等部位色素沉着，皮肤痤疮，可有上眼睑肿胀和眼分泌物增多，黄疸，四肢麻木，胃肠道功能紊乱等，即所谓"油症"。急性暴露于其高浓度空气中，主要表现为皮肤、眼等刺激症状，如：流泪、疼痛、红肿等，数周或数月后皮肤有轻度色素沉着及痤疮。

2. 慢性中毒 与 PCBs 长期接触的生产工人可引起皮肤痤疮、毛囊炎、皮肤色素沉着。全身中毒时，则表现食欲不振、恶心、腹胀、腹痛、肝肿大、肝功能异常等消化系统症状及体征。人群接触 PCBs 的致癌流行病调查尚无明确结论。有研究认为接触工人的消化道癌症死亡率显著高于对照组，但由于死亡人数较少，结果难以得到公认。到 1983 年底，日本米糠油中毒事件中，已有 120 人死亡，其中 41 人肿瘤，其中 8 人为胃癌，11 人为肝癌，8 人为肺癌，其他肿瘤 14 人。

3. 防治原则 对 PCBs 主要是预防，减少与避免接触。在高温下操作时，必须加强通风和密闭措施。有溅出或漏出热的溶液可能者，应戴呼吸面罩；防止皮肤接触，污染皮肤时用肥皂和清水冲洗。定期对职业接触的人员进行体格检查，早期发现症状，并对患者进行脱离接触或必要的解毒处理；严格防止 PCBs 从呼吸道、消化道进入人体。一些国家除了禁止生产和使用 PCBs 外，正在研究废弃物的有效处理方法和寻找 PCBs 的无害代用品。许多国家规定了人对 PCBs 的容许摄入量。实测表明，每人每日摄入 PCBs $5 \sim 20 \mu g/kg$，大致是安全的。对中毒患者的治疗主要是对症治疗。

五、毒性表现

PCBs 是一类含不等量氯原子和苯环的化合物，进入机体后广泛分布于全身组织，以脂肪和肝中含量较多。用 PCBs 染毒动物可使其肝肿大，肝细胞滑面内质网增加，肝结构及功能产生明显的损伤作用，严重的 PCBs 中毒动物产生腹泻、血泪、运动失调、进行性脱水和中枢神经系统抑制等症状，甚至死亡。母体中的 PCBs 能通过胎盘转移到胎儿体内，而且胎儿肝和肾中的 PCBs 含量往往高于母体相同组织中的含量。肝是 PCBs 中毒的主要靶器官之一，人体接触 PCBs 主要表现为肝肿大、脂肪肝，肝功能的多项生化指标异常，且与血液中 PCBs 含量呈正相关，严重者急性肝坏死、肝昏迷等，甚至死亡。同时，可见饭后腹部不适、上腹痛、厌油、恶心、呕吐等症状。

据国外报道，电容器厂工人在 PCBs 浓度为 $410 \sim 11\,000 \mu g/m^3$ 时，有10%的工人出现腹部不适、上腹痛、厌脂肪食物等，20%工人伴有不同程度的肝肿大和肝功能异常。

大鼠暴露在含氯 54% 的 PCBs 混合物 $5.4 mg/m^3$ 蒸气中，7h/d，共 83 次，可见动物肝重量增加和肝细胞损害；$1.5\ mg/m^3$，150 次时，也见肝组织变化。而大鼠和豚鼠暴露 42% 的 PCBs 混合物 $8.6\ mg/m^3$ 下 17 次，除生长不良外，大鼠未见不良影响。因此认为 PCBs 的毒性与含氯量有关。

六、毒性机制

PCBs 既是持久性有机污染物，又是典型的内分泌干扰物，具有多种的氯化形式，也有多种体内代谢产物。有的 PCBs 混合物的性质类似于 2，3，7，8-四氯二苯-p-二噁英（TCDD），其作用通过芳香烃受体（aryl hydrocarbon receptor，AhR）依赖机制介导；有的异构体通过与其他（如雌激素或雄激素）受体结合作用，与 AhR 无关；而有的异构体既可通过 AhR 依赖的机制，也可通过其他机制起作用。近年国外的研究表明，AhR 是一种以芳香烃类化合物为配体的转录因子，许多疏水性芳香烃类环境化合物均是 AhR 的配体，如 TCDD，部分 PCBs。AhR 定位于胞浆中，当有配体存在时，配体与其结合，配体受体复合物从胞浆转移至细胞核内，在核内原结合于受体上的热休克蛋白 90（HSP90）从受体上解离下来，结合了配体的 AhR 与 AhR 核异位体（AhR Nuclear Translocator，ARNT）结合发生构象改变，形成异源二聚体。这种异源二聚体复合物和 DNA 上特异性的序列——芳香烃反应元件（aromatic hydrocarbon response elements，AHRE）结合，激活下游靶基因转录。激活的基因在哺乳动物细胞表达，这是芳香烃受体介导芳香烃化合物产生多种生物效应的分子机制。有些结构性质类似 TCDD 的 PCBs 与 AhR 结合，可诱导细胞色素 P450 氧化酶中的某些酶，通过该途径 PCBs 达到干扰体内类固醇激素分泌，破坏体内正常的激素平衡。

一些 PCBs 能改变第 2 信使的体内稳态（homeostasis），Aroclor1254 影响钙的细胞内外稳态以及蛋白激酶 C 的活性，而蛋白激酶 C 活性的改变可能影响某些神经递质合成的限速步骤。

（吕中明　石根勇　常元勋）

第二节　苯乙烯

一、理化性质

苯乙烯（Phenylethylene；Styrene），又名乙烯基苯，在常温下为无色、具有芳香气味的油状液体；不溶于水，能溶于乙醇、乙醚等多数有机溶剂；挥发性较强，易燃，在火焰中释放出刺激性或有毒烟雾，蒸气与空气混合物爆炸极限为 $1.1 \sim 6.1\%$（V/V）。

二、来源、存在与接触机会

在工业上，苯乙烯可由乙苯催化去氢制得，实验室可以用加热肉桂酸的办法得到。也可在安息香酸植物的树叶中、石油烃衍生物的热解和裂解产物中、页岩油的焦油中、沥青矿以及在苯乙烯橡胶的乳液中作为有机物热解产物而自然形成。

苯乙烯是一种重要的化工原料，性质较为稳定，主要用于生产聚苯乙烯、合成橡胶、离子交换树脂、聚醚树脂、增塑剂和工程塑料等，还可用在造漆、制药、香料生产中。在生产及使用过程中均可接触到苯乙烯。

三、吸收、分布、代谢与排泄

苯乙烯可经呼吸道吸入、消化道及皮肤吸收。苯乙烯吸收后，在脑、肝、肾、肾周围脂肪组织及脾内的含量高于其他组织，血液中的含量极微。实验表明，经呼吸道吸入的苯乙烯蒸气，一部分被立即呼出，暂留在肺部的约占 60%，到达肺泡内大概 5.5%～6.2%。当停止接触后 1min 内，呼气中已测不出，说明在体内苯乙烯代谢很快。

苯乙烯进入体内在肝由细胞色素 P450 氧化酶系统的 CYP2B6、CYP2E1 和 CYP1A2 生成 7,8-氧化苯乙烯，(7,8-styrene oxide，SO)，红细胞中的氧合血红蛋白也能将苯乙烯转化为 7,8-氧化苯乙烯。SO 大部分转化成苯乙醇酸（mandelic acid，MA），少量转化为苯酰甲酸并进一步与人体内的甘氨酸结合成马尿酸，两者均能迅速随尿排出。所以，测定人尿中 MA 和苯酰甲酸的含量可以作为接触苯乙烯程度的指标。与其他苯系物不同的是接触苯乙烯的工人尿中马尿酸的变化不显著，可能是因为人体内由 MA 转化为苯甲醇的能力较差的缘故。

空气中苯乙烯浓度为 1000 和 50mg/m^3 时，用豚鼠做吸入试验，1 个月内吸收的苯乙烯约 30% 以 MA 自尿排出；以剂量为 20mg/kg 染毒，约 84%～90% 的 MA 自体内排出。给豚鼠吸入苯乙烯浓度为 5000、3000、1000、50、5mg/m^3，3 天内吸入 4h，在第一、二天和第三天排出的 MA 量没有差别，说明苯乙烯在动物体内不蓄积，有资料表明苯乙烯在人体内也没有蓄积。

四、毒性概述

(一) 动物实验资料

1. **急性毒性** 苯乙烯对动物的急性毒性主要是对动物的眼、皮肤、呼吸道黏膜的刺激作用。家兔经眼：100mg，重度刺激；家兔经皮开放性刺激试验：500mg，轻度刺激。Spencer 等报道用 10 500 mg/m^3 苯乙烯一次性染毒大鼠 21h，可见肝实质细胞轻微损伤。有研究者对大鼠的急性肾毒性作用进行研究，结果表明，染毒 7 天后，2000mg/kg 组大鼠肾脏器系数和尿量增加，2000、1000mg/kg 组尿 β_2-MG 和 AST 活性亦明显增高，各染毒组尿 γ-GT 和 AKP 活性也比对照组显著增高。电镜下可见 2000mg/kg 组近曲小管上皮细胞线粒体肿胀，嵴溶解或消失，有数量不等的空泡和圆形致密体形成。Csanady 等对小鼠、大鼠吸入染毒苯乙烯进行实验研究，染毒小鼠吸入 20mg/m^3 苯乙烯 6h 后，血液中 GSH 含量较对照组减少 40%；染毒大鼠吸入 200mg/m^3 苯乙烯 6h 后，血液中 GSH 含量仅减少 15%，结果表明，吸入染毒苯乙烯可导致大、小鼠肝中 GSH 消耗，且 GSH 含量下降程度小鼠远远超过大鼠。另有研究人员对几种海洋生物的急性毒性实验表明，苯乙烯对中国对虾具有高毒性，对大型蚤、中华绒螯蟹和牙鲆具有中毒性，对斑马鱼具有低毒性。

2. 慢性毒性 大鼠在吸入 1260 mg/m^3 苯乙烯，每天 6h，每周 5 天，共 11 周，可见明显的肝细胞损伤，主要表现为水样变性、脂肪变性和充血，肝细胞色素 P450 氧化酶、环氧化物水解酶、尿苷二磷酸葡萄糖苷酸（基）转移酶活性增加。用 2000mg/kg 苯乙烯灌胃染毒大鼠，一周 5 天，共 78 周，可观察到肝细胞坏死。大鼠暴露于 50mg/m^3 浓度下，5h/d，一周 5 天，6 个月后，肝糖原平均降到 0.8%，血清球蛋白升高，肝重增加及血压偏低倾向。大鼠、兔、豚鼠和猫吸入 3g/m^3 浓度的苯乙烯，历时 1～3 月，未见全身性改变。

3. 致突变 苯乙烯对酵母菌突变试验呈阳性；苯乙烯经代谢活化后可引起鼠沙门菌 TA100 回复突变，证明苯乙烯属于碱基取代型致突变物。骨髓细胞染色体畸变试验表明，340mg/kg 的苯乙烯可引起明显的小鼠骨髓嗜多染红细胞染色体畸变。小鼠持续吸入 480～4200mg/m^3 苯乙烯，6h/d，4 天后发现肺巨噬细胞及骨髓嗜多染红细胞姐妹染色单体交换率高。

4. 生殖发育毒性 小鼠、大鼠、家兔致畸实验均证实，苯乙烯具有胚胎毒和致畸作用，小鼠骨骼畸形率增高，大鼠受精卵植入率降低，兔胚胎吸收胎率升高，并对胎鼠及仔鼠的神经行为功能的发育可产生损害作用。Chamkhia 等研究发现，苯乙烯主要是对雄性 Wistar 大鼠睾丸生精细胞和支持细胞产生毒性，使精子发生受损，精子数量减少。苯乙烯对鸡胚也有明显的致畸作用。

5. 致癌 动物实验发现，大鼠吸入 400～600mg/m^3 苯乙烯 2 年后，雌鼠乳腺瘤发病率明显增加，淋巴瘤和造血系统肿瘤发生率高。

据美国国家癌症研究所（NCI）报道，分别经口给予 B6C3 小鼠和 F1F344 大鼠 150、300、500、1000、2000mg/kg 苯乙烯，每周 5 天，150mg/kg 组染毒为 103 周，其他 78 周，可见雄性小鼠肺腺癌发生率明显高于溶剂对照（玉米油）组。据此，NCI 认为苯乙烯仅对雄性小鼠有致癌作用。另有报道小鼠苯乙烯终生喂养，则小鼠肺部肿瘤包括腺瘤和癌的发生率较对照组明显升高。小鼠皮肤致癌实验中最高剂量组只出现 1 例致癌阳性。

国际癌症研究所（IARC，2008 年）将苯乙烯归入 2B 类，人类可能致癌物。

(二) 流行病学资料

流行病学调查资料表明，长期接触苯乙烯者可出现肝功能异常，其肝 γ-谷氨酰转肽酶（γ-GT）、氨基酸转移酶活性明显增高。赵培青等对 344 名职业性接触苯乙烯工人（对照组 308 名），周围血象进行 3 年的连续动态观察，结果显示苯乙烯接触组外周围血白细胞、红细胞和血小板明显低于对照组。Fracasso ME 等用碱性彗星实验和免疫彗星实验对苯乙烯接触组 34 名和对照组 29 名工人的淋巴细胞 DNA 进行分析，发现接触组的 DNA 单链和双链断裂程度均显著高于对照组（$P<0.01$）。另外从事苯乙烯生产作业工人，外周血淋巴细胞染色体畸变率升高。有人对合成橡胶行业中生产和使用苯乙烯的 467 名女工和 635 名男工进行生殖流行病学调查，结果表明接触组男工妻子的死胎死产危险度为对照组的 3.35 倍；自然流产（<3 个月）和新生儿出生缺陷发生率的增加，也接近有统计学意义；接触组女工妊娠恶阻及早产、新生儿出生缺陷的危险度增加且具有统计学意义。有流行病学调查资料表明，苯乙烯接触工人患白血病和淋巴瘤者有增高趋势，但较对照组无显著性差异。

(三) 中毒临床表现及防治原则

1. 急性中毒　人暴露于高浓度的苯乙烯中，可引起急性中毒，对眼及上呼吸道黏膜强烈的刺激作用，出现眼痛、流泪、流涕、打喷嚏、咽痛、咳嗽等症状，继而头痛、头晕、恶心、呕吐、全身乏力直至眩晕、步态蹒跚，严重的能损伤大脑和肝，甚至致命；即便幸存下来，一生中都伴随着神经衰弱综合征、食欲减退、腹胀、忧郁、健忘、指颤等后遗症。当人在苯乙烯浓度 3500mg/m³ 时，4 h 后出现明显刺激症状，意识模糊、精神萎靡、共济失调、倦怠、乏力；在 920mg/m³ 时，20min 后出现上呼吸道黏膜刺激。也有人报道一接触苯乙烯和其他溶剂的工人出现了急性精神病，表现为幻觉，视觉空间判断力及记忆力低下。

2. 慢性中毒　长期低浓度接触苯乙烯能导致眼结膜、咽喉刺激，还可致神经衰弱综合征，患者常有头痛、乏力、恶心、食欲减退、上腹痛、腹胀、失眠或嗜睡、健忘、指颤等症状。长期接触苯乙烯可使女工月经周期紊乱，受孕能力降低，并影响胎儿和子代发育。皮肤接触可致皮肤粗糙、干裂。

3. 防治原则　接触苯乙烯的作业人员，当空气中苯乙烯浓度超标时，要佩戴过滤式防毒面具（半面罩）、化学安全防护眼镜、防苯耐油手套，穿防毒物渗透工作服。苯乙烯泄漏或火灾事故的救援人员要佩戴空气呼吸器。使用苯乙烯的生产现场禁止吸烟、进食和饮水。接触苯乙烯的作业人员工作完毕要淋浴更衣，保持良好的卫生习惯。长期接触苯乙烯的工人应接受就业前检查和定期的医学检查。

苯乙烯轻度中毒人员，皮肤接触者应脱去被污染的衣物，用肥皂水和清水彻底冲洗皮肤；眼接触者应立即提起眼睑，用大量流动清水或生理盐水彻底冲洗眼睛至少 15 min；吸入者应迅速离开现场至空气新鲜处，保持呼吸道通畅，如呼吸困难，要输氧。食入者应饮足量温水，立即就医。若大量饮入，不能催吐，立即到医院接受治疗。如中毒人员呼吸停止，救援人员应立即进行人工呼吸，就医。本品暂无特殊解毒剂，应对症治疗。

五、毒性表现

人短时间大量接触高浓度苯乙烯可引起恶心、呕吐、腹痛、腹泻等消化道症状。长期接触苯乙烯可引起中毒性肝病，临床上以消化道症状为主，多数为肝肿大，但肝功能检查多为正常。长期接触高于阈限值的苯乙烯蒸气也可发生肝、胆管方面的变化以及血液学变化，如淋巴细胞相对增加、白细胞减少、血小板减少与网织红细胞增多，血红蛋白浓度降低等，尿 β_2-MG、γ-GT、LDH 显著增高。苯乙烯肝损伤的主要病理改变为肝窦水肿、变性、充血和灶性坏死。

据 Strivastava 等报道，雄性成年大鼠经口给予苯乙烯 200、400 mg/kg，每周 6 天，持续 100 天，肝谷胱甘肽-S-转移酶（GST）活性表现出明显剂量相关性降低，氨基吡啉-N-脱甲基酶活性显著升高。400 mg/kg 染毒组可观察到血清 ALT 和 AST 活性升高。组织病理学检查发现，肝有小范围集中坏死，在高剂量时还有少量退化肝细胞和炎症细胞。

Morgan 等报道，小鼠用苯乙烯 0、320、640 和 1280 mg/m³ 浓度吸入染毒，每天 6 h，持续 3 天，发现吸入苯乙烯 640 或 1280 mg/m³ 组有肝细胞退行性变和坏死。小鼠一次吸入 640 或 1280 mg/m³ 苯乙烯，中心小叶区肝细胞胞浆发生空泡变性和嗜碱性增强；小鼠吸入苯乙烯 640 或 1280 mg/m³ 2~3 次后，肝中心小叶及其周边区域有界限清楚的退行性变和肝细胞明显凝固性坏死。小鼠用苯乙烯 0、320、640 和 1280 mg/m³ 吸入染毒，每天 6h，共 14 天。发现吸入 1280 mg/m³ 两次后，可诱发严重的肝中心小叶坏死和引起动物死亡。随后的暴露不再增加肝毒性和动物死亡。吸入第 14 天时，存活小鼠出现肝损伤修复和再生现象。同时，雄性小鼠对苯乙烯毒性易感性强于雌性。而 640 mg/m³ 组中雌、雄性小鼠死亡率高于 1280 mg/m³ 组，呈非线性剂量-反应关系。死亡小鼠肝出现明显充血和坏死，血清 ALT 和山梨醇脱氢酶（SDH）活性也明显增加。

据 Sumner 等报道，小鼠在苯乙烯 640 mg/m³ 浓度下吸入染毒，每天 6 h，持续 1~5 天。每天处死部分动物，取小鼠的肝和血进行分析，发现血清 ALT 活性升高。小鼠的肝毒性表现为急性肝坏死，再经一次暴露可引起严重肝中心小叶充血。

六、毒性机制

国外学者经吸入染毒的动物实验发现，苯乙烯致肝细胞损伤，脂肪浸润和坏死、肝 GSH 水平下降等，可能与脂质过氧化作用关系密切。苯乙烯接触工人血中的 SOD 活力明显下降，MDA 含量升高，可能是由于苯乙烯进入机体后生成自由基，使脂质过氧化作用增强，导致 SOD 消耗而活力下降或由于苯乙烯的代谢产物与 SOD 结构中活性部位结合使而活力受到抑制，这可能是苯乙烯致肝毒性的机制之一。

在苯乙烯接触工人的白细胞中发现 8-羟基-2-脱氧鸟苷含量增多，使得 DNA 发生降解作用，推测可能有自由基形成，导致白细胞氧化-抗氧化体系平衡被破坏。苯乙烯的化学结构与致突变剂和致癌剂氯乙烯相似，苯乙烯进入人和动物体后，苯乙烯主要在肝经细胞色素 P450 氧化酶系统的 CYP2B6、CYP2E1 和 CYP1A2 氧化生成 7,8-氧化苯乙烯（SO），苯乙烯的致癌作用被认为主要与其中间代谢物 SO 对机体的作用有关。SO 可攻击 DNA 脱氧鸟苷碱基上的 O^6 位、N^2 位形成加合物，而且可能存在至少 6 种不同的形式。若在细胞复制前所形成的 DNA 加合物没有被修复，就有可能导致基因改变。苯乙烯和苯乙烯的其他代谢物如苯乙醇酸（MA）、苯乙醛酸（PGA）、苯乙烯巯基尿酸（UMA）在实验条件下未见与 DNA 发生加合反应。苯乙烯接触工人静脉血标本中，DNA-SO 加合物含量与暴露苯乙烯时间加权平均浓度（TWA）有较好的相关性。所以 IARC 指出苯乙烯为人类可能致癌物（2B 组），SO 为人可疑致癌物（2A 组）。但也有实验提示，大鼠腹腔注射 7,8-氧化苯乙烯后，在前胃和肝中均未检出 DNA 加合物。故其毒性机制尚值得进一步探讨。

（施伟庆　王民生　常元勋）

主要参考文献

1. 刘宁，沈明浩主编．食品毒理学．北京：中国轻工业出版社，2005.
2. 常元勋主编．靶器官与环境有害因素．北京：化学工业出版社，2008.
3. 江泉观，纪云晶，常元勋主编．环境化学毒物防治手册．北京：化学工业出版社，2004.
4. 姚永革，詹平．多氯联苯对生殖系统影响的研究进展．预防医学情报杂志，2004，20（2）：129-131.
5. ATSDR. Toxicological Profile for Polychlorinated Biphenyls (PCBs). 2000.

6. Myhre O, Mariussen E, Reistad T, et al. Effects of polychlorinated biphenyls on the neutrophil NADPH oxidase system. Toxicol Lett, 2009, 187 (3), 144-148.
7. Song Y, Wagner BA, Witmer JR, et al. Nonenzymatic displacement of chlorine and formation of free radicals upon the reaction of glutathione with PCB quinones. Proc Natl Acad Sci USA. 2009, 106 (24), 9725-9730.
8. Cocchi D, Tulipano G, Colciago A, et al. Chronic treatment with polychlorinated biphenyls (PCB) during pregnancy and lactation in the rat: Part 1: Effects on somatic growth, growth hormone-axis activity and bone mass in the offspring. Toxicol Appl Pharmacol, 2009, 237 (2), 127-136.
9. Royland JE, Kodavanti PR . Gene expression profiles following exposure to a developmental neurotoxicant, Aroclor 1254: pathway analysis for possible mode (s) of action. Toxicol Appl Pharmacol, 2008, 231 (2), 179-196.
10. Steinberg RM, Walker DM, Juenger TE, et al. Effects of perinatal polychlorinated biphenyls on adult female rat reproduction: development, reproductive physiology, and second generational effects. Biol Reprod, 2008, 78 (6), 1091-1101.
11. Lee CK, Kang HS, Kim JR, et al. Effects of aroclor 1254 on the expression of the KAP3 gene and reproductive function in rats. Reprod Fertil Dev, 2007, 19 (4), 539-547.
12. Schell LM, Gallo MV, Denham M, et al. Effects of pollution on human growth and development: an introduction. J Physiol Anthropol, 2006, 25 (1), 103-112.
13. 何风生主编. 中华职业医学. 北京: 人民卫生出版社, 1999. 472-474.
14. Csanady GA, Kessler W, Hoffmann HD, et al. A toxicokinetic model for styrene and its metabolite styrene-7, 8-oxide in mouse, rat and human with special emphasis on the lung. Toxicol Lett, 2003, 144 (2), 271-272.
15. Ferda Oner, Dilsad Mtmgan, Numan Numanoglu, et al. Occupational Asthma in the furniture industry : Is it Due to Styrene? Respiration, 2004, 71, 336-341.
16. 杨衍凯, 王宏, 刘军. 苯乙烯对仔鼠神经行为功能的影响. 工业卫生与职业病, 2008, 34 (1): 4-7.
17. 王蔚, 王诗红, 邴欣, 等. 苯乙烯对几种海洋生物的急性毒性效应. 安全与环境学报, 2007, 7 (5): 1-3.

18. 沈新强,袁骐. 苯乙烯对水生生物的急性毒性效应研究. 海洋环境科学, 2006, 25 (4): 33-35.
19. 赵培青,高建华,胡智平,等. 低浓度长期接触苯乙烯对作业人群周围血象的影响. 职业与健康, 2008, 24 (3): 222-223.
20. Fracasso ME, Doria D, Carrieri M, et al. DNA single-and double-strand breaks by alkaline-and immuno-comet assay in lymphocytes of workers exposed to styrene. Toxicol Lett, 2009, 185 (1), 9-15.
21. Pavel Vodicka, Jamo Tuimala, Rudolf Stetina, et al. Cytogenetic markers, DNA single-strand breaks, urinary metabolites, and DNA repsir rate in styrene-exposed lamination workers. Environmental Health Perspectives, 2004, 112, 867-872.
22. Chamkhia N, Sakly M, Rhouma KB. Male reproductive impacts of styrene in rat. Toxicol Ind Health, 2006, 22 (8), 349-355.
23. 王翠娟,邵华,张放. NAT2, CYP2B6 和 GSTP1 基因多态性与苯乙烯生物监测的关系. 中国卫生检验杂志, 2008, 18 (3): 410-412.
24. Marczynski B, PeelM, Baur X. New aspects in genotoxic risk assessment of styrene exposure—a working hypothesis. Med Hypotheses, 2000, 54 (4), 619-623.
25. 金焕荣,赵肃,王宏,等. 苯乙烯作业工人血清中 SOD 活力及 MDA 含量的分析. 中国工业医学杂志, 2008, 21 (6): 389-390.
26. Srivastava SP, Das M, Mashtaq M, et al. Hepatic effects of orally administered styrene in rats. J Appl Toxicol, 1982, 2 (4): 219-212..
27. Morgan DL, Mahler JF, Dill JA, et al. Styrene inhalation toxicity studies in mice Ⅱ. Sex differences in susceptibility of B6C3F1 mice. Fundamental and Applied Toxicology, 1993, 21: 317-325.
28. Morgan DL, Mahler JF, O'connor RW, et al. Styrene inhalation toxicity studies in mice Ⅰ. Hepatotoxicity in B6C3F1 mice. Fundamental and Applied Toxicology, 1993, 20 (3): 325-335.
29. Sumner SC, Cattley RC, Asgharian B, et al. Evaluation of the metabolism and hepatotoxicity of styrene in F344 rats, B6C3F1 mice and CD-1 mice following single and repeated inhalation exposures. Chem Biol Interact, 1997, 106 (10): 47-65.

第十三章

芳香族硝基化合物（三硝基甲苯）

一、理化性质

三硝基甲苯（Trinitrotoluene，TNT）有6种同分异构体，通常所指的是2，4，6-TNT。TNT是一种呈黄色单斜状结晶或无色的斜方结晶，极难溶于水，而易溶于丙酮、苯、甲苯、醋酸甲酯、氯仿、乙醚等各种有机溶剂。TNT的化学性质比较稳定，在常温下与酸不发生化学反应，只是物理的溶解过程。但TNT对碱敏感，可与碱、酚及氨反应，生成极敏感的化合物，如TNT与固体氢氧化钾混合，80℃下就燃烧成火焰。硫化钠能完全分解TNT，生成非爆炸性物质，故可借此反应处理TNT废物。TNT的热安定性很高，真空安定性实验表明，在150℃时，几乎没有变化，40h后分解，约310℃时发生爆炸。室温下可贮存20年；65℃下，能贮存1年，性质不变。TNT可熔融再固化，反复50次，也不分解。但TNT突然受热易引起爆炸。

二、来源、存在与接触机会

TNT是制造炸药、染料、照相药品、药品等的原料或中间体等。广泛应用于国防、煤炭、化工、采矿及建筑等行业。在以上所有这些生产和使用TNT的行业及部门均有可能接触TNT而受到危害。在制造炸药时，粉碎、球磨、过筛、配料及装药、干燥、制片和包装过程的一系列生产过程中，可产生蒸气和粉尘。在各种弹头，各种地雷的装药，炸药包制造及废弹药处理过程中也均可产生TNT粉尘。TNT具有一定的亲脂性，易在富有油脂的皮肤上被吸附。TNT在精制过程中还可产生少量的四硝基甲烷等有害气体（剧毒，会引起皮炎和肺炎）。在目前条件下，以上各种生产过程中，在一定时期内，人体直接和间接接触TNT气体、蒸气和粉尘的状况仍然不可避免。

三、吸收、分布、代谢与排泄

在生产及使用过程中，TNT 的粉尘及蒸气，主要是通过皮肤和呼吸道吸收进入机体，眼结膜也可吸收。TNT 通过无损皮肤进入体内是最主要的途径，TNT 皮肤污染量可高达 2.26g/d。人体皮肤中手掌最容易吸收 TNT，其次为颈部和面部，油质皮肤、出汗过多和皮肤损伤都使 TNT 更容易被吸收。这是因为 TNT 有亲脂性，很容易吸附于有油脂的皮肤上，并通过完整的皮肤吸收中毒，尤其是夏季气温高，相对湿度大，劳动者的皮肤暴露面积大，加上皮肤出汗，TNT 更易被皮肤吸附，增加了中毒的可能性。含有 TNT 的硝铵炸药具更有很强的吸湿性，在多汗的皮肤及湿润的黏膜上能促进 TNT 溶解吸收，且极不容易清洗去除，更易造成中毒，所以经皮吸收是 TNT 急、慢性中毒的主要原因。

动物实验表明，TNT 在体内的分布取决进入途径与动物种属。而在相同的染毒途径与剂量条件下，不同种属在分布上也有程度上的差别。动物实验表明，在经口染毒条件下，^{14}C-TNT 以低含量较均匀地分布于全身，肝、肾与血液中的含量不到 1%；但消化道浓度较高；经皮吸收后，肌肉含量较多，而肝、肾浓度较低；经气管注入后机体内所有器官中皆有较高的^{14}C-TNT 浓度，TNT 广泛分布于肝、肾、脑、睾丸及眼等。TNT 在晶状体、房水和肝内平均滞留时间较长，分别为 32.66、26.71 和 22.21h。另有用 ^{3}H-TNT 核素示踪法研究了 TNT 在小鼠体内的分布与排泄规律，小鼠腹腔注射 ^{3}H-TNT，血中 TNT 浓度-时间曲线符合二室开放模型，进入血液后迅速向组织分布。各组织对 TNT 的最初摄取量以脂肪最高，骨髓最低。TNT 在各脏器的平均滞留时间以晶状体最长，为 32.66 h，其次为房水、肝、脑、脾、睾丸、血液，肾最短，为 7.88h。由尿中排出 TNT 速率较粪便排出速率大，尿 TNT 半衰期为 0.81 天，粪为 1.57 天。

TNT 进入机体后的代谢尚不完全明了。进入体内的 TNT 除一部分以原形由肾经尿排出体外，大部分在肝微粒体和线粒体的参与下，通过氧化、还原、结合等途径进行代谢。①氧化反应：TNT 的甲基氧化成羟基，进一步氧化为羧基或 TNT 的苯环氧化成酚类化合物。②还原反应：三硝基甲苯 2，4，6 位的硝基基团在不同酶的参与下经过逐步还原，最终形成氨基。一部分还原为 4-氨基-2，6-二硝基甲苯（4-A）；其次为 2-氨基-4，6-二硝基甲苯(2-A)，经尿排出。硝基还原反应是 TNT 代谢的主要途径，其毒理学意义较大，因为它与中毒机制密切相关，且在血和尿中浓度高，可用于 TNT 接触者的生物监测。③结合反应：TNT 及其多种代谢产物与葡萄糖醛酸结合后经尿排出。接触 TNT 工人尿中可以检出 4-A，2-A，原形 TNT 以及其他代谢产物。

TNT 及其多种代谢产物与葡萄糖醛酸结合后经尿排出，这是结合产物中最主要的形式，但其含量取决于动物种系与染毒途径，小鼠体内含量最低，皮肤染毒尿内含量低于经口染毒；胆汁内含量最高，尿粪排泄比为 5∶1。接触 TNT 工人尿内可分离检出近 10 种 TNT 代谢产物，经尿、粪 TNT 排出量占 5 天总排出量的 90%以上。尿 4-A 和原形 TNT 含量可作为职业接触的生物检测指标，国际劳工组织（ILO）1983 年提出接触 TNT 工人尿中 4-A 的接触限量应为 30 mg/L。通过胆汁而排泄于肠道的 TNT 及其代谢产物，可被再吸收，此即所谓的肠-肝循环。因此，在 TNT 的防治工作中应特别注意这一特点。代谢动力学研究表明，无论何种染毒途径，TNT 在大鼠体内的廓清率小，消除半衰期较长，有一定的蓄积作用。

四、毒性概述

（一）动物实验资料

1. 急性毒性　TNT 对不同种属和经不同途径染毒的动物均表现出不同的毒性。其对于大鼠急性经口毒性属于低等毒性，对于兔的急性经口毒性也为低毒。大鼠、小鼠的急性中毒主要表现为神经系统症状，如不活动，震颤，癫痫样发作等，最后导致死亡。也有呼吸系统症状，如呼吸抑制，发绀等。脑、肝与肾都有程度不同的病理组织学改变，如肝肿大，肝细胞表现混浊肿胀，甚至发生弥漫性坏死。死亡多发生在染毒后几小时之内。TNT 急性染毒大鼠（100mg/kg，腹腔注射）也可引起卟啉代谢的紊乱，主要表现为红细胞粪卟啉含量与σ-氨基酮戊酸合成酶活性均下降；肝血红素合成酶活性下降而血红素加氧酶活性升高，但这些酶活性变化的确切意义，尚有待进一步研究。

TNT 对睾丸的急性毒性只在大鼠有所反应，尚无其他种属动物能予以验证。在研究的各种指标中以睾丸锌含量和琥珀酸脱氢酶（SDH）活性较为敏感。大鼠睾丸的急性毒性生化变化在染毒后 4~6 天才有所表现，远远迟发于肝的毒性反应，这可能是因为急性染毒后 TNT 在大鼠肝内的浓度远高于睾丸；或因睾丸对 TNT 的还原活化能力远低于肝。

2. 慢性毒性 迄今为止，已对猴、狗、兔、豚鼠、猫、大鼠及小鼠进行过亚急性及长期（亚慢性与慢性）毒性实验。对于啮齿类动物给予 TNT 长期染毒，可造成血液系统、消化系统、免疫系统以及生殖系统等多系统的损害。各种动物经 TNT 染毒后都表现出体重减轻、食欲降低、瘦弱等症状。多数种属的动物尚出现中枢神经系统症状，如流唾液、压抑、粗暴、共济失调、类眼球震颤等。此外，尚有消化道症状，如腹泻、呕吐（仅在经口染毒的狗发现）等。

肝是 TNT 的靶器官之一，但在各个种属动物的毒理学实验中，肝形态和生化阳性表现较少。染毒动物肝肿大、肝细胞混浊肿胀，甚至有弥漫性坏死，但在低剂量长时间作用下，脂肪浸润是更为主要的表现，并且以中央静脉周围更为显著。高剂量 32.0mg/(kg·d) 持续染毒 26 周，可使雄性大鼠出现肝硬变。电镜下主要表现为：大鼠肝细胞内有较多脂肪滴，线粒体数目减少，嵴结构模糊，甚至破裂，内容物外溢；100mg/(kg·d)，染毒 30 天狄氏间隙出现大量条状胶原纤维。20 世纪 90 年代北京医科大学常元勋教授等研究证实，血清甘油三酯含量下降和胆固醇含量升高、胆酸和血糖含量升高；血清白蛋白和黏蛋白含量下降；血清铜蓝蛋白（CP）、ALT 和 AST 活性下降，而磷酸化酶 a 活性升高。上述这些生化指标的变化代表或可能代表 TNT 诱发的肝损害。又有研究报道指出，对于大鼠进行亚慢性

TNT染毒后，测定其肝和血清中的一些生化指标，发现肝过氧化氢酶（CAT）和超氧化物歧化酶（SOD）活性明显增高。同时，血清中脂质过氧化（LPO）水平也显著增高。这种变化与过氧化物小体增生剂引起的改变相类似。推测TNT可能为过氧化物小体增生剂，引起体内一系列酶的变化，过氧化反应，从而影响到肝和血液的损伤。近年的研究表明TNT染毒小鼠肝、脾环磷酸腺苷和环磷酸鸟苷含量明显下降，提示机体免疫功能可能有所改变。

血液是TNT的靶器官之一，表现为红细胞数、血红蛋白含量、红细胞容积、平均细胞容积、每一红细胞的血红蛋白平均浓度等均显著下降，而网织细胞与有核细胞的增多及巨红细胞症都是代偿性反应。这种变化在大鼠、兔和狗等的实验中都可见到。但TNT染毒猴的血象变化却不明显，TNT按120mg/kg染毒3个月，红细胞、白细胞及血红蛋白均无明显的改变。

近年来，研究表明睾丸组织也是TNT毒性的靶器官之一。无论是急性、亚急性还是亚慢性TNT染毒大鼠，睾丸都呈现出较为严重的损害，但其他种属动物，如狗、小鼠等却未发现有类似改变，流行病学调查结果显示，TNT接触男工也具有类似的生殖系统损害，因此，从研究TNT对睾丸作用的角度，大鼠是作为TNT毒理实验较好的动物模型。

TNT可诱发接触工人白内障，但在动物兔、猴、大鼠、小鼠、豚鼠、猫、鸡与鸽建立TNT性白内障动物模型，均未成功。另外，有人曾采用皮下注射15个月，获得了TNT诱发的大鼠白内障，发病率为21.4%。TNT诱发大鼠白内障的特点是病变均始于晶体的周边部，有尖向内、底向外的楔形混浊域；严重者肉眼下可见全部白内障；大鼠双眼发生白内障不是同步的，且雌性较雄性严重。

3. 致突变　许多研究业已证明TNT具有致突变作用，最早是以TNT作为测试对象，用Ames的鼠伤寒沙门菌TA98进行突变试验，结果证明TNT为移码型诱变剂。进一步的研究表明TNT的致突变作用，也是通过TNT的还原活化而进行的，主要依靠鼠伤寒沙门菌内固有的硝基还原催化，因而并不需要外加代谢系统。Maeda T等通过发光细菌的 umu-test 检测了 TNT 及其同系物的致突变性，试验结果显示在芳香族化合物内含有三个硝基的化合物其致突变性很高，这其中也包括了 TNT。北欧学者首先报告了 1000 名 TNT 接触工人尿的 Ames 试验（TA98），结果呈阳性，吸烟与否对结果无显著影响。梁丽燕等给恒河猴不同剂量（0、60、120mg/kg）TNT 经口染毒（每周 4 天连续，每天 1 次，共 90 天），染毒后第 60 天、90 天分别取外周血按微量全血培养法加 5-溴脱氧尿嘧啶核苷（BrdU）体外培养，制片后分析姐妹染色单体交换（SCE）率，结果发现 SCE 率与剂量之间呈剂量-效应关系，较高剂量时致突变活性较强。SCE 是同源座位上 DNA 复制产物的相互交换，它可能与 DNA 断裂和重接有关，提示 DNA 损伤。由此提示 TNT 可对细胞遗传物质造成损伤，具有一定的致突变性。此外，还有许多学者从染色体畸变、微核试验及程序外 DNA 合成（UDS）等方面，研究 TNT 的致突变性，这些结果互相有矛盾之处，这可能与所用 TNT 剂量、染毒途径、动物种系等因素有关，但从实验结果的总趋向来看，TNT 是诱变剂则是公认的。

4. 生殖发育毒性 迄今为止，国外尚未开展 TNT 的发育毒性与致癌性研究。国内的研究取得较为一致的结果，TNT 的致畸作用主要表现为大鼠胎鼠的骨骼缺损与畸形，如有的实验结果表明枕骨缺损检出率为最高，有的则认为对胸骨的影响最为明显，有的结果表明以枕骨及间顶骨畸形为最高。三家的结果都未发现内脏与外观的明显畸形。TNT 对发育有一定毒性，主要表现为胎鼠体重明显降低，胚胎吸收与死胎率增加及胎鼠皮下出血率增加。

另有实验给予小鼠 1/5，1/20，1/50 LD_{50} TNT 灌胃染毒每天一次，连续五天。与对照组相比，1/5，1/20 LD_{50} 组小鼠睾丸精母细胞染色体畸变率增高，其中以染色体的断裂为主。TNT 染毒小鼠精子数有减少趋势，活动精子率降低，精子畸形率增高，精子畸形类型主要是卷尾、精子头无钩及无定型精子，少数可见双尾或双头。由此说明，TNT 对小鼠精子的生成有损害作用，而且对生殖细胞是潜在的诱变剂，可能会影响雄性小鼠的生殖功能。李建秀等在 TNT 对小鼠精子乳酸脱氢酶同工酶的影响的实验中发现，TNT 染毒（35 mg/kg、70 mg/kg、140 mg/kg 连续 30 天）的小鼠精子特异的乳酸脱氢酶同工酶其活性降低，从而影响了精子代谢中能量的来源，精子的活动能力降低。McFarland CA 等研究了雄性蜥蜴 TNT 暴露，其睾酮、精子总数、精子动力和未暴露的相比都有明显的变化，虽然没有统计学上的差异。但是其仍在一些个体中观察到了其精子的减少和睾丸的萎缩，这些数据为今后进一步的研究提供了基础。Homma-Takeda 等研究观察到 TNT 染毒的小鼠，曲精小管中的精子消失，在睾丸和附睾中精子数目明显减少。

孕大鼠从孕期第 1 天开始经口染毒（$1/10LD_{50}$、$1/50\ LD_{50}$）TNT，发现胎鼠肝组织 GSH 含量明显降低，而 GSSG 含量则明显增加，间接证明 TNT 的氧化性应激作用在胎鼠体内也是存在的。

5. 致癌 关于 TNT 的致癌作用问题，目前尚有不同看法，而且实验与流行病学调查资料极少，故目前尚难以获得明确结论。大鼠 120 天 TNT 喂养实验未能证明有致癌作用；但在 2 年的喂养实验中 TNT 混于饲料中的剂量为 0、0.4、2.0、10、50 mg/(kg·d)，实验结束时，47 只 Fischer344 大鼠中，有 12/47 只膀胱上皮细胞增生，有 11/47 只膀胱上皮细胞癌变，这两种变化都有显著意义，但都发生在高剂量组，而且并未观察到有剂量-反应关系。同时，由于肝和肾也都有增生性病变，因此，该项研究的主持者 Furedi 等认为 TNT 具有致癌作用。一些整体的实验没能直接证实暴露于 TNT 的小鼠发生肝癌和其他癌症的几率增高，但是其确实提示了对于长期暴露于中毒剂量的 TNT 中的动物发生血液、泌尿、消化系统肿瘤的风险性增加。

国际癌症研究所（IARC，2008 年）将 TNT 归入 2B 类，人类可能致癌物。

（二）流行病学资料

关于 TNT 肝损伤的特征，早先在第一、二次世界大战期间 TNT 所致大量中毒病例及死亡病例多为中毒性黄疸或急性黄色肝萎缩。美国在 1914—1918 年间，所发生的 24 000 例 TNT 中毒患者中，有 580 例因中毒性黄疸及再生障碍性贫血而死亡。但随着时代的进步，生产条件的改善，近几十年来国内外再未见到类似上述病例的报道。目前认为可能属于 TNT 亚临床肝损伤的变化有：LDH 同工酶活性、血清铜蓝蛋白、血清甘氨胆酸及黏蛋白含量，但它们的确切意义，尚有待进一步研究。肝损伤的患病率，据 1981 年全国 TNT 中毒普查资料总结分析的 804 名 TNT 作业工人中，肝肿大 1cm 以上者 286 名，检出率为 35.6%；可见 TNT 对肝的损害是较为严重的。有研究认为，肝肿大在中毒性肝病诊断中有重要意义。有许多报道表明，接触较高浓度 TNT，确可引起肝损伤，并主要表现为肝肿大。吕林萍等在对 94 名 TNT 作业工人肝 B 超的研究中发现，TNT 对人体肝的损害主要是表现为肝实质弥漫性的损害和肝肿大，严重者还会发生肝硬化。同时也发现了在暴露人群肝 B 超中有类似脂肪肝的超声声像图，可能与 TNT 引起肝脂肪变性有关。

接触 TNT 可引起晶状体特殊的混浊改变，称之为 TNT 白内障。这是 TNT 职业危害最常见且具有特异性的改变。其特点是：①晶状体对 TNT 的毒作用是非常敏感的，即使在很低的浓度下作业，TNT 白内障仍有可能发生。国外报道，作业场所空气中 TNT 浓度为 0.19 mg/m^3、0.58 mg/m^3 及 0.14 mg/m^3 时，12 名作业工人中有 6 名出现了双侧晶状体赤道部对称性混浊（白内障）。我国兵器工业部报道车间空气中 TNT 浓度低于 0.1mg/m^3 时，白内障检出率为 8.0%；$0.2 \sim 0.3 \text{ mg/m}^3$ 时，检出率为 12.2%；$0.4 \sim 0.5 \text{ mg/m}^3$ 时，检出率为 17.7%。②TNT 白内障的发生是渐变性的，通常需几年时间。TNT 白内障最短发病工龄一般为 3 年。③脱离接触后仍可发病及原有病情亦可加重。很多文献报道 TNT 白内障形成后，即使不再接触 TNT，原有的白内障仍可加重，脱离时未发现白内障的工人数年后仍可发生。可见，TNT 被吸收后可长期蓄积在体内，代谢缓慢，对晶状体损害的毒作用持久。④患病率高，TNT 白内障患病率与接触工龄等有关，全国 TNT 普查（1981）表明，10 年以上工龄的工人，白内障检出率为 82.0% 可见 TNT 白内障的患病率是很高的。

(三)中毒临床表现及防治原则

1. 急性中毒　从事 TNT 作业的工人，在短时间内，大量 TNT 进入体内，即可发生急性中毒，对人的急性致死量，估计为 1~2g。但在目前生产条件下发生急性中毒的情况比较少见，一般只有接触高浓度 TNT 粉尘或蒸气，才可引起急性中毒。

（1）轻度中毒　患者表现为头痛、头晕、恶心、呕吐、食欲减退、厌食、倦怠、无力、腹胀、腹痛、口唇青紫，发绀可扩展到鼻尖、耳壳、指（趾）端等处，这可能与高铁血红蛋白的形成有关。体检可见肝肿大，并有压痛和叩击痛，可出现黄疸。化验可见血胆红素增高、尿胆红素阳性、ALT 和 AST 活性升高等变化。

（2）重度中毒　大量接触 TNT 时，除上述症状和体征加重外，某些化验指标呈阳性。血液化验可见高铁血红蛋白和 Heinz 小体。患者表现为意识不清、呼吸浅表、频速、偶有惊厥、甚至大小便失禁、瞳孔散大、对光反应消失、角膜及腱反射消失等。严重者可因呼吸麻痹死亡。另外，可发生严重肝损害，发病凶险，短时间内出现黄疸、腹水、肝、肾衰竭、昏迷。常死于急性黄色肝萎缩。

2. 慢性中毒　长期职业性接触一定浓度的 TNT，可引起对肝、血液系统和眼晶体损伤为主的多器官损害，其主要的临床表现如下：

（1）一般症状　长期接触较低浓度的 TNT 则神经衰弱综合征的发病率较高，主要表现为头晕、头痛、失眠、多梦、健忘、倦怠无力等，而且常伴有植物神经功能紊乱，如周身发冷、发热感、皮温不对称、四肢发麻、心悸、多汗等。男性尚可出现阳痿、早泄等性功能障碍。脱离 TNT 作业环境后，症状逐渐消失。

（2）黏膜刺激症状及皮肤改变　对 TNT 敏感者，初次接触后一周左右，即可引起过敏性皮炎，常见于暴露部位。皮损可互相融合、脱屑，逐渐发展成苔藓样变。严重者呈鳞状脱屑。脱离接触后，皮损即可消失。少数人再次接触时，仍能出现。但大多数人，在继续接触中，能逐渐适应。TNT 接触工人的皮肤，特别是掌蹠部分和脸部，常被染成深黄色，指甲也呈黄色。面部成黄染者，常被称为"TNT 面容"，表现为面部苍黄，而口唇、耳壳为青紫色。这是 TNT 污染皮肤及排出代谢物的缘故。

(3) 高铁血红蛋白血症　TNT 中毒的一个典型症状为皮肤苍白和口唇青紫，这是缘于高铁血红蛋白与亚硝基血红蛋白的形成，并导致红细胞转运氧的功能受损所致。血中还可检出 Heinz 小体。接触较低浓度 TNT 时，高铁血红蛋白血症不明显，血中 Heinz 小体一般在 10% 以下。

(4) 中毒性白内障　慢性中毒患者出现白内障是常见而具有特征性的体征，一般需接触 TNT 2~3 年后发病，工龄越长发病率越高，10 年以上工龄检出率可高达 82%。形成 TNT 中毒性白内障，开始于双眼晶状体周边部呈环形混浊，视力不受影响，进一步发展可在晶状体中央部出现环形或盘形混浊，当中央部的混浊环近似于瞳孔直径时，视力可减退。据各地报道，中毒性白内障检出率为 9.6%~72.8%。白内障形成后，即使不再接触 TNT，仍可进展或加重，脱离接触时未发现白内障的工人数年后仍可发生。TNT 中毒性白内障与 TNT 中毒性肝病不平行，中毒性白内障患者可伴有肝肿大，但也可在无肝损伤情况下单独存在。

综上所述，TNT 作业工人可能会出现各种临床表现。往往有两种或两种以上病变会同时发生。中毒性白内障患病率最高，中毒性肝炎的发病率次之，而再生障碍性贫血较为少见。

3. 防治原则　对于 TNT 中毒的预防，必须强调综合防治措施：首先是要从根源上解决问题，严格执行"企业建设三同时"的有关规定，采取有效的防毒技术措施，降低作业环境中其粉尘和蒸气的浓度，通过加强密闭通风，隔离操作来实现。在现代条件下，在各种生产过程中，实行管道化，密闭化和机械化，实行自动控制和隔离操作，从而可减少对 TNT 气体，蒸气和粉尘的接触，甚至不接触。其次根据 TNT 中毒发病的特点，进行有关工时调整、轮换作业、提前退休等劳动组织方面的制度改革。加强个人防护和个人卫生，工作时要做好防护措施，穿防护工作服，工作后彻底沐浴。可用一些对于 TNT 有指示的溶液洗手，从而确定有没有彻底清除 TNT 的污染。最后是要做好就业前的体检和作业工人的定期体检，保证一些有职业禁忌证的人群不从事该项工作。对于出现问题的作业人群及时进行控制处理，预防控制，保证工人的健康。

五、毒性表现

长期接触较低浓度 TNT，亦可出现较明显的消化道症状，称之为中毒性胃炎。表现为恶心、呕吐、腹胀。有报道认为，会出现类似典型的胃溃疡综合征。胃镜检查，可见单纯性胃炎。某些 TNT 接触工人，在接触 TNT 期间，口腔内可有异味感。

TNT 造成肝损害临床表现类似于传染性肝炎，由于接触 TNT 的浓度不同，临床上表现为轻度或重度中毒。

①轻度中毒　接触较低浓度的 TNT，可引起轻度中毒，主要引起消化系统症状，如食欲不振、恶心、呕吐、腹胀、便秘、消瘦、肝区疼痛等。检查可见肝肿大、压痛及叩击痛，可出现黄疸。实验室检查可见血胆红素增高、尿胆素阳性。ALT、AST 及 LDH 等指标多数无异常表现。

②重度中毒　职业性接触较高浓度的 TNT 3 个月以上，即可发生中毒性肝病，临床表现分为黄疸型和非黄疸型两种。黄疸型：黄疸的发生，一般认为是 TNT 中毒的晚期表现，表明具有明显的损伤。有报道一旦发生黄疸，表现为严重的衰竭、昏迷，通常在很短时间内死亡。黄疸型起病较急，常先有无力、食欲减退、恶心、呕吐、腹胀及头晕等症状。继之发生黄疸，皮肤发痒，消化道症状更加明显。一般经 1~3 周后，黄疸消失，但消化道症状消失较慢。往往伴有肝、肾衰竭、昏迷等。检查可见黄色肝萎缩。无黄疸型：多数为无黄疸型，临床表现与黄疸型相似，但症状较轻，起病缓慢，整个病程中无黄疸。患者以消化道症状和肝区痛为特点，可伴有神经衰弱症候群。急性或慢性严重肝损伤的结果，可引起肝硬变，往往伴有脾功能亢进。

TNT 急性肝损害病理改变主要是肝细胞坏死和脂肪变性，慢性肝损伤改变主要是肝细胞再生和纤维增生。TNT 造成的肝损害，早期的表现主要为一些生化指标的改变，主要包括血清 ALT、AST 等活性变化。血清铜蓝蛋白活性在暴露于 TNT 的人群中下降。

急性 TNT 动物染毒实验中，动物的肝、晶状体、肾，以及生殖系统会出现一系列的损伤。如出现染毒动物肝肿大，肝绝对重量增加，肝细胞表现出浑浊肿胀，甚至出现弥漫性坏死。对于大鼠给予 TNT 亚慢性染毒（50mg/kg，100 mg/kg，200 mg/kg 三个剂量，每天 1 次，每周 6 天），分别于染毒的第 2、4、6、8 周进行观察。发现肝过氧化氢酶（CAT）和超氧化物歧化酶（SOD）活性明显高于对照组，而且与对照组相比血清中脂质过氧化（LPO）水平显著增高，推测 TNT 可能是导致动物过氧化物小体增生的一种物质。与对照组相比，大鼠的血清甘油三酯含量下降，胆固醇含量明显升高，提示 TNT 对动物的脂肪代谢也有影响。

六、毒性机制

TNT 致肝损伤机制目前还不是特别明确。肝是 TNT 的主要靶器官之一，以下几种学说可以解释其对肝损害的发病机制。对 TNT 毒性机制研究表明，TNT 可在大鼠和猴的多种器官与组织以及肝细胞多种亚细胞器中，通过还原活化形成硝基自由基并从而诱发活性氧形成，活性氧自由基在体内显著增加，其在体内发生结合反应后，启动了生物膜的脂质过氧化过程。最终损伤了细胞膜，影响到离子交换，造成细胞代谢的紊乱，引起肝等多器官损伤，出现了一系列相关的临床表现和症状，表明 TNT 为氧化性应激毒物。可能通过还原活化诱发超氧阴离子生成，进而通过超氧化物歧化酶（SOD）转化为过氧化氢。常元勋等研究证实 TNT 接触者，红细胞超氧化物歧化酶（SOD）活性明显高，血清铜蓝蛋白（CP）和全血谷胱甘肽过氧化物酶（GSH-Px）活性下降。已知 GSH-Px 的作用：一方面可催化过氧化氢的转变，降低细胞内过氧化氢水平，以减少自由基形成；另一方面，还可催化还原膜脂质氢过氧化物为羟基酸的反应，以减少过氧化物的蓄积。由此可见，TNT 可能与其通过消除过氧化氢的蓄积，使得 GSH-Px 活性下降。

钙稳态失调也是一个被提出的中毒机制，TNT 的氧化作用使机体高铁血红蛋白形成，血红蛋白释氧的能力降低，组织缺氧，导致钙内流，导致胞浆 Ca^{2+} 水平升高，大量 Ca^{2+} 输运到细胞外液后，使得血清 Ca^{2+} 升高，钙稳态遭到破坏，出现了细胞死亡，肝细胞遭到破坏，发生死亡和坏死。另外 TNT 进入机体内会与机体内的蛋白结合形成加合物，这些加合物一旦形成在体内很难代谢，会在体内聚集较长时间。同时其和体内的氨基酸结合，导致了氨基酸的缺乏，肝细胞出现营养不良，肝发生了损伤。TNT 还可使体内血氧饱和度下降，组织器官代谢异常，引发乳酸积聚而损伤机体器官。其亦可影响到机体内不同酶的合成，使其结构和功能发生改变，影响到遗传信息的稳定性及代谢变化，导致了中毒的发生。

（梁　婕　王民生　常元勋）

主要参考文献

1. 常元勋主编. 靶器官与环境有害因素. 北京：化学工业出版社，2008. 262-263.
2. Maeda T, Nakamura R, Kadokami K, et al. Relationship between mutagenicity and reactivity or biodegradability for nitroaromatic compounds. Environ Toxicol Chem, 2007, 26 (2), 237-241.
3. 梁丽燕，郑巧玲，李来玉. 三硝基甲苯对恒河猴外周血淋巴细胞姐妹染色单体交换的影响. 中国热带医学，2005，5（5）：1146-1147.
4. Sabbioni G, Sepai O, Norppa H, et al. Comparison of biomarkers in workers exposed to 2, 4, 6-trinitrotoluene. Biomarkers, 2007, 12 (1): 21-37.
5. Bolt HM, Degen GH, Dorn SB, et al. Genotoxicity and potential Carcinogenicity of 2, 4, 6-TNT Trinitrotoluene: structural and toxicological considerations. Rev Environ Health, 2006, 21 (4), 217-228.
6. 李建秀，刘惠民，王俊红. 三硝基甲苯对小鼠精子乳酸脱氢酶同工酶 C_4 的影响. 职业与健康，2003，19（8）：39-40.
7. Sabbioni G, Liu YY, Yan H, et al. Hemoglobin adducts, urinary metabolites and health effects in 2, 4, 6-trinitrotoluene exposed workers. Carcinogenesis, 2005, 26 (7), 1272-1279.
8. McFarland CA, Quinn MJ Jr, Bazar MA, et al. Toxicity of oral exposure to 2,

4,6-trinitrotoluene in the western fence lizard (Sceloporus occidentalis). Environ Toxicol Chem, 2008, 27 (5), 1102-1111.
9. Homma-Takeda S, Hiraku Y, Ohkuma Y, et al. 2,4,6-trinitrotoluene-induced reproductive toxicity via oxidative DNA damage by its metabolite. Free Radic Res, 2002, 36 (5), 555-566.
10. 吕林萍,李旭春,董燕. 94名三硝基甲苯作业工人肝脏B超检查结果分析. 中国城乡企业卫生,2008,3:21-22.
11. 陈自然. 三硝基甲苯、邻甲苯胺、苯及其同系物致肝损害的调查分析. 公共卫生与预防医学,2006,17(6):68-70.
12. 常元勋. 我国三硝基甲苯中毒研究现状. 卫生毒理学杂志,2000,14(3):136-140.
13. 孙凯,常元勋,郭群. 三硝基甲苯亚慢性染毒大鼠某些生化指标的改变. 卫生毒理学杂志,2000,14(1):40-43.

第十四章

氮杂环化合物

第一节 肼

一、理化性质

肼（Hydrazine）又名联氨或无水肼，呈碱性，易挥发，易爆，常温下无色油状液体，在空气中发"烟"，具有氨样气味；肼和水能按任意比例互相混溶，生成稳定的水合肼（$N_2H_4 \cdot H_2O$），此外，肼也能与甲醇、乙醇互溶，但不溶于乙醚、氯仿和苯。

二、来源、存在与接触机会

肼是一种重要的化工试剂，工业上用氨或尿素和次氯酸钠获得水合肼，再经脱水或乙二醇萃取而得，也可由无水氨与肼盐作用制得。肼在生产生活中有着重要的应用，此外，肼可作为制药原料，如合成异烟肼、农药、除草剂、植物生长调节剂和药品等；还可以应用于制造照相显影药剂、喷气式发动机燃料、火箭燃料，以及抗氧化剂、还原剂、高压锅炉给水脱氧剂等。

自然界中天然肼只存在于烟草植物；人工合成的肼可能在生产、贮存、运输等过程中被释放到大气环境中去。目前尚未在大气、水、土壤中检测到肼。肼的接触机会主要存在于肼的生产、运输、使用、处理过程中。肼的人群接触机会较少，一般人群的接触机会是香烟；肼处理过的锅炉等容器污染的食物；自来水的加工处理过程中，会用低浓度的肼作为防腐剂，肼一旦泄漏将会导致意外的人群接触；肼的职业性接触机会是加工肼或者其盐类以及肼衍生物的生产车间，火箭动力测试试验场所，火箭发射点，以及使用肼作为航空器燃料的场所。另外，肼屈嗪等药物在代谢过程中能产生肼，从而使这类用药患者成为特殊的肼接触高危人群。

三、吸收、分布、代谢与排泄

肼可经皮肤、消化道、呼吸道迅速吸收，进入机体后的肼分布于血浆、血清、肝、肾等。肼经皮吸收后迅速分布于血浆、血清；腹腔注射后，肼能快速到达机体内的各个靶器官，降解十分迅速，蓄积浓度与暴露剂量成正比，在肾中的蓄积浓度是最高的。

狗的皮肤实验中，敷上肼30s后在血浆中检测到肼，在1～3h后血浆中的肼浓度到达最高，并且血液中肼的浓度随着剂量的增加而增加。700g/L的肼溶液（剂量为12mg/kg），对兔进行皮肤实验，在很短的时间内能在血清中观察到肼，1h后到达最高浓度，大约为10mg/L。血清中肼的半衰期是2.3h。表观分布容积为630ml/kg，据统计大约有55%的肼能经皮肤吸收。

在狗和兔的实验中，肼在体内一部分以原形随尿排出，另一部分代谢后生成乙酰烟肼，随尿排出体外，还有一部分经过代谢后经肺呼气排出体外。具体机制可能是：肼分布到体内后，一部分不经代谢，直接由尿排出体外；一部分由血红蛋白及细胞色素P450，迅速将肼氧化为氮气，或者形成肼自由基，然后形成磺胺类物质，最终形成氮气。这种代谢进行15～30min后，氮气释放逐渐减慢。乙酰基衍生物与羰基相互作用而形成的代谢产物，经尿排出。在代谢开始的2h内大约有20%～30%的肼是通过形成氮气经肺呼出体外，然而还有大约25%的肼是如何代谢的目前依然不清楚。

四、毒性概述

（一）动物实验资料

1. 急性毒性 金鱼的急性毒性实验中，在肼染毒后，主要表现为兴奋、尾颤、阵发性痉挛、交替速游等。浓度越大，症状出现越早、越明显。依据金鱼染毒后的存活情况，求得肼染毒24h和48h，金鱼的半数耐受浓度分别为2.75和1.11mg/L。

肼对卤虫（Artemia salina）具有一定的毒性。肼浓度为1mg/L，在 24h 内就能使卤虫全部死亡。0.32mg/L 的肼在 48h 内使卤虫全部死亡。肼浓度为 0.1mg/L 时，24h 时有 16.7% 的卤虫死亡，48h 有一半卤虫生物死亡。低于或等于 0.01mg/L 浓度的肼在 48h 内没有引起卤虫的变化异常。

犬急性中毒表现为食欲减退、软弱无力、呕吐、极度兴奋、强直性痉挛、血压下降等，病理解剖可见肝脂肪变性，肾轻度炎症，对肾的作用主要是影响肾小球滤过率和有效血流量。

2. 慢性毒性 大鼠吸入肼浓度为 $0.91 \sim 4.6 mg/m^3$，每次 4h，每周 6 次，连续 3 个月，发现呼吸道刺激、体重下降、贫血、白细胞增加。小鼠吸入肼浓度为 $18.2 mg/m^3$，每次 6h，每周 5 次，共 194 次，发生严重中毒，肺、肝、肾有损害，重者死亡。狗吸入肼浓度为 $6.5 mg/m^3$，每次 6h，每周 5 次，共 26 周，导致体重减轻、厌食、易疲劳、呕吐、肌震颤、呼吸困难等。给实验动物腹腔注射染毒肼 27 周，第 2 周见动物活动减少、食欲缺乏、体重生长缓慢。

3. 致突变 大肠杆菌等试验结果均显示肼具有致突变性。在 Ames 试验中，报导结果不一致，肼 $0.1 \sim 100$ 微克/皿范围内加或不加 S9 活化系统都未见诱变作用，然而多数 Ames 试验表现出致突变弱阳性。大鼠经口给予肼 60mg/kg，或者仓鼠经口给予肼 45mg/kg，肝 DNA 鸟嘌呤的甲基化急剧上升。肼浓度 $20 \sim 200 \mu mol/L$ 范围内可诱发 L_{1210} 细胞的 DNA 交联损伤，在染毒的浓度范围内存在良好剂量-效应的关系，加入蛋白酶 k 后，交联度下降，但下降幅度不大，仍具有良好的相关关系，说明存在 DNA-蛋白质交联，但其量很少，约占横向交联率总量的 $10\% \sim 20\%$。用 1、2、4、8、16 mmol/L 不同浓度的肼处理 SD 大鼠心肌成纤维细胞，结果表明低浓度肼直接作用于心肌成纤维细胞 72h 可抑制其增殖，2 mmol/L 浓度的肼导致坏死细胞出现减少，而凋亡细胞数增加，肼浓度增加细胞坏死增加。

4. 生殖发育毒性 腹腔注射染毒肼可使妊娠母鼠体重下降，吸收胎和晚期死胎率增加。说明肼有一定的胚胎毒作用，但无致畸作用。曾经报道过小鼠和仓鼠每天暴露于 9.3mg/kg 肼，连续 15~25 周，发现卵巢组织出现病理学损伤。然而这些有限的研究并不能全面地评估肼的生殖效应。

5. **致癌** 实验动物每天给予 6h 肼吸入染毒，每周 5 天，持续一年（节假日除外）：雄性、雌性大鼠产生良性鼻腺瘤性息肉，与肼呈现剂量依赖性，并且在暴露后一年发现大鼠发生鼻腔恶性上皮性肿瘤；雌性大鼠鼻部肿瘤在高剂量组（5.0mg/m^3）中的发生率超过 50%；雄鼠高剂量组（5.0mg/m^3）良性鼻腺瘤性息肉发生率为 10%，鼻腔恶性上皮性肿瘤发生率对照组为 0.5%。雄鼠暴露组（0.25~5.0mg/m^3）病理改变以退行性病变为主，产生淀粉样病变。小鼠暴露组（1.0mg/m^3）肺腺瘤发生率明显高于对照组。狗间断性暴露于 1mg/m^3 肼一年，没有发现肿瘤产生，也无临床症状。这些研究结果证明了肼能通过吸入途径致癌。虽然慢性动物实验表明肼是一种动物致癌剂，但肼的致癌问题比较复杂，1974 年 IARC 曾有专著评价认为肼有致癌作用，但国外曾对职业接触肼的肿瘤发生率进行调查，认为职业肿瘤发生率与自然发生率没有显著差别，所以，目前没有流行病学资料可以用来说明肼对人类有致癌作用。2008 年 IARC 将肼归入2B类，人类可能致癌物。

（二）流行病学资料

流行病学调查曾报道，427 名肼暴露作业工人，与对照组比较其癌死亡率没有统计学意义。尽管这项研究中没有证据表明肼具有致癌效应，因为随访的时间相对较短，并且只有 49 例死亡。然而当这些工人随访 10 年后，肿瘤死亡率仍然没有统计学意义。异烟肼在代谢过程中产生肼，美国公共卫生服务调查服用异烟肼的肺结核患者肿瘤发病情况，结果肿瘤死亡率与一般人群无明显差别。

（三）中毒临床表现及防治原则

1. **急性中毒** 急性经口中毒：有恶心、呕吐，持续数小时后出现暂时性中枢性呼吸抑制、心律失常，以及嗜睡、运动障碍、共济失调和麻木等。

急性吸入中毒：可发生眼和上呼吸道刺激症状，经数小时后出现头晕、头痛、恶心、呕吐、腹泻，出现咽喉痛、咳嗽，伴有呼吸困难等上呼吸道黏膜刺激症状，严重者可引起肺水肿。直接接触肼的液体可致眼及皮肤严重灼伤，出现双眼胀痛、异物感、流泪等症状，严重者可有中毒性肝病。

2. 慢性中毒 长期接触肼可出现肝、脾肿大，肝功能异常，神经衰弱综合征等慢性中毒表现，呼吸道刺激症状、体重下降、贫血等。皮肤可出现接触性皮炎、过敏性湿疹样皮肤损害。据调查长期处于低浓度环境下工作的人员出现神经、呼吸、消化系统和眼部不适等不同程度的暂时性症状。目前关于肼慢性肝毒性作用的临床资料极少，自20世纪70年代以来，只有2例报道关于肼吸入后致肝损伤的报道。Yung Hsiang Kao等曾报道我国一名机场工作人员因接触肼，而导致肝功能轻微损伤。肼中毒所致轻度肝损伤不经处理能自行恢复。未发现有明显的慢性中毒和典型的职业病病例，接触组中枢神经系统阳性症状检出率与对照组有明显差别，其他症状无明显差别，症状消失的时间与接触的时间长短呈正比。观察接触肼10年以上工龄工作人员，当调离工作岗位后，其症状也逐渐消失。

3. 防治原则 生产过程密闭，加强通风；提供安全淋浴和洗眼设备。空气中肼浓度超标时，佩戴过滤式防毒面具（全面罩）或自给式呼吸器，穿连衣式胶布防毒衣，戴橡胶耐油手套；紧急事故抢救或撤离时，建议佩戴空气呼吸器；工作现场禁止吸烟、进食和饮水。工作完毕，淋浴更衣。注意个人清洁卫生。生活饮用水源水中肼的最高容许浓度为 0.02 mg/L（GB 1806-2000）。车间中的卫生标准为 0.1mg/m^3。时间加权平均浓度（TWA）在 0.04~0.27mg/m^3，最高的有达到 0.91mg/m^3。火箭推进剂工作场所，肼浓度为 0.22~1.98mg/m^3。

五、毒性表现

肝是肼急性中毒的主要靶器官，主要引起脂肪肝和肝功能指标的变化，这些改变具有可恢复性。给予大鼠一次剂量 10~20mg/kg 腹腔注射，肝中甘油三酯水平的增加呈现剂量依赖性。有学者也报道过单次剂量注射后，甘油三酯在大鼠肝内的蓄积。动物急性中毒早期，血糖升高伴有肝糖原含量下降，然后出现低血糖，随后血浆内游离脂肪酸升高，肝细胞内大量甘油三酯沉积而引起脂肪肝和肝功能指标的异常；肼中毒后可见血浆、肝和骨骼肌内游离氨基酸浓度升高，肼能使肝中甘油三酯、鸟氨酸水平上升；肝蛋白合成加强。口服肼中毒引起频繁厌食、恶心、呕吐、腹泻、腹胀、体重下降。肼能致肝 DNA 损伤；精氨酸琥珀酸裂解酶活性增加后，尿素氮的浓度增加；慢性暴露肼可导致肝功能的损伤，诱导低血糖，胰岛素降低，抑制肝中蛋白合成，肝网状内皮细胞增生，肝硬化，胆管增生与变性细胞纤维化。

肼可抑制大鼠氨基转移酶，包括肝天门冬氨酸转移酶，氨基丁酸氨基转移酶，鸟氨酸氧化二酸氨基转移酶。肼能够提高大鼠肝鸟氨酸脱羧酶活性，使柠檬酸盐、苹果酸、草酰乙酸盐的水平升高。此外，肼能够使大小鼠肝滑面内质网增殖，增加大鼠肝细胞色素 P450 水平。大鼠每天腹腔注射肼 12mg/kg，连续 4 天，细胞色素 P450 水平没有改变，但是细胞色素 b5 水平稍有下降，苯并芘羟化酶活性被抑制，苯胺羟基化作用增加。

六、毒性机制

目前关于肼的毒性作用机制还不是很清楚。肼对肝的毒性可能是通过减少谷胱甘肽增强其毒性，体外 HepG2 实验结果显示：谷胱甘肽与活性氧（ROS）都随着肼剂量的增加而减少，并且呈现剂量-反应关系。许多整体实验研究报道，在肼代谢的过程中产生了活性中间体。甲基、乙酰基和羟基。此外，关于肼损伤效应机制的动物试验研究结果揭示肼至少有以下几种可能的作用机制。

（1）肼的氨基直接与细胞某些分子相结合。整体实验与体外试验已经表明，肼与 α 酮酸结合，形成肼复合物，而抑制耗氧量。肼染毒大鼠血清中皮质固醇浓度上升，胰岛素降低，可能是由于肼影响肾上腺类固醇水平，动员游离脂肪酸，诱导高血糖。

（2）肼可影响碳水化合物和蛋白的代谢。大鼠和狗禁食后分别一次给予剂量为 64mg/kg 和 25mg/kg 的肼，发现动物体内糖原贮存损耗，出现血糖水平快速下降，并伴随乳酸盐和丙酮酸盐水平升高，随着乳酸、丙酮酸盐水平的升高，逐渐出现酸中毒表现。现在一致认为，肼能通过 5-磷酸吡哆醛依赖性转氨酶和脱羧酶抑制糖原生成作用。肼能在体内外与 5-磷酸吡哆醛相互作用。

(3) 肼可影响线粒体氧化磷酸化功能。给予肼后能观察到大、小鼠肝线粒体肿大。体外研究高浓度肼对细胞线粒体氧化磷酸化功能的影响时，发现氧化磷酸化作用下降，表现为二磷酸腺苷/氧(ADP/O)比率随着肼浓度的增加而下降。在大鼠饲料中加入肼（占饲料的 10%），饲养 3 天，第 4 天饲料增加肼含量（占饲料的 20%），持续饲养 8 天，实验结果发现大鼠肝中巨型线粒体内琥珀酸盐和谷氨酸氧化作用、ADP/O 比值、三磷酸腺苷酶活性、细胞色素 P450 氧化酶活性均有下降，单胺氧化酶的活性也相应下降。

(4) 肼与 DNA 反应。肼是一种具有显著致癌性能的致癌剂，但它在体外则是一种较羟胺弱的致突变剂，由于其碱性较羟胺强，可能在生理条件下质子化的肼与 4-亚胺基的交换趋势较羟胺的交换趋势小，因而降低了 C-G→T-A 的变异。在 Maxam 和 Gilbert 的经典 DNA 测序法中，是用肼来选择性折断 DNA 链。即肼在中性条件下与 DNA 反应，在嘧啶碱（C 和 T）的 6-位上经 1,4-位加成而生成相应的 6-肼基取代的二氢嘧啶，于是肼基末端的 NH_2 将与 4-位亚胺基或羰基发生加成，并环化生成相应的羟基二氢吡唑基或氨基嘧啶吡唑基的尿素衍生物。产物进一步分解形成吡唑和尿素脱氧核糖甙链条，这种方法使所有的 T 和 C 处均选择性地发生断裂。由于正常细胞的修复能力，可能上述两种 DNA 的损伤都不能促使细胞产生癌变，按照化学致癌机制的双区理论，致癌剂肼应该通过某种方式在 DNA 股间引起交联。化学致癌机制的双区理论还认为，肼导致甲基鸟嘌呤的生成只是肼致癌过程的一部分，不是其最终致癌形式，更不是其致癌作用的关键步骤，其关键步骤应是进一步活化后引起的 DNA 互补碱基对沟槽原子间的交联。预言其机制如下：类似于烷基代多环芳烃的 α 碳原子，甲基鸟嘌呤中的甲基易被单氧化酶氧化生成醇。在哺乳动物细胞中，磺酰基转移酶、磷酰基转移酶和乙酰基转移酶等均很活跃，使代谢产生的醇类转化成磺酸酯的酯类化合物，磺酸酯是很强的生物烷化剂，易于 DNA 等生物大分子发生烷化反应，从而引起 DNA 双链间的交联：

$$HCHO+H_2N-NH_2 \longrightarrow \underset{OH}{HCHNH-NH_2} \longrightarrow \bar{C}H_2-\overset{+}{N}\equiv N \xrightarrow{鸟苷} \cdots$$

O^6-甲基鸟苷 → → 胞嘧啶 → 胞嘧啶 鸟苷

资料来源：屈学海，张琪，戴乾圜. 致突变的致癌剂和非致癌剂在引发 DNA 股间交联上的显著差别. 环境化学，2001，20（6）：537-543.

（姜声扬　王民生　常元勋）

第二节　1，2-二甲基肼

一、理化性质

1，2-二甲基肼（1，2-Dimethyl hydrazine），又称对称二甲基肼，无色带氨气味和有吸湿性的液体。与水混溶，溶于乙醇、醚。性质稳定，能与氧化剂、铜及其合金、铁、铁盐等反应。

二、来源、存在与接触机会

1，2-二甲基肼生产有限，没有商业用途，仅仅作为化学试剂用于研究，其能通过各种污水排放，小量释放到环境中去。大气压

69.9mmHg，25℃时，1，2-二甲基肼释放到大气中去，在环境大气中只作为蒸气而存在。气态1，2-二甲基肼通过光化学反应在大气中降解，产生羟基，半衰期大约为3h。

1，2-二甲基肼酸度系数约为7.9，在土壤中具有高泳动度。由于1，2-二甲基肼为弱碱，土壤质子化的吸收多于自由基，因为阳离子不挥发，所以质子化的种类不会从湿润土壤表面挥发，但干燥土壤中的1，2-二甲基肼存在潜在挥发。1，2二甲基肼在纯沙及沙土壤、有机质土、黏土中1h的降解率分别是0、11％、11％、50％。1，2-二甲基肼在含氧的水中不稳定，能够直接与氧发生反应，半衰期少于10天。自然界水中金属离子可以使1，2-二甲基肼快速降解成偶氮甲烷。生产和使用1，2-二甲基肼的场所，人们可以通过吸入和皮肤接触而发生职业暴露。然而1，2-二甲基肼只是作为化学试剂有限的使用，一般人群接触机会较少。

三、吸收、分布、代谢与排泄

1，2-二甲基肼，可经呼吸道、消化道和注射部位迅速吸收，也可经皮肤吸收。用标记1，2-二甲基肼，大鼠注射后15～30min后，在血液、胆汁、尿液、胃肠道的所有内容物中都检测到了1，2-二甲基肼。大鼠活体灌注表明1，2-二甲基肼能从结肠吸收。胆汁酸和羟脂肪酸能够有效地增强其吸收，脂肪酸对其吸收没有明显的作用。1，2-二甲基肼能够在大鼠肝、肾、十二指肠、回肠广泛分布，具有蓄积性。

关勇彪等研究了肼（Hz）、一甲基肼（MMH）和偏二甲基肼（UDMH）（简称"三肼"）吸入染毒在家兔体内的动力学特征。给家兔静脉注射、吸入或恒速静脉输注"三肼"；定时采集血、尿及吸入和呼出气样品；测定样品中Hz、MMH和UDMH浓度，绘制毒物-时间曲线；通过对毒物-时间曲线进行动力学模型拟合，计算动力学参数，探讨其动力学特征。结果发现家兔吸入或恒速静脉输注"三肼"均以一室模型在体内配置，而静脉注射均呈二室模型。"三肼"蒸气经家兔呼吸道的滞留率高达95％以上，不受吸入气中"三肼"

浓度和家兔通气量的影响。当蒸气浓度和动物自身通气量稳定时，"三肼"蒸气以近似恒速即表观零级速度滞留在呼吸道，并以同样的速度特征全部迅速地被吸收入血。"三肼"在家兔体内的分布相半衰期（$t_{1/2}$）为 0.019～0.048h，稳态表观分布容积（V_{ss}）为 1.32～1.48 L/kg。"三肼"在家兔体内的消除半衰期（$t_{1/2}$）为：Hz 1.49～2.30h，MMH 3.0～4.9h 和 UDMH 0.7～1.4h；在实验期间，累积经尿排出的原形毒物量均低于机体总消除量的 50%。该研究表明"三肼"蒸气经家兔呼吸道吸收完全，符合表观零级速度；分布极快、呈全身分布；消除快、物质蓄积性弱，并存在肾外消除途径。

1,2-二甲基肼的代谢是通过一系列的氧化步骤，首先脱氢然后氮氧化为偶氮形成氧化偶氮甲烷，最终碳氧化，形成甲基氧化偶氮甲烷。甲基氧化偶氮甲烷由脱氧核糖核酸依赖性脱氢酶转化成了相应的醛。作用机制可能是先氧化成偶氮甲烷，随后经微粒体酶去除一个甲基基团，形成具有高度活性的甲基化活性醛或者正碳离子。

在人和大鼠的结肠内，1,2-二甲基肼代谢产物与细胞大分子相作用形成加合物，如 DNA 加合物。然而，大鼠结肠 1,2-二甲基肼的 DNA 加合物数量要高于人类。用 1,2-二甲基肼处理大鼠后，在大鼠肝 DNA 发现了 N^5-甲基-N^5-甲酸基-2,5,6-氨基-4-羟基嘧啶。人的结肠微粒体酶可催化 1,2-二甲基肼形成 1,2-二甲基肼的氮氧化物。通过抑制细胞色素 P450 氧化酶，能有效地抑制结肠微粒体酶催化 1,2-二甲基肼代谢。但纯化的鼠肝微粒体混合功能氧化酶则不能催化 1,2-二甲基肼形成 1,2-二甲基肼的氮氧化物。1,2-二甲基肼染毒 F344 大鼠的代谢产物中，呼气中主要为偶氮甲烷。21mg/kg 染毒的 1,2-二甲基肼染毒组，在 24h 内，呼气中分别有大约 14% 和 11% 的偶氮甲烷和二氧化碳；当剂量为 200mg/kg 时，呼气中分别有大约 23% 和 4% 的偶氮甲烷和二氧化碳。偶氮甲烷出现在最初的 6h 内的呼气中，但是高剂量时，二氧化碳的排出则更加具有渐进性。

四、毒性概述

(一) 动物实验资料

1. 急性毒性 1,2-二甲基肼具有较强的碱性,有高度腐蚀性,对皮肤黏膜和眼黏膜有刺激作用。大鼠经口 LD_{50} 为 160mg/kg;大鼠吸入 (4h) LC_{50} 为 700~1000 mg/m³;狗吸入 (4h) LC_{50} 为 130mg/m³。狗吸入 1,2-二甲基肼 140mg/m³ 3h,见流涎、呕吐、呼吸困难和抽搐;狗吸入 1,2-二甲基肼 68mg/m³ 4h,症状严重可出现呕吐和抽搐。

2. 慢性毒性 慢性毒作用主要表现为溶血性贫血和抽搐,狗反复吸入 62.5mg/m³ 1,2-二甲基肼,6 小时/天,5 次/周,共 26 周,出现抑郁、流涎、呕吐、腹泻、运动失调、抽搐和溶血性贫血,血细胞压积、血红蛋白、红细胞数减少,网状内皮系统细胞有含铁血黄素沉积。持续给予 1,2-二甲基肼引起肝细胞损伤。引起肝 γ-谷氨酰转肽酶活性升高,并呈现剂量依赖性升高。此外,慢性暴露还可以引起动物的结肠癌和子宫癌。

3. 致突变 1,2-二甲基肼在 Ames 试验中加微粒体酶的条件下呈阳性。大鼠单次直肠内给予 25mg/kg 的 1,2-二甲基肼,在 12h 和 24h,1,2-二甲基肼抑制结肠组织细胞的 DNA 合成,而组织中 cGMP 依赖性蛋白激酶活性没有改变。小鼠经口给予 1,2-二甲基肼 20mg/kg,用碱性单细胞凝胶电泳技术(彗星试验)检测肝、肺、肾、胃黏膜、结肠、膀胱等脏器组织细胞中彗星样细胞(反映细胞 DNA 断裂)的比例,发现肝、肺、肾、胃黏膜、结肠、膀胱等脏器组织细胞中彗星样细胞的比例均明显增加,但是改为腹腔注射染毒时,除肺组织外,其他脏器组织彗星样细胞的比例与对照组相比也都具有统计学意义。用叙利亚金黄色仓鼠胚胎(SHE)细胞的体外恶性转化方法,检测出 1,2-二甲基肼可诱导叙利亚金黄色仓鼠胚胎(SHE)细胞的形态学恶性转化,转化细胞碱性强,核浆比例增大,排列方向紊乱,可交叉重叠生长。从转化集落分离的细胞生长旺盛并具有异常的细胞生物学特性,细胞寿命明显延长,可被较低浓度的植物凝集素凝集，在软琼脂内非贴壁依赖生长。用1，2-二甲基肼处理中国仓鼠肺成纤维细胞（V79细胞），剂量为15、30和60mg/L，结果发现只有30 mg/L剂量组的染色体畸变率稍高于正常对照，但并无明显差异，说明其不具有诱发染色体结构畸变的能力。但1，2-二甲基肼在三个剂量组，诱发V79细胞的非整倍体发生率（分别为14.0%、13.5%和16.0%）较正常对照（2.0%）有极明显的升高（$P<0.01$），表明1，2-二甲基肼可以诱发非整倍体的发生。胞质分裂阻滞法的微核试验中，1，2-二甲基肼15～60 mg/L可诱发双核细胞微核率明显升高（双核细胞微核率为25‰～60‰），与正常对照组相比（9‰）差别有显著性（$P<0.05$）。

4. **生殖发育毒性**　未见相关报道。

5. **致癌**　有研究者给雄性昆明小鼠1，2-二甲基肼每周30mg/kg，皮下注射，连续11周，给药后第12周、18周、24周处死动物，发现结肠黏膜上皮增生、结肠腺瘤和腺癌；至实验18周时，肿瘤发生率达65%；实验24周时，94.12%的出现肿瘤，且绝大多数肿瘤发生在结肠，远端结肠肿瘤发生率为95.19%，近端结肠肿瘤发生率为3.74%。给Wistar大鼠皮下注射1，2-二甲基肼（20mg/kg）染毒13周，每周一次。于35周及52周分两次处死。300只大鼠中179只诱发结肠肿瘤（75.5%），结肠癌为161只（67.93%）及少量其他器官肿瘤。大鼠大肠肿瘤病变发生过程中，是以肠道上段首先累及，继之累及中、下段，在组织形态方面与人体结肠癌基本相似，并有动物肿瘤自身特点。将35只Wistar大鼠分成2组，1，2-二甲基肼染毒组20只，实验第1周开始，给大鼠每周颈部皮下注射1，2-二甲基肼1次（40mg/kg）；阴性对照组15只，每周颈部皮下注射0.9%生理盐水1ml，计10次。实验结果表明染毒10周大鼠大肠以中、重度不典型增生及单发的高分化腺癌为主要的形态学改变，第12周末，大肠肿瘤发病率达100%，以多发、散在分布大肠上、中段的腺瘤及伴远处器官转移的腺癌为主要病变。1，2-二甲基肼诱发大肠肿瘤的发生部位以上、中段多发，而大肠的下段组织病理形态亦呈现中、重度的不典型性增生病变。国际癌症研究所（IARC，2008年）将

1,2-二甲基肼归入 2B 类,人类可能致癌物。

(二)流行病学资料

有 11 名工人长期接触 1,2-二甲基肼,实验室检查显示血清 ALT 和 AST 活性改变,但无任何临床症状。

(三)中毒临床表现及防治原则

1. 急性中毒　接触 1,2-二甲基肼可刺激皮肤、眼,重者烧伤皮肤、眼。吸入 1,2-二甲基肼蒸气能引起头晕、窒息、胸痛、呼吸困难、嗜睡、恶心、抽搐,可致肝损伤。大剂量吸收 1,2-二甲基肼可致死。

2. 慢性毒性　接触 1,2-二甲基肼的人群极少。1,2-二甲基肼的慢性中毒症状有神经衰弱综合征,表现为头晕、注意力不集中、记忆力减退、情绪不稳、烦躁、易怒、失眠、多梦等。

3. 防治原则　1,2-二甲基肼的生产过程密闭,全面通风;可能接触其蒸气时,必须佩戴导管式防毒面具;穿胶布防毒衣;戴橡胶耐油手套;工作现场严禁吸烟。工作完毕,淋浴更衣。实行就业前和定期的体检。保持良好的卫生习惯。

皮肤接触 1,2-二甲基肼,立即脱去污染的衣服,用大量流动清水冲洗至少 15min。眼接触后立即提起眼睑,用大量流动清水或生理盐水彻底冲洗至少 15min。吸入后迅速脱离现场至空气新鲜处。保持呼吸道通畅。如呼吸困难,给输氧。如呼吸停止,立即进行人工呼吸。食入后用水漱口,饮牛奶或蛋清。严重者找专科医生就诊。

五、毒性表现

大剂量吸收 1,2-二甲基肼可致死。消化系统症状如食欲减退、恶心、呕吐、腹胀、腹泻、常伴有肝损害,可致肝肿大,肝功能异常。有资料表明,长期接触 1,2-二甲基肼的工人肝功能有变化,如血清 ALT 和 AST 升高,但是暂时和可恢复的。

王冬飞等给 7 周龄雄性 BALB/c 小鼠 20mg/kg1,2-二甲肼腹腔注射,联合葡聚糖硫酸钠(1,2-二甲基肼腹腔注射后 1 周,给予 3% 葡聚糖硫酸钠 7 天,继以自由饮用普通饮用水 14 天)共三个循环,90.9%(10/11)小鼠结肠至少发生一处不典型增生和(或)癌变。11 只小鼠 10 周内共诱发 4 处原位癌,36 处不典型增生,单独给以 20mg/kg 1,2-二甲基肼或葡聚糖硫酸钠均未有癌变发生。小鼠所诱发的不典型增生/癌变在组织病理方面与人类溃疡性结肠炎相关性大肠癌非常相似。

六、毒性机制

关于对 1,2-二甲基肼消化系统毒性的机制方面的研究主要集中在其致消化道肿瘤方面。1,2-二甲基肼是一种间接致癌的肼类衍生物,1,2-二甲基肼是目前公认的较为特异的结直肠癌致癌剂。但其本身无致癌作用,需要在宿主体内代谢活化成具有致癌活性的物质,主要在肝被氧化成甲基偶氮甲醇,与 β-葡萄糖醛酸结合,一部分经尿排出,一部分随胆汁进入肠腔。在肠道细菌和肠黏膜上皮的 β-葡萄糖醛酸酶作用下,甲基偶氮甲醇又重新游离出来,代谢成终致癌物,导致结直肠黏膜上皮癌变,其致癌作用可能与结肠上皮细胞 DNA 的甲基化有关。1,2-二甲基肼经过一系列代谢后产生甲基,使结肠上皮细胞的 DNA 和 RNA 分子中的鸟嘌呤甲基化,形成 7-甲基鸟嘌呤,从而改变 DNA 和 RNA 分子结构,导致基因结构和表达过程的异常,引起细胞发生癌变。动态观察 1,2-二甲基肼诱导大鼠大肠癌发生发展过程中,发现端粒酶活性的发生变化,端粒酶在肠癌发生的第 5 周明显增高,到 15 周肠癌形成时达到最高峰,以后维持在高水平。炎性病灶内端粒酶活性未见增高。

另外有研究 1,2-二甲基肼诱癌试验过程中,结直肠黏膜组织增殖与凋亡失衡在结直肠癌发生过程中的作用。结果显示,染毒组从正常黏膜→不典型增生→腺瘤→癌的过程中,增殖表达逐渐增高,至癌阶段更呈现出明显增强的表达。癌组织则显示出极度增高的增殖和明显降低的凋亡。提示 1,2-二甲基肼使结直肠黏膜出现较强的增殖状态。

p21waf1 基因可以抑制周期素依赖性蛋白激酶(cyclin dependent kinase,CDK)的活性,抑制细胞增殖。Bax 基因是 Bcl-2 家族中重要的促凋亡成员之一。Gadd45 作为 p53 主要的下游调控基因之一，在抑制细胞生长、参与细胞周期监测点调控和 DNA 修复过程中起着十分重要的作用。各种氧化应激、基因毒性物质均可以 p53 依赖或非依赖途径诱导 Gadd45 的表达。许多哺乳动物细胞 DNA 损伤后也可诱导此基因的表达。实验表明，在 1，2-二甲肼诱发大鼠结肠癌组织中，3 种基因的表达，无论在 mRNA 水平还是在蛋白水平均明显降低。以上研究表明，结直肠上皮在恶性转化的癌前阶段存在着活跃的细胞增殖和较强的细胞凋亡，细胞群的不稳定性明显增加，与孙保存等的研究结果相似。由于对 DNA 损伤的反应是机体自我保护免于肿瘤形成的内源性的生物保护机制，故推测在 1，2-二甲基肼引起 DNA 的损伤后，一方面引起细胞增殖，另一方面，作为机体固有的保护性的代偿机制，可诱发体内某些抑癌基因，特别是与细胞增殖和促进凋亡有关的抑癌基因的表达，进而增加了肠黏膜细胞的凋亡。通过增加凋亡，清除遭受 DNA 损伤的细胞，进而清除可能引起肿瘤的突变。具有细胞生长抑制和诱导凋亡有关的某些抑癌基因的表达变化，则是上述现象发生的分子基础。但仅仅依靠这种代偿性抑癌基因表达的升高，可能不足以抑制致癌物引起的肠黏膜细胞的增殖，而最终导致癌变。

（姜声扬　王民生　常元勋）

主要参考文献

1. 任引津，张寿林，倪为民主编．实用急性中毒全书．北京：人民卫生出版社，2003．340-341．
2. 常元勋主编．靶器官与环境有害因素．北京：化学工业出版社，2008．251-252．
3. 贾庆军，刘天鹏，郭魁亮．液体火箭推进剂的毒理学研究．白求恩军医学院学报，2005，3（3）：173-175．
4. 龚时雨．常规液体推进剂作业安全性研究．导弹与航天运载技术，2003，4：33-40．
5. 胡长城．国外水合肼、无水肼制备及提纯方法研发进展．化学推进剂与高分子材料，2005，3（4）：1-5.
6. 杨蓉，王煊军. 肼类燃料毒性毒理分析及安全防护. 航天发射技术，2003，4：36-42.
7. 彭清涛，张光友，陈培让. 空气中无水肼含量测量不确定度评定. 现代测量与实验室管理，2005，2：28-32.
8. 谢宝民. 偏二甲肼、无水肼标准物质的定值方法研究. 测量与设备，2007，5：22-26.
9. Victoria E. Richards, Binh Chau, M. Randy White, et al. Hepatic gene expression and lipid homeostasis in C57BL 6 mice exposed to hydrazine or acetylhydrazine. Toxicological Sciences，2004，82，318-332.
10. Igor Makarovsky, Gal Markel, Tsvika Dushnitsky, et al. Hydrazine-The Space Era Agent. Toxic Chemical Compounds，2008，10：302-306.
11. Beate Ritz, Yingxu Zhao, Anusha Krishnadasan. Estimated effects of hydrazine exposure on cancer incidence and mortality in aerospace workers. Epidemiology，2006，17（2）：154-161.
12. Schubert W, Plett G, Yavrouian A, et al. Viability of bacterial spores exposed to hydrazine. Advances in Space Research，2008，(42)：1144-1149.
13. Alma Tostmann, Martin J. Boeree, Wilbert HM, et al. Isoniazid and its toxic metabolite hydrazine induce in vitro pyrazinamide toxicity. International Journal of Antimicrobial Agents，2008，(31)，577-580.
14. Robbianoa L, Baronia D, Novello L, et al. Correlation between induction of DNA fragmentation in lung cells from rats and humans and carcinogenic activity. Mutation Research，2006，605（1-2）：94-102.
15. Swann J, Wang Y, Abecia L, et al. Gut microbiome modulates the toxicity of hydrazine：a metabonomic study. Mol Biosyst. 2009，5（4），351-355.
16. Tafazoli S, Mashregi M, O'Brien PJ. Role of hydrazine in isoniazid-induced hepatotoxicity in a hepatocyte inflammation model. Toxicology and Applied Pharmacology，2008，229（1），94-101.
17. Olthofa E, Tostmann A, Peters W. Hydrazine-induced liver toxicity is enhanced by glutathione depletion but is not mediated by oxidative stress in HepG2 cells. International Journal of Antimicrobial Agents，2009，(34)，380-393.
18. Kao YH, Chong CH, Ng WT, et al. Hydrazine inhalation hepatotoxicity.

Occupational Medicine,2007,57(7):535-537.
19. 黄韶清,周玉淑,刘仁树主编. 现代急性中毒诊断治疗学. 北京:人民军医出版社,2002,223-224.
20. 杨蓉,王煊军. 肼类燃料毒性毒理分析及安全防护. 航天发射技术,2003,4:36-42.
21. 周志俊主编,化学毒物危害与控制. 北京:化学工业出版社,2007,214-215.
22. Christudoss P, Selvakumar R, Pulimood AB, et al. Unsymmetrical DMH - An isomer of 1, 2-DMH-is it potent to induce gastrointestinal carcinoma in rats? Experimental and Toxicologic Pathology,2008,59(6),373-375.
23. Kenji Fukunaga, Zakir Hossain, Koretaro Takahashi. Marine phosphatidylcholine suppresses 1, 2 - dimethylhydrazine - induced colon carcinogenesis in rats by inducing apoptosis. Nutrition Reaserach,2008,28,635-640.
24. Ismagilov IZ, Michurin EM, Sukhova OB, et al. Oxidation of organic compounds in a microstructured catalytic reactor. Chemical engineering journal,2008,135:57-65.
25. Ma QY, Williamson KE, Rowlands BJ. Variability of cell proliferation in the proximal and distal colon of normal rats and rats with dimethylhydrazine induced carcinogenesis. World J Gastroenterol,2002,8(5),847-852.
26. 刘成霞,张尚忠,李铁军,等. 二甲基肼诱导昆明小鼠大肠癌的研究. 中国肿瘤生物治疗杂志,2005,11(5),63-64.
27. Aranganathan S, Selvam JP, Sangeetha N, et al. Modulatory efficacy of hesperedin (citrus flavanone) on xenobiotic - metabolizing enzymes during 1, 2-dimethylhydrazine-induced colon carcinogenesis. Chem Biol Interact. 2009 Jul 15; 180(2),254-261.
28. Levi E, Misra S, Du J, et al. Combination of aging and dimethylhydrazine treatment causes an increase in cancer - stem cell population of rat colonic crypts. Biochem Biophys Res Commun,2009,385(3),430-433.
29. Srihari T, Balasubramaniyan V, Nalini N. Role of oregano on bacterial enzymes in 1, 2-dimethylhydrazine-induced experimental colon carcinogenesis. Can J Physiol Pharmacol,2008,86(10),667-674.
30. 吴成秋,陈雯,张桥等. 二甲基肼诱导大鼠肠癌过程中端粒酶活性的变化. 肿瘤,2000,20(3):174-176.

31. 关勇彪,郭巧珍,张宝真. 肼、一甲基肼和偏二甲基肼吸入染毒家兔毒物代谢动力学的研究. 中华航空航天医学杂志,1999,10(3):154-159.
32. 王冬飞,沈晓伶,王建国. 二甲基肼和葡聚糖硫酸钠建立溃疡性结肠炎相关性大肠癌小鼠模型. 胃肠病学和肝病学杂志,2006,15(5):511-515.

第十五章

毒素与兽药

第一节 黄曲霉毒素

一、理化性质

黄曲霉毒素（Aflatoxin，AF），是一组化学结构类似的化合物，其基本结构为二呋喃环和氧杂萘邻酮（香豆素），目前已分离鉴定出18种，主要分子型式有 B1、B2、B2a、G1、G2、G2a、GM、H1、M1、M2、P1、Q 和毒醇等，相对分子量为 312~346。黄曲霉毒素对光、热和酸稳定，耐高温，通常加热处理对其破坏很小，只有在熔点温度下才发生分解。黄曲霉毒素遇碱能迅速分解，pH 为 9~10 时迅速分解成几乎无毒的盐，但此反应可逆，即在酸性条件下有复原。黄曲霉毒素纯品在高浓度下稳定，低浓度的纯黄曲霉毒素在紫外辐射易分解。5% 的次氯酸钠溶液、Cl_2、NH_3、H_2O_2 及 SO_2 等均可与黄曲霉毒素起化学反应破坏其毒性。在紫外线下，黄曲霉毒素都能发生荧光，其中 B1、B2 发蓝色荧光，G1、G2 发绿色荧光。黄曲霉毒素的毒性与结构有关，凡二呋喃末端有双键的毒性较强，并有致癌性。M1 是黄曲霉毒素 B1 在体内经过羟化而衍生成的代谢产物，M1 和 M2 主要存在于牛奶中。通常所说的黄曲霉毒素是指黄曲霉毒素 B1。

黄曲霉毒素 B1 纯品为结晶，无色、无味，耐高温，分解温度为 268℃；不溶于乙烷、乙醚、石油醚等，而溶于氯仿、甲醇、苯、丙酮、二甲基亚砜等中等极性的有机溶剂中，在水中溶解范围为 10~20mg/L（微溶于水）；其一般在中性溶液中较稳定，在强酸性溶液中稍有分解，在 pH9~10 的强碱溶液中分解迅速；紫外线对低浓度黄曲霉毒素有一定的破坏性。黄曲霉毒素 B1 是二氢呋喃氧杂萘邻酮的衍生物，即含有一个双呋喃环和一个氧杂萘邻酮（香豆素），前者为基本毒性结构，后者与致癌有关。黄曲霉素 B1 为毒性及致癌性最强的物质。

二、来源、存在与接触机会

黄曲霉毒素是生长在食物及饲料上的黄曲霉菌和寄生曲霉菌的代谢产物。温特曲霉菌也能产生黄曲霉毒素，但产量较少。几乎每一种食物或食物制品，在一定的温度和湿度下，都可能生长黄曲霉菌。在我国，产生黄曲霉毒素的产毒菌种主要为黄曲霉菌。黄曲霉菌在自然界分布很广泛，土壤、粮食、油料作物、种子中均可产生黄曲霉菌（特别是花生和核桃中），在花生、玉米、大豆、稻谷、通心粉、调味品、牛奶、奶制品、食用油等制品中，还有小麦和白薯等也经常发现黄曲霉毒素。但是黄曲霉毒素只限于适宜的食物与菌种，在某些特定条件下产生。长江流域以及长江以南的高温高湿地区是黄曲霉毒素严重污染地区。特别是梅雨季节，环境条件很适合黄曲霉菌生长，如果粮食的相对湿度超过百分之八十，黄曲霉菌就会生长并产生黄曲霉毒素。在自然条件下，食品中污染的黄曲霉毒素稳定性很强。黄曲霉毒素 B1 严重污染的稻谷，室温下自然存放 20 多年，其毒性含量逐渐降低，但仍可检出黄曲霉毒素 B1。

人类接触黄曲霉毒素的主要来源是污染的食物，有两种通过膳食的摄入途径：①由受黄曲霉毒素（主要为 B1）污染的植物性食物中摄入；②经饲料而进入奶或乳制品（包括乳酪、奶粉等）的黄曲霉毒素（主要为 M1）。

三、吸收、分布、代谢与排泄

黄曲霉毒素主要通过消化道吸收，进入机体后大部分分布在肝、肾、血液、脾和肾上腺，脂肪组织和肌肉中也有少量分布。在肝中的量较其他组织器官为高，说明肝可能受黄曲霉毒素的影响最大。黄曲霉毒素如不连续摄入，一般不在体内蓄积，一次摄入后约 1 周即经呼吸、尿、粪等将大部分排出。黄曲霉毒素在体内的主要代谢过程为羟基化作用、去甲基作用和环氧化作用。黄曲霉毒素 B1 在动物体内经肝混合功能氧化酶系代谢,在混合功能氧化酶作用下黄曲霉毒素 B1(AFB1)发生脱甲基、羟化及环氧化反应,主要代谢产物为 AFM1、AFP1、AFQ1 和 AFB1-2,3-环氧化物(黄曲霉醇)。

四、毒性概述

(一)动物试验资料

1. 急性毒性 黄曲霉毒素属剧毒。黄曲霉毒素对动物肝的损伤,如为一次小剂量染毒,则对肝细胞的损伤是可逆的,肝细胞变化可以恢复。如剂量过大或多次重复染毒,病变不能恢复,可造成慢性损害。黄曲霉毒素主要引起动物肝的损伤,并伴有严重的血管通透性破坏和中枢神经损伤。据报道,国内某鸡场雏鸡因食用含黄曲霉毒素(0.3mg/kg)的饲料,发生大批雏鸡急性中毒死亡,病鸡肝稍肿大,淡黄色或灰白色,组织学病变为肝细胞急性坏死过程。有研究结果表明,黄曲霉毒素可导致动物肝功能下降,导致牛奶产量和产蛋率降低,并使动物的免疫力降低,易受有害微生物的感染。另外不同种动物对黄曲霉毒素的敏感性不一样,中毒表现也有所差别。对急性中毒高度易感的动物有雏鸭、虹鳟、豚鼠、兔、狗、新生大鼠等,不易感动物有猪、大鼠、鸡、猴、小鼠等。其中对黄曲霉毒素最敏感的是1日龄雏鸭,接触黄曲霉毒素后48~72h出现明显的胆管增生;最不敏感是成年小鼠。急性中毒的病鸭的症状主要表现采食量减少,体重增长延缓,运动失调,抽搐等症状并迅速死亡。急性中毒的病猪可见黏膜苍白或黄染,尿色黄,大便干硬呈小球粒状,表面附有黏膜,甚至便中带血或排出血粪。急性中毒的病牛主要表现为采食量减少,产乳量下降,肝受到损害,而且还使牛奶中可检测到黄曲霉毒素 M1 和 M2。

2. 慢性毒性 多次持续小剂量摄入黄曲霉毒素易导致动物慢性黄曲霉毒素中毒,使动物生长障碍,肝出现亚急性或慢性损伤。有资料表明,灵长类动物猴类摄入高剂量(1mg/kg)黄曲霉毒素在3~4周内可使肝细胞发生严重变性和坏死,肝功能障碍主要表现为白蛋白水平下降、血转氨酶活性增高和胆红素水平上升,最后发生肝昏迷,以致死亡。

有研究报道，连续给雄性 Wistar 大鼠（体重 130~150g）喂饲黄曲霉毒素结晶品 45 周，每只大鼠摄入总剂量 3.88mg，结果造成慢性非特异性中毒性肝损伤，主要表现为肝细胞的水样变性、脂肪变性、嗜酸性变、嗜碱性变、肝细胞的灶性坏死和胆管增生、肝细胞再生及炎细胞浸润等。用含黄曲霉毒素玉米（1mg/kg）饲喂雄性大鼠共 40 周，每只共摄入黄曲霉毒素 12mg，自然死亡 2 只，结果均发生腹膜纤维型间皮瘤，其中一鼠发生肝癌。且实验组较对照组腹腔巨噬细胞吞噬能力显著下降，T 细胞分泌淋巴因子的能力显著降低，表明黄曲霉毒素慢性染毒对大鼠细胞免疫功能有明显的抑制作用。

史莹华等研究黄曲霉毒素对猪生长、肝功能、免疫及抗氧化等指标的影响，用添加 0.1mg/kg 黄曲霉毒素基础日粮喂饲体重为 28 kg 左右的"杜长大"三元杂交猪，实验期 90 天，结果表明：黄曲霉毒素显著抑制了实验猪的生长，同时实验猪的血清 IgG 和 IgM 含量显著降低和血清 SOD、血清和肝过氧化氢酶、谷胱甘肽过氧化物酶和谷胱甘肽还原酶的活性显著降低，血清和肝丙二醛（MDA）含量显著升高；使实验猪肝功能严重受损，猪血清 ALT、AST 和碱性磷酸酶（AKP）活性显著升高，肝谷胱甘肽-S-转移酶（GST）活性显著降低。这说明长期饲喂 0.1 mg/kg 黄曲霉毒素污染的基础日粮可诱发猪黄曲霉毒素慢性中毒。

3. 致突变 黄曲霉毒素 B1（AFB1）可引起动、植物细胞的染色体畸变。用浓度为 $10\mu g/ml$ 的黄曲霉毒素 B1 处理人外周血淋巴细胞 48h，可引起姐妹染色单体交换（SCE）率的增加，增加基因的不稳定性。AFB1 的基因毒性表现为诱发 DNA 损伤和导致基因突变。AFB1-代谢物 8，9-环氧化物（AFB1-8，9-epoxide，AFBO）能和 DNA 分子共价结合形成 AFB1-DNA，这一加合物的形成是其发挥基因毒性的关键步骤。研究表明，AFBO 尤其易于和 DNA 链上的鸟苷残基 G 上的 N7 结合，二者一旦共价结合，它们之间的电子云便会因质子场的作用发生漂移，自发形成许多其他 DNA 损伤形式，包括：①DNA 加合物形成及碱基损伤。AFB1 和 DNA 共价结合后形成加合物 AFB1-DNA，后者可自发形成 8，9-二氢-8-(N^7-鸟苷)-9-羟-AFB1-DNA [8, 9 - dihydro - 8 - (N^7 - guanyl) - 9 - hydroxy - AFB1 - DNA，AFB1 - N^7 - Gua - DNA]加合物和甲酰嘧啶-AFB1-DNA (formamidopyrimidine-AFB1-DNA，AFB1-FAPy-DNA)加合物，这些碱基损伤易造成基因突变。值得注意的是 DNA 分子结构中和 AFB1 相连的碱基可和 AFB1 一起脱落形成 AFB1-N^7-Gua 和 AFB1-FAPy，后者由于分子量较小，可进入血液并经尿液排泄。研究表明血尿 AFB1 和 DNA 相应加合物水平与 AFB1 暴露程度呈正相关，因此，检测血尿中 AFB1 之 DNA 加合物水平为 AFB1 毒性研究提供了一种可靠的方法；②形成无嘌呤/无嘧啶位点（apurinie/aprimidine site，AP)，这是一种特殊的碱基损伤，多为 AFB1-DNA 自发形成，部分为 DNA 糖苷酶作用产生。由于 AP 的形成，使 DNA 分子链上存在碱基空缺，因此 DNA 复制和转录在此极易受阻；③DNA 单链断裂（single - strand break，SSB）和双链断裂（double - strand break，DSB）损伤，多在 AFB1 作用时可自发形成。研究表明，机体在 AFB1 持久作用下时断裂表现明显，但也与 AFB1 摄入量相关，在 AFB1 低水平暴露时以形成 SSB 为主，而在高水平暴露时以 DSB 为主；④DNA 氧化性损伤。AFB1 具有氧化活性，其作用于 DNA 产生的 8-羟脱氧鸟嘌呤（8-hydroxy-deoxyguanosine，8-OH-dG）是一种重要的 DNA 氧化性损伤形式，也是目前流行病学中检测生物体 DNA 氧化性损伤的重要标记因子，而且也有研究显示，其与 AFB1 诱发基因突变相关；⑤ DNA 碱基错配损伤。AFB1 与 G 结合后易于与 T 互补形成 G-T 错配，经过两个细胞周期后导致 G→T 突变。这些 DNA 损伤进一步发展可导致碱基替代、缺失、插入和颠换，影响 DNA 复制与转录；而 DNA 链的断裂在细胞水平以染色体断裂形式表现出来，表现为多种染色体畸变方式，诸如重复、互换、倒位和易位等。染色体畸变的形成直接影响结构基因在基因组内的正常排列，或造成基因片段的丢失或重排，甚至可能改变基因的调控机制，成为 AFB1 诱导基因突变和细胞癌变的分子基础。

4. 生殖发育毒性 有资料表明，对妊娠 15 天大鼠静脉注射黄曲霉毒素 B1 80mg/kg 可致畸胎；对妊娠仓鼠经腹腔 1 次注射染毒黄曲霉毒素 B1 4mg/kg，可致畸。Claudio Vismara 等将爪蟾胚胎暴露于 AFB1 进行 FETAX（爪蟾胚致畸试验），结果表明单独的 AFB1 不能致爪蟾胚胎畸变，而 AFB1 经大鼠或人微粒体酶系统活化，则能使爪蟾胚胎致畸或死亡率显著增加。

5. **致癌** 黄曲霉毒素的致癌性极强，是目前发现的化学致癌物中公认致癌性最强的物质之一。黄曲霉毒素能使鱼类、禽类、猴等实验动物、家禽及灵长类动物诱发实验性肝癌，主要病变为肝出血、坏死、胆管增生、肝硬化等。据报道，以含有黄曲霉毒素 B1 0.1 mg/kg 的饲料喂鳟鱼，6 个月后可出现肝癌；以含有黄曲霉毒素 B1 0.015 mg/kg 的饲料喂大鼠，68~82 周后皆发生肝癌；国内进行的黄曲霉毒素致癌动物实验发现，用含有黄曲霉毒素的饲料喂养的大鼠先后出现肝癌、前胃乳头状瘤、前胃鳞状上皮癌、纤维组织瘤、肾小管腺瘤、泪腺瘤、垂体腺瘤和甲状腺瘤等。此外，M1、G1 及 B2 也有致癌作用。二甲基亚硝胺（DMN）与黄曲霉毒素 B1 有协同的致癌作用，给经黄曲霉毒素 B1 染毒猴每天经口给予 2~50 mg/kg 或总量 1.4~25.7 g/kg 二甲基亚硝胺，2 年后可引起恶性肝肿瘤。有人曾将黄曲霉毒素与其他致癌物做比较试验，证明黄曲霉毒素 B1 对大鼠经口致癌剂量为 $10\mu g/d$，而二甲基亚硝胺为 $750\mu g/d$，奶油黄为 $9000\mu g/d$，3,4-苯并[a]芘 $40\,000\mu g/d$，黄曲霉毒素的强致癌作用由此可见一斑。

黄曲霉毒素 B1 其致癌特点是：①致癌范围广，能诱发鱼类、禽类、各种实验动物及灵长类动物等多种动物的实验肿瘤；②致癌强度大，其致癌能力比六六六大 1 万倍，是二甲基亚硝胺 75 倍，奶油黄的 900 倍，3,4-苯并[a]芘 4000 倍；③可诱发多种癌，黄曲霉毒素 B1 主要诱发肝癌（hepatic cellular carcinomas，HCC），还可引起肾、胃、支气管、小肠、直肠、乳腺及卵巢等部位的癌症和皮下组织的肿瘤。④多种染毒途径（消化道喂饲、腹腔注射）均可诱发肝、胃、直肠及小肠等部位的肿瘤。且大鼠致癌实验表明，黄曲霉毒素 B1 大剂量数次摄入或小剂量反复摄入均能诱发肝癌。

(二)流行病学资料

中国台湾地区曾有 3 家农民因食用黄曲霉毒素含量高（225.9 μg/kg）的发霉大米，导致 39 人中有 25 人中毒，其中有 3 名儿童死亡。美国科学家 Douglas L 报道，1989 年印度有 74 人、肯尼亚有 12 人死于黄曲霉毒素的急性中毒。1974 年印度两个邦中有 200 个村庄暴发黄曲霉中毒性肝炎，397 人发病，死亡 106 人。中毒患者都食用过霉变的玉米（黄曲霉毒素含量高达 6.25~15.6 mg/kg）。据历史资料分析来看，使人中毒的最危险年龄为 1~3 岁，说明儿童更易发生黄曲霉毒素中毒。中毒前期表现为发烧、腹痛、呕吐、食欲减退等。2~3 周后很快发生中毒性肝病，表现为肝肿大、肝区疼痛、黄疸、脾大、腹水、下肢浮肿及肝功能异常，可有心脏扩大、肺水肿，甚至痉挛、昏迷等，多数患者在死前可有胃肠道大出血表现。

据亚洲、非洲一些国家和我国一些地区肝癌流行病学调查结果，食物被黄曲霉毒素污染严重和从膳食中摄入量较高的地区，肝癌的发病率也较高。从大量的流行病学资料分析来看，黄曲霉毒素暴露与原发性肝癌密切相关，尤其是对于与某些致病因素有关的特种人群，如乙型肝炎病毒（HBV）携带者、吸烟者等，当黄曲霉毒素暴露时可发生协同作用，使发生原发性肝癌的倾向明显增高。有研究表明在 AFB1 暴露的人群中，HBV 感染与 AFB1 引起的氧化应激能极大的增加患肝癌的风险。经过 30 多年科学研究和资料积累，人类才确定了黄曲霉毒素暴露与人肝细胞癌的关系，确立了黄曲霉毒素是人类致癌物。亚洲和非洲的疾病研究机构的研究工作表明，食物中黄曲霉毒素含量与肝细胞癌变呈正相关性。长时间食用含低浓度黄曲霉毒素的食物被认为是导致肝癌、胃癌、肠癌等疾病的主要原因。1988 年国际癌症研究所（International Agency for Research on Cancer, IARC）将黄曲霉毒素 B1 归入 1 类，人类致癌物。

王君等通过食品中黄曲霉毒素的污染水平和人群食物摄入量计算人群黄曲霉毒素的膳食暴露量。结果发现，我国成人、2~6 岁儿童、城市人群、农村人群的平均黄曲霉毒素膳食暴露量分别为 665.43、415.39、487.64、749.14 纳克/（人·天），这些人群高消费者（97.5

百分位)的黄曲霉毒素膳食暴露量分别为 24 787.20、16 544.40、17 358.59、29 370.42 纳克/(人·天)。农村人群由于黄曲霉毒素膳食暴露而患肝癌的危险高于城市人群。2～6 岁儿童黄曲霉毒素的膳食暴露量偏高，相当于全国成人暴露量的 62%～67%。对农村人群和 2～6 岁儿童，在控制黄曲霉毒素对玉米和大米的污染，降低我国肝癌患病率是不可忽视的重点人群和重点食品。

(三) 中毒临床表现及防治原则

1. 急性中毒 黄曲霉毒素 B1 是毒性极强的物质，人体在短时间内大量摄入受黄曲霉毒素 B1 污染的食品可引起急性中毒，主要是损害肝，发生肝炎、肝硬化、肝坏死等。同时肾也可受损害，主要表现为近曲小管上皮细胞变性、坏死，有管型形成。临床表现以黄疸为主，有胃部不适、食欲减退、恶心、呕吐、腹胀、发热及肝区触痛等；严重者出现水肿，昏迷，以至抽搐而死。

2. 慢性中毒 人若长期摄入小剂量的黄曲霉毒素则造成慢性中毒，其主要变化特征为肝出现慢性损伤，如肝细胞变性、肝硬化等，主要症状和体征可包括发热、呕吐及黄疸。长期摄取黄曲霉毒素与罹患肝癌有关。

3. 防治原则 据世界粮农组织估计，目前世界范围内有 25% 的农作物受真菌毒素的污染，其中主要是黄曲霉毒素，故黄曲霉毒素污染的有效防治与控制对于保障食品安全具有重要意义。目前对黄曲霉毒素中毒无特殊疗法，一旦发生中毒，应立即停喂饲料或停食相关食品，并对症治疗。黄曲霉毒素的分解温度很高，达到 237～299℃ 之间，且不同种类的毒素不同分解温度。虽然通过水洗、高压或者加碱，去毒率可达 80% 以上，但仍会有部分残留。因此，预防黄曲霉毒素中毒的最好办法就是不食用霉变食品，也不要将受黄曲霉毒素污染的饲料喂养牲畜。如黄曲霉毒素 B1 在奶牛体内能转化为有致癌作用的黄曲霉毒素 M1 而进入牛奶，进而进入人体。在黄曲霉毒素高度污染区，应大力推广抗黄曲霉毒素的品种、改良农作物种植技术和收获方法、改善贮藏方法，从而可有效的防止黄曲霉毒素的产生，降低肝癌的发病率。

五、毒性表现

黄曲霉毒素是一类肝毒素，动物长期食用含少量黄曲霉毒素的饲料会发生慢性中毒，临床特征病初表现采食减少，体重减轻，脂肪肝，消化系统功能紊乱，生育能力降低，饲料利用率降低，贫血和猝死等。人食用受黄曲霉毒素污染的食品，会出现急性中毒。临床表现以黄疸为主，并有呕吐、厌食和发烧等症状，重症者在2～3周后出现腹水、下肢水肿，甚至死亡，死亡前出现胃肠道出血。人长期少量食用受黄曲霉毒素污染食品引起的中毒主要是损害肝，可发生肝炎、肝组织结构破坏、肝硬化、胆管增生、肝出血和肝坏死等。临床表现有胃部不适、食欲减退、恶心、呕吐、腹胀及肝区触痛等；严重者出现水肿，昏迷，甚至死亡。黄曲霉毒素也影响反刍动物的反刍功能，导致消化植物纤维素的能力和分解植物蛋白质的能力降低。哺乳动物细胞培养液中含有微量黄曲霉毒素时，便可使细胞致死，所以它又是一类细胞毒素。黄曲霉毒素的生化影响主要包括阻遏蛋白、酶和凝血因子的合成；同时抑制葡萄糖、脂肪酸代谢；引起免疫抑制，肝脂肪退化，从而导致肝炎和肝癌等。

家禽如鸭的黄曲霉毒素急性中毒症状主要表现采食量减少，体重增加延缓，运动失调，抽搐等症状并迅速死亡。急性中毒的猪可见黏膜苍白或黄染，尿色黄，大便干硬呈球粒状，表面有黏液，甚至便血。牛的急性中毒表现有食量减少，产乳下降，肝受损；大鼠慢性中毒可造成慢性非特异性中毒性肝炎，主要表现为肝细胞的变性和灶性坏死和胆管增生等。

六、毒性机制

黄曲霉毒素急慢性中毒的靶器官主要是肝，但是并不局限于肝。黄曲霉毒素对人和动物健康的危害均与黄曲霉毒素抑制蛋白质的合成有关，其分子中的双呋喃环结构，是产生毒性的重要结构。研究表明，黄曲霉毒素的细胞毒作用，是干扰DNA和mRNA的合成，进而干扰细胞蛋白质的合成，导致机体全身性损害。黄曲霉毒素B1能与 tRNA 结合形成加合物，AFB1-tRNA 加合物能抑制 tRNA 与某些氨基酸结合的活性，对蛋白质生物合成中的必需氨基酸（如赖氨酸、亮氨酸、精氨酸和甘氨酸）与 tRNA 的结合均有不同的抑制作用，从而在翻译水平上干扰了蛋白质生物合成，影响细胞代谢。

弹性蛋白酶、凝血酶、胰蛋白酶等是细胞内一类结构和功能相关的丝氨酸蛋白酶，在对一些细胞活动的直接和间接调控中起关键作用。一些病理变化过程如癌症、炎症过程和血栓形成，取决于这些酶和它们的潜在调节分子间的微妙平衡，事实上，由外界分子引起这些酶的错误调控就是这些病变发生的原因。有研究资料证实，AFB1 与这些酶的可逆结合，可能对黄曲霉毒素中毒表现有较深刻的意义，准确地说，AFB1 在低微量范围内对丝氨酸蛋白酶活性表现为一种温和的竞争抑制剂。

黄曲霉毒素需要经过体内代谢活化才表现出毒性，其毒性机制比较公认的看法是：首先由肝微粒体细胞色素 P450 氧化酶催化，形成一种具有高反应活性的、亲电性的环氧化物（AFB1-8,9-环氧化物）。该环氧化物一部分可与谷胱甘肽-S-转移酶（GST）、尿苷二磷酸葡糖醛酸（基）转移酶（UDPGT）或磺基转移酶的结合，形成生物大分子结合物随后经环氧化物水解酶（EH）催化水解而被解毒；另一部分则与生物大分子的亲核中心反应，生成 DNA、RNA，以及蛋白质和类脂的结合物，与蛋白质（包括酶）、类脂的结合可引起细胞的死亡而表现为急性毒性；与核酸的结合可引起突变而表现为慢性毒性，其中由于 AF 与 DNA 的结合会导致突变而倍受重视（图 15-1）。

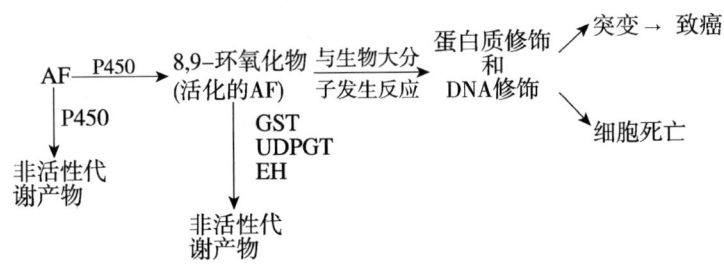

图 15-1 黄曲霉毒素体内代谢活化作用过程

外源化学物与 DNA 发生共价结合，形成的结合物一旦逃避自身的修复，就可能导致某些特异位点的基因突变，DNA 加合物的形成被认为是致肿瘤过程的一个重要阶段。有研究者提供了 AFB1 通过氧化应激导致 DNA 损伤的而生成的生物标记物的证据。例如活化的 AFB1-8,9-环氧化物具有氧化活性，与 DNA 作用后能够产生 8-羟基脱氧鸟嘌呤。8-羟基脱氧鸟嘌呤是一种重要的 DNA 氧化降解产物。有研究显示其与 AFB1 诱发基因突变相关。研究结果表明，AFB1 诱发肝癌的部分原因是：AFB1 可与 DNA 分子中的鸟嘌呤 N-7位点结合，形成鸟嘌呤黄曲霉毒素 B1 加合物，并可诱导 G：C～T：A 的颠换。这种突变类型可在 AFB1 诱发的大鼠肝细胞癌中 ras 基因第 12～14 密码子处频繁发生。活化后的的诱变代谢物（AFB1-8,9-环氧化物）还可特异性地诱发人肝细胞中 p53 抑癌基因第 249 密码子的第 3 碱基对发生 G～T 颠换，即 AGG→AGT，转译时精氨酸误译为丝氨酸，从而使 p53 肿瘤抑制基因发生突变，活性降低，最后导致肝癌的发生。

（施伟庆　王民生　常元勋）

第二节　氯霉素

一、理化性质

氯霉素（Chloramphenicol），又名左霉素、左旋霉素、氯胺苯醇、氯丝霉素。氯霉素为白色或微带黄绿色的针状、长片状结晶或结晶性粉末，味极苦，干燥时稳定，水中微溶，但易溶于甲醇、乙醇、丙醇、丙二醇、丙酮、乙酸乙酯等有机溶剂。2.5% 水溶液的 pH 约 4.5～7.5，在弱酸性和中性溶液中较稳定，能耐煮沸，在 pH10 以上可失去活性。

二、来源、存在与接触机会

氯霉素是一种抑菌类抗生素，是第一个人工合成的广谱抗生素，于1949年合成并引入临床试验。氯霉素目前主要用于鼠伤寒沙门菌和其他沙门菌感染，也用于中枢神经系统和呼吸系统的致命性感染。氯霉素对脑脊液渗透性高，并能有效地抑制三种主要引致脑膜炎的细菌。世界卫生组织把氯霉素油剂列为脑膜炎的一线治疗药。由于价格低廉，氯霉素仍然盛行于一些低收入国家。但氯霉素现在临床上主要用于医治细菌性结膜炎的眼药水。此外，尚可外用治疗痤疮、酒糟鼻、脂溢性皮炎等。

在养殖业中用于防治禽畜的鼠伤寒沙门菌和大肠杆菌感染，如幼畜副伤寒、幼畜白痢、仔猪黄痢、鸡白痢、禽大肠杆菌病、牛巴氏杆菌病等，如在临近收获（水产品）和宰杀（禽畜产品）前大量使用，蓄积和残留在肌肉组织中的氯霉素，以及通过蛋、奶等途径可以传递给人类，对人类健康构成潜在的危害。

三、吸收、分布、代谢与排泄

氯霉素自肠道上部吸收，内服吸收良好（75%～90%）。口服15mg/kg后2～3h血中药物浓度可达到峰值10～20mg/L。氯霉素的溶解和吸收均与制剂的颗粒大小及晶型有关。肠道外给药常用琥珀酸酯或棕榈酸酯。肌内注射吸收较慢，血浓度较低，仅为口服同剂量的50%～70%，但维持时间较长。注射用氯霉素琥珀酸钠盐，在组织内水解产生氯霉素。静脉滴注等量药物的血药峰浓度略高于上值。

氯霉素广泛分布于各组织和体液中，肝、肾组织中浓度较高，能有效地穿透身体内所有的组织，进入胸水、腹水、滑膜液和玻璃体内，脑组织中药物浓度可高于血清浓度数倍，脑脊液中的浓度比其他抗生素高。可透过胎盘屏障使胎儿血药浓度可达母体血药浓度的30%～80%。尚可分泌至乳汁、唾液等。在胆汁中含量较低，在肠道部分被重吸收呈现肝-肠循环。表观分布容积为0.6～1L/kg。蛋白结合率约为50%～60%。血浆消除半衰期$t_{1/2}$平均为2.5h，6～8h后仍能维持有效血药浓度（约 5mg/L），严重肝肾功能损害者 $t_{1/2}$ 延长，新生儿的 $t_{1/2}$ 显著高于成人。

氯霉素溶于脂类，但不与蛋白质产生作用。在肝内游离药物的 90% 与葡萄糖醛酸结合为氯霉素葡萄糖醛酸酯失活，2% 药物脱乙酰基和脱氯转变成氨基水解产物。24h 内 80% 以无活性代谢产物形式由肾小管分泌排泄，5%~15% 以原形由肾小球滤过排出。

犬经口给予易于吸收，2h 左右达到血药峰值，猪与之类似。成年反刍动物牛、羊等经口给予常量达不到有效血浓度，可能是胃中的微生物可迅速降解氯霉素。肌内注射给药，吸收较经口给予慢（反刍动物除外），主要在局部滞留。琥珀酸氯霉素水溶性强，给母牛和鸡肌内注射后吸收和消除均迅速。静脉给药，在各种动物体内的药动力学参数存在较大的种属差异。有效血药浓度维持时间也不相同。

氯霉素在禽肌肉组织的消除时间是 2~3 天，残留浓度的增加与疗程呈反比。氯霉素在鸡蛋中多分布于蛋黄；在蛋黄的残留水平高，且消除较蛋白缓慢。氯霉素在鸡体内广泛代谢为去氢氯霉素和亚硝氯霉素衍生物。

分离的大鼠和鳟鱼肝细胞悬液中加入标记的氯霉素，1h 后分别有 85% 和 25% 主要通过葡萄糖酸结合途径被代谢，3 种主要的 I 相代谢产物为氯霉素草酸盐、氯霉素碱和氯霉素醇。在大鼠，这与体内途径明显不同，鼠尿中的代谢物为氯霉素芳香胺盐和氯霉素芳酯。可能是肠道菌群，以及组织中硝基还原酶作用的结果。而鳟鱼则可能主要通过鱼鳃消除。

四、毒性概述

（一）动物实验资料

1. **急性毒性** 大鼠急性经口 LD_{50} 约为 2500mg/kg。小鼠一次静脉注射染毒的 LD_{50} 约为 1300~1800mg/kg。体外试验，氯霉素 4000μg/ml 抑制牛中性粒细胞的伪足变形和吞噬功能，完全阻断呼吸爆发活性，阻断其化学发光性。2~16mg/ml 氯霉素与人中性粒细胞共育，可见活性氧（ROS）与一氧化氮生成，同时可测得某抗氧化指标的变化。

2. 亚急性与慢性毒性 氯霉素 2.5mg/kg 经口给予中国树鼩 3 天，可致神经毒性，超微结构观察可见皮质红核神经元运动终板损伤、线粒体肿胀、嵴结构模糊、线粒体基质密度增高以及终板膜的增厚等。用含 0.175% 氯霉素的眼液，分别滴眼染毒家兔 0.5、1、2、3 个月，每日 4 次，每次 1～2 滴。结果滴眼半月后即造成肝肿大，肝被膜紧张，表面不平滑呈颗粒状。光镜下见肝细胞明显变大，胞浆疏松、稍呈网状，随用药时间延长，细胞颜色逐渐变淡，近球形，部分呈汽球样变。肝细胞索排列稍紊乱，但肝窦未见明显变窄。电镜观察，粗面内质网扩张，核蛋白颗粒脱失、线粒体减少、肿胀、嵴紊乱，甚至消失或呈空泡化。此外，溶酶体增多、肿大、糖原减少、分布不均等。另外有肝、肾功能异常及骨髓组织的毒性反应，且随染毒时间延长而反应加重。猫经口给予氯霉素 50mg，每天 2 次，共 21 天，进水、进食减少和体重减轻。骨髓检查见早期髓细胞和淋巴细胞空泡化，髓细胞成熟率下降，一些猫见骨髓中细胞数量减少、髓样细胞/红细胞系比率增加等。更高剂量时还见到时有腹泻和呕吐。新生牛犊每天静脉注射氯霉素 100mg/kg 8～17 天，可见到严重的胃肠道功能紊乱，以及静脉注射速度快时出现明显的肌肉张力下降。

3. 致突变 人淋巴细胞和小鼠骨髓细胞染色体畸变试验阳性；牛成纤维细胞、人淋巴细胞、中国仓鼠肺成纤维细胞（V79 细胞）SCE 试验阳性或弱阳性；体外培养的人和大鼠肝细胞 DNA 修复试验弱阳性；鼠肝细胞和 V79 细胞 DNA 断裂弱阳性；大鼠骨髓微核试验阴性；用浓度为 0.5、1、5、10mg/L 的氯霉素稀释液处理蚕豆根尖细胞微核试验阳性；氯霉素浓度为 0.5、1、5mg/L 时，微核率分别为 1.25‰、4.50‰和 7.00‰，表现出剂量-效应关系；氯霉素浓度为 10mg/L 时，微核率为 9.75‰。氯霉素可能是作为 DNA 的断裂剂，在细胞有丝分裂时产生作用。

4. 生殖发育毒性 家兔、大鼠、小鼠经口给予 500mg/(kg·d) 氯霉素，均见到明显的胚胎毒性和死胎，但未检出致畸作用。但国内报道，氯霉素对着床前胚泡的发育产生毒性作用。

Wistar 大鼠在妊娠第 3 天静脉注射氯霉素 65mg/kg、165mg/kg、330mg/kg，孕鼠于妊娠第 4 天处死，发现胚泡微核率呈剂量依赖性增加，与对照组相比有极显著差异。

5. **致癌** 国外有研究报道，经口给予 6 周龄 100 只（雌、雄各半）BALB/C 小鼠和 100 只（雌、雄各半）C57B1/6N 小鼠，在通过喂饲内含 500、2000 mg/L 氯霉素的饮水 104 周，BALB/C 小鼠淋巴瘤的发生率分别为 6% 和 12%，明显高于对照组（3%）；C57B1/6N 小鼠淋巴瘤的发生率分别为 22% 和 23%，也明显高于对照组（8%）。高、低剂量组雌、雄 C57B1/6N 小鼠，肝恶性肿瘤的合计的发生率为 2%（2/90）和 12%（11/91），远高于对照组（0%）。腹腔注射 2.5 mg/kg（0.25 ml）氯霉素 45 只 6~8 周龄雄性 BALB/C F1 小鼠，每周 5 次，共 5 周，未发现肿瘤发病率升高。国际癌症研究所（IARC 1990 年）将氯霉素归入 2A 类，人类可疑致癌物。

（二）流行病学资料

氯霉素导致再生障碍性贫血（再障）的发病率不高，约 1/30 000，且变动较大，但病死率很高，即使可以从再障恢复，患上急性白血病的风险也会很大。氯霉素的致白血病作用目前尚无直接证据，现有的流行病学资料大多是回顾性的，还缺乏令人信服的前瞻性研究资料。但有学者在对成人及儿童白血病的调查分析中，用 Logistic 回归模型进行 78 项指标统计，累积应用氯霉素占首位，其次为解热镇痛药。

法国曾经有一项氯霉素应用风险的研究表明，滴眼应用氯霉素很小的剂量（1g/d，3~6 天）也可能导致再生障碍性贫血，以及其他副作用，如良性髓发育不良或阵发性夜间血红蛋白尿。不过，欧洲 20 世纪 80 年代 10 年间一项设计严谨的流行病学调查结果认为氯霉素滴眼导致再障的风险极小。Mary 等 1993 年利用可以得到的资料，对多个不同国家氯霉素应用的研究的结论是，滴眼和兽医用氯霉素与再生障碍性贫血发病没有相关性。

一项中国的病例对照研究显示，氯霉素诱发儿童患上白血病的风险有上升的趋势。治疗时间越长，风险亦会越高。印度也有类似的病例报告。

根据土耳其、巴西、尼日利亚、尼泊尔、泰国和欧洲等不同地区人群中的流行病学调查资料,再生障碍性贫血可能与特异性体质有关。匈牙利对1980—1996年在妊娠早期服用过氯霉素的母亲(38 151名生产健康婴儿,其中22 865名婴儿有先天性缺陷),进行了一项配对回顾性调查,报道结果认为,对人类的致畸风险不大。氯霉素的严重不良反应再生障碍性贫血主要由口服制剂引起,美国已于1991年停止生产口服制剂。

因为氯霉素很小的剂量接触几天就有可能导致氯霉素在禽、畜、水产品中的残留,WHO食品添加剂专家委员会认为无法给出可以保证人类食用安全的每日容许摄入量(ADI)值。有作者综述了体外遗传毒性试验的结果,认为氯霉素本身的直接作用,比来源于动物性食品的氯霉素代谢物的作用要大得多,可能要相差好几个数量级的倍数关系。

(三)中毒临床表现及防治原则

1. 急性中毒 "灰婴综合征"(循环衰竭),典型的患者发生在出生后48h内给予了高剂量的氯霉素,治疗持续3~4日后,血药浓度可高达40~200mg/L。临床表现为腹胀、呕吐、进行性苍白、发绀、微循环障碍,体温不升、呼吸不规则。常发生在早产儿或新生儿应用大剂量氯霉素(按体重一日超过25mg/kg)时,类似表现亦可发生在成人或较大儿童应用更大剂量(按体重一日约100mg/kg)时。及早停药,可以完全恢复。溶血性贫血,可发生在某些先天性葡萄糖-6-磷酸脱氢酶缺乏的患者。少数患者可出现各种皮疹、日光性皮炎、血管神经性水肿等过敏反应。一般较轻,停药后可迅速好转。其他还有脑病、意识模糊、谵妄、精神抑制、头痛等。

有报道一例12岁女患者因感染用氯霉素0.5 g输液治疗2次后,患儿出现腹痛,且伴鼻出血4次,每次出血量较多,上腹部压痛,肝功能异常如ALT 187.2U/L,AST 147.0U/L。新生儿和早产儿由于肝功能发育不完全,肝对氯霉素的解毒功能受到限制,且肾小管排泄药物的能力也较低,致使氯霉素在体内潴留,高浓度的氯霉素直接抑制细胞线粒体呼吸和氧化磷酸化过程，应用氯霉素（日剂量大于 100mg/kg）可能引起"灰婴综合征"。因此，早产儿、初生 2 周的新生儿不宜用此药。婴儿用药应小于每日 25mg/kg。一般 3 周岁以上的幼儿对氯霉素的耐受力与成人接近。成人发生的"灰婴综合征"多与各种原因所致的肝功能减退，患者长期大剂量服用氯霉素有关。一般当成人体内氯霉素含量超过 1 000mg/kg 时，即可引起"灰婴综合征"。

2. 慢性中毒 长程应用氯霉素可诱发出血倾向，可能与骨髓抑制、肠道菌群减少致维生素 K 合成受阻，凝血酶原时间延长等有关。对造血系统的毒性反应是氯霉素最严重的不良反应。有两种不同表现形式。一是与剂量有关的可逆性骨髓抑制，常见于血药浓度超过 25mg/L 的患者，临床表现为贫血，并可伴白细胞和血小板减少。二是与剂量无关的骨髓毒性反应，常表现为严重的，不可逆性再生障碍性贫血，发生再生障碍性贫血者可有数周至数月的潜伏期，不易早期发现，临床表现有血小板减少引起的出血倾向，如瘀点、瘀斑和鼻衄等，以及由粒细胞减少所致感染征象，如高热、咽痛、黄疸、苍白等。

周围神经炎和视神经炎，多在长程治疗时发生，及早停药，常可逆，也有发生视神经萎缩而致盲者。

3. 防治原则 新生儿与早产儿剂量过大发生的"灰婴综合征"，是由于他们的肝发育不全，排泄能力差，使氯霉素的代谢、解毒过程受限制，导致药物在体内蓄积。因此，早产儿及出生两周以下新生儿应避免使用。氯霉素可透过胎盘屏障，对早产儿和足月产新生儿均可能引起毒性反应，妊娠期和分娩期不宜使用。氯霉素自乳汁分泌，有可能引致哺乳婴儿发生不良反应，包括严重的骨髓抑制反应，哺乳期妇女必须应用时应暂停哺乳。老年患者组织器官退化，功能减退，免疫功能降低，应慎用。

五、毒性表现

通过 1950 年以来的临床应用，发现其对人、畜有相当大的毒副作用，国内有作者通过检索 1989—2007 年的中文医药卫生期刊报道的 52 例不良反应病例进行收集和分析。结果可见氯霉素导致的多系统不良反应等，其中消化系统不良反应占 1.92%。

由于大量研究已经证明氯霉素类的第一代产品氯霉素对人和动物的肝细胞具有毒性作用，可引起严重的胃肠道反应、恶心、呕吐、食欲不振、肠炎、胃炎、舌炎、"灰婴综合征"等。Scorecard（污染物信息网站，资料主要来自美国 EPA）将其列入于可疑胃肠毒物或肝毒物名单。少数可引起黄疸，原有肝疾病患者甚至可引起急性肝坏死。在氯霉素的疗程中，可出现程度不同的口炎、舌炎、口角糜烂，有时伴发鹅口疮。有时引起腹泻、腹胀、恶心，食欲减退，偶见呕吐。少数患者出现肛门瘙痒伴有浆液渗出。人接触氯霉素可导致一些个体产生肠出血。

六、毒性机制

氯霉素的毒性机制还不是很清楚。有人认为氯霉素为肝微粒体酶的抑制剂，能明显抑制肝微粒体酶活性，既减慢本身在肝的代谢，增加其对肝的毒性，也延缓其他药物的在肝的代谢，从而延长其他药物的效果或增强其对肝的毒性。氯霉素亦可产生胃肠道反应和与四环素类相似的二重感染。氯霉素类抗生素在机体内不仅以原形，而且以葡萄苷酸代谢产物形式存在，代谢产物是动物组织中的氯霉素类抗生素残留的重要成分之一。有研究发现给家兔用氯霉素滴眼后发生肝明显病变，大体解剖和光镜电镜观察下均显示肝细胞损害的特征。作者认为是氯霉素直接毒性反应所致。当氯霉素滴眼后，经鼻泪管吸收入血，分布全身组织及体液，以肝、肾的含量较高。在肝中氯霉素与葡萄糖醛酸结合而失效。当过量的氯霉素会使葡萄糖醛酸转移酶相对不足，而致氯霉素在肝蓄积使肝细胞发生病变，并导致功能异常。国外一些研究认为，氯霉素对肝细胞毒性表现在诱导细胞 DNA 的碱基加合物的形成，也有研究认为氯霉素能够诱导肝细胞的多倍体形成。氯霉素可能是作为 DNA 的断裂剂，在细胞核有丝分裂时产生作用，并在中后期或间期细胞形成微核。

（胡启之　王民生　常元勋）

第三节 四环素

一、理化性质

四环素（Tetracycline，TC），是黄色结晶性物质，属于四环素类的一种广谱抗菌药物。

化学结构中含有二甲氨基和酚羟基、烯醇基，为酸碱两性化合物，能在酸性或碱性溶液中溶解。在干燥条件下比较稳定，但遇光易变色。在酸性、碱性条件下均不稳定，失去活性。在酸性环境下，四环素易脱水形成脱水物，反式消除生成黄色脱水物。抗菌活性减弱或者完全消失。

TC 对各种氧化剂，包括空气中的氧气在内，都是不稳定的。其碱性水溶液特别容易氧化，颜色很快变深形成黑色。成品在贮存中颜色变深也和空气中的氧化作用有关。

在弱酸性（pH 2～6）溶液中，不对称碳原子 C4 可逆地发生异构化，形成差向 TC，生物活性大大降低。TC 能和很多高价金属离子形成螯合物，这一性质常用来从发酵液中提取 TC。TC 还能和其他很多物质形成复合物，如硼酸、磷酸、α-羟基酸、六聚偏磷酸盐、甲醇、氯化钙等，因此 TC 在制备过程中容易夹带杂质。TC 和尿素能形成等摩尔复合物，不溶于水（在水中溶解度约为 300U/ml）；当溶于有机溶媒时，复合物即分离成 TC 和尿素。尿素和差向 TC、脱水 TC 都不能形成沉淀而自水中析出。这一性质常用来精制 TC。TC 在紫外光下能产生荧光，这个性质可用于纸色谱和薄层色谱中。将色谱熏以氨气，经过几秒钟后，TC 和其差向物呈黄绿色荧光，而脱水化合物呈橙色荧光。

二、来源、存在与接触机会

TC 是链霉菌属的发酵产物。TC 的生产采用生物合成法（微生物发酵法），即利用 TC 的产生菌——黑白链霉菌，在一定的条件

(培养基、温度、pH、通气、搅拌等）下使之生长繁殖，并在代谢过程中产生 TC。然后将 TC 从发酵液中提取、精制，最后获得 TC 成品。生物合成法主要通过下列过程来完成：生产菌种→孢子制备→种子制备→发酵→发酵液预处理及过滤→提取及精制→成品检验→成品包装→出厂检验。一般说来，从孢子制备到发酵属于"生物合成"范围，从发酵液预处理到提取精制属于化工范围。TC 还可用金霉素除去氯元素而获得。

抗生素在畜禽生产中的使用令人担忧，常以高剂量使用治疗各种疾病，以低剂量使用促进畜禽生长和增产，因此其在畜禽生产中的使用量非常大，包括美国在内的一些国家。TC 类抗生素被大量用作生长促进剂投喂给动物。据调查，美国每年生产 16 000 吨的抗生素，其中 70% 用作畜禽的生长促进剂；在丹麦 1997 年消耗抗生素总量为 150 吨，其中 100 多吨用于畜禽的生长促进剂。

TC 大剂量使用，甚至滥用会给动物健康带来严重危害，残留在畜禽组织中的 TC 会进一步影响人体健康。人们长时间摄入 TC 残留超标的食品后，TC 会在人体内慢慢蓄积，当药物浓度达到一定量时，可以对人体产生多种急慢性中毒，导致人体多种器官的病变。

三、吸收、分布、代谢与排泄

TC 口服后吸收很不规则，吸收率为 60%～80%，主要在小肠的上段被吸收。食物会影响 TC 的吸收，含钙、镁、铝或者铁丰富的食物会降低 TC 的吸收。胃肠道内的钙、镁、铝、铁、锌、锰等多价金属离子，都能与 TC 形成难溶的螯合物，而使药物吸收减少，因此，不宜与含有多价金属离子的药物或饲料、乳制品共服。通过升高胃的 pH，H_2 拮抗剂也会损害药物溶解而干扰其吸收。口服 TC500mg，6h 给药一次，可出现稳定状态的血浆药物浓度，为 4～5mg/L。口服用药后血浆清除的半衰期约 8.5h。当与食物同服时，药物的吸收减少约 50%。

TC 被吸收后，在体内分布广泛，特别是它能很好地渗透于前列腺、子宫、卵巢和胆囊，似乎也被胃肠道优先摄取。在肝、脾和骨髓的网状内皮细胞中也发现了TC。其与血液蛋白的结合率为24%~65%，营养不良状态时有所下降。TC还能与骨骼、牙本质和未破损牙齿的牙釉质结合。口服250mg/d三次之后，痰液中的TC浓度为0.4~2.6mg/L。上颌窦分泌物和支气管黏膜组织的药物浓度与痰液中的相差无几。静脉给药500mg后，眼房水中的TC浓度高达7mg/L。脑脊液中的药物穿透很少，药物浓度一般仅为血药浓度的1/10，但脑膜感染时药物浓度则升高。TC能轻易穿过胎盘屏障进入胎儿血循环，其中的药物浓度为母体血浆浓度的25%~75%。TC还可分泌至乳汁，乳汁中浓度可达母血浓度的60%~80%。

大部分TC以原形通过肾小球滤过而清除，口服TC后24h之内排泄50%以上，胃肠外用药则升至近70%。尿液中浓度在头2h之内为300mg/L，并一直持续12h，碱性尿液时尿中药物的排泄增多。严重的蛋白热量营养不良时，肾清除减少，可能是由于肾小球滤过功能的下降。肾衰竭时TC产生蓄积，血液透析仅缓慢清除，腹膜透析去除极少。胆汁是TC排泄的一条重要途径，占排泄的近三分之一。胆道中的药物浓度可以为血清中的10~25倍，肝损害或胆道梗阻可减少这一排泄途径，结果血中药物浓度升高。其未吸收部分自粪便以原形排出。

四、毒性概述

(一) 动物实验资料

1. 急性毒性　根据水蚤急性毒性实验的标准协议测定了包括TC类抗生素在内的9种抗生素对水蚤的急性毒性，并根据48 h急性毒性实验半数效应浓度50（EC_{50}）值进行排序。同时，根据水蚤繁殖测试标准过程，欧洲经济合作与发展组织（OECD，1996）利用半静态检验估计其对水蚤生殖能力的毒性效应。结果表明，TC的未观察到作用浓度（NOEC）值为340 mg/L，在每个浓度均观察到对水蚤生殖能力的影响，其影响较急性毒性水平低一个数量级。Ferreira等以硝化纤维过滤的大西洋海水中的卤虫为研究对象，通过24h和48h的卤虫死亡数计算死亡率，利用概率值分析法计算半致死浓度，结果显示，TC24h和48h LC_{50}分别为870.47mg/L（95%CI为：778.83~

983.66mg/L) 和 805.99mg/L（95% CI 为：650.71～1129mg/L），其 NOEC 和最低观察到作用浓度（LOEC）值分别为 637mg/L 和 828mg/L。Sanderson 等利用定量结构关系以及对比最低预测浓度和最高检测浓度的关系来获得污染物的生态毒性数据，得到一系列抗生素的风险系数（检测浓度和预测毒性的比值）。例如，TC 的风险系数为 6.88×10^{-6}。Babin 等在研究 TC 对鱼的毒性时，采用 RTG-2 和 RTL-W1 两种鱼细胞系，进行试管内毒性测试代替了直接的毒性试验。该试验设置了包括 7-乙氧基异恶唑-O-脱乙基酶（7-ethoxyresorufin-O-deethylase，EROD）活性、β-半乳糖苷酶活性、中性红法测定的细胞生存能力，以及 FRAME KB 蛋白测试法测定的细胞分离度等 4 个毒性端点，在一系列浓度梯度的 TC 溶液中按上述毒性端点顺序进行测定。实验中观察到 TC 对酶活性产生抑制，其中，TC 对 EROD 中的 EC_{50} 为 167.63mg/L，TC 中对 β-半乳糖苷酶在 EC_{50} 为 84.59mg/L。

2. 亚急性毒性 以 4 周龄鸡做 1 个月 TC 蓄积性毒性试验，经口给予剂量分别为 100mg/(kg·d)、200mg/(kg·d)、1000mg/(kg·d)，对照组不给药。结果发现给药后，第 3 天起试验组鸡陆续出现精神萎靡、食欲减退、嗜睡。食量减半或不进食，羽毛蓬松，跛行或者卧地不起，部分鸡出现关节肿大、变形，眼半闭或全闭，鸡冠和面部苍白，排稀便。及时剖检实验期间死亡鸡和给药 1 个月后宰杀实验鸡，发现肝、肾明显肿大，为对照组肝、肾大小的 1～2 倍。肝边缘钝圆，有出血点和坏死灶，肾肿大，有红色的出血点。心包积液，肿大。组织切片检查发现肝细胞变性坏死为主要特征，细胞索排列紊乱。心肌肿大，间隙增宽。小肠绒毛脱落坏死，绒毛下方有炎性细胞。反应肝、肾和心损害程度的血液生化指标都升高。

3. 致突变 细菌学研究发现，TC 可以在大肠杆菌（*Escherichia coli*）WP2 中引起能对抗 L-氮杂环丁烷-2-羧酸的正向突变，并且主要是由缺失引起。同时，TC 还可以在 pH 7.2 环境下使啤酒菌（*S. cerevisiae*）产生基因转换和诱导小菌落出现。

在体外细胞实验中发现，TC 可以诱导源自 C3H（系）小鼠乳腺癌的 FM3A 细胞产生抗 8-氮杂鸟嘌呤的突变。在中国仓鼠肺成纤维细胞（V79 细胞）中，分次给予 TC 可以使其突变率增加，但不影响存活率。TC 类抗生素能够抑制水生动物多种酶的活性，如乙氧基试卤灵-O-去乙基酶、β-半乳糖苷酶等，并可能造成鱼类较严重的 DNA 损伤。

4. 生殖发育毒性 TC 类为典型致畸抗生素，早已被公认，给鸡胚注射 2.5mgTC，鸡胚的生长受到抑制，发生骨骼畸形，表现为骨骼的骨化不全。推测 TC 其妨碍钙盐进入软骨和骨骼；以含有少量 TC 的食物喂鸡，给药鸡所生的蛋孵化后二周龄小鸡骨骼内仍然可检出 TC。用怀孕小鼠做试验，给雌鼠以 40mg/(kg·d) TC，给药期为受孕第 10 天至第 15 天，生下的幼鼠体甚小，体重比对照组减少 28%。推测 TC 易通过胎盘屏障，在孕期任何阶段作用于胎儿，都可导致胚胎发育不全及畸形。

5. 致癌 采用 F344/N 大鼠及 B6C3F1 小鼠进行的为期两年的实验中，动物持续通过饲料摄取 TC，摄入水平为人类治疗时采取的每日剂量的 20～140 倍，未观察到增生性改变（异常增生、腺瘤和腺癌）发生率增高，仅在高剂量组，雄性和雌性大鼠均表现为垂体增生的发生率增高。

（二）流行病学资料

长期摄入 TC 残留超标的食品，可使机体内感染的病原菌和寄生菌受到抑制，不敏感或耐药菌得以滋生，非敏感菌大量生长，造成菌群失调而引起二重感染。临床上表现为鹅口疮、败血症、尿路感染、霉菌性呼吸道炎、阴道炎和葡萄球菌肠炎（伪膜性肠炎）等，特别在年老、幼儿、体弱、手术后或有严重疾病（如恶性肿瘤、糖尿病等）患者尤易发生。

长时间摄入 TC 残留超标的食品可引起严重的肝损害。妊娠妇女使用 TC 可引起脂肪肝，伴有胃功能不全时易发生胰腺炎。可引起恶心、呕吐、腹部不适、腹泻等症状出现并使肠内菌群失调，肠黏膜受损，影响肠道吸收。如在食管停留时间过长，还可引起食管溃疡。肾功能减退者可发生 TC 蓄积性中毒。

TC 可在牙齿骨的钙质区内沉积，并长时间残留，引起牙齿黄染，俗称"四环素牙"。牙齿黄染程度和服用 TC 或者食用 TC 残留超标食品的时间和剂量成正比。长时间摄入 TC 残留超标的食品可抑制白细胞吞噬细胞的能力，另外 TC 还可抑制淋巴细胞的转化，尤其在病原攻击时表现出很强的抑制能力。

人体长期摄入含 TC 的畜禽食品，一样会影响体内菌群的耐药性。但更为严重的是，如果食用了烹饪不当的含 TC 的畜禽食品，有可能会把畜禽所带的耐药菌株直接传播给人。畜禽病原菌的耐药基因也因此传递给人类病原菌。细菌耐药性的增加会使 TC 疗效下降，疗程延长，复发率升高，有时还会引起并发症。随着细菌耐药性的不断增强，传统的抗生素越来越失去效用，新药的开发赶不上耐药性产生的速度，只会陷入恶性循环。

（三）中毒临床表现及防治原则

1. 急性中毒 服用 TC 后常见的中毒临床表现：胃肠道症状如恶心、呕吐、上腹不适、腹胀、腹泻等，偶可引起胰腺炎、食管炎和食管溃疡的报道，多发生于服药后立即卧床的患者。变态反应：多为斑丘疹和红斑，少数患者可出现荨麻疹、血管神经性水肿、过敏性紫癜、心包炎以及系统性红斑狼疮皮疹加重，表皮剥脱性皮炎并不常见。偶有过敏性休克和哮喘发生。某些用 TC 的患者日晒时会有光敏现象。所以，应建议患者服用本品期间不要直接暴露于阳光或紫外线下，一旦皮肤有红斑应立即停药。

2. 慢性中毒 长期应用本品偶可引起溶血性贫血、血小板减少、中性粒细胞减少和嗜酸粒细胞减少。偶可致良性颅内压增高，可表现为头痛、呕吐、视神经乳头水肿等。可发生耐药金黄色葡萄球菌、革兰阴性杆菌和真菌等引起的消化道、呼吸道和尿路感染，严重者可致败血症。TC 类的应用可使人体内正常菌群减少，导致维生素 B 缺乏、真菌繁殖，出现口干、咽炎、口角炎、舌炎、舌苔色暗或变色等。

3. 防治原则 孕妇、哺乳期妇女、儿童、对 TC 类抗生素过敏者禁用。与食物或牛乳同服会减轻胃肠道反应。长期用药时应定期随访检查血常规以及肝功能。TC 无特异性拮抗剂，用药过量时主要是对症疗法和支持疗法，如洗胃、用催吐药及补液等。

五、毒性表现

长期大量服用 TC，可引起恶心、呕吐、腹部不适、腹泻等症状出现，并使肠内菌群失调，肠黏膜受损，影响肠道吸收。如在食管停留时间过长，还可引起食管溃疡，尤在少量水服药及睡前服药时易发生。TC 具有肝毒性，可引起肝细胞变性和脂肪肝，妊娠期妇女、原有肾功能损害的患者易发生肝损伤，但肝损伤亦可发生于并无上述情况的患者。妊娠妇女使用 TC 可引起脂肪肝，伴有胃功能不全时易发生胰腺炎，这可能是由于 TC 使脂蛋白中的蛋白质合成发生障碍所致。TC 所致胰腺炎也可与肝损伤同时发生，患者并不伴有原发肝病。口服 TC 后，在剂量过大或使用时间稍长时，极易引起消化机能失常，造成肠炎和腹泻，并形成二重感染。

马、骡经口喂饲 TC 后，全部出现消化不良征象，继而出现便秘疝，部分动物出现肠炎和痉挛疝。消化不良患畜的食欲明显减退，采食量骤降到正常采食量的 1/10 左右。患畜多伏卧，精神沉郁。便秘病患畜卧地不起，有的不时起卧、滚转，腹痛剧烈，口腔干燥，排便停止，肠蠕动减弱。有的发生膨气，腹围增大等。直肠检查，个别患畜肠腔内发现有 1～2 个结块，大部分患畜表现为广泛性的大肠便秘。发生肠炎的患畜，也具有较明显的疝痛症状，体温升高到 39～40℃，频频排出无臭的稀便，肠蠕动增强或者不整，饮食废绝；病情严重时，发生脱水、酸中毒以致呈现机体衰竭症状。痉挛疝患畜，疝痛症状比较剧烈，起卧频繁，口腔湿润，鼻端发凉；大部分痉挛疝患畜，在治愈后有反复发作的特点。

六、毒性机制

TC 直接毒性作用是由其药物刺激性，引起胃肠反应。

长期大量口服或静脉给予大剂量 TC 时，可损害肝，引起肝脂量增高及细小脂肪变性，因药物沉积于肝细胞线粒体，干扰脂蛋白的合成和甘油三酯的输出，引起肝的脂肪变性甚至是脂肪肝；TC 可使肝

GSH-Px 活性明显下降，脂质过氧化物含量明显增加，从而使肝产生损伤。长期大量使用 TC 还可能引起肠内合成维生素 B 族和维生素 K 的细菌受到抑制，从而引起维生素 B_2 及维生素 K 的缺乏，因而可引起舌炎、口角炎等维生素缺乏症。

禄保平等应用 TC 灌胃染毒小鼠后，建立急性药物性肝损伤 (Drug-induced liver injury，DILI) 小鼠模型，经肝功能检测、普通病理观察和电镜下细胞超微结构观察，发现小鼠血清 ALT、AST 明显升高，肝细胞广泛损伤，细胞超微结构显著变化和小鼠血清白细胞介素-18（IL-18）水平明显升高。IL-18 是近几年发现的一种新的细胞因子，系从诱发中毒性休克的小鼠肝中分离并克隆出来，其诱导产生的多种细胞因子均与肝损害有关。在肝损伤中，IL-18 和 IL-12 及 TNF-α 协同产生大量的 IFN-γ，从而加重肝损害。而保肝解毒的中药可使模型小鼠血清 IL-18 水平明显降低，减少相关因子的产生，影响 FasL 的表达，而起到减低肝损害的作用。另外，在肝细胞受到损伤时，有些被称为死亡因子的细胞因子被激活，如 FasL/Fas 抗体、TNF-α、TGF-β1、INF-γ 等，通过与靶细胞上的受体结合，引起凋亡的发生。TC 诱导的药物性肝损伤模型组小鼠肝细胞凋亡程度严重，说明其所致的药物性肝损伤与其能够诱导肝细胞发生凋亡有关。

肝在机体脂肪代谢中发挥关键作用，文献资料显示，脂质蓄积和脂肪变性是 TC 所致肝损伤的典型病理特点，其机制是多方面的，肝内脂肪摄取、合成、分解、转运等几个方面任一环节发生障碍，均可能导致脂质的堆积。高利宏等利用小鼠毒理基因芯片研究 TC 对 Balb/c 小鼠肝脂肪代谢相关基因表达的影响时，发现肝的损伤和脂肪代谢紊乱的存在，各种上调和下调的脂肪代谢相关基因正反映了这种诱发和反馈调节机制的互见关系。脂肪合成相关基因的多数下调，推测 TC 所致的肝脂质堆积，并不来自于内源性脂肪合成增加，其多数基因的改变可能属于一种代偿性下调。而脂肪酸分解代谢相关的一系列基因在初期即开始的下调，及随后编码 LPL 和 ApoC2 的基因的上调，同时肝内缺乏调节外源性非酯化脂肪酸继续摄取的反馈抑制机制，这些变化则可能引起肝内脂肪酸的过量堆积。堆积的脂肪酸易形成脂质过氧化，及通过一种溶酶体途径刺激 TNF-α 表达，进一步损伤线粒体，诱发细胞凋亡和坏死，线粒体的损伤反过来更加重了脂肪酸分解代谢的抑制。在负责脂肪转运的一系列基因中，微粒体甘油三酯转运蛋白（MTTP）、固醇载体蛋白 2（SCP2）、ATP 结合转运子 D3（ABCD3）及载脂蛋白 ApoA1、ApoA4、ApoE 等的下调可能是引起甘油三酯、游离脂肪酸、胆固醇及胆固醇酯等脂质肝内蓄积的一个主因，相应伴随着脂肪酸结合蛋白 5（FABP5）、脂质运载蛋白 2（LCN2）、磷脂酰乙醇胺 N-甲基转移酶（PEMT）等基因的应激性和反馈调节性上调。表明 TC 作用初期开始就有明显的小鼠肝脂肪酸分解代谢受抑，微粒体甘油三酯转运蛋白（MTTP）活性受抑现象，推测该基因可能是引起药物性脂肪变性的一个关键因素。

（徐　军　王民生　常元勋）

主要参考文献

1. 陈成伟. 药物与中毒性肝病. 上海. 科学技术出版社. 2002. 66-68.
2. 刘宁，沈明浩. 食品毒理学. 北京. 中国轻工业出版社. 2005.
3. 常元勋. 靶器官与环境有害因素. 北京. 2005. 647-649.
4. Claudio Vismara, Francesca Caloni. Evaluation of aflatoxin B1 embryotoxicity using the frog embryo teratogenesis assay-xenopus and bio-activation with microsome activation systems. Birth Defects Research (Part B), 2007, 80: 183-187.
5. VanVleet TR, Mace K, Coulombe RA. Comparative aflatoxin B1 activation and cytotoxicity in human bronchial cells expressing cytochromes P450 1A2 and 3A41. Cancer Research, 2002, 62: 105-111.
6. Chen SY, Chen CJ, Chou SR, et al. Association of aflatoxin B1 albumin adduct levels with hepatitis B surface antigen status among adolescents in Taiwan. Cancer Epidemiol. Biomarkers Prev, 2001, 10 (11): 1 223-1 226.
7. Tao P, Zhi Ming L, Tang Wei L, et al. Associated factors in modulating aflatoxin B1 albumin adduct level in three chinese populations. Dig Dis Sci, 2005, 50 (3): 525-532.

8. Liu ZM, Li LQ, PengMH, et al. Hepatitis B virus infection contributes to oxidative stress in a population exposed to aflatoxin B1 and high risk for hepatocellular carcinoma. Cancer Lett, 2008, 263 (2): 212-222.
9. Cuccioloni M, Mozzicafreddo M, Barocci S, et al. Aflatoxin B1 misregulates the activity of serine proteases: possible implications in the toxicity of some mycotoxin. Toxicol In Vitro, 2009, 23 (3): 393-399.
10. Peng T, Li L Q, Peng M H, et al. Is correction for protein concentration appropriate for protein adduct dosimetry? Hypothesis and clues from an aflatoxin B1-exposed population. Cancer Sci, 2007, 98 (2): 140-146.
11. 史莹华, 方丽云, 孙宇, 等. 黄曲霉毒素对猪生长性能及肝脏功能的影响. 西北农林科技大学学报 (自然科学版), 2007, 35 (6): 55-59.
12. 王君, 刘秀梅. 中国人群黄曲霉毒素膳食暴露量评估. 中国食品卫生杂志, 2007, 19: (3) 238-240.
13. 龙喜带, 唐月浩, 曲德英, 等. 黄曲霉毒素 B1 毒性及其发挥与 DNA 修复 (修复相关酶). 右江民族医学院学报, 2006, 28: (2) 278-280.
14. 吕顺, 钱鑫萍, 范远景, 等. 氯霉素细胞毒性研究. 安徽农业科学, 2008 (20): 8472-8474.
15. Chen J. Animal models for acquired bone marrow failure syndromes. Clin Med Res, 2005, 3 (2), 102-108.
16. Wongtavatchai J, McLean JG, Ramos F, et. al. Chloramphenicol. WHO Food Additives Series 53. 2004.
17. IARC. Monographs on the Evaluation of the Carcinogenic Risk of Chemicals to Man. Geneva: World Health Organization, International Agency for Research on Cancer, 1972-PRESENT. (Multivolume work). p. V50 182 (1990).
18. Páez PL, Becerra MC, Albesa I. Chloramphenicol-induced Oxidative Stress in Human Neutrophils. Basic Clin Pharmacol Toxicol, 2008, 103 (4), 349-53.
19. B-khan C, Rode A, Prettberg P, et al. Application of the *Lux-Fluoro* Test as bioassay for combined genotoxicity and cytotoxicity measurements by means of recombinant salmonella typhmiurium TA1535 cells. Analytic Chmi ica Acta, 2001, 437 (1), 23-30.
20. Hag I, Wara M, Watanabe E, et al. Assessment of genotoxicity of 14 chemical agents used in dental practice: ability to induce chromosome aberrations in syrian hamster embryo cells. Mutation Research/GeneticToxicology and Envi-

ronmental Mutagenesis,2006,603（2）,111-120.
21. 陈眘华,彭羽. 氯霉素类抗生素药物对人类健康的威胁. 贵州畜牧兽医,2006,30（4）:17-18.
22. 吴昕. 临床应用氯霉素的不良反应. 临床合理用药,2008,1（1）:36-37.
23. Meeting of the NTP Board of Scientific Counselors Report on Carcinogens Subcommittee Final Report on Carcinogens Background Document for Chloramphenicol. December 13-14,2000,9-29
24. 张浩,罗义,周启星. 四环素类抗生素生态毒性研究进展. 农业环境科学学报,2008,27（2）:407-413.
25. 高利宏,敖林,胡冉等. 四环素致 BALB/c 小鼠肝脏毒性的基因表达谱研究. 第三军医大学学报,2006,28（6）:494-498.
26. 辜雪冬. 家禽四环素蓄积性毒性试验及残留 HPLC 检测研究. 成都：四川农业大学,2007.
27. Tsutsui T,Umeda M,Sou M,et al. Effect of tetracycline on cultured mouse cells. Mutat Res,1976,40（3）,261-268.
28. Dietz D,Abdo K,Haseman J,et al. Comparative toxicity and carcinogenicity studies of tetracycline and oxytetracycline in rats and mice. Fundam Appl Toxicol,1991,17（2）,335-346.
29. Sarmah A K,Meyer M T,Boxall A B. A Global perspective on the use, sales, exposure pathways, occurrence, fate and effects of veterinary an-tibiotics (VAs) in the environment. Chemosphere,2006,65,725-759.
30. Jensen L B,Baloda S,Boye M,et al. Antimicrobial resistance among Pseudomonas spp. and the bacillus cereus group isolated from Danish agricultural soil. Environment International,2001,26,581-587.
31. 禄保平,杨晓娜,许家艳. 应用四环素灌胃建立小鼠急性肝损伤模型的初步研究. 南京医科大学学报（自然科学版）,2006,26（8）:671-675.
32. 禄保平,杨晓娜,许家艳. 保肝解毒颗粒对四环素所致急性肝损伤小鼠 IL-18 及细胞凋亡的影响. 河南中医学院学报,2006,21（1）:26-28.
33. 高利宏,敖林,胡冉,等. 四环素致 BALB/c 小鼠 Balb/c 小鼠肝脏脂肪代谢相关基因表达谱的变化. 癌变·畸变·突变,2006（2）:144-148.
34. 柏德喜,田耕勤. 马、骡113匹投服四环素发生不良反应的报告. 辽宁畜牧兽医,1982,（2）:15-17.